# 临床常见病护理思维与对策

主编◎时起美　孟红梅　王风珍

周欣欣　刘　艳　李培秀

黑龙江科学技术出版社
HEILONGJIANG SCIENCE AND TECHNOLOGY PRESS

图书在版编目（CIP）数据

临床常见病护理思维与对策 / 时起美等主编. -- 哈尔滨：黑龙江科学技术出版社，2022.9
ISBN 978-7-5719-1658-9

Ⅰ.①临… Ⅱ.①时… Ⅲ.①常见病-护理 Ⅳ.①R47

中国版本图书馆CIP数据核字(2022)第180469号

## 临床常见病护理思维与对策
LINCHUANG CHANGJIANBING HULI SIWEI YU DUICE

| | |
|---|---|
| 作　　者 | 时起美　孟红梅　王风珍　周欣欣　刘　艳　李培秀 |
| 责任编辑 | 单　迪 |
| 封面设计 | 邓姗姗 |
| 出　　版 | 黑龙江科学技术出版社 |
| | 地址：哈尔滨市南岗区公安街70-2号　邮编：150007 |
| | 电话：（0451）53642106　传真：（0451）53642143 |
| | 网址：www.lkcbs.cn |
| 发　　行 | 全国新华书店 |
| 印　　刷 | 山东道克图文快印有限公司 |
| 开　　本 | 787mm×1092mm　1/16 |
| 印　　张 | 20.75 |
| 字　　数 | 489千字 |
| 版　　次 | 2022年9月第1版 |
| 印　　次 | 2022年9月第1次印刷 |
| 书　　号 | ISBN 978-7-5719-1658-9 |
| 定　　价 | 128.00元 |

# 《临床常见病护理思维与对策》
# 编委会

# 前　言

随着医学科技的进步与发展,生活水平的提高,人民对医护服务的要求也不断提升,对护理学科的发展而言,正是机遇与挑战并存的时刻。护理学的相关理论基础以及更多人性化的护理方法与技术层出不穷,目的则是为了更好地服务患者。本编委会鉴于护理学近年来的进展,为了更好地提高临床医护人员的护理水平,特编写此书。

本书以责任制整体护理为指导思想,以护理程序为框架,以优质护理服务为原则,护理评估全面系统,护理措施具体可行。内容涵盖了内科疾病的护理、外科疾病的护理、妇产科疾病的护理、儿科疾病的护理等内容,针对每种疾病详细地进行了阐述。全书层次清楚,重点突出,充分体现了实用性、科学性、先进性和指导性,对提高护理人员的整体素质以及模式病房的推广有极大的指导作用,是护理管理者及护士临床工作的重要参考书。

在编写过程中,由于时间和篇幅有限,难免存在疏漏和不足之处,望广大读者提出宝贵的意见和建议,以便本书日臻完善,谢谢。

编　者

# 目 录

## 第一篇 内科疾病的护理

**第一章 呼吸内科疾病的护理** ………………………………………… (3)

第一节 急性呼吸道感染 ………………………………………… (3)

第二节 支气管哮喘 ………………………………………… (6)

第三节 支气管扩张 ………………………………………… (11)

第四节 肺炎 ………………………………………… (15)

第五节 肺脓肿 ………………………………………… (21)

**第二章 神经内科疾病的护理** ………………………………………… (25)

第一节 颅内压增高 ………………………………………… (25)

第二节 三叉神经痛 ………………………………………… (31)

第三节 多发性硬化 ………………………………………… (35)

第四节 帕金森病 ………………………………………… (40)

第五节 肝豆状核变性 ………………………………………… (48)

第六节 重症肌无力 ………………………………………… (54)

**第三章 心内科疾病的护理** ………………………………………… (62)

第一节 心绞痛 ………………………………………… (62)

第二节 心力衰竭 ………………………………………… (74)

第三节 风湿性心脏瓣膜病 ………………………………………… (78)

第四节 感染性心内膜炎 ………………………………………… (83)

## 第二篇 外科疾病的护理

**第四章 泌尿外科疾病的护理** ………………………………………… (89)

第一节 泌尿系梗阻 ………………………………………… (89)

第二节 泌尿系结石 ………………………………………… (96)

第三节 泌尿系结核 ………………………………………… (102)

第四节 尿道狭窄 ………………………………………… (113)

**第五章 骨科疾病的护理** ………………………………………… (116)

第一节 肱骨干骨折 ………………………………………… (116)

第二节 肱骨髁上骨折 ………………………………………… (122)

第三节　桡骨头骨折 …………………………………………………………………………… (127)

第四节　桡尺骨骨折 …………………………………………………………………………… (129)

第五节　股骨干骨折 …………………………………………………………………………… (138)

第六节　股骨转子下骨折 ……………………………………………………………………… (144)

第七节　股骨远端骨折 ………………………………………………………………………… (147)

第八节　髌骨骨折 ……………………………………………………………………………… (155)

第九节　胫骨平台骨折 ………………………………………………………………………… (159)

第十节　股骨头缺血性坏死 …………………………………………………………………… (165)

第十一节　骨盆骨折 …………………………………………………………………………… (175)

第十二节　髋臼骨折 …………………………………………………………………………… (187)

第十三节　踝关节骨折 ………………………………………………………………………… (194)

## 第三篇　妇产科疾病的护理

**第六章　女性生殖系统炎症的护理** ………………………………………………………… (205)

第一节　外阴部炎症 …………………………………………………………………………… (205)

第二节　阴道炎症 ……………………………………………………………………………… (207)

第三节　子宫颈炎症 …………………………………………………………………………… (212)

第四节　盆腔炎性疾病 ………………………………………………………………………… (215)

第五节　性传播疾病 …………………………………………………………………………… (219)

**第七章　女性生殖内分泌疾病的护理** ……………………………………………………… (226)

第一节　排卵障碍性异常子宫出血 …………………………………………………………… (226)

第二节　闭经 …………………………………………………………………………………… (232)

第三节　痛经 …………………………………………………………………………………… (236)

第四节　经前期综合征 ………………………………………………………………………… (238)

第五节　绝经综合征 …………………………………………………………………………… (240)

**第八章　子宫内膜异位症和子宫腺肌病的护理** …………………………………………… (246)

第一节　子宫内膜异位症 ……………………………………………………………………… (246)

第二节　子宫腺肌病 …………………………………………………………………………… (252)

**第九章　妊娠期并发症的护理** ……………………………………………………………… (255)

第一节　流产 …………………………………………………………………………………… (255)

第二节　早产 …………………………………………………………………………………… (258)

第三节　过期妊娠 ……………………………………………………………………………… (260)

第四节　异位妊娠 ……………………………………………………………………………… (261)

第五节　妊娠期高血压 ………………………………………………………………………… (263)

第六节　妊娠期肝内胆汁淤积 ………………………………………………………………… (265)

第七节　妊娠剧吐 ……………………………………………………………………………… (266)

第八节　前置胎盘 ……………………………………………………………………………… (267)

第九节　胎盘早剥 ……………………………………………………………………………… (268)

第十节　多胎妊娠 ································································ （270）

第十一节　羊水过多 ······························································ （271）

第十二节　胎儿先天畸形及死胎 ·············································· （272）

第十三节　胎膜早破 ······························································ （273）

## 第四篇　儿科疾病的护理

**第十章　呼吸系统疾病患儿的护理** ········································ （277）

第一节　儿童呼吸系统解剖生理特点 ········································ （277）

第二节　急性上呼吸道感染 ···················································· （278）

第三节　急性感染性喉炎 ······················································· （282）

第四节　肺炎 ······································································· （284）

第五节　支气管哮喘 ···························································· （290）

**第十一章　循环系统疾病患儿的护理** ···································· （296）

第一节　儿童循环系统解剖生理特点 ········································ （296）

第二节　先天性心脏病 ·························································· （298）

第三节　病毒性心肌炎 ·························································· （309）

**第十二章　消化系统疾病患儿的护理** ···································· （313）

第一节　儿童消化系统解剖生理特点 ········································ （313）

第二节　儿童体液平衡及液体疗法 ··········································· （314）

第三节　先天性巨结肠 ·························································· （319）

**参考文献** ········································································· （322）

# 第一篇　内科疾病的护理

# 第一章 呼吸内科疾病的护理

## 第一节 急性呼吸道感染

急性呼吸道感染通常包括急性上呼吸道感染和急性气管－支气管炎。急性上呼吸道感染是鼻腔、咽或喉部急性炎症的总称，常见病原体为病毒，仅有少数由细菌引起。本病全年皆可发病，但冬春季节多发，具有一定的传染性，有时引起严重的并发症，应积极防治。急性气管－支气管炎是指感染、物理、化学、过敏等因素引起的气管－支气管黏膜的急性炎症，可由急性上呼吸道感染蔓延而来。多见于寒冷季节或气候多变时。

### 一、病因及发病机制

#### (一)急性上呼吸道感染

急性上呼吸道感染有70％～80％由病毒引起，其中主要包括流感病毒、副流感病毒、呼吸道合胞病毒腺病毒、鼻病毒等。由于感染病毒类型较多，又无交叉免疫，人体产生的免疫力较弱且短暂，同时在健康人群中有病毒携带者，故一个人可有多次发病。细菌感染占20％～30％，可直接或继病毒感染之后发生，以溶血性链球菌最为多见，其次为流感嗜血杆菌、肺炎球菌和葡萄球菌等，偶见革兰阴性杆菌。当全身或呼吸道局部防御功能降低时，尤其是年老体弱或有慢性呼吸道疾病者更易患病，原先存在于上呼吸道或外界侵入的病毒和细菌迅速繁殖，引起本病。通过含有病毒的飞沫或被污染的用具传播，引起发病。

#### (二)急性气管－支气管炎

急性气管－支气管炎由病毒细菌直接感染，或急性上呼吸道病毒(如腺病毒、流感病毒)、细菌(如流感嗜血杆菌、肺炎链球菌)感染迁延而来，也可在病毒感染后继发细菌感染，亦可为衣原体和支原体感染。过冷空气、粉尘、刺激性气体或烟雾的吸入使气管－支气管黏膜受到急性刺激和损伤，引起本病。花粉、有机粉尘、真菌孢子等的吸入以及对细菌蛋白质过敏等，均可引起气管－支气管的变态反应。寄生虫(如钩虫、蛔虫的幼虫)移行至肺，也可致病。

### 二、临床表现

#### (一)急性上呼吸道感染

急性上呼吸道感染主要症状和体征个体差异大，根据病因不同可有不同类型，各型症状、体征之间无明显界定，也可互相转化。

1.普通感冒

普通感冒又称急性鼻炎或上呼吸道卡他，以鼻咽部卡他症状为主要表现，俗称"伤风"。成人多为鼻病毒所致，起病较急，初期有咽干、咽痒或咽痛，同时或数小时后有打喷嚏、鼻塞、流清水样鼻涕，2～3d后分泌物变稠，伴咽鼓管炎可引起听力减退，伴流泪、味觉迟钝、声嘶、少量咳嗽、低热不适、轻度畏寒和头痛。检查可见鼻腔黏膜充血、水肿、有分泌物，咽部轻度充血。如无并发症,一般经 5～7d 痊愈。

2.流行性感冒

流行性感冒(简称流感)则由流感病毒引起,起病急,鼻咽部症状较轻,但全身症状较重,伴高热、全身酸痛和眼结膜炎症状。而且常有较大或大范围的流行。

3.病毒性咽炎和喉炎

临床特征为咽部发痒,不适和灼热感、声嘶、讲话困难、咳嗽、咳嗽时咽喉疼痛,无痰或痰呈黏液性,有发热和乏力,伴有咽下疼痛时,常提示有链球菌感染,体检发现咽部明显充血和水肿、局部淋巴结肿大且触痛,提示流感病毒和腺病毒感染,腺病毒咽炎可伴有眼结膜炎。

4.疱疹性咽峡炎

主要由柯萨奇病毒 A 引起,夏季好发。有明显咽痛、常伴有发热,病程约一周。体检可见咽充血,软腭、腭垂、咽和扁桃体表面有灰白色疱疹及浅表溃疡,周围有红晕。多见儿童,偶见于成人。

5.咽结膜热

常为柯萨奇病毒、腺病毒等引起。夏季好发,游泳传播为主,儿童多见。表现为发热、咽痛、畏光、流泪、咽及结膜明显充血。病程 4～6d。

6.细菌性咽-扁桃体炎

多由溶血性链球菌感染所致,其次为流感嗜血杆菌、肺炎球菌、葡萄球菌等引起。起病急,咽痛明显、伴畏寒、发热,体温超过 39℃。检查可见咽部明显充血,扁桃体充血肿大,其表面有黄色点状渗出物,颌下淋巴结肿大伴压痛,肺部无异常体征。

## (二)急性气管-支气管炎

起病较急,常先有急性上呼吸道感染的症状,继之出现干咳或少量黏液性痰,随后可转为黏液脓性或脓性痰液,痰量增多,咳嗽加剧,偶可痰中带血。全身症状一般较轻,可有发热,38℃左右,多于 3～5d 后消退。咳嗽、咳痰为最常见的症状,常为阵发性咳嗽,咳嗽、咳痰可延续 2～3 周才消失,如迁延不愈,则可演变为慢性支气管炎。呼吸音常正常或增粗,两肺可听到散在干、湿性啰音。

## 三、护理

### (一)护理目标

患者躯体不适缓解,日常生活不受影响;体温恢复正常;呼吸道通畅;睡眠改善;无并发症发生或并发症被及时控制。

### (二)护理措施

1.一般护理

注意隔离患者,减少探视,避免交叉感染。患者咳嗽或打喷嚏时应避免对着他人。患者使用的餐具、痰盂等用具应按规定消毒,或用一次性器具,回收后焚烧弃去。多饮水,补充足够的热量,给予清淡易消化、高热量、丰富维生素、富含营养的食物。避免刺激性食物,戒烟、酒。患者以休息为主,特别是在发热期间。部分患者往往因剧烈咳嗽而影响正常的睡眠,可给患者提供容易入睡的休息环境,保持病室适宜温度、湿度和空气流通。保证周围环境安静,关闭门窗。指导患者运用促进睡眠的方式,如睡前泡脚、听音乐等。必要时可遵医嘱给予镇咳、祛痰或镇静药物。

2.病情观察

关注疾病流行情况、鼻咽部发生的症状、体征及血常规和胸部 X 线片改变。注意并发症，如耳痛、耳鸣、听力减退、外耳道流脓等提示中耳炎；如头痛剧烈、发热、伴脓涕、鼻窦有压痛等提示鼻窦炎；如在恢复期出现胸闷、心悸、眼睑水肿、腰酸和关节痛等提示心肌炎、肾炎或风湿性关节炎，应及时就诊。

3.对症护理

(1)高热护理：体温超过37.5℃，应每4h测体温1次，观察体温过高的早期症状和体征，体温突然升高或骤降时，应随时测量和记录，并及时报告医师。体温＞39℃时，要采取物理降温。降温效果不好可遵照医嘱选用适当的解热剂进行降温。患者出汗后应及时处理，保持皮肤的清洁和干燥，并注意保暖。鼓励多饮水。

(2)保持呼吸道通畅：清除气管、支气管内分泌物，减少痰液在气管、支气管内的聚积。指导患者采取舒适的体位进行有效咳嗽。观察咳痰情况，如痰液较多且黏稠，可嘱患者多饮水或遵照医嘱给予雾化吸入治疗，以湿润气道、利于痰液排出。

4.用药护理

(1)对症治疗：选用抗感冒复合剂或中成药减轻发热、头痛，减少鼻、咽充血和分泌物，如对乙酰氨基酚(扑热息痛)、银翘解毒片等。干咳者可选用右美沙芬、喷托维林(咳必清)等；咳嗽有痰可选用复方氯化铵合剂、溴己新(必嗽平)或雾化祛痰。咽痛者可含服喉片或草珊瑚片等。气喘者可用平喘药，如特布他林、氨茶碱等。

(2)抗病毒药物：早期应用抗病毒药有一定疗效，可选用利巴韦林、奥司他韦、金刚烷胺、吗啉胍和抗病毒中成药等。

(3)抗菌药物：如有细菌感染，最好根据药物敏感试验选择有效抗菌药物治疗，常可选用大环内酯类、青霉素类、氟喹诺酮类及头孢菌素类。

根据医嘱选用药物，告知患者药物的作用、可能发生的不良反应和服药的注意事项，如按时服药；应用抗生素者，注意观察有无迟发过敏反应发生；对于应用解热镇痛药者注意避免大量出汗引起虚脱等。发现异常及时就诊等。

5.心理护理

急性呼吸道感染预后良好，多数患者于一周内康复，仅少数患者可因咳嗽迁延不愈而发展为慢性支气管炎，患者一般无明显心理负担。但如果咳嗽较剧烈，加之伴有发热，可能会影响患者的休息、睡眠，进而影响工作和学习，个别患者产生急于缓解咳嗽等症状的焦虑情绪。护理人员应与患者进行耐心、细致的沟通，通过对病情的客观评价，解除患者的心理顾虑，建立治疗疾病的信心。

6.健康指导

(1)疾病知识指导：帮助患者和家属掌握急性呼吸道感染的诱发因素及本病的相关知识，避免受凉、过度疲劳，注意保暖；外出时可戴口罩，避免寒冷空气对气管、支气管的刺激。积极预防和治疗上呼吸道感染，症状改变或加重时应及时就诊。

(2)生活指导：平时应加强耐寒锻炼，增强体质，提高机体免疫力。有规律生活，避免过度劳累。室内空气保持新鲜、阳光充足。少去人群密集的公共场所。戒烟、酒。

**(三)护理评价**

患者舒适度改善,睡眠质量提高,未发生并发症或发生后被及时控制。

# 第二节 支气管哮喘

支气管哮喘(简称哮喘)是由多种细胞(如嗜酸性粒细胞、肥大细胞、T 淋巴细胞、中性粒细胞、气道上皮细胞等)和细胞组分参与的气道慢性炎症性疾病。这种慢性炎症导致气道高反应性和广泛多变的可逆性气流受限,并引起反复发作性的喘息、气急、胸闷或咳嗽等症状,常在夜间和(或)清晨发作和加重,多数患者可自行缓解或治疗后缓解。支气管哮喘如贻误诊治,随病程的延长可产生气道不可逆性狭窄和气道重塑。因此,合理的防治至关重要。

## 一、病因及发病机制

### (一)病因

本病的病因不十分清楚。目前认为哮喘是多基因遗传病,受遗传因素和环境因素双重影响。

**1.遗传因素**

哮喘发病具有明显的家族集聚现象,临床家系调查发现,哮喘患者亲属患病率高于群体患病率,且亲缘关系越近患病率越高;病情越严重,其亲属患病率也越高。

**2.环境因素**

主要为哮喘的激发因素如下。

(1)吸入性变应原:如尘螨、花粉、真菌、动物毛屑、二氧化硫、氨气等各种特异和非特异性吸入物。

(2)感染:如细菌、病毒、原虫、寄生虫等。

(3)食物:如鱼、虾、蟹、蛋类、牛奶等。

(4)药物:如普萘洛尔(心得安)、阿司匹林等。

(5)其他:如气候改变、运动、妊娠等。

### (二)发病机制

哮喘的发病机制非常复杂,变态反应、气道炎症、气道反应性增高和神经等因素及其相互作用被认为与哮喘的发病关系密切。其中气道炎症是哮喘发病的本质,而气道高反应性是哮喘的重要特征。根据变应原吸入后哮喘发生的时间,可分为速发性哮喘反应(IAR)、迟发性哮喘反应(LAR)和双相型哮喘反应(DAR)。IAR 在吸入变应原的同时立即发生反应,15～30min 达高峰,2h 逐渐恢复正常。LAR 约在吸入变应原 6h 左右发作,持续时间长,症状重,常呈持续性哮喘表现,为气道慢性炎症反应的结果。

## 二、临床表现

### (一)症状

典型表现为发作性呼气性呼吸困难或发作性胸闷和咳嗽,伴有哮鸣音。严重者呈强迫坐位或端坐呼吸,甚至出现发绀等;干咳或咳大量泡沫样痰。哮喘发作前常有干咳、呼吸紧迫感、连打喷嚏、流泪等先兆表现;有时仅以咳嗽为唯一的症状(咳嗽变异性哮喘)。哮喘症状可在数分钟内发作,经数小时至数天,用支气管舒张药可缓解或自行缓解。在夜间及凌晨发作和加重常是哮喘的特征之一。有些青少年,在运动时出现咳嗽、胸闷和呼吸困难(运动性哮喘)。

**(二)体征**

发作时胸部呈过度充气征象,双肺可闻及广泛的哮鸣音,呼气音延长。严重者可有辅助呼吸肌收缩加强、心率加快、奇脉、胸腹反常运动和发绀。但在轻度哮喘或非常严重哮喘发作时,哮鸣音可不出现,称之为寂静胸。非发作期可无阳性体征。

### 三、分期

根据临床表现哮喘分为急性发作期、慢性持续期和缓解期。

**(一)急性发作期**

急性发作期是指气促、咳嗽、胸闷等症状突然发生,常有呼吸困难,以呼气流量降低为其特征,常因接触刺激物或治疗不当所致。

**(二)慢性持续期**

在哮喘非急性发作期,患者仍有不同程度的哮喘症状或 PEF 降低。根据临床表现和肺功能可将慢性持续期的病情程度分为 4 级:间歇发作(第一级),轻度持续(第二级),中度持续(第三级),重度持续(第四级)。

**(三)缓解期**

缓解期系指经过或未经过治疗症状、体征消失,肺功能恢复到急性发作前水平,并维持 4 周以上。

### 四、护理

**(一)护理目标**

患者呼吸困难缓解,能进行有效呼吸;痰液能排出;能正确使用雾化吸入器;未发生并发症。

**(二)护理措施**

支气管哮喘目前尚无根治的方法。护理措施和治疗的目的为控制症状,防止病情恶化,尽可能保持肺功能正常,维持正常活动能力(包括运动),避免治疗不良反应,防止不可逆气道阻塞,避免死亡。

1.一般护理

(1)环境与体位:提供安静、舒适、温湿度适宜的环境,保持室内清洁、空气流通。脱离变应原非常必要,找到引起哮喘发作的变应原或其他非特异刺激因素,并使患者迅速脱离,这是防治哮喘最有效的方法。病室不宜布置花草,避免使用羽绒或蚕丝织物。发作时,协助患者采取舒适的半卧位或坐位或用过床桌使患者伏桌休息,以减轻体力消耗。

(2)饮食护理:大约 20% 的成年人和 50% 的哮喘患儿可因不适当饮食而诱发或加重哮喘。护理人员应帮助患者找出与哮喘发作的有关食物。哮喘患者的饮食以清淡、易消化、高蛋白,富含维生素 A、维生素 C、钙食物为主,如哮喘发作与进食某些异体蛋白如鱼、虾、蟹、蛋类、牛奶等有关,应忌食;某些食物添加剂如酒石黄、亚硝酸盐(制作糖果、糕点用于漂白、防腐)也可诱发哮喘发作,应当引起注意。慎用或忌用某些引起哮喘的药物,如阿司匹林或阿司匹林的复方制剂。戒酒、戒烟。哮喘发作时,患者呼吸增快、出汗,极易形成痰栓阻塞小支气管,若无心、肾功能不全时,应鼓励患者饮水 2 000～3 000mL/d,必要时,遵医嘱静脉补液,注意输液速度。

(3)保持身体清洁舒适:哮喘患者常会大量出汗,应每日以温水擦浴,勤换衣服和床单,保持皮肤的清洁、干燥和舒适。协助并鼓励患者咳嗽后用温水漱口,保持口腔清洁。

(4)氧疗护理:重症哮喘患者常伴有不同程度的低氧血症存在,应遵医嘱给予吸氧,吸氧流量为每分钟 1～3L,吸氧浓度一般不超过 40%。为避免气道干燥和寒冷气流的刺激而导致气道痉挛,吸入的氧气应尽量温暖湿润。

2.病情观察

观察哮喘发作的前驱症状,如鼻咽痒、喷嚏、流涕、眼痒等黏膜过敏症状;哮喘发作时,观察患者意识状态、呼吸频率、节律、深度及辅助呼吸肌是否参与呼吸运动等,监测呼吸音、哮鸣音变化,监测动脉血气分析和肺功能情况,了解病情和治疗效果。呼吸困难时遵医嘱给予吸氧,注意氧疗效果;哮喘发作严重时,如经治疗病情无缓解,做好机械通气准备工作;加强对急性期患者的监护,尤其在夜间和凌晨易发生哮喘的时间段内,严密观察有无病情变化。

3.用药护理

(1)β₂肾上腺素受体激动剂(简称 β₂受体激动剂):是控制哮喘急性发作症状的首选药物,短效 β₂受体激动剂起效较快,但药效持续时间较短,一般仅维持 4～6h,常用药物有沙丁胺醇、特布他林等。长效 β₂受体激动剂作用时间均在 10～12h,且有一定抗感染作用,如福莫特罗、沙美特罗及丙卡特罗等,用药方法可采用定量气雾剂(MDI)吸入、干粉吸入、持续雾化吸入等,也可用口服或静脉注射。首选吸入法,因药物直接作用于呼吸道,局部浓度高且作用迅速,所用剂量较小,全身性不良反应少。常用沙丁胺醇或特布他林,每日 3～4 次,每次 1～2 喷。干粉吸入方便较易掌握。持续雾化吸入多用于重症和儿童患者,方法简单易于配合。β₂激动剂的缓(控)释型口服制剂,用于防治反复发作性哮喘和夜间哮喘。注射用药,用于严重哮喘,一般每次用量为沙丁胺醇 0.5mg,只在其他疗法无效时使用。指导患者按医嘱用药,不宜长期规律、单一、大量使用,否则会引起气道 β₂受体功能下调,药物减效;由于本类药物(特别是短效制剂)无明显抗感染作用,故宜与吸入激素等抗感染药配伍使用。口服沙丁胺醇或特布他林时,观察有无心悸、骨骼肌震颤等不良反应。静脉点滴沙丁胺醇注意滴速 2～4μg/min,并注意有无心悸等不良反应。

(2)糖皮质激素:是当前控制哮喘发作最有效的药物。可分为吸入、口服和静脉用药。吸入治疗是目前推荐长期抗感染治疗哮喘的最常用的方法。常用吸入药物有倍氯米松、氟替卡松、莫米松等,起效慢,通常需规律用药一周以上方能起效。口服药物用于吸入糖皮质激素无效或需要短期加强的患者。有泼尼松、泼尼松龙,起始 30～60mg/d,症状缓解后逐渐减量至≤10mg/d。然后停用,或改用吸入剂。在重度或严重哮喘发作时,提倡及早静脉给药。吸入治疗药物全身性不良反应少,少数患者可出现口腔念珠菌感染、声音嘶哑或呼吸道不适,指导患者吸药后必须立即用清水充分漱口以减轻局部反应和胃肠吸收。全身用药应注意肥胖、糖尿病、高血压、骨质疏松、消化性溃疡等不良反应,口服用药宜在饭后服用,以减少对胃肠道黏膜的刺激。气雾吸入糖皮质激素可减少其口服量,当用吸入剂替代口服剂时,通常需同时使用两周后逐步减少口服量,指导患者不得自行减量或停药。

(3)茶碱类:是目前治疗哮喘的有效药物,通过抑制磷酸二酯酶,提高平滑肌细胞内的cAMP浓度,拮抗腺苷受体,刺激肾上腺分泌肾上腺素,增强呼吸肌的收缩;同时具有气道纤毛清除功能和抗感染作用。口服氨茶碱一般剂量每日 6～10mg/kg,控(缓)释茶碱制剂,可用于夜间哮喘。静脉给药主要应用于危、重症哮喘,静脉注射首次剂量 4～6mg/kg,注射速度不超过 0.25mg/(kg·min),静脉滴注维持量为 0.6～0.8mg/(kg·h)日注射量一般不超过 1.0g。其主要不良反应为胃肠道、心脏和中枢神经系统的毒性反应。氨茶碱用量过大或静脉注射(滴注)速度过快可引起恶心、呕吐、头痛、失眠、心律失常,严重者引起室性心动过速,抽搐乃至死亡。静脉注射时浓度不宜过高,速度不宜过快,注射时间宜在 10min 以上,以防中毒症状发生,观察用药后疗效和不良反应,最好在用药中监测血药浓度,其安全有效浓度为 6～15μg/mL。发热、妊娠、小儿或老年有心、肝、肾功能障碍及甲状腺功能亢进者慎用。合用西咪替丁(甲氰咪胍)、喹诺酮类、大环内酯类药物等可影响茶碱代谢而使其排泄减慢,应减少用量。茶碱缓释片或茶碱控释片由于药片有控释材料,不能嚼服,必须整片吞服。

(4)抗胆碱药:胆碱能受体(M受体)拮抗剂,有舒张支气管及减少痰液的作用。常用异丙托溴铵吸入或雾化吸入,约 10min 起效,维持 4～6h;长效抗胆碱药噻托溴铵作用维持时间可达 24h。

(5)其他:色苷酸钠是非糖皮质激素抗感染药物。对预防运动或过敏原诱发的哮喘最为有效。色苷酸钠雾化吸入 3.5～7mg 或干粉吸入 20mg,每日 3～4 次。酮替酚和新一代组胺 H₁ 受体拮抗剂阿司咪唑、曲尼斯特等对轻症哮喘和季节性哮喘有效,也可与 β₂ 受体激动剂联合用药。色苷酸钠及尼多酸钠,少数病例可有咽喉不适、胸闷、偶见皮疹,孕妇慎用。抗胆碱药吸入后,少数患者可有口苦或口干感。白三烯(LT)拮抗剂具有抗感染和舒张支气管平滑肌的作用。白三烯调节剂的主要不良反应是较轻微的胃肠道症状,少数有皮疹、血管性水肿、转氨酶升高,停药后可恢复正常。

4.吸入器的正确使用

(1)定量雾化吸入器(MDI):MDI 的使用需要患者协调呼吸动作,正确使用是保证吸入治疗成功的关键。根据患者文化层次、学习能力,提供雾化吸入器的学习资料。

MDI 使用方法:打开盖子,摇匀药液,深呼气至不能再呼时,张口,将 MDI 喷嘴置于口中,双唇包住咬口,以慢而深的方式经口吸气,同时以手指按压喷药,至吸气末屏气 10s,使较小的雾粒沉降在气道远端,然后缓慢呼气,休息 3min 后可再重复使用一次。指导患者反复练习,医护人员演示,直至患者完全掌握。

特殊 MDI 的使用:对不易掌握 MDI 吸入方法的儿童或重症患者,可在 MDI 上加储物罐,可以简化操作,增加吸入到下呼吸道和肺部的药物量,减少雾滴在口咽部沉积引起刺激,增加雾化吸入疗效。

(2)干粉吸入器:较常用的有蝶式吸入器、都保装置和准纳器。

蝶式吸入器:指导患者正确将药物转盘装进吸入器中,打开上盖至垂直部位(刺破胶囊),用口唇含住吸嘴用力深吸气,屏气数秒钟。重复上述动作 3～5 次,直至药粉吸尽为止。完全拉出滑盘,再推回原位(此时旋转转盘至一个新囊泡备用)。

都保装置:使用时移去瓶盖,一手垂直握住瓶体,另一手握住底盖,先右转再向左旋转至听到"喀"的一声。吸入前先呼气,然后含住吸嘴,仰头,用力深吸气,屏气5～10s。

准纳器:使用时一手握住外壳,另一手的大拇指放在拇指柄上向外推动至完全打开,推动滑杆直至听到"咔哒"声,将吸嘴放入口中,经口深吸气,屏气10s。

5.心理护理

研究证明,精神因素在哮喘的发生发展过程中起重要作用,培养良好的情绪和战胜疾病的信心是哮喘治疗和护理的重要内容。哮喘患者的心理表现类型多种多样,可有抑郁、焦虑、恐惧,性格的改变(如悲观、失望、孤独、脆弱、躁动、敌对、易于冲动、神经质、自卑等),社会工作能力的下降(如自信心及适应能力下降、交际减少等)或自主神经紊乱的表现,如多汗、头晕、眼花、食欲减退、手颤、胸闷、气短、心悸等。针对哮喘患者心理障碍的情况,护理人员应体谅和同情患者的痛苦,尤其对于慢性哮喘治疗效果不佳的患者更应关心,给予心理疏导和教育,向患者解释避免不良情绪的重要性,多用鼓励性语言,减轻患者的心理压力,提高治疗的信心和依从性。

6.健康指导

(1)疾病知识指导:通过教育使患者能懂得哮喘虽不能彻底治愈,但只要坚持充分地正规治疗,完全可以有效地控制哮喘的发作,即患者可达到没有或仅有轻度症状,能坚持日常工作和学习。

(2)识别和避免触发因素:针对个体情况,指导患者有效控制可诱发哮喘发作的各种因素,如避免摄入引起过敏的食物;室内布局力求简洁,避免使用地毯、种植花草、不养宠物;经常打扫房间,清洗床上用品;避免接触刺激性气体及预防呼吸道感染;避免进食易引起哮喘的食物;避免强烈的精神刺激和剧烈的运动;避免大笑、大哭、大喊等过度换气动作;在缓解期应加强体育锻炼、耐寒锻炼及耐力训练,以增强体质。

(3)自我监测病情:识别哮喘加重的早期情况,学会哮喘发作时进行简单的紧急自我处理方法,学会利用峰流速仪来监测最大呼气峰流速(PEFR),做好哮喘日记,为疾病预防和治疗提供参考资料。峰流速仪是一种可随身携带,能测量PEFR的一种小型仪器。使用方法是:取站立位,尽可能深吸一口气,然后用唇齿部分包住口含器后,以最快的速度,用一次最有力的呼气吹动游标滑动,游标最终停止的刻度,就是此次峰流速值。峰流速测定是发现早期哮喘发作最简便易行的方法,在没有出现症状之前,PEFR下降,提示早期哮喘的发生。临床实验观察证实,每日测量的PEFR与标准的PEFR进行比较,不仅能早期发现哮喘发作,还能判断哮喘控制的程度和选择治疗措施。如果PEFR经常地、有规律地保持在80%～100%,为安全区,说明哮喘控制理想;如果PEFR在50%～80%,为警告区,说明哮喘加重,需及时调整治疗方案;如果PEFR<50%,为危险区,说明哮喘严重,需要立即到医院就诊。

(4)用药指导:哮喘患者应了解自己所用的每种药的药名、用法及使用时的注意事项,了解药物的主要不良反应及如何采取相应的措施来避免。指导患者或家属掌握正确的药物吸入技术。一般先用$\beta_2$受体激动剂,后用糖皮质激素吸入剂。与患者共同制订长期管理、防止复发的计划。坚持定期随访保健,指导正确用药,使药物不良反应减至最少,受体激动剂使用量减至最小,甚至不用也能控制症状。

（5）心理－社会指导：保持有规律的生活和乐观情绪，积极参加体育锻炼，最大程度恢复劳动能力，特别向患者说明发病与精神因素和生活压力的关系。动员与患者关系密切的力量，如家人或朋友参与对哮喘患者的管理；为其身心健康提供各方面的支持，并充分利用社会支持系统。

### （三）护理评价

患者呼吸平稳，肺部听诊呼吸音正常，哮鸣音消失。动脉血气检测结果维持在正常范围；患者能摄入足够的液体，痰液稀薄，容易咳出；患者能描述使用吸入器的目的、注意事项、正确掌握使用方法。

# 第三节　支气管扩张

支气管扩张是指直径大于2mm支气管由于管壁的肌肉和弹性组织破坏引起的慢性异常扩张。临床表现为慢性咳嗽、咳大量脓性痰和（或）反复咯血。患者多有童年麻疹、百日咳或支气管肺炎等病史。由于生活条件的改善，麻疹和百日咳疫苗的预防接种及抗生素的应用等，本病的发病率已明显减少。

## 一、病因及发病机制

### （一）支气管－肺组织感染和阻塞

婴幼儿期支气管－肺组织感染是支气管扩张最常见的原因。由于儿童支气管管腔细和管壁薄，易阻塞，反复感染导致支气管壁各层组织，尤其是平滑肌和弹性纤维的破坏，削弱了对管壁的支撑作用。支气管炎症使支气管黏膜充血、水肿，分泌物阻塞管腔，致使引流不畅而加重感染。

另外，支气管内膜结核引起管腔狭窄和阻塞、肺结核纤维组织增生和收缩牵拉、吸入腐蚀性气体、支气管曲真菌感染等均可损伤支气管壁，反复继发感染也可引起支气管扩张。肿瘤、异物、感染、支气管周围肿大的淋巴结或肺癌的压迫可使支气管阻塞导致肺不张，胸腔负压直接牵拉支气管管壁，导致支气管扩张。感染引起支气管阻塞，阻塞又加重感染，两者互为因果，促使支气管扩张的发生与发展。

### （二）支气管先天性发育障碍和遗传因素

支气管先天发育障碍，如巨大气管－支气管症、Kartagener综合征（支气管扩张、鼻窦炎及内脏转位），先天性软骨缺失症、支气管肺隔离症、肺囊性纤维化、遗传性 $\alpha_1$－抗胰蛋白酶缺乏症、先天性免疫缺乏症等与发育和遗传因素有关的疾病也可伴有支气管扩张。

### （三）全身性疾病

全身性疾病如类风湿关节炎、克罗恩病、溃疡性结肠炎、系统性红斑狼疮、人免疫缺陷病毒（HIV）感染等疾病可同时伴有支气管扩张。心肺移植术后也可因移植物慢性排斥发生支气管扩张。有些不明原因的支气管扩张患者体液免疫和（或）细胞免疫功能有不同程度的改变，提示支气管扩张可能与机体免疫功能失调有关。

## 二、临床表现

### (一)症状

#### 1.慢性咳嗽、大量脓痰

痰量与体位改变有关,这是由于分泌物积储于支气管的扩张部位,改变体位时分泌物刺激支气管黏膜引起咳嗽和排痰。严重度可用痰量估计:<10mL/d 为轻度,10～50mL/d 为中度,>150mL/d为重度。感染急性发作时,黄绿色脓痰量明显增加,每天可达数百毫升。感染时痰液静置后出现分层的特征:上层为泡沫,下悬脓性成分,中层为混浊黏液,下层为坏死组织沉淀物。厌氧菌感染时痰有臭味。

#### 2.反复咯血

50%～70%的患者有不同程度的咯血,可为痰中带血或大量咯血,咯血量与病情严重程度、病变范围有时不一致。部分患者无咳嗽、咳痰,仅以反复咯血为唯一症状,临床上称为"干性支气管扩张",其病变多位于引流良好的上叶支气管,常见于结核性支气管扩张。

#### 3.反复肺部感染

其特点为同一肺段反复发生感染并迁延不愈。

#### 4.慢性感染中毒症状

慢性感染中毒可出现发热、乏力、食欲缺乏、消瘦、贫血等全身中毒症状。

### (二)体征

早期或干性支气管扩张肺部体征可无异常,病变重或继发感染时,在下胸部、背部可闻及固定而持久的局限性粗湿啰音,有时可闻及哮鸣音,部分慢性患者有杵状指(趾)。

## 三、护理

### (一)护理目标

患者能掌握有效咳痰技巧,营养得到改善,未发生并发症。

### (二)护理措施

#### 1.一般护理

(1)休息与活动:休息能减少肺活动度,避免因活动诱发咯血。急性感染或病情严重者应卧床休息。保持室内空气流通,维持适宜的温湿度,注意保暖。

(2)饮食护理:提供高热量、高蛋白质、富含维生素饮食,避免冰冷食物诱发咳嗽,少食多餐。指导患者在咳痰后及进食前后漱口,祛除痰臭,保持口腔清洁,促进食欲。为了稀释痰液,利于排痰,应鼓励患者多饮水,每日不少于 1 500～2 000mL。合并充血性心衰或肾脏疾病者应指导患者低盐饮食。

#### 2.病情观察

观察痰液的量、颜色、性质、气味,及与体位的关系,痰液静置后是否有分层现象,记录 24h 痰液排出量。观察咯血的颜色性质及量。病情严重者需观察患者的缺氧情况,是否有呼吸困难、发绀、面色的改变。密切观察病情变化,警惕窒息的各种症状,并备好抢救药品和用品;注意患者有无发热、消瘦、贫血等全身症状。

#### 3.体位引流

体位引流是利用重力作用促使呼吸道分泌物流入气管、支气管排出体外。应根据病变部位采取相应的体位进行引流。如体位引流排痰效果不理想可经纤维支气管镜吸痰及用生理盐水冲洗痰液,也可局部注入抗生素。

(1)引流前准备:引流前向患者说明体位引流的目的、过程和注意事项,消除顾虑,取得合作。同时监测生命体征和肺部听诊,明确病变部位。对于痰液黏稠者,可先用生理盐水雾化吸入。

(2)引流体位:根据病变部位和患者耐受程度采取适当的体位。原则上应使病变部位处于高处,引流支气管开口在下,利于痰液流入大支气管和气管排出。

(3)引流时间:要视病变部位、患者身体状况而定,一般每日1~3次,每次15~20min,在空腹下进行。

(4)引流时的观察:引流时应有护士或家人协助,观察患者有无出汗、脉搏细弱、头晕、疲劳、面色苍白等症状,如出现咯血、头晕、发绀、心悸、呼吸困难等情况,应及时停止引流。评估患者对体位引流的耐受程度,在体位引流过程中,鼓励并指导患者做腹式深呼吸,辅以胸部叩击或震荡等措施。同时指导患者进行有效咳嗽,以提高引流效果。

(5)引流后的护理:引流后,协助患者休息,给予漱口,并记录痰量和性质,复查生命体征和肺部呼吸音及啰音变化。评价体位引流的效果。

4.咯血的护理

(1)饮食护理:大量咯血者暂时禁食,小量咯血者或大咯血停止后,宜进少量凉或温的流质饮食,多饮水,多食含纤维素食物,保持大便通畅,避免排便时增加腹压而引起再度咯血。

(2)休息与体位:小量咯血者应静卧休息,中量和大量咯血者需绝对卧床休息,保持病室安静,避免搬动患者。协助患者取平卧位,头偏向一侧,及时咯出或吸出呼吸道积血,防止血块阻塞呼吸道;或取患侧卧位(如肺结核),减少患侧活动度,防止病灶向健侧扩散,有利于健侧肺的通气功能。如若有窒息征象立即采取头低脚高体位,轻叩背部,排出血块,必要时做好气管插管或气管切开的准备。

(3)其他:告诉患者咯血时不能屏气,以免诱发喉头痉挛,血液引流不畅形成血块,导致窒息。保持呼吸道的通畅,嘱患者轻轻将气管内存留的积血咯出。及时为患者擦净血迹,漱口,保持口腔清洁、舒适,以防口腔异味刺激,再度引起咯血。

5.防止窒息的护理

(1)备好抢救物品,如吸引器、氧气、鼻导管、气管切开包、止血药、呼吸兴奋剂、升压药等抢救设备和药品。

(2)注意观察患者有无胸闷、气急、发绀、烦躁、面色苍白、大汗淋漓等异常表现,监测生命指征。

(3)痰液黏稠咳痰无力者,可经鼻腔吸痰,为防止吸痰引起低氧血症,重症患者应在吸痰前后加大吸氧浓度。

(4)咯血时劝告患者身心放松,不要屏气防止声门痉挛,应将气管内痰液和积血轻轻咳出,保持气道通畅。

(5)大咯血出现窒息征象时,立即取头低脚高45°俯卧位,面部偏向一边,轻拍背部以利血块排出,迅速清除口鼻腔血凝块,必要时行气管插管或气管切开。

6.用药护理

治疗原则:保持呼吸道引流通畅,控制感染,处理咯血,必要时手术治疗。

(1)保持呼吸道通畅:遵医嘱应用祛痰药及支气管舒张药稀释脓痰和促进排痰,再经体位引流清除痰液,痰液引流和抗生素治疗同等重要,以减少继发感染及减轻全身中毒症状。祛痰药可选用溴己新或盐酸氨溴索。支气管舒张药在支气管痉挛时,用 $\beta_2$ 受体激动剂或异丙托溴铵喷雾吸入或口服氨茶碱及其缓释制剂。

(2)控制感染:是急性感染期的主要治疗措施。轻症者可口服阿莫西林或第一、第二代头孢菌素,喹诺酮类药物,磺胺类药物。重症患者特别是假单胞菌属细菌感染者,常选用抗假单胞菌抗生素,常需静脉给药,如头孢他啶、头孢吡肟和亚胺培南等。如有厌氧菌混合感染,加用甲硝唑、替硝唑或克林霉素。雾化吸入庆大霉素或妥布霉素可改善气道分泌和炎症。

(3)抗生素、祛痰剂、支气管舒张药,掌握药物的疗效、剂量、用法和不良反应。

7.心理护理

该病迁延不愈,患者易产生悲观、焦虑心理;咯血时,又感到对生命造成严重威胁,会出现恐惧、甚至绝望的心理。医护人员态度应亲切,多与患者交谈,说明支气管扩张反复发作的原因及治疗进展,来帮助患者树立战胜疾病的信心,消除焦虑不安心理。咯血时,医护人员应陪伴及安慰患者,使患者情绪稳定,避免因情绪波动加重出血。

8.健康指导

(1)预防呼吸道感染:支气管扩张与感染密切相关。积极防治百日咳、麻疹、支气管肺炎、肺结核等呼吸道感染;及时治疗上呼吸道慢性病灶(如龋齿、扁桃体炎、鼻窦炎),避免受凉,预防感冒;减少刺激性气体吸入等措施。戒烟、避免烟雾和灰尘刺激有助于避免疾病的复发,防止病情恶化。

(2)疾病及保健知识的指导:帮助患者和家属了解疾病发生、发展与治疗、护理过程。与患者及家属共同制订长期防治的计划。指导患者自我监测病情,患者和家属应学会识别病情变化的征象,学会识别支气管扩张典型的临床表现;一旦发现症状加重,如痰量增多、血痰、呼吸困难加重、发热、寒战和胸痛等,应及时就诊。掌握有效咳嗽、雾化吸入、体位引流方法,以及抗生素的作用、用法,不良反应等。

(3)生活指导:讲明营养对机体康复的作用,使患者能主动摄取必需的营养素,以增加机体抗病能力。鼓励患者参加体育锻炼,建立良好的生活习惯,劳逸结合,消除紧张心理,防止病情进一步恶化。以维护心、肺功能状态。

(三)护理评价

患者能进行有效的咳嗽,将痰液咳出,保持呼吸道的通畅。能识别咯血的先兆,并采取有效的预防措施。症状消失或明显改善,未发生窒息。

# 第四节　肺炎

肺炎是指终末气道、肺泡和肺间质的炎症,可由病原微生物、理化因素、免疫损伤、过敏及药物所致。细菌性肺炎是最常见的肺炎,也是最常见的感染性疾病之一。尽管新的强效抗生素不断投入应用,但其发病率和病死率仍很高。

## 一、概述

### (一)分类

**1.解剖分类**

(1)大叶性(肺泡性)肺炎:为肺实质炎症,通常并不累及支气管。病原体先在肺泡引起炎症,经肺泡间孔向其他肺泡扩散,导致部分或整个肺段、肺叶发生炎症改变。致病菌多为肺炎链球菌。

(2)小叶性(支气管)肺炎:指病原体经支气管入侵,引起细支气管、终末细支气管和肺泡的炎症。病原体有肺炎链球菌、葡萄球菌、病毒、肺炎支原体以及军团菌等。常继发于其他疾病,如支气管炎、支气管扩张、上呼吸道病毒感染以及长期卧床的危重患者。

(3)间质性肺炎:以肺间质炎症为主,病变累及支气管壁及其周围组织,有肺泡壁增生及间质水肿。可由细菌、支原体、衣原体、病毒或肺孢子菌等引起。

**2.病因分类**

(1)细菌性肺炎:如肺炎链球菌、金黄色葡萄球菌、甲型溶血性链球菌、肺炎克雷白杆菌、流感嗜血杆菌、铜绿假单胞菌、棒状杆菌、梭形杆菌等引起的肺炎。

(2)非典型病原体所致肺炎:如支原体、军团菌和衣原体等。

(3)病毒性肺炎:如冠状病毒、腺病毒、呼吸道合胞病毒、流感病毒、麻疹病毒、巨细胞病毒、单纯疱疹病毒等。

(4)真菌性肺炎:如白念珠菌、曲霉、放射菌等。

(5)其他病原体所致的肺炎:如立克次体、弓形虫、寄生虫等。

(6)理化因素所致的肺炎:如放射性损伤引起的放射性肺炎、胃酸吸入、药物等引起的化学性肺炎等。

**3.患病环境分类**

(1)社区获得性肺炎:是指在医院外罹患的感染性肺实质炎症,也称院外肺炎,包括具有明确潜伏期的病原体感染而在入院后平均潜伏期内发病的肺炎。常见致病菌为肺炎链球菌、流感嗜血杆菌、卡他莫拉菌和非典型病原体。

(2)医院获得性肺炎:简称医院内肺炎,是指患者入院时既不存在、也不处于潜伏期,而于入院48h后在医院(包括老年护理院、康复院等)内发生的肺炎,也包括出院后48h内发生的肺炎。无感染高危因素患者的常见病原体依次为肺炎链球菌、流感嗜血杆菌、金黄色葡萄球菌、铜绿假单胞菌、大肠埃希菌、肺炎克雷白杆菌等;有感染高危因素患者的常见病原体依次为金黄色葡萄球菌、铜绿假单胞菌、肠杆菌属、肺炎克雷白杆菌等。

### (二)病因及发病机制

正常的呼吸道免疫防御机制(支气管内黏液－纤毛运载系统、肺泡巨噬细胞防御的完整性等)使气管隆凸以下的呼吸道保持无菌。

肺炎的发生主要由病原体和宿主两个因素决定。如果病原体数量多、毒力强和(或)宿主呼吸道局部和全身免疫防御系统损害,即可发生肺炎。病原体可通过空气吸入、血行播散、邻近感染部位蔓延、上呼吸道定植菌的误吸引起社区获得性肺炎。医院获得性肺炎还可通过误吸胃肠道的定植菌(胃食管反流)和通过人工气道吸入环境中的致病菌引起。

## 二、肺炎链球菌肺炎

肺炎链球菌肺炎或称肺炎球菌肺炎,是由肺炎链球菌或称肺炎球菌所引起的肺炎,约占社区获得性肺炎的半数以上。通常急骤起病,以高热、寒战、咳嗽、血痰及胸痛为特征。X线胸片呈肺段或肺叶急性炎性实变,近年来因抗菌药物的广泛使用,致使本病的起病方式症状及 X线改变均不典型。

### (一)临床表现

#### 1.症状

起病多急骤,高热、寒战,全身肌肉酸痛,体温通常在数小时内升至 39～40℃,高峰在下午或傍晚,或呈稽留热,脉率随之增速。可有患侧胸部疼痛,放射到肩部或腹部,咳嗽或深呼吸时加剧。痰少,可带血或呈铁锈色,食欲锐减,偶有恶心、呕吐、腹痛或腹泻,易被误诊为急腹症。

#### 2.体征

患者呈急性病容,面颊绯红,鼻翼扇动,皮肤灼热、干燥,口角及鼻周有单纯疱疹;病变广泛时可出现发绀。有败血症者,可出现皮肤、黏膜出血点,巩膜黄染。早期肺部体征无明显异常,仅有胸廓呼吸运动幅度减小,叩诊稍浊,听诊可有呼吸音减低及胸膜摩擦音。肺实变时叩诊浊音、触觉语颤增强并可闻及支气管呼吸音。消散期可闻及湿啰音。心率增快,有时心律不齐。重症患者有肠胀气,上腹部压痛多与炎症累及膈胸膜有关。重症感染时可伴休克、急性呼吸窘迫综合征及神经精神症状,表现为神志模糊、烦躁、呼吸困难、嗜睡、谵妄、昏迷等。累及脑膜时有颈抵抗及出现病理性反射。

本病自然病程大致 1～2 周。发病 5～10d,体温可自行骤降或逐渐消退;使用有效的抗菌药物后可使体温在 1～3d 内恢复正常。患者的其他症状与体征亦随之逐渐消失。

### (二)护理

#### 1.护理目标

体温恢复正常范围;患者呼吸平稳,发绀消失;症状减轻呼吸道通畅;疼痛减轻,感染控制未发生休克。

#### 2.护理措施

(1)一般护理:

1)休息与环境:保持室内空气清新,病室保持适宜的温、湿度,环境安静、清洁、舒适。限制患者活动,限制探视,避免因谈话过多影响体力。要集中安排治疗和护理活动,保证足够的休息,减少氧耗量,缓解头痛、肌肉酸痛、胸痛等症状。

2)体位:协助或指导患者采取合适的体位。对有意识障碍患者,如病情允许可取半卧位,增加肺通气量;或侧卧位,以预防或减少分泌物吸入肺内。为促进肺扩张,每 2h 变换体位 1次,减少分泌物淤积在肺部而引起并发症。

3)饮食与补充水分:给予高热量、高蛋白质、高维生素、易消化的流质或半流质饮食,以补充高热引起的营养物质消耗。宜少食多餐,避免压迫膈肌。若有明显麻痹性肠梗阻或胃扩张,应暂时禁食,遵医嘱给予胃肠减压,直至肠蠕动恢复。鼓励患者多饮水(1~2L/d),来补充发热、出汗和呼吸急促所丢失的水分,并利于痰液排出。轻症者无须静脉补液,脱水严重者可遵医嘱补液,补液有利于加快毒素排泄和热量散发,尤其是食欲差或不能进食者。心脏病或老年人应注意补液速度,过快过多易导致急性肺水肿。

(2)病情观察:监测患者神志、体温、呼吸、脉搏、血压和尿量,并做好记录。尤其应注意密切观察体温的变化。观察有无呼吸困难及发绀,及时适宜给氧。重点观察儿童、老年人、久病体弱者的病情变化,注意是否伴有感染性休克的表现。观察痰液颜色、性状和量,如肺炎球菌肺炎呈铁锈色,葡萄球菌肺炎呈粉红色乳状,厌氧菌感染者痰液多有恶臭等。

(3)对症护理:

1)高热的护理:体温超过 37.5℃,应每 4 小时测体温 1 次,观察体温过高的早期症状和体征,体温突然升高或骤降时,应随时测量和记录,并及时报告医师。体温＞39℃时,要采取物理降温。降温效果不好可遵照医嘱选用适当的解热剂进行降温。患者出汗后应及时处理,保持皮肤的清洁和干燥,并注意保暖,鼓励多饮水。

2)咳嗽、咳痰的护理:协助和鼓励患者有效咳嗽、排痰,及时清除口腔和呼吸道内痰液呕吐物。痰液黏稠不易咳出时,在病情允许情况下可扶患者坐起,给予拍背,协助咳痰,遵医嘱应用祛痰药以及超声雾化吸入,稀释痰液,促进痰的排出。必要时吸痰,预防窒息。吸痰前,注意告知病情。

3)气急发绀的护理:监测动脉血气分析值,给予吸氧,提高血氧饱和度,改善发绀,增加患者的舒适度。氧流量一般为每分钟 4~6L,若为 COPD 患者,应给予低流量低浓度持续吸氧。注意观察患者呼吸频率、节律、深度等变化,皮肤色泽和意识状态有无改变,如果病情恶化,准备气管插管和呼吸机辅助通气。

4)胸痛的护理:维持患者舒适的体位。患者胸痛时,常随呼吸、咳嗽加重,可采取患侧卧位,在咳嗽时可用枕头等物夹紧胸部,必要时用宽胶布固定胸廓,以降低胸廓活动度,减轻疼痛。疼痛剧烈者,遵医嘱应用镇痛、止咳药,缓解疼痛和改善肺通气,如口服可待因。

5)其他:鼓励患者经常漱口,做好口腔护理。口唇疱疹者局部涂液体石蜡或抗病毒软膏,防止继发感染。烦躁不安、谵妄、失眠者酌情使用地西泮或水合氯醛,禁用抑制呼吸的镇静药。

(4)感染性休克的护理:

1)观察休克的征象:密切观察生命体征、实验室检查和病情的变化。发现患者神志模糊、烦躁、发绀、四肢湿冷、脉搏细数、脉压变小、呼吸浅快、面色苍白、尿量减少(＜30mL/h)等休克早期症状时,及时报告医师,采取救治措施。

2)环境与体位:应将感染性休克的患者安置在重症监护室,注意保暖和安全。取仰卧中凹位,抬高头胸部 20°,抬高下肢约 30°,有利于呼吸和静脉回流,增加心排出量。尽量减少搬动。

3)吸氧:应给高流量吸氧,维持动脉氧分压在 60mmHg 以上,改善缺氧状况。

4)补充血容量：快速建立两条静脉通路，遵医嘱给予右旋糖酐或平衡液以维持有效血容量，降低血液的黏稠度，防止弥散性血管内凝血。随时监测患者一般情况、血压、尿量、尿比重、血细胞比容等；监测中心静脉压，作为调整补液速度的指标，中心静脉压＜5cmH$_2$O可放心输液，达到10cmH$_2$O应慎重。以中心静脉压不超过10cmH$_2$O、尿量每小时在30mL以上为宜。补液不宜过多过快，以免引起心力衰竭和肺水肿。若血容量已补足而24h尿量仍＜400mL、尿比重＜1.018时，应及时报告医师，注意是否合并急性肾衰竭。

5)纠正酸中毒：有明显酸中毒可静脉滴注5%的碳酸氢钠，因其配伍禁忌较多，宜单独输入。随时监测和纠正电解质和酸碱失衡等。

6)应用血管活性药物的护理：遵医嘱在应用血管活性药物，如多巴胺、间羟胺(阿拉明)时，滴注过程中应注意防止液体溢出血管外，引起局部组织坏死和影响疗效。可应用输液泵单独静脉输入血管活性药物，根据血压随时调整滴速，维持收缩压在90～100mmHg，保证重要器官的血液供应，改善微循环。

7)对因治疗：应联合、足量应用强有力的广谱抗生素控制感染。

8)病情转归观察：随时监测和评估患者意识、血压、脉搏、呼吸、体温、皮肤、黏膜、尿量的变化，判断病情转归。如患者神志逐渐清醒、皮肤及肢体变暖、脉搏有力、呼吸平稳规则、血压回升、尿量增多，预示病情已好转。

(5)用药护理：遵医嘱及时使用有效抗感染药物，注意观察药物疗效及不良反应。

抗菌药物治疗：一经诊断即应给予抗菌药物治疗，不必等待细菌培养结果。首选青霉素G，用药途径及剂量视病情轻重及有无并发症而定。对于成年轻症患者，可用240万U/d，分3次肌内注射，或用普鲁卡因青霉素每12h肌内注射60万U；病情稍重者，宜用青霉素G每天240万～480万U，每6～8h静脉滴注1次；重症及并发脑膜炎者，可增至每天1 000万～3 000万U，分4次静脉滴注；对青霉素过敏者或耐青霉素或多重耐药菌株感染者，可用呼吸氟喹诺酮类、头孢噻肟或头孢曲松等药物，多重耐药菌株感染者可用万古霉素、替考拉宁等。药物治疗48～72h后应对病情进行评价，治疗有效表现为体温下降、症状改善、白细胞逐渐降低或恢复正常等。如用药72h后病情仍无改善，需及时报告医师并做相应处理。

支持疗法：患者应卧床休息，注意补充足够蛋白质、热量及维生素。密切监测病情变化，注意防止休克。剧烈胸痛者，可酌情用少量镇痛药，如可待因15mg。不用阿司匹林或其他解热药，以免过度出汗、脱水及干扰真实热型，导致临床判断错误。鼓励饮水每日1～2L，轻症患者不需常规静脉输液，确有失水者可输液，保持尿比重＜1.020，血清钠＜145mmol/L。中等或重症患者(PaO$_2$＜60mmHg或有发绀)应给氧。若有明显麻痹性肠梗阻或胃扩张，应暂时禁食、禁饮和胃肠减压，直至肠蠕动恢复。烦躁不安、谵妄、失眠者酌用地西泮5mg或水合氯醛1～1.5g，禁用抑制呼吸的镇静药。

并发症的处理：经抗菌药物治疗后，高热常在24h内消退，或数日内逐渐下降。若体温降而复升或3d后仍不降者，应考虑肺炎链球菌的肺外感染，如脓胸、心包炎或关节炎等。持续发热的其他原因尚有耐青霉素的肺炎链球菌(PRSP)或混合细菌感染、药物热或并存其他疾病。肿瘤或异物阻塞支气管时，经治疗后肺炎虽可消散，但阻塞因素未除，肺炎可再次出现。10%～20%肺炎链球菌肺炎伴发胸腔积液者，应酌情取胸液检查及培养以确定其性质。若治疗不当,约5%并发脓胸,应积极排脓引流。

(6)心理护理:患病前健康状态良好的患者会因突然患病而焦虑不安;病情严重或患有慢性基础疾病的患者则可能出现消极、悲观和恐慌的心理反应。要耐心给患者讲解疾病的有关知识,解释各种症状和不适的原因,讲解各项诊疗、护理操作目的、操作程序和配合要点,使患者清楚大部分肺炎治疗、预后良好。询问和关心患者的需要,鼓励患者说出内心感受,与患者进行有效的沟通。帮助患者祛除不良心理反应,树立治愈疾病的信心。

(7)健康指导:

1)疾病知识指导:让患者及家属了解肺炎的病因和诱因,有皮肤疖、痈、伤口感染、毛囊炎、蜂窝织炎时应及时治疗。避免受凉、淋雨、酗酒和过度疲劳,特别是年老体弱和免疫功能低下者,如糖尿病、慢性肺病、慢性肝病、血液病、营养不良、艾滋病等。天气变化时随时增减衣服,预防上呼吸道感染。可注射流感或肺炎免疫疫苗,使之产生免疫力。

2)生活指导:劝导患者要注意休息,劳逸结合,生活有规律。保证摄取足够的营养物质,适当参加体育锻炼,增强机体抗病能力。对有意识障碍、慢性病、长期卧床者,应教会家属注意帮助患者经常改变体位、翻身拍背,协助并鼓励患者咳出痰液,有感染征象时及时就诊。

3)出院指导:出院后需继续用药者,应指导患者遵医嘱按时服药,向患者介绍所服药物的疗效、用法、疗程、不良反应,不能自行停药或减量。教会患者观察疾病复发症状,如出现发热、咳嗽、呼吸困难等不适,表现时,应及时就诊。告知患者随诊的时间及需要准备的有关资料,如胸部X线片等。

3.护理评价

患者体温恢复正常;能进行有效咳嗽,痰容易咳出,显示咳嗽次数减少或消失,痰量减少;休克发生时及时发现并给予及时的处理。

## 三、其他类型肺炎

### (一)葡萄球菌肺炎

葡萄球菌肺炎是由葡萄球菌引起的急性肺部化脓性炎症。葡萄球菌的致病物质主要是毒素与酶,具有溶血、坏死、杀白细胞和致血管痉挛等作用。其致病力可用血浆凝固酶来测定,阳性者致病力较强,是化脓性感染的主要原因。但其他凝固酶阴性的葡萄球菌亦可引起感染。随着医院内感染的增多,由凝固酶阴性葡萄球菌引起的肺炎也不断增多。医院获得性肺炎中,葡萄球菌感染占11%～25%。常发生于有糖尿病、血液病、艾滋病、肝病或慢性阻塞性肺疾病等原有基础疾病者。若治疗不及时或不当,病死率甚高。

1.临床表现

(1)症状:起病多急骤,寒战、高热,体温高达39～40℃,胸痛,咳大量脓性痰,带血丝或呈脓血状。全身肌肉和关节酸痛,精神萎靡,病情严重者可出现周围循环衰竭。院内感染者常起病隐袭,体温逐渐上升,咳少量脓痰。老年人症状可不明显。

(2)体征:早期可无体征,晚期可有双肺散在湿啰音。病变较大或融合时可出现肺实变体征。但体征与严重的中毒症状和呼吸道症状不平行。

2.治疗要点

早期清除原发病灶,积极抗感染治疗,加强支持疗法,预防并发症。通常首选耐青霉素酶的半合成青霉素或头孢菌素,如苯唑西林、头孢呋辛等。对甲氧西林耐药株可用万古霉素、替考拉宁等治疗。疗程2~3周,有并发症者需4~6周。

### (二)肺炎支原体肺炎

肺炎支原体肺炎是由肺炎支原体引起的呼吸道和肺部的急性炎症。常同时有咽炎、支气管炎和肺炎。肺炎支原体是介于细菌和病毒之间,兼性厌氧、能独立生活的最小微生物。健康人吸入患者咳嗽、打喷嚏时喷出的口鼻分泌物可感染,即通过呼吸道传播。病原体通常吸附宿主呼吸道纤毛上皮细胞表面,不侵入肺实质,抑制纤毛活动和破坏上皮细胞。其致病性可能与患者对病原体及其代谢产物的过敏反应有关。支原体肺炎约占非细菌性肺炎的1/3以上,或各种原因引起的肺炎的10%。以秋冬季发病较多,可散发或小流行,患者以儿童和青年人居多,婴儿间质性肺炎亦应考虑本病的可能。

1.临床表现

(1)症状:通常起病缓慢,潜伏期2~3周,症状主要为乏力、咽痛、头痛、咳嗽、发热、食欲缺乏、肌肉酸痛等。多为刺激性咳嗽,咳少量黏液痰,发热可持续2~3周,体温恢复正常后可仍有咳嗽。偶伴有胸骨后疼痛。

(2)体征:可见咽部充血、颈部淋巴结肿大等体征。肺部可无明显体征,与肺部病变的严重程度不相称。

2.治疗要点

肺炎支原体肺炎首选大环内酯类抗生素,如红霉素。疗程一般为2~3周。

### (三)病毒性肺炎

病毒性肺炎是由上呼吸道病毒感染,向下蔓延所致的肺部炎症。常见病毒为甲、乙型流感病毒、腺病毒、副流感病毒、呼吸道合胞病毒和冠状病毒等。患者可同时受一种以上病毒感染,气道防御功能降低,常继发细菌感染。病毒性肺炎为吸入性感染,常有气管-支气管炎。呼吸道病毒通过飞沫与直接接触而迅速传播,可暴发或散发流行。病毒性肺炎约占需住院的社区获得性肺炎的8%,大多发生于冬春季节。密切接触的人群或有心肺疾病者、老年人等易受感染。

1.临床表现

(1)症状:一般临床症状较轻,与支原体肺炎症状相似。起病较急,发热、头痛、全身酸痛、乏力等较突出。有咳嗽、少痰或白色黏液痰、咽痛等症状。老年人或免疫功能受损的重症患者,可表现为呼吸困难、发绀、嗜睡、精神萎靡,甚至并发休克、心力衰竭和呼吸衰竭,严重者可发生急性呼吸窘迫综合征。

(2)体征:本病常无显著的胸部体征,病情严重者有呼吸浅速、心率增快、发绀、肺部干湿性啰音。

2.治疗要点

病毒性肺炎以对症治疗为主,板蓝根、黄芪、金银花、连翘等中药有一定的抗病毒作用。对某些重症病毒性肺炎应采用抗病毒药物,如选用利巴韦林、阿昔洛韦等。

### (四)真菌性肺炎

肺部真菌感染是最常见的深部真菌病。真菌感染的发生是机体与真菌相互作用的结果,最终取决于真菌的致病性、机体的免疫状态及环境条件对机体与真菌之间关系的影响。广谱抗生素糖皮质激素、细胞毒药物及免疫抑制剂的广泛使用,人免疫缺陷病毒(HIV)感染和艾滋病增多使肺部真菌感染的机会增加。

1.临床表现

真菌性肺炎多继发于长期应用抗生素、糖皮质激素、免疫抑制剂、细胞毒药物或因长期留置导管、插管等诱发,其症状和体征无特征性变化。

2.治疗要点

真菌性肺炎目前尚无理想的药物,两性霉素 B 对多数肺部真菌仍为有效药物,但由于其不良反应较多,使其应用受到限制。其他药物尚有氟胞嘧啶、米康唑、酮康唑、制霉菌素等也可选用。

### (五)重症肺炎

目前重症肺炎还没有普遍认同的标准,各国诊断标准不一,但都注重肺部病变的范围、器官灌注和氧合状态。我国制订的重症肺炎标准如下。

1.意识障碍。

2.呼吸频率>30 次/分。

3.$PaO_2$<60mmHg,$PO_2/FiO_2$<300,需行机械通气治疗。

4.血压<90/60mmHg。

5.胸片显示双侧或多肺叶受累或入院 48h 内病变扩大≥50%。

6.少尿:尿量<20mL/h,或每 4h<80mL,或急性肾衰竭需要透析治疗。

# 第五节　肺脓肿

肺脓肿是由多种病原菌引起肺实质坏死的肺部化脓性感染。早期为肺组织的化脓性炎症,继而坏死、液化,由肉芽组织包绕形成脓肿。高热、咳嗽和咳大量脓臭痰为其临床特征。本病可见于任何年龄,青壮年男性及年老体弱有基础疾病者多见。自抗生素广泛应用以来,发病率有明显降低。

## 一、病因及发病机制

急性肺脓肿的主要病原体是细菌,常为上呼吸道、口腔的定植菌,包括需氧、厌氧和兼性厌氧菌。厌氧菌感染占主要地位,较重要的厌氧菌有核粒梭形杆菌、消化球菌等。常见的需氧和兼性厌氧菌为金黄色葡萄球菌、化脓链球菌(A 组溶血性链球菌)、肺炎克雷白杆菌和铜绿假单胞菌等。免疫力低下者,如接受化学治疗、白血病或艾滋病患者其病原菌也可为真菌。根据不同病因和感染途径,肺脓肿可分为以下三种类型。

### (一)吸入性肺脓肿

吸入性肺脓肿是临床上最多见的类型,病原体经口、鼻、咽吸入致病,误吸为最主要的发病原因。正常情况下,吸入物可由呼吸道迅速清除,但当由于受凉,劳累等诱因导致全身或局部免疫力下降时;在有意识障碍,如全身麻醉或气管插管、醉酒、脑血管意外时,吸入的病原菌即可致病。此外,也可由上呼吸道的慢性化脓性病灶,如扁桃体炎、鼻窦炎、牙槽脓肿等脓性分泌物经气管被吸入肺内致病。吸入性肺脓肿发病部位与解剖结构有关,常为单发性,由于右主支气管较陡直,且管径较粗大,因而右侧多发。病原体多为厌氧菌。

### (二)继发性肺脓肿

继发性肺脓肿可继发于某些肺部疾病如细菌性肺炎、支气管扩张、空洞型肺结核、支气管肺癌、支气管囊肿等感染;支气管异物堵塞也是肺脓肿尤其是小儿肺脓肿发生的重要因素;邻近器官的化脓性病变蔓延至肺,如食管穿孔感染、膈下脓肿、肾周围脓肿及脊柱脓肿等波及肺组织引起肺脓肿。阿米巴肝脓肿可穿破膈肌至右肺下叶,形成阿米巴肺脓肿。

### (三)血源性肺脓肿

血源性肺脓肿是因皮肤外伤感染、痈、疖、骨髓炎、静脉吸毒、感染性心内膜炎等肺外感染病灶的细菌或脓毒性栓子经血行播散至肺部引起小血管栓塞,产生化脓性炎症、组织坏死导致肺脓肿。金黄色葡萄球菌、表皮葡萄球菌及链球菌为常见致病菌。

## 二、临床表现

### (一)症状

急性肺脓肿患者,起病急,寒战、高热,体温高达 39～40℃,伴有咳嗽、咳少量黏液痰或黏液脓性痰,典型痰液呈黄绿色、脓性、有时带血。炎症累及胸膜可引起胸痛。伴精神不振、全身乏力、食欲减退等全身毒性症状。如感染未能及时控制,于发病后 10～14d 可突然咳出大量脓臭痰及坏死组织,痰量可达 300～500mL/d,痰静置后分三层。厌氧菌感染时痰带腥臭味。一般在咳出大量脓痰后,体温明显下降,全身毒性症状随之减轻。约 1/3 患者有不同程度的咯血,偶有中、大量咯血而突然窒息死亡者。部分患者发病缓慢,仅有一般的呼吸道感染症状。血源性肺脓肿多先有原发病灶引起的畏寒、高热等全身脓毒血症的表现。经数日或数周后出现咳嗽、咳痰,痰量不多,极少咯血。慢性肺脓肿患者除咳嗽、咳脓痰、不规则发热、咯血外,还有贫血、消瘦等慢性消耗症状。

### (二)体征

肺部体征与肺脓肿的大小、部位有关。早期病变较小或位于肺深部,多无阳性体征;病变发展较大时可出现肺实变体征,有时可闻及异常支气管呼吸音;病变累及胸膜时,可闻及胸膜摩擦音或胸腔积液体征。慢性肺脓肿常有杵状指(趾)、消瘦、贫血等。血源性肺脓肿多无阳性体征。

## 三、护理

### (一)护理目标

体温降至正常,营养改善,呼吸系统症状减轻或消失,未发生并发症。

### (二)护理措施

1.一般护理

保持室内空气流通、适宜温湿度、阳光充足。晨起、饭后、体位引流后及睡前协助患者漱口,做好口腔护理。鼓励患者多饮水,进食高热量、高蛋白、高维生素等营养丰富的食物。

2.病情观察

观察痰的颜色、性状、气味和静置后是否分层。准确记录 24h 排痰量。当大量痰液排出时，要注意观察患者咳痰是否顺畅，咳嗽是否有力，避免脓痰引起窒息；当痰液减少时，要观察患者中毒症状是否好转，若中毒症状严重，提示痰液引流不畅，做好脓液引流的护理，以保持呼吸道通畅。若发现血痰，应及时报告医师，咯血量较多时，应严密观察体温、脉搏、呼吸、血压以及神志的变化，准备好抢救药品和用品，嘱患者患侧卧位，头偏向一侧，警惕大咯血或窒息的突然发生。

3.用药及体位引流护理

(1)抗生素治疗：吸入性肺脓肿一般选用青霉素，对青霉素过敏或不敏感者可用林可霉素、克林霉素或甲硝唑等药物。开始给药采用静脉滴注，体温通常在治疗后 3～10d 降至正常，然后改为肌内注射或口服。如抗生素有效，宜持续 8～12 周，直至胸片上空洞和炎症完全消失或仅有少量稳定的残留纤维化。若疗效不佳，要注意根据细菌培养和药物敏感试验结果选用有效抗菌药物。遵医嘱使用抗生素、祛痰药、支气管扩张剂等药物，注意观察疗效及不良反应。

(2)痰液引流：可缩短病程，提高疗效。无大咯血、中毒症状轻者可进行体位引流排痰，每日 2～3 次，每次 10～15min。痰黏稠者可用祛痰药、支气管舒张药或生理盐水雾化吸入以利脓液引流。有条件应尽早应用纤维支气管镜冲洗及吸引治疗，脓腔内还可注入抗生素，加强局部治疗。

(3)手术治疗：内科积极治疗 3 个月以上效果不好，或有并发症可考虑手术治疗。

4.心理护理

向患者及家属及时介绍病情，解释各种症状和不适的原因，说明各项诊疗、护理操作目的、操作程序和配合要点。由于疾病带来口腔脓臭气味使患者害怕与人接近，在帮助患者口腔护理的同时消除患者的紧张心理。主动关心并询问患者的需要，使患者增加治疗的依从性和信心，指导患者正确对待本病，使其勇于说出内心感受，并积极进行疏导。教育患者家属配合医护人员做好患者的心理指导，使患者树立治愈疾病的信心，以促进疾病早日康复。

5.健康指导

(1)疾病知识指导：指导患者及家属了解肺脓肿发生、发展、治疗和有效预防方面的知识。积极治疗肺炎、皮肤疖、痈或肺外化脓性等原发病灶。教会患者练习深呼吸，鼓励患者咳嗽并采取有效的咳嗽方式进行排痰，保持呼吸道的通畅，促进病变的愈合。对重症患者做好监护，教育家属及时发现病情变化，并及时向医师报告。

(2)生活指导：指导患者生活要有规律，注意休息，劳逸结合，应增加营养物质的摄入。提倡健康的生活方式，重视口腔护理，在晨起、饭后、体位引流后、晚睡前要漱口、刷牙，防止污染分泌物误吸入下呼吸道。鼓励平日多饮水，戒烟、酒。保持环境整洁、舒适，维持适宜的室温与湿度，注意保暖，避免受凉。

(3)用药指导：抗生素治疗非常重要，但需要时间较长，为防止病情反复，应遵从治疗计划。指导患者及家属根据医嘱服药，向患者讲解抗生素等药物的用药疗程、方法、不良反应，发现异常及时向医师报告。

(4)加强易感人群护理：对意识障碍、慢性病、长期卧床者，应注意指导家属协助患者经常变换体位、翻身、拍背促进痰液排出,疑有异物吸入时要及时清除。有感染征象时应及时就诊。

(三)护理评价

患者体温平稳,呼吸系统症状消失,营养改善,无并发症发生或发生后及时得到处理。

# 第二章 神经内科疾病的护理

## 第一节 颅内压增高

颅内压增高是神经外科常见临床病理综合征,是颅脑损伤、脑肿瘤、脑出血、脑积水和颅内炎症等疾病引起颅腔内容物体积增加,导致颅内压持续在 2.0kPa(200mmH$_2$O 以上,并出现头痛、呕吐、视神经盘水肿等相应的综合征,称为颅内压增高。如不能及时诊断和解除引起颅内压增高的病因或采取相应的缓解措施,患者将因意识丧失、呼吸抑制等脑疝综合征而死亡。

### 一、病因与发病机制

颅内压(ICP)指颅腔内容物对颅腔壁所产生的压力,通常以侧卧位时腰段脊髓蛛网膜下隙穿刺所测得的脑脊液压为代表。成人的正常颅内压为 0.7~2.0kPa(70~200mmH$_2$O),儿童的正常颅内压为 0.5~1.0kPa(50~100mmH$_2$O)。颅内压还可以通过采用颅内压监护装置,进行持续的动态观察。病理情况下,当压力超过 2kPa(200mmH$_2$O)时,即颅内压增高。

#### (一)脑体积增加

各种因素(物理性、化学性、生物性等)导致的脑水肿形成颅内压增高的原因。临床上常将脑水肿分为血管源性脑水肿和细胞(毒)性脑水肿,其发生机制与血脑屏障破坏和脑细胞代谢障碍有关。根据累及范围,脑水肿可分为局限性和弥散性两型:前者常见于颅内肿瘤、局限性脑挫裂伤或炎症灶周围;后者则常因全身系统性疾病、中毒、缺氧等引起。

#### (二)颅内血容量增加

呼吸道梗阻或呼吸中枢衰竭引起的二氧化碳蓄积和高碳酸血症,或脑干部位自主神经中枢和血管运动中枢遭受刺激,可引起脑血管扩张,脑血容量增加,导致颅内压增高。

#### (三)颅内脑脊液量增加

常见的原因:①脑脊液分泌过多,如脉络丛乳头状瘤。②脑脊液吸收障碍,如颅内静脉窦血栓形成等。③脑脊液循环障碍,如先天性导水管狭窄或闭锁。

#### (四)颅内占位病变

为颅腔内额外增加的内容物,包括肿瘤、血肿、脓肿等。病变本身使颅内空间相对变小,加之病变周围的脑水肿,或因阻塞脑脊液循环通路所致的脑积水,使颅内压进一步增高。

#### (五)其他

先天性畸形如颅底凹陷症、狭颅症;或大片凹陷性骨折,颅腔狭小也可引起颅内压增高。

影响颅内压增高的因素包括:①年龄:婴幼儿及小儿的颅缝未闭合或尚未牢固融合,或老年人由于脑萎缩,使颅内的代偿空间增多,均可使颅腔的代偿能力增加,从而缓和或延长了病情的进展。②病变的进展速度:Langlitt 1965 年用狗做颅腔内容物的体积与颅内压之间的关系的实验。得出颅内压力与体积之间的关系是指数关系,两者之间的关系可以说明一些临床现象,如当颅内占位性病变时,随着病变的缓慢增长,可以长期不出现颅内压增高症状,一旦由于代偿功能失调,颅内压急骤上升,则病情将迅速发展,往往在短期内即出现颅内高压危象或脑疝。③病变部位:在颅脑中线或颅后窝的占位性病变,容易阻塞脑脊液循环通路导致颅内压增高症状;颅内大静脉窦附近的占位性病变,由于早期即可压迫静脉窦,引起颅内静脉血液的回流或脑脊液的吸收障碍,使颅内压增高症状亦可早期出现。④伴发脑水肿的程度:脑寄生虫病、脑脓肿、脑结核、脑肉芽肿等由于炎症性反应均可伴有明显的脑水肿,早期即可出现颅内压增高的症状。⑤全身系统性疾病:其他系统的严重病变如尿毒症、肝昏迷、毒血症、肺部感染、酸碱平衡失调等都可引起继发性脑水肿而导致颅内压增高。高热可加重颅内压增高的程度。

颅内压持续增高,可引起一系列中枢神经系统功能紊乱和病理变化。主要病理改变是脑血流量的降低和脑疝。脑血流量的降低造成脑组织缺血缺氧,加重脑水肿,使颅内压增高。脑疝主要是脑组织移位,压迫脑干。两者均导致脑干衰竭(呼吸、循环衰竭)。

## 二、临床表现

头痛、呕吐、视神经盘水肿是颅内压增高的"三主征"。但出现时间并不一致,也可以以其中一项为首发症状。

### (一)代偿期

颅腔内容尚未超过代偿容积,颅内压可保持正常,临床上也不会出现颅压增高的症状。代偿期的长短,取决于病变的性质、部位和发展速度等。

### (二)早期

病变继续发展,颅内容增加超过颅腔代偿容积,逐渐出现颅压增高的表现,如头痛、呕吐等。此期脑血管自动调节功能良好,脑血流量相对稳定,如能及时解除病因,脑功能容易恢复,预后良好。

### (三)高峰期

病变迅速发展,脑组织有较严重的缺血缺氧。患者出现明显的颅内压增高"三主征"。头痛是颅压增高最常见的症状,以早晨或晚间较重,部位多位于额部及颞部,可从颈枕部向前方放射至眼眶,性质以胀痛和撕裂痛为多见,当用力、咳嗽、喷嚏、弯腰或低头活动时常使头痛加重。

头痛剧烈时,常伴恶心、呕吐,呈喷射状,虽与进食无关,但较易发生于饭后。视神经盘水肿是颅内压增高的重要客观征象,因视神经受压、眼底静脉回流受阻引起。表现为视神经乳头充血,边缘模糊不清,中央凹陷消失,视网膜静脉怒张,严重者可见出血。若长期不缓解,则出现继发性视神经萎缩,表现为视神经乳头苍白,视力减退,甚至失明。此外,患者可出现不同程度的意识障碍。慢性颅内压增高的患者可出现嗜睡,反应迟钝等。病情急剧发展时,常出现血压上升、脉搏缓慢有力、呼吸深慢等生命体征改变。此期脑血管自动调节反应丧失,主要依靠全身血管加压反应。如不能及时采取有效治疗措施,往往迅速出现脑干功能衰竭。

### (四)衰竭期

病情危重,患者深昏迷,双侧瞳孔散大,去大脑强直,血压下降,心率快,脉搏细速,呼吸不规则甚至停止。此时脑组织几乎无血液灌流,脑细胞活动停止,脑电图呈水平线。即使抢救,预后极差。

### 三、实验室及其他检查

#### (一)头颅 CT 及 MRI

目前 CT 是诊断颅内占位性病变的首选辅助检查措施。可见脑沟变浅,脑室、脑池缩小或脑结构变形等,通常能显示病变的位置、大小和形态。在 CT 不能确诊的情况下,可进一步行 MRI 检查。

#### (二)脑血管造影或数字减影血管造影(DSA)

主要用于疑有脑血管畸形或动脉瘤等疾病的检查。

#### (三)头颅 X 线片

颅内压增高时,可见脑回压迹增多、加深,鞍背骨质稀疏及蝶鞍扩大,颅骨的局部破坏或增生等,小儿可见颅骨骨缝分离。X 线片对于诊断颅骨骨折,垂体瘤所致蝶鞍扩大以及听神经瘤引起内耳道孔扩大等具有重要价值。

#### (四)腰椎穿刺

腰椎穿刺可以直接测量压力,同时获取脑脊液做化验。但对颅内压明显增高的患者作腰椎穿刺有促成脑疝的危险,应尽量避免。

#### (五)颅内压监护

颅内压监护是将导管或微型压力传感器探头置于颅内,导管或传感器的另一端与颅内压监护仪连接,将颅内压力变化转为电信号,显示于示波屏或数字仪上,并用记录器连续描记,以随时了解颅内压的一种方法。根据颅内压高低和波形,可及时了解颅内压变化,判断病情,指导治疗,估计预后。

### 四、诊断要点

头痛的原因很多,大多并非颅内压增高所致。头痛伴有呕吐者,则应高度警惕颅内压增高的存在。出现头痛、呕吐、视神经盘水肿,颅内压增高的诊断即可成立。如果需要,且病情允许,可作上述辅助检查,以利早期诊断。

### 五、治疗要点

#### (一)病因治疗

病因治疗是最根本和最有效的治疗方法,如切除颅内肿瘤、清除颅内血肿、穿刺引流或切除脑脓肿控制颅内感染等。病因一旦解除,颅内压即可能恢复正常。

#### (二)对症治疗——降低颅内压

1.脱水治疗

①限制液体入量:颅内压增高较明显者,摄入量应限制在每日 1 500～2 000mL,输液速度不可过快。②渗透性脱水:静脉输入或口服高渗液体,使脑组织内的水分向血循环转移,从而使脑水肿减轻,脑体缩小,颅内压降低。常用 20% 甘露醇溶液,125～250mL,静脉快速滴注,紧急情况下可加压推注,每 6～12h 一次;甘油果糖,250mL,静脉滴注,每 8～12h 一次。③利尿性脱水:常与渗透性脱水剂合用。氢氯噻嗪(双氢克尿塞),25mg,每日 3～4 次,口服。呋塞米(速尿),20～40mg,每 8～12h 一次,静脉或肌内注射。

2.激素治疗

肾上腺皮质激素能改善血脑屏障通透性,减轻氧自由基介导的脂质过氧化反应,减少脑脊液生成。常用地塞米松 5～10mg,静脉或肌内注射。在治疗中应注意防止并发高血糖、应激性溃疡和感染。

### 3.冬眠低温治疗

是应用药物和物理方法降低患者体温,以降低脑耗氧量和脑代谢率,减少脑血流量,改善细胞膜通透性,增加脑对缺血缺氧的耐受力,防止脑水肿的发生和发展;同时有一定降颅内压作用。临床上一般采用轻度低温(33～35℃)和中度低温(28～32℃)治疗。适应证:中枢性高热、原发性脑干损伤或严重脑挫裂伤的患者;脑血管疾病脑缺氧及脑室内手术后高热及自主神经功能紊乱的患者;各种原因引起的严重脑水肿导致颅内高压居高不降时。禁忌证:全身衰竭、休克、老年、幼儿及严重心血管功能不良禁用此法。

### 4.辅助过度换气

目的是使体内 $CO_2$ 排出,增加血氧分压,减少脑血流量,使颅内压相应下降。

### 5.施行手术减压

施行手术减压包括侧脑室穿刺引流,颞肌下减压术和各种脑脊液分流术等。

## 六、常见护理诊断/问题

### 1.疼痛

疼痛与颅内压增高有关。

### 2.脑组织灌注量改变

脑组织灌注量改变与脑血流量持续增加有关。

### 3.体液不足/有体液不足的危险

体液不足/有体液不足的危险与颅内压增高引起剧烈呕吐及应用脱水剂有关。

### 4.有受伤的危险

有受伤的危险与意识障碍、视力障碍有关。

### 5.潜在并发症

脑疝与颅内压增高有关。

## 七、护理措施

### (一)一般护理

#### 1.体位

抬高床头 15°～30°,以利于颅内静脉回流,减轻脑水肿。

#### 2.吸氧

持续或间断吸氧,改善脑缺氧,使脑血管收缩,降低脑血流量。

#### 3.适当限制入液量

补液量应以能维持出入量的平衡为度,一般每天不超过 2 000mL,且保持尿量在 600mL以上。注意补充电解质并调节酸碱平衡,防止水电解质紊乱。

#### 4.生活护理

做好口腔、皮肤的护理工作,注意饮食调整,适当限制钠盐。保护患者防止受伤。

### (二)病情观察

密切观察患者的意识状态、生命体征瞳孔等变化,持续监测颅内压及其波型变化,警惕脑疝的发生。

### (三)防止颅内压骤然升高的护理

**1.休息**

劝慰患者安心休养、避免情绪激动,以免血压骤升而增加颅内压。

**2.保持呼吸道通畅**

及时清除呼吸道分泌物和呕吐物。舌根后坠者可托起下颌或放置口咽通气道。对意识不清的患者及排痰困难者,行气管切开术。以避免呼吸道梗阻引起的胸腔内压力及 $PaCO_2$ 增高所导致脑血管扩张、脑血流量增多、颅内压增高。

**3.避免剧烈咳嗽和便秘**

避免并及时治疗感冒、咳嗽。颅内压增高引起的头痛致自主神经功能紊乱,抑制规律性排便活动,恶心、呕吐及脱水药物的应用,导致患者不同程度的脱水,引起便秘。鼓励患者多吃蔬菜与水果预防便秘,对已形成便秘者可用开塞露 1～2 支射肛或用少量高渗液(如 500g/L 甘油盐水 50mL)行低位、低压灌肠,禁止大量灌肠,以免颅内压骤然增高。

**4.及时控制癫痫发作**

癫痫发作可加重脑缺氧及脑水肿,遵医嘱定时定量给予患者抗癫痫药物;一旦发作应协助医师及时给予抗癫痫及降颅内压处理。

**5.躁动的处理**

对手躁动患者应寻找并解除引起躁动的原因,如颅内压增高、呼吸道不通畅、尿潴留、大便干硬、冷、热、饥饿等,勿盲目使用镇静剂或强制性约束,以免患者挣扎而使颅内压进一步增高。适当加以保护以防外伤及意外。若躁动患者变安静或由原来安静变躁动,常提示病情发生变化。

### (四)用药护理

应用脱水药物时注意输液速度,观察脱水治疗的效果。尤应注意儿童、老人及心功能不良者;为防止颅内压反跳现象,脱水药物应按医嘱定时、反复使用,停药前逐渐减量或延长给药间隔时间。应用激素治疗时注意观察有无因应用激素诱发应激性溃疡出血、感染等不良反应。

### (五)辅助过度换气的护理

根据病情按医嘱给予肌松剂后,调节呼吸机各项参数。过度换气的主要不良反应是脑血流量减少,有时会加重脑缺氧,应及时进行血气分析,维持患者 $PaO_2$ 在 12～13.33kPa、$PaCO_2$ 在 3.33～4.0kPa 水平为宜。过度换气持续时间不宜超过 24h,以免引脑缺血。

### (六)冬眠低温疗法护理

①调节室温 18～20℃,室内备氧气、吸引器、血压计、听诊器、水温计、冰袋或冰毯、导尿包、集尿袋、吸痰盘、冬眠药物、急救药物及器械、护理记录单等,由专人护理。②根据医嘱首先给予足量冬眠药物,如冬眠Ⅰ号合剂(包括氯丙嗪、异丙嗪及哌替啶)或冬眠号合剂(哌替啶、异丙嗪、双氢麦角碱),待自主神经被充分阻滞,患者御寒反应消失,进入昏睡状态后方可加用物理降温措施。否则,患者一旦出现寒战,可使机体代谢率升高、耗氧量增加、无氧代谢加剧及体温升高,反而增高颅内压。物理降温方法可采用头部 S 冰帽,在颈动脉、腋动脉、肱动脉、股动脉等主干动脉表浅部放置冰袋等,降温速度以每小时下降 1℃为宜,体温降至肛温 33～34℃,

腋温 31～33℃较为理想。体温过低易诱发心律不齐、低血压、凝血障碍等并发症,且患者反应极为迟钝,影响观察;体温高于 35℃,则疗效不佳。冬眠药物最好经静脉滴注,以便调节给药速度及药量,以控制冬眠深度。③严密观察病情。在治疗前应观察并记录生命体征、意识状态、瞳孔和神经系统病症,作为治疗后观察对比的基础。冬眠低温期间,若脉搏超过 100 次/分,收缩压低于 13.3kPa,呼吸次数减少或不规则时,应及时通知医师停止冬眠疗法或更换冬眠药物。④保持呼吸道通畅,预防肺部并发症;搬动患者或为其翻身时,动作要缓慢、轻稳,以防发生体位性低血压;防止冻伤。⑤缓慢复温,冬眠低温治疗时间一般为 2～3d,可重复治疗。停用冬眠低温治疗时应先停物理降温,再逐步减少药物剂量或延长相同剂量的药物维持时间直至停用。为患者加盖被毯,让体温自然回升,必要时加用电热毯或热水袋复温,温度应适宜,严防烫伤;复温不可过快,以免出现颅内压"反跳"、体温过高或酸中毒等。

### (七)脑室引流的护理

脑室持续引流是经颅骨钻孔行脑室穿刺后或在开颅手术中,将带有数个侧孔的引流管前端置于脑室内,末端外接一无菌引流瓶,将脑脊液引出体外的一项技术。是神经外科常用的急救手段,尤其对于高颅压的危重患者,实施脑室引流术可以避免或减缓脑疝的发生,挽救生命。

1.密切观察引流是否通畅

①肉眼观察:在引流通畅状况下,脑室引流调节瓶内玻璃管中的液面可随患者的心跳与呼吸上下波动。波动不明显时,可采用按压双侧颈静脉方法,证明引流是否通畅。②仪器监测:脑室引流连接颅内压监测仪时,应定时观察监测仪上颅内压力的波形和参数。正常的波形是在一个心动周期内由 3 个脉搏波组成,波幅为 0.40～0.67kPa,并随心跳与呼吸上下波动,若波形近似直线,证明引流管腔已阻塞,应寻找原因并及时处理。

2.观察引流液的量、颜色

①引流液量,每 24h 测量并记录一次:正常脑脊液的分泌量是每 24h 分泌 400～500mL。在颅内有继发性感染、出血及脑脊液吸收功能下降或循环受阻时,其分泌量将相对增加。②引流液颜色:正常脑脊液是无色、清亮、透明的。若脑室内出血或正常脑室手术后,脑室液可呈血性,但此颜色应逐渐变淡,直至清亮;若引流液的血性程度突然增高,且引流速度明显加快,可能为脑室内再出血,应尽早行头颅 CT 检查,以查清病因;密切观察脑脊液有无混浊、沉淀物,定时送常规检查。如患者出现体温升高、头痛、呕吐及脑膜刺激征等颅内感染征象时,应作脑脊液细菌培养与药物敏感试验,给予抗生素治疗。

3.脑室引流速度的调控

①脑室引流调节瓶悬挂的高度应高于侧脑室平面 10～15cm,以维持正常的颅内压。②根据患者颅内压监测数值随时调节引流瓶的高度,使颅内压逐渐下降到正常水平。术后第一日,应保持颅内压不低于原高颅压水平的 30%～50%,以后使之逐渐降至 0.98～1.47kPa,若颅内压大于 3.92kPa 者,引流瓶悬挂的高度应以保持颅内压在 1.96～2.45kPa 为宜,防止因颅内压骤降而发生小脑幕切迹疝或颅内出血。③严格遵守无菌操作,更换引流瓶(袋)时,应先夹闭引流管以免管内脑脊液逆流入脑室,注意保持整个装置无菌。

4.引流管的拔除

开颅术后脑室引流管一般放置 3～4d,拔管指征:患者意识好转,自觉头痛感减轻;颅内压<1.96kPa;原血性脑脊液的颜色变淡,红细胞<20×10⁹/L;或原脓性脑脊液的颜色已转为清亮,白细胞<20×10⁶/L;脑脊液细菌培养证实无菌生长;置管时间超过第7d,如需继续引流则需重新更换部位。拔管前一天应试行抬高引流瓶(袋)或夹闭引流管24h,以了解脑脊液循环是否通畅,有无颅内压再次升高的表现。若患者出现头痛、呕吐等颅内压增高症状,应立即放低引流瓶(袋)或开放夹闭的引流管,并告知医师。拔管时应先夹闭引流管,以免管内液体逆流入脑室引起感染。拔管后,切口处若有脑脊液漏出,也应告知医师妥善处理,以免引起颅内感染。

**5.脑脊液分流术后的护理**

严密观察病情,判断分流术效果。警惕有无分流管阻塞和感染等并发症。观察有无脑脊液漏,一旦发现,应及时通知医师并协助处理。

## 八、健康指导

1.饮食应清淡,不宜过多摄入钠盐。

2.保持乐观情绪,维持稳定血压。

3.保持大便通畅,防止便秘,避免用力排便。

4.防止呼吸道感染,避免剧烈咳嗽。

5.癫痫小发作时应积极治疗,防止癫痫大发作。

# 第二节　三叉神经痛

## 一、概述

三叉神经痛系指三叉神经分布区的一种反复发作的、短暂的、难以忍受的阵发性剧痛。三叉神经痛归属于神经病理性疼痛。

## 二、病因

三叉神经痛分原发性和继发性两种类型。原发性三叉神经痛尚无确切病因;继发性三叉神经痛有明确病因,多为脑桥小脑角占位病变压迫三叉神经及多发性硬化等所致。

## 三、发病机制及病理

三叉神经感觉根切断术活检可见:神经节细胞消失,神经纤维脱髓鞘或髓鞘增厚,轴索变细或消失。部分患者后颅窝有异常小血管团,压迫三叉神经根或延髓外侧。

## 四、诊断要点

### (一)临床表现

**1.年龄性别**

70%～80%发生于40岁以上中老年,女性略多,男女比例约为3∶2。

**2.疼痛部位**

严格限于三叉神经分布区内,以第二、三支受累最为常见,95%以上为单侧发病。

3.疼痛发作

多为突发性剧痛,发作持续时间数秒到2min不等,间歇期完全正常。发作可数日一次至每日数百次。大多有随病程延长而发作频率增加的趋势,很少自愈。

4.疼痛性质

常为电灼样、刀割样、撕裂样或针刺样,严重者可伴同侧面肌反射性抽搐,称为痛性抽搐。

5.症状表现

发作时患者表情痛苦,可伴有面部潮红、皮温增高、球结膜充血、流泪等,常用手掌或毛巾紧按或揉搓疼痛部位。患者多出现面部皮肤粗糙、色素沉着、眉毛脱落等现象。

6.扳机点

在疼痛发作的范围内常有一些特别敏感的区域,稍受触动即引起发作,成为"扳机点",多分布于口角、鼻翼、颊部或舌面,致使患者不敢进食、说话、洗脸、刷牙,故面部和口腔卫生差,情绪低落,面色憔悴,言谈举止小心翼翼。

7.原发性三叉神经痛患者神经系统检查

常无阳性体征,继发性则多伴有其他脑神经及脑干受损的症状和体征。

(二)辅助检查

1.头颅 CT 或 MRI。

2.必要时行脑脊液检查,寻找病因。

## 五、治疗

原发性三叉神经痛迅速有效止痛是关键,抗癫痫药物治疗有效。继发性者则主要针对病因治疗。

(一)药物治疗

1.卡马西平

首选药物。初始剂量为 0.1g,2~3 次/日,以后每次增加 0.1g,疼痛停止后,逐渐减量,最小有效维持剂量常为 0.6~0.8g/d,有效率约 70%,孕妇忌用。常见不良反应有头晕、嗜睡、口干、恶心、行走欠稳,数日后消失。若出现皮疹、白细胞下降,须停药。若出现共济失调、复视、再障和肝功能障碍,须立即停药。

2.其他药物

其次可选用苯妥英钠、氯硝西泮、氯丙嗪、氟哌啶醇,轻者可服用解热镇痛药物。

(二)封闭治疗

将无水乙醇或其他药物,如维生素 B$_{12}$、泼尼松龙等,注射到三叉神经分支或半月神经节内,可达到止痛目的。疗效可持续 6~12 个月。

(三)经皮半月神经节射频电凝疗法

采用射频电凝治疗对大多数患者有效,可缓解疼痛数月至数年,但可能有面部感觉异常、角膜炎、复视、咀嚼无力等并发症。

(四)手术治疗

原发者手术方式。

1.三叉神经感觉根部分切断术。

2.三叉神经脊髓束切断术。

3.三叉神经显微血管减压术。近年较多进行显微血管减压术,止痛同时不产生感觉及运动障碍,并发症有面部感觉减退,滑车神经、展神经或面神经损伤等。

### (五)γ刀或X线刀治疗

靶点是三叉神经感觉根,定位要求特别精确。

## 六、主要护理问题

### (一)疼痛

疼痛与三叉神经病变有关。

### (二)营养失调

低于机体需要量。

### (三)焦虑

焦虑与疼痛困扰、担心疾病预后有关。

### (四)知识缺乏

缺乏疾病、药物及护理等相关知识。

### (五)家庭运作异常

家庭运作异常与调整的需要、角色紊乱,以及不确定的愈合有关。

## 七、护理目标

1.疼痛缓解或消失。

2.营养平衡。

3.情绪稳定,配合治疗。

4.患者及家属了解疾病相关知识。

5.人际关系良好,家庭和谐。

## 八、护理措施

### (一)标准化的床旁评估

应包括以下组成部分:对触、压、针刺、冷、热、振动刺激的反应及时间总和效应,并以正常、释低、增高记。

### (二)心理护理

向患者介绍与本病有关的知识,帮助患者认清疾病的本质。尤其对那些久治不愈的患者应使其认识到目前对他所患疾病还没有一种特定的最好方法,只能试用各种疗法。使患者心中既充满希望又不至于对某种治疗期望过高。

安排患者到有相似病种并恢复较好的患者病室,促进患者之间的交流使其得到良好的影响。

指导家属如何照顾、关心患者,使其感到家庭的支持。

主动接近因害怕疼痛而不愿讲话的患者,理解、承认患者的痛苦,鼓励患者表达自身感受。

转移注意力,引导患者将注意力放在工作上,培养兴趣爱好,让其忘记病痛,在工作成绩和兴趣爱好上找到安慰和满足。

针对个体情况进行针对性心理护理。

### (三)饮食

在间歇期鼓励患者进食,给予营养丰富的流质或半流质等,防止营养不良。饮食勿辛辣、油腻、避免用力咀嚼诱发疼痛。

对食欲不佳的患者,尽量调整食物的色、香味,以增进食欲。

对担心进食会引起疼痛的患者,要耐心讲解饮食的重要性,鼓励进食。

### (四)休息

保证休息和睡眠对疼痛患者来说至关重要。应合理安排镇痛药和镇静剂的服用时间,为患者提供安静、舒适的睡眠环境,必要时提供单间。

### (五)基础护理

不能洗脸和刷牙的患者应给予口腔护理,1～2 次/日,保持口腔清洁,预防感染。

### (六)健康宣教

向患者及家属讲解疾病相关知识,介绍一些缓解疼痛的方法。

### (七)药物指导

合理使用缓解疼痛的药物,注意用药时间、剂量,以及药物的不良反应,防止药物依赖或毒麻药成瘾。

做好患者的疼痛评估,了解患者疼痛程度。

在饮水、吃饭、剃须、洗脸、漱口等动作时不要触及患者的"触发区"而加重疼痛。

### (八)疼痛发作时的护理

指导患者用盐水漱口或湿毛巾轻轻擦拭面部,切记避开"疼痛触发区"。

当疼痛发作或加剧时,可暂停各种活动,置患者于舒适位置。

提供各种起居方面的方便。

疼痛缓解时可使用吸管饮水,减少唾液分泌,帮助吞咽。

疼痛无法缓解的患者必要时到疼痛科由专科医生给予外周神经阻滞治疗缓解疼痛。效果不佳的极个别患者可在 CT 引导下做三叉神经单支毁损术。

## 九、并发症的处理及护理

三叉神经痛最常出现的并发症是微血管减压术后头晕、恶心、口角疱疹、脑脊液漏、面瘫、肺部感染等。具体护理措施如下。

### (一)头晕、头痛、恶心呕吐

予以止痛、止吐、护胃等药物对症护理,提高口腔卫生,以免引起呼吸困难和口腔感染,保证病房环境卫生,提高舒适度。头痛和呕吐严重者要及时通知医生,行 CT 检查。

### (二)口角疱疹

予以抗生素药物治疗,并做好口腔护理。

### (三)脑脊液漏

术后体征检测若发现脑脊液漏应及时通知医生,行切口二次缝合处理,对切口处进行加压包扎,腰穿排空脑脊液,避免二次感染。

### (四)面瘫、面部麻木、耳鸣、听力下降

密切关注患者面部五官对称性及面部颜色,眼睛闭合不严注意保护患者眼角膜,予以解痉

药物治疗,保证机体健康。

**(五)高热**

予以激素药物治疗,辅助冰敷等物理降温,降温护理可持续 3 日左右。

**(六)肺部感染**

给予抗生素药物治疗,感染严重的患者行体位引流,可配合拍背、支纤镜下吸痰等方法。

**(七)后颅窝硬膜下血肿**

及时清除血肿,给予抗生素治疗,加强常规护理,提高并发症中的舒适度。

## 十、预防

对不同发作程度的患者选用合适的治疗方法。指导患者生活规律,保持情绪稳定和愉快心情,培养多种兴趣爱好,适当分散注意力,保持正常作息和睡眠,洗脸、刷牙动作宜轻柔,食物宜软,忌生硬、油炸食物。

## 十一、特别关注

1.三叉神经痛的疼痛部位、性质、特点。

2.三叉神经痛的心理护理、饮食护理、疼痛发作时的护理。

3.三叉神经痛的用药观察和用药指导。

# 第三节　多发性硬化

## 一、概述

多发性硬化(MS)是以中枢神经系统白质炎性脱髓鞘病变为主要特点的自身免疫疾病,常累及脑室周围白质、视神经、脊髓、脑干和小脑。主要临床特点是中枢神经系统白质散在的多灶性与病程呈现的缓解复发,症状和体征的空间多发性和时间多发性。

## 二、病因

MS 的病因仍不明确,但目前认为该病是一种由遗传和环境因素共同作用所引起的自身免疫性复杂性疾病。部分弱作用基因相互作用决定了 MS 的发病风险。

**(一)病毒感染**

MS 与儿童期接触的某种环境因素如病毒感染有关,曾高度怀疑嗜神经病毒,但从未在 MS 患者脑组织证实或分离出病毒。推测病毒感染后体内 T 细胞激活生成抗病毒抗体可与结构相同或相似的神经髓鞘多肽片段发生交叉反应,从而引起脱髓鞘病理改变。

**(二)自身免疫反应**

目前资料支持 MS 是自身免疫性疾病。MS 的组织损伤及神经系统症状被认为是直接针对自身髓鞘抗原的免疫反应所致,如针对自身髓鞘碱性蛋白产生的免疫攻击,导致中枢神经系统白质髓鞘的脱失,临床上出现各种神经功能的障碍。

**(三)遗传因素**

MS 有明显的家族倾向。MS 遗传易患性可能由多数弱作用基因相互作用决定 MS 发病风险。家族中两同胞可同时患病,约 15% 的 MS 患者有一个患病的亲属。患者的一级亲属患病风险较一般人群大 12～15 倍。

### (四)环境因素

MS 发病率随纬度增高而呈增加趋势,离赤道愈远发病率愈高,高危地区患病率可达 40/10 万或更高。我国为低发病区,中国 MS 患病率的大规模研究较少,目前上海一项研究得出的 MS 患病率为 1.39/10 万。

## 三、发病机制及病理

迄今发病机制仍不明确。多发性硬化的特征性病理改变是中枢神经系统白质内多发性脱髓鞘斑块,多位于侧脑室的周围,伴反应性神经胶质增生,也可有轴突损伤。病变可累及大脑白质、脊髓、脑干、小脑和视神经。镜下可见急性期髓鞘崩解和脱失,轴突相对完好,少突胶质细胞轻度变性和增生,可见小静脉周围炎性细胞浸润。病变晚期轴突崩解,神经细胞减少,代之以神经胶质形成的硬化斑。

## 四、诊断

### (一)临床表现

#### 1.肢体无力

最常见的症状之一,多为不对称痉挛性轻截瘫,约 50% 的患者首发症状为一个或多个肢体无力。

#### 2.感觉异常

往往由脊髓后柱或脊髓丘脑束病损引起。病灶多见于颈髓,或见皮质型感觉障碍。最常见的主诉为麻刺感、麻木感,也可有束带感、烧灼感、寒冷感或痛性感觉异常。

#### 3.精神异常

多表现为抑郁、易怒和脾气暴躁,部分患者出现兴奋,也可表现为强哭强笑。

#### 4.言语障碍

多因小脑病损和(或)假性延髓性麻痹,引起构音肌共济失调或痉挛,而致构音不清、语音轻重不一。严重时可有声带瘫痪。

#### 5.眼部症状

常表现为急性视神经炎或球后视神经炎,多为急性起病的单眼视力下降或双眼视力同时受累。

#### 6.运动功能障碍

手部动作笨拙和意向性震颤及下肢易于绊跌都是常见的早期症状。也见言语呐吃与痛性强直性肌痉挛。

#### 7.其他病症

少数患者起病时即有尿频、尿急,后常打尿潴留或失禁。部分男性患者有阳痿与性欲减退。

### (二)辅助检查

#### 1.脑脊液(CSF)检查

脑脊液单个核细胞数轻度增高或正常,一般在 $15 \times 10^6/L$ 以内,通常不超过 $50 \times 10^6/L$。

约 40％MS 病例脑脊液蛋白轻度增高。

2.磁共振(MRI)检查

可见大小不一类圆形的 $T_1$ 低信号，$T_2$ 高信号，常见于侧脑室前脚与后脚周围，半卵圆中心及胼胝体，或为融合斑，多见于侧脑室体部；脑干、小脑和脊髓可见斑点状不规则 $T_1$ 低信号及 $T_2$ 高信号斑块；病程长的多数患者可伴脑室系统扩张，脑沟增宽等脑白质萎缩征象。

3.诱发电位

50％～90％的 MS 患者视觉诱发电位，脑干听觉诱发电位和体感诱发电位中可有一项或多项异常。

4.电子计算机 X 线断层扫描(CT)

可见病损部位有斑块异常信号。

(三)诊断标准

多年来习惯采用的诊断标准完全基于临床资料。①从病史和神经系统检查，表明中枢神经系统白质内同时存在着两处以上的病灶。②起病年龄在 10～50 岁之间。③有缓解与复发交替的病史，两次发作的间隔至少 1 个月，每次持续 24h 以上；或呈缓解进展方式而病程至少 6 个月以上。④可排除其他疾病。如符合以上 4 项，可诊断为"临床确诊的多发性硬化"；如仅为一个发病部位，首次发作，诊断为"临床可疑的多发性硬化"。

## 五、治疗

MS 治疗的主要目的是抑制炎性脱髓鞘病变进展，包括急性发作期的治疗和缓解期的治疗，晚期采取对症和支持疗法。临床常用的有以下几种疗法。

(一)肾上腺皮质激素治疗

常用的是大剂量甲泼尼龙短程疗法和口服泼尼松治疗 MS 的急性发作。激素治疗的方法：从 1g/d 开始，共 3 日；然后剂量减半并改用口服，每 3 日减半量，每个剂量用 3 日，直到减完，一般 28 日减完。激素具有抗炎和免疫调节作用，是 MS 急性发作和复发的主要治疗药物，可加速急性复发的恢复和缩短复发期病程，但不能改善恢复程度。目前对激素的短期疗效基本认可，但对于它的长期疗效，还缺乏肯定的结论，但不良反应较多，因此一般不主张对 MS 患者长期应用激素治疗。

(二)免疫球蛋白疗法

大剂量免疫球蛋白静脉滴注(IVIg)：0.4g/(kg•d)，连续 3～5 日。对降低 R－R 型患者复发率有肯定疗效，但最好在复发早期使用。

(三)β－干扰素疗法

具有免疫调节作用，可抑制细胞免疫。常用的有 IFNβ－1a 和 IFNβ－1b 两类重组制剂。常见不良反应为流感样症状，持续 24～48h，2～3 月后通常不再发生。IFNβ－1a 可引起注射部位红肿及疼痛、肝功能损害及严重变态反应如呼吸困难等。1FNβ－1b 可引起注射部位红肿、触痛，偶引起局部坏死、血清转氨酶轻度增高、白细胞减少或贫血。妊娠时应立即停药。

(四)环磷酰胺疗法

环磷酰胺用于治疗此病可能有助于终止继发进展型 MS 病情进展，但尚无定论，宜用于快速进展型 MS。

## (五)血浆置换疗法

血浆置换疗法包括特异性淋巴细胞去除、淋巴细胞去除、免疫活性物质去除等。血浆置换对 MS 的疗效不肯定,通常不作为急性期的首选治疗,仅作为一种可以选择的治疗手段。

## 六、主要护理问题

### (一)焦虑

焦虑与患者对疾病的恐惧、担心预后有关。

### (二)躯体移动障碍

躯体移动障碍与肢体无力有关。

### (三)视力障碍

视力障碍与病变引起急性视神经炎或球后视神经炎有关。

### (四)排尿异常

排尿异常与膀胱功能障碍有关。

## 七、护理目标

1. 患者焦虑程度减轻,配合治疗及护理。

2. 患者能使用辅助器械进行适当活动,在允许范围内保持最佳活动能力。

3. 患者能使用适当工具弥补视觉损害。

4. 患者排尿形态正常,未发生尿路感染。

## 八、护理措施

### (一)一般护理

#### 1.休息

保持病室安静、整洁,常通风,条件允许下每日用紫外线灯对病区进行消毒,空气新鲜、减少环境中的不良刺激,保持病区的环境卫生,床单清洁、舒适。

指导患者及家属掌握有关疾病知识及自我护理方法。

重症患者应绝对卧床;病情好转后,可适当活动。

#### 2.瘫痪护理

应给予皮肤护理,每 2h 翻身一次,预防压疮。

小便失禁:应保持床铺干燥、清洁,及时更换床单。

注意皮肤护理,保持会阴部清洁。

#### 3.尿潴留护理

应在无菌条件下给予保留导尿。

按医嘱给予膀胱冲洗,防止泌尿系感染。

#### 4.病情观察

定时测 T、P、R、BP 并记录,注意心率、心律心电图变化密切观察病情变化,以便尽早进行处置。

全面了解病情,掌握复发病的特点及容易引起复发的因素。

#### 5.心理护理

向患者及家属介绍本病的性质及发展,取得家属的最大配合,稳定患者的情绪(MS 患者情绪易于激动,或强哭、强笑、抑郁反应也不少见)。

个体化心理指导,用科学的语言进行耐心细致的宣教。

介绍以往成功病例,增强对疾病的治疗信心。尤其是复发病例。

主动与患者交流,解除患者思想顾虑,积极配合治疗。

6.饮食护理

给予低脂、高蛋白、营养丰富、富含纤维素的食物,补足身体的营养需要量。蛋白质在患者3餐食物中配比:早餐应占患者摄取总热能的30%,午餐占40%~50%,晚餐占20%。

教会患者和家属按顺时针方向即肠蠕动方向按摩腹部,养成定时排便习惯,防止便秘。

有吞咽困难者:予以留置胃管,按时鼻饲流质饮食。

由于MS患者多应用大剂量激素冲击治疗,易损伤消化道黏膜,应指导患者注意保护胃黏膜,避免进食辛辣、过凉、过热、过硬等刺激性食物,不可饮用浓茶、咖啡等刺激性饮料。

7.用药护理

密切观察药物的不良反应,如发现不良反应,应及时通知医师并协助予以处理。

将诊疗期间观察药物不良反应的方法教会患者,由其自我掌握。

遵医行为教育:嘱患者不要擅自更改剂量或突然停药,以防止病情变化。

(二)专科护理

1.眼部护理

视野障碍时须留陪护,眼睑不能闭合时,遵医嘱用药和予以护理。

劳逸结合,避免过度用眼,严密观察有无异常。

伴有视力减退时,避免强光照射、阅读小字和长时间读书写作,整理环境,排除障碍物,使其行动方便。

失明的时候,将物品放置清楚,固定位置,以便患者拿取。

2.体像障碍的护理

若患者心理恐惧,予以安慰、关心和精神鼓励及时向医生汇报,给予及时处理。

经常检查有无感觉障碍,防止意外损伤,保证患者安全。

3.语言功能障碍的护理

正确把握语言障碍的种类与症状,确定治疗方法。

要求患者慢慢地一句一句地诉说,利用笔谈、文字或单词来沟通,用确定是或不是的表现法,循序渐进,进行语言功能训练。

4.运动、感觉障碍的护理急性发作期

保证患者安全,保持麻痹肢体处于最佳位置,以防止挛缩及变形。

对于感觉障碍严重的患者,注意避免烧(烫)伤;同时注意预防压疮,感觉障碍伴有疼痛时,轻者,给予按摩、体位变换及交谈等;重者,遵医嘱给予药物治疗。

5.慢性期

与康复科协作,制订计划,进行主动运动和被动运动,以保持和提高残存功能,根据麻痹的程度。考虑使用步行器、轮椅等工具。

患者自己能做的事情尽量让其自己完成,不能做的事情,给予帮助,并给予一些基本动作的指导。

6.恢复期

鼓励患者适当的体育锻炼,但不应剧烈运动。

**(三)康复功能训练**

包括肢体运动功能训练和膀胱功能训练。

1.肢体无力常导致患者行走困难或卧床不起,故早期的功能训练尤为重要。采取被动运动和主动运动相结合的原则。对瘫痪肢体,早期注意肢位的摆放,行被动按摩及屈伸运动,鼓励和指导患者坚持生活自理能力的训练,如穿脱衣服及进餐等。条件许可则尽早下床活动,遵循扶杆、拄拐站立、移动、步行等循序渐进的原则,做到劳逸结合,从而使肢体功能恢复,防止肌肉萎缩、关节强直发生残障。

2.膀胱功能训练:也是康复功能训练的一项重要内容。MS 患者常因排尿障碍需留置尿管,应加强尿道口护理,防止尿路感染,同时指导患者膀胱训练的方法和步骤,教会其排尿方法,达到自行排尿的目的。

## 九、并发症的处理及护理

**(一)排尿异常的护理**

留置尿管者每日进行尿道口清洁、消毒,鼓励患者多饮水,2 000～3 000mL/d,注意观察尿液颜色、量、性质,必要时每日给予膀胱冲洗。

**(二)排便异常的护理**

便秘患者指导其多食用粗纤维食物,以促进肠蠕动,指导其按摩下腹部,并养成定时排便的习惯,严重便秘者给予保留灌肠。

**(三)保持皮肤的完整性**

加强翻身,每 1～2h 1 次,运用掌部大小鱼际按摩受压部位,必要:时应用气垫床,以防压疮。

**(四)预防坠积性肺炎**

长期卧床患者会出现肺纤毛运动减少,翻身的同时给予叩背,叩背时五指并拢呈腕状,借助腕关节的力量由下而上、由外向内依次震动叩击背部。

## 十、预防

**(一)一级预防**

目前 MS 的病因和发病机制迄今不明,一般人群尚无明确方法预防此病。

**(二)防止复发**

告知患者及家属 MS 容易在疲劳、感染、感冒、体温升高及手术创伤后复发,应注意避免。避免热疗,沐浴时水温不宜过高。女性首次发病后 2 年内应避孕。

# 第四节　帕金森病

帕金森病(PD)又称震颤麻痹,是一种常见于中老年人的神经系统变性疾病。临床主要表现为静止性震颤、肌强直、运动迟缓和姿势步态异常。65岁以上人群的患病率高达1%，随年龄增加而升高，男性略高于女性。良好的生活管理及正确的服药对延缓疾病的发展具有重要的意义。

## 一、病因与发病机制

### (一)年龄老化

本病多发生于60岁以上的中老年人，40岁以前发病少见，提示衰老与发病有关。研究表明自30岁以后，随着年龄的增长，黑质多巴胺能神经元呈退行性变，多巴胺能神经元进行性减少。按照正常老化速度，60岁时，黑质多巴胺能神经元丢失总量少于30%，纹状体内多巴胺递质含量减少不超过50%。而只有当黑质多巴胺能神经元减少50%以上，纹状体多巴胺递质减少80%以上时，可出现帕金森病的相关症状，因此年龄老化仅是帕金森病的一个促成因素。

### (二)环境因素

流行病学调查显示，长期接触杀虫剂、除草剂或某些化学品可能是本病的危险因素。研究发现，海洛因毒品中含有一种副产品1－甲基－4－苯基－1,2,3,6－四氢吡啶(MPTP)，MPTP可诱发人类及其他灵长类动物出现帕金森病的病理改变及临床表现。

MPTP在化学结构上与某些杀虫剂、除草剂相似，因此，有学者认为环境中与该神经毒结构类似的化学物质可能是帕金森病的病因之一。

### (三)遗传因素

绝大多数患者为散发病例，约10%左右的PD患者有家族史，多具有常染色体显性遗传或隐性遗传特征。遗传因素在年轻患者(小于40岁)发病中起着较为重要的作用。基因易感性如细胞色素P4502D，基因可能是PD的易感基因之一。

目前普遍认为帕金森病并非单一因素所致，而是多种因素共同参与的结果。遗传因素使患病易感性增加，但不一定发病，只有与环境因素和衰老的共同作用下，导致黑质多巴胺能神经元大量变性、丢失而发病。

## 二、病理生理

### (一)病理

主要病理改变有两大特征，其一为黑质多巴胺能神经元和其他含色素的神经元大量变性丢失。黑质致密部多巴胺能神经元丢失最为严重，当出现临床症状时，多巴胺能神经元至少丢失达到50%以上，丢失越严重症状越明显。其二是在残留的神经元胞质中出现嗜酸性包涵体，即路易小体。

### (二)生化病理

通过黑质－纹状体通路，黑质多巴胺能神经元将多巴胺输送到纹状体，参与基底核的运动调节。PD患者的黑质多巴胺能神经元大量变性丢失，纹状体多巴胺递质浓度大幅降低，一般出现临床症状时纹状体多巴胺浓度降低达80%以上。患者症状严重程度与多巴胺递质降低的程度相一致。

多巴胺(DA)和乙酰胆碱(Ach)为纹状体的两种重要神经递质，两者功能相互拮抗，保持两者平衡对基底核环路活动起重要的调节作用。PD患者由于纹状体多巴胺含量显著降低，导致乙酰胆碱功能相对亢进，产生震颤、肌强直、运动减少等症状。多巴胺替代药物和抗胆碱药物对 PD 的治疗可纠正递质失衡。

### 三、临床表现

#### (一)静止性震颤

常为首发症状,多始于一侧上肢远端。震颤的特点为静止时明显,精神紧张时加重,随意运动时减轻,睡眠后消失,故称为静止性震颤,典型表现是拇指与屈曲的示指间呈"搓丸样"(pill—rolling)动作,频率为 4~6Hz。

#### (二)肌强直

表现为被动运动关节时伸肌和屈肌张力同时增高,检查者感受到均匀一致增高的阻力,类似弯曲软铅管的感觉,称之为"铅管样强直"。肌强直同时伴有静止性震颤的患者,在屈伸关节时,检查者感觉到在均匀的阻力中存在断续的停顿,如同转动齿轮感,称为"齿轮样强直"。

#### (三)运动迟缓

表现为随意运动减少,动作缓慢。早期表现为手指的精细动作缓慢,例如:解扣、系鞋带困难;随着疾病的发展,出现全面性随意运动减少、缓慢;晚期合并肌张力增高,出现起床、翻身困难。表现为动作开始困难和缓慢,如行走时起步、变换方向、停止困难。出现面容呆板,瞬目减少,常出现双眼凝视,称为"面具脸"。书写时字体越写越小,呈现出"写字过小征"。

#### (四)姿势步态异常

姿势步态异常是疾病进展的重要标志,同时也是致残的重要原因。主要指由于平衡功能减退,姿势反射消失而引起的姿势、步态不稳。疾病的早期表现为患侧下肢拖曳,上肢自动摆臂动作减少或消失。随着疾病的进展,步伐变小变慢,启动、转弯或遇障碍物时步态障碍表现明显。有时行走过程中突然全身僵直,双脚不能抬起,称为"冻结"现象。步伐小且越走越快,不能立刻停止,为帕金森病的特有体征,称为"慌张步态"。

#### (五)其他

口、咽、腭肌运动障碍导致语速慢、流涎;吞咽活动减少导致口水过多,吞咽障碍;自主神经症状较为常见,如便秘、出汗异常、性功能减退等。

### 四、辅助检查

#### (一)生化检测

放免法检测脑脊液生长抑素含量降低。高效液相色谱和高效液相色谱—电化学法能够检测出脑脊液和尿液中高香草酸含量降低。

#### (二)功能影像学检测

PET 或 SPECT 利用特定放射性核素进行检测,疾病早期可显示患者脑内多巴胺转运体功能明显降低,D2 型多巴胺受体的活性早期为超敏,后期低敏,多巴胺递质合成减少,对帕金森病早期诊断、病情进展检测和鉴别诊断具有一定的价值。

#### (三)基因诊断

部分有家族史患者,可采用 DNA 印迹技术、DNA 序列分析、PCR、全基因组扫描等,可能发现基因突变。

#### (四)血液、脑脊液常规化验

均无异常,CT、MRI 检查无特征性改变,但可作为临床鉴别诊断依据。

### 五、诊断与鉴别诊断

#### (一)诊断

中老年发病且疾病进展缓慢；必备运动迟缓，同时具备静止性震颤、肌强直、姿势步态障碍中的一项；多巴胺治疗有效；患者无小脑体征、眼外肌麻痹、锥体系损害和肌萎缩等。

#### (二)鉴别诊断

需与其他原因所引起的帕金森综合征进行鉴别。在所有帕金森综合征中，约 75％ 为原发性帕金森病，约 25％ 为其他原因所引起的帕金森综合征。

1.继发性帕金森综合征

病因较明确。①药物或中毒：神经安定剂（吩噻嗪类及丁酰苯类）、甲氧氯普胺、利血平、锂、氟桂利嗪等导致可逆性帕金森综合征，一氧化碳、MPTP 及其结构类似的杀虫剂和除草剂、锰、汞、二硫化碳等亦可引起继发性帕金森综合征。②血管性：多发性脑梗死病史、假性延髓性麻痹、腱反射亢进等可提供证据。③外伤：频繁脑震荡患者。④感染：病毒性脑炎患者病愈期也可出现帕金森综合征的表现，但症状一般都轻微、短暂。

2.遗传性（变性）帕金森综合征

①以痴呆、幻觉、帕金森综合征运动障碍为临床特征的弥散性路易体病，痴呆较早出现，进展速度快，可出现肌痉挛，对左旋多巴的反应不佳，但对其不良反应敏感。②肝豆状核变性可引起帕金森综合征，青少年发病，可有一侧或两侧上肢粗大震颤，随意运动时即加重，静止时减轻，以及肌强直、不自主运动、动作缓慢等。但患者有肝损害及角膜色素环，血清铜、铜蓝蛋白、铜氧化酶活性降低，尿铜增加等。③亨廷顿病如运动障碍以运动减少、肌强直为主，则易被认为是帕金森病，此时可根据家族史或伴痴呆进行鉴别，遗传学检查可确诊。

3.帕金森叠加综合征

多系统萎缩、进行性核上性麻痹、皮质基底核变性均可导致出现帕金森叠加综合征。①多系统萎缩：累及基底核、脑桥、橄榄、小脑和自主神经系统，可有帕金森病症状，但多数患者对左旋多巴不敏感。②可有肌强直及运动迟缓，震颤不明显，早期有姿势步态不稳和跌倒，核上性眼肌麻痹，常伴有额颞痴呆、假性延髓性麻痹、锥体束症及构音障碍，对左旋多巴反应差。③除有肌强直、姿势不稳、运动迟缓、肌张力障碍和肌阵挛等表现，亦可有皮质复合感觉缺失、一侧肢体忽略、失语、失用及痴呆等皮质损害症状，体检见眼球活动障碍和病理征，左旋多巴治疗无效。

### 六、治疗原则及要点

药物治疗的原则为小剂量开始，逐渐增加，以较小剂量达到最为满意疗效。

#### (一)抗胆碱能药

主要有苯海索，适用于震颤明显且年轻患者，老年患者慎用，前列腺肥大和闭角型青光眼患者禁用。

#### (二)金刚烷胺

对少动、强直、震颤有改善作用，对伴异动症患者有一定治疗作用。肾功能不全和癫痫患者慎用，哺乳期妇女禁用。

### (三)复方左旋多巴

为目前治疗帕金森病最基本、最有效的药物,对震颤、强直、运动迟缓等有较好疗效。初始服用剂量为 62.5～125mg,每日 2～3 次,根据病情逐渐增加剂量直至疗效满意和不出现不良反应。

1.复方左旋多巴分为标准剂、控释剂、水溶剂等不同剂型。①标准剂:多巴丝肼和卡左双多巴控释片,为常规选用治疗剂型。②控释剂:血药浓度较稳定,药效作用时间长,有利于控制症状波动,缺点为生物利用度低,起效缓慢,适用于伴症状波动或早期患病者。③水溶剂:易在水中溶解、便于口服、吸收迅速、起效较快,适用于晨僵、吞咽困难、餐后"关闭"者。

2.长期服用左旋多巴制剂的患者,可出现症状波动和异动症。症状波动有两种形式:①疗效减退亦称为剂末恶化:指药物的有效作用时间逐渐缩短,症状随血药浓度发生规律波动。②开一关现象:指症状在突然缓解(开期)与加重(关期)之间波动,"开期"常伴有异动症。异动症表现为不自主的舞蹈样、肌张力障碍样动作,可累及头面部、四肢和躯干,常表现为摇头、怪相以及双臂、双腿和躯干的各种异常运动。

### (四)多巴胺受体激动药

目前大多推荐多巴胺受体激动药为首选药物,尤其用于年轻患者或疾病初期。此类药物可避免纹状体突触后膜多巴胺受体产生"脉冲"样刺激,从而减少或延迟运动并发症的发生。多巴胺受体激动药分为麦角类和非麦角类。

1.麦角类

常用药物包括溴隐亭、培高利特等,麦角类多巴胺受体激动药可导致心脏瓣膜病变及肺胸膜纤维化,现已不主张使用。

2.非麦角类

无麦角类不良反应,可安全使用。

## 七、护理评估

### (一)健康史

1.起病情况

评估患者是否以静止性震颤为首发症状,是否始于一侧上肢远端。评估患者是否隐匿起病,缓慢进展。

2.病因与危险因素

评估患者的年龄,评估患者的职业、工作及生活环境,评估患者是否接触杀虫剂、除草剂等。

3.既往病史

评估患者是否有家族史、药物过敏史。

4.生活方式与饮食习惯

评估患者进食情况及营养状况,评估患者的生活方式是否健康。

### (二)身体状况评估

患者是否出现静止性震颤、肌强直、运动迟缓及姿势步态异常等症状。评估震颤的特点,是否具有静止时震颤明显、活动时减轻,紧张或激动时加剧,入睡后消失。患者的肌强直是否表现为屈肌和伸肌肌张力均增高;患者是否出现随意运动减少、减慢,面部表情呆板;评估患者是否出现走路拖步。评估患者是否有外伤发生;评估患者有无自主神经症状,如便秘、性功能减退、出汗异常、流涎、口水过多、吞咽困难等;评估患者是否伴有抑郁、睡眠障碍和痴呆。

### (三)辅助检查

1.评估脑脊液生长抑素含量是否降低,评估高效液相色谱和高效液相色谱一电化学检测脊液和尿液中高香草酸含量是否降低。

2.通过 PET 或 SPECT 评估患者脑内多巴胺转运体功能是否降低,D2 型多巴胺受体的活性是否正常。

3.通过基因诊断评估是否有突变的基因。

## 八、护理诊断/问题

### (一)躯体活动障碍

躯体活动障碍与疾病所致震颤、肌强直运动迟缓、姿势步态异常有关。

### (二)有受伤的危险

有受伤的危险与疾病所致震颤、肌强直运动迟缓、姿势步态异常有关。

### (三)营养失调(低于机体需要量)

营养失调(低于机体需要量)与疾病所致吞咽困难及震颤所致机体消耗量增加有关。

### (四)便秘

便秘与活动量减少和(或)胃肠功能减退有关。

### (五)长期自尊低下

长期自尊低下与流涎、震颤、肌强直等形象改变,言语障碍及生活需依赖他人有关。

### (六)知识缺乏

缺乏疾病相关知识及药物治疗相关知识。

### (七)有皮肤完整性受损的危险

有皮肤完整性受损的危险与疾病所致躯体活动障碍有关。

## 九、护理目标

1.患者日常生活需要能够得到满足。

2.患者安全,无外伤发生。

3.患者营养摄入能够满足机体需要。

4.患者无便秘发生或便秘得到缓解。

5.患者无自尊低下。

6.患者了解疾病及相关知识。

7.患者无皮肤破损。

## 十、护理措施

### (一)一般护理

(1)因部分患者手部震颤,不能进行手部精细活动,因此应避免选择系扣衣物,可选粘贴式或拉链式衣服。患者生活区域内如病室、卫生间、走廊等可增加扶手并调整室内座椅、病床和卫生间设施的高度,以方便患者使用。日常用品放置于患者易于取拿的位置,床旁设置呼叫器。

(2)为患者提供辅助行走的工具,下床活动前做好准备工作,先给予双下肢肌肉按摩,但应避免过度用力,以免造成患者疼痛或骨折。

(3)指导患者规律排便,根据个人排便习惯,选择舒适体位进行尝试性排便。便秘患者可遵医嘱给予口服缓泻剂或灌肠。

(4)卧床患者应保持床单清洁无渣屑,给予患者翻身叩背,防止出现压疮及坠积性肺炎。将肢体置于功能位,在骨隆突处垫软枕。

**(二)病情观察**

观察疾病晚期患者是否出现吞咽困难和饮水呛咳,观察药物疗效及是否出现开—关现象和剂末恶化。

**(三)用药物护理**

1.药物不良反应及应对方法

(1)抗胆碱能药:不良反应有口干、视物模糊、排尿困难、便秘,甚至出现幻觉、妄想。

(2)金刚烷胺:不良反应有失眠、头晕、头痛、恶心、下肢网状青斑、踝部水肿等。

(3)复方左旋多巴:服用早期可出现恶心、呕吐、直立性低血压等不良反应,可减少药物剂量或调整服药时间,以缓解症状。当出现严重的精神症状如幻觉、欣快、意识模糊、精神错乱时,需将患者置于无易碎品、危险品的单人病房内,专人看护。若患者极度烦躁不安,有自伤的危险时,可经家属同意并签署知情同意书后给予保护性约束,并定时给予松解。

长期服用左旋多巴制剂出现剂末恶化时,可增加每日服药次数或增加每次服药剂量,或改用缓释剂,或加用其他辅助药物。食物中的蛋白质对左旋多巴的吸收有一定的影响,因此,宜在餐前1小时或餐后1.5小时服药,出现开—关现象时可加用多巴胺受体激动药。

(4)多巴胺受体激动药:不良反应与复方左旋多巴相近,差别在于直立性低血压和精神症状的发生率稍高,症状波动和异动症的发生率低。

2.药效观察

观察用药后患者震颤、运动迟缓、肌强直、语言功能是否有改善,改善程度如何,通过观察患者行走姿势、讲话的流利程度、系纽扣、书写等动作完成程度,确认药物疗效。

**(四)安全护理**

1.病室内避免摆放易碎物品,保持地面防湿、防滑,去除门槛,方便患者出入。

2.对于震颤、动作弛缓患者,给予使用不易碎钢制碗盘和大手柄的汤匙,指导患者勿独自倒热水和使用刀具等,以免发生烫伤、割伤。

3.对有抑郁、意识模糊、幻觉、精神错乱或智能障碍的患者,专人进行看护,防止发生碰伤、摔伤等。

4.严格查对患者服药情况,药物专人管理,专人按时发放,以确保患者无错服、漏服发生。

**(五)饮食护理**

1.鼓励患者每日摄入足够的营养及水分,以满足患者机体消耗。指导患者进食高热量、高纤维素、高维生素、易咀嚼、易消化、无刺激性的食物,亦可选择进食适量的优质蛋白及营养素,补充机体需要。鼓励患者进食粗纤维食物,指导患者多饮水,预防便秘的发生。

2.为患者创造良好的进餐环境及选择舒适的体位,可取坐位或半坐位进食和饮水。给予患者充足的进餐时间,不打扰、不催促,若患者进食时间过长,导致食物变凉,可将食物再次加热后食用。

3.部分患者胃肠功能、咀嚼及吞咽功能会有所减退,常导致机体营养摄入不足,加之肢体震颤消耗能量,因此,可鼓励少食多餐。咀嚼功能减退患者进食时,可将食物切成小块状或选择软食或半流食,便于咀嚼及吞咽。如吞咽障碍、进食量少无法满足机体需要时,可遵医嘱给予鼻饲置管。

4.评估患者营养摄入情况,评估患者饮食情况,调整进食量及种类,观察患者的体重和精神状态。

### (六)心理护理

帕金森患者早期可完成自我照顾,但外在形象的改变,如流涎、肢体震颤、动作迟钝等,可使患者可产生自卑心理,寡言,逐渐远离人际交往。随着疾病的发生发展,患者逐渐需要依靠他人生活,产生焦虑、抑郁甚至绝望。护士应密切观察患者的心理变化,诚恳、和善地与患者沟通,耐心倾听,充分了解患者心理及生活需要。

### (七)康复护理

1.疾病初期,鼓励患者参加社交活动和体育锻炼,使身体各关节及肌肉适当活动。

2.疾病中期,生活仍可基本自理,可通过日常活动进行功能训练,如穿脱衣服、洗漱、拖地等。鼓励患者进行大踏步训练,踏步时应专心且目视前方,双臂自然摆动,避免突然加速或转弯,转弯时应以弧线形前移,勿原地转弯。如出现突然僵直,不宜强行拉拽患者前行,应指导患者放松,先向后退一步,再前行。疾病中期常出现运动障碍或某些特定动作困难,可针对特定动作进行功能锻炼。如患者坐起困难,可在患者进行功能锻炼后,进行反复起坐练习。

3.疾病晚期,卧床患者不能进行主动功能锻炼,需给予被动功能锻炼,可选择被动关节活动、按摩四肢肌肉,以保持关节灵活度及防止肌肉萎缩。

4.言语及吞咽功能障碍的患者,可进行伸舌、龇牙、鼓腮、吹吸、紧闭口唇等动作锻炼面部肌肉功能。言语障碍者,可指导患者读单字、词汇、短句,进行循序渐进的练习,以锻炼患者协调发音。

## 十一、健康指导

### (一)药物指导

帕金森病主要的治疗方法为药物治疗,患者需长期服药或终身服药,向患者讲解常用药物的种类、服用方法、服用时间、疗效和用药后不良反应的观察。督促患者需严格遵守医嘱服药,不可随意增减或擅自停药,以免加速病情进展。

### (二)生活指导

汗液分泌较多或卧床患者的皮肤抵抗力较差,易发生压疮,应及时给予清洁皮肤,更换干净、柔软的衣物,定时翻身;以改善局部皮肤血液循环,预防压疮。指导患者养成良好的生活习惯,保证充足睡眠,避免过度劳累。鼓励患者培养兴趣爱好,坚持适量运动,进行自我照顾。生活需依靠家人者,鼓励患者树立信心,进行力所能及的自我照顾,通过日常生活进行功能锻炼。避免从事高危,紧张工作,如攀高、操控精密仪器等工作。日常生活中勿独自进行有危险的活动,如使用热水器、燃气、锐器等。避免接触危险物品,如暖水瓶、瓷碗等。患者需随身携带填有患者姓名、家庭住址、家人联系方式、疾病诊断等的个人信息卡。

### (三)饮食指导

合理膳食,少食多餐,多饮水,防止便秘发生。

### (四)康复指导

疾病初期,鼓励患者参加社交活动和体育锻炼。疾病中期,鼓励患者进行自我照顾。疾病晚期,指导家属为患者进行被动功能锻炼。

## 十二、护理评价

通过治疗和护理,患者是否:①学会使用辅助器具,在他人协助下生活需要得到满足。②安全,无外伤发生。③营养摄入能够满足机体需要。④有便秘发生。⑤自信。⑥了解疾病及相关知识。⑦皮肤无破损。

# 第五节　肝豆状核变性

肝豆状核变性(HLD)是一种常染色体隐性遗传的铜代谢障碍导致肝功能损害和基底核变性的疾病,又称 Wilson 病,是 Wilson 在 1912 年首先报道的。主要临床表现为进行性加重的锥体外系症状、角膜色素环(K-F 环)、肝硬化、精神症状、肾功能损害等。患病率为(0.5~3)/10 万。本病为铜代谢障碍疾病,因此控制铜摄入,完善的饮食护理对疾病的治疗起重要作用。

## 一、病因与发病机制

本病为常染色体隐性遗传的铜代谢障碍性疾病,阳性家族史可达 25%~50%,多见同胞一代发病或隔代遗传,罕见连续两代发病,人群中的杂合子频率为 1/200~1/100。肝豆状核变性的致病基因定位于染色体 13q14.3 区,编码一种由 1411 个氨基酸组成的 P 型铜转运 ATP 酶,此酶含有金属离子结合区、ATP 酶功能区、跨膜区三个功能区,目前已发现本病的基因突变点位于 ATP 酶功能区,且存在多种突变型。

正常人摄入的铜从肠道吸收入血,铜先与清蛋白疏松结合,然后进入肝细胞,与 $\alpha2$-球蛋白牢固结合成铜蓝蛋白,分泌到血液中。铜蓝蛋白具有氧化酶活性,因呈深蓝色而得名。循环中约 90%~95% 的铜与铜蓝蛋白结合,铜作为辅基参与多种重要酶的合成。约 70% 的铜蓝蛋白存在血浆中,其余部分存在组织中。多余的铜则以铜蓝蛋白的形式通过胆汁、尿和汗液排出体外。病态时,血清中过多的游离铜大量沉积在肝细胞内,造成肝细胞坏死。当肝细胞无法容纳时,铜通过血液向各个器官散布、沉积,沉积在脑、肾、肝外组织及角膜等而致病。

## 二、病理

本病病理改变主要累及脑、肝、肾和角膜等,肝脏表面及切面均可见大小不等的假小叶或结节,逐渐发展为肝硬化。脑部的损害主要以壳核最明显,其次是苍白球和尾状核,大脑皮质也可受累,显示软化、萎缩、色素沉着甚至形成空洞。光镜下可见神经元明显减少或完全缺失及星形胶质细胞增生。角膜边缘后弹力层和内皮细胞质内有棕黄色细小铜颗粒沉积。

## 三、临床表现

本病多发生于儿童期或青少年期,以肝脏症状起病者平均年龄约为 11 岁,以神经症状起病者平均年龄约为 19 岁。如未经治疗最终会出现肝脏损害及神经系统损害。

### (一)神经及精神症状

患者出现锥体外系症状,表现为手足徐动、舞蹈样动作、肌张力障碍、怪异表情、肌强直、运动迟缓、震颤、构音障碍、吞咽困难、屈曲姿势及慌张步态等。20 岁前起病者多以肌张力障碍或帕金森综合征为主,也可有广泛的神经损害,皮质损害表现为注意力不集中、记忆力减退、反应迟钝、智能障碍、行为或情感异常、对周围环境缺乏兴趣等,晚期可出现幻觉等器质性精神病症状;下丘脑损害可产生肥胖、高血压、持续高热等,少数患者出现癫痫发作;小脑损害导致语言障碍和共济失调;锥体系损害可出现腱反射亢进、病理征及延髓性麻痹等。症状常发展缓慢,可阶段性加重或缓解,也存在进展迅速者,特别是年轻患者。

### (二)肝脏症状

约 80％患者出现肝脏症状,多数表现为慢性肝病症状,表现为无力、倦怠、食欲缺乏、肝大或缩小、肝区疼痛、蜘蛛痣、脾大及脾功能亢进、黄疸、腹腔积液、食管静脉曲张破裂出血等。肝功能损害可导致体内激素代谢异常,致内分泌紊乱,出现月经不调或闭经、青春期延迟等。脾大可出现血小板减少症和溶血性贫血。极少数患者以急性肝衰竭和急性溶血性贫血起病,多在短期内死亡。

### (三)眼部症状

角膜色素环(K－F 环)为本病的重要体征,约 95％～98％患者会出现 K－F 环,个别见于单眼,多数见于双眼。K－F 环位于角膜与巩膜交界处,在角膜内表面上,呈暗棕色或绿褐色,宽约 1.3mm,当光线斜照时观察得较清楚,早期需用裂隙灯检查才能观察到,典型者肉眼也可以看到,是铜沉积于后弹力膜所致。

### (四)其他

部分患者出现皮肤色素沉着,面部及双小腿尤为明显。亦可出现肾损害,表现为肾性糖尿、蛋白尿、氨基酸尿等,少数患者出现肾小管性酸中毒。钙、磷代谢障碍导致骨质疏松、骨和软骨变性等。

## 四、辅助检查

1.血清铜蓝蛋白、血清铜、尿铜及肝铜

(1)铜蓝蛋白正常值为 0.26～0.36g/L,本病明显降低,甚至为零,＜0.08g/L 是诊断本病的重要证据,但血清铜蓝蛋白值与病情、病程及治疗效果无关。

(2)正常入血清铜含量为 14.7～20.5μmol/L,本病患者约 90％血清铜含量降低。血清铜与病情及治疗效果无关,诊断意义比铜蓝蛋白低。

(3)正常人 24 小时尿铜排泄量少于 50μg,本病患者 24 小时尿铜排泄量明显增加,多为 200～400μg。

(4)肝铜量为诊断本病的金标准之一,正常肝铜含量为 50μg/g 干重,大部分患者肝铜量大于 250μg/g 干重。

2.血、尿常规

(1)血常规：肝硬化伴脾功能亢进者,血常规可见血小板、白细胞和(或)红细胞减少。

(2)尿常规：镜下可见微量蛋白尿、血尿等。

3.肝、肾功能检查

(1)肝功能：以锥体外系症状为主要临床表现的患者,早期可无肝功能异常。以肝功能损害为主要表现者可出现不同程度的肝功能异常,例如球蛋白增高、血清总蛋白降低,晚期发生肝硬化。肝活检显示大量铜过剩。

(2)肾功能：肾功能损害者可出现尿素氮、肌酐增高及尿蛋白等。

4.影像学检查

CT 显示双侧豆状核区低密度影、大脑皮质萎缩;MRI 显示 $T_1$ 低信号、$T_2$ 高信号。骨关节 X 线片可见骨关节炎、骨质疏松或骨软化。

5.裂隙灯检查

可见 K-F 环。

6.基因诊断

本病具有高度的遗传异质性,利用常规手段无法确诊的病例,或对症状前期患者或基因携带者筛查时,可应用基因检测。

## 五、诊断与鉴别诊断

### (一)诊断

1.肝病史或肝病征/锥体外系病症。

2.血清铜蓝蛋白显著降低和(或)肝铜增高。

3.角膜色素环。

4.阳性家族史。

符合 1、2、3 或 1、2、4 可确诊为 Wilson 病;符合 1、3、4 很可能为典型 Wilson 病;符合 2、3、4 很可能为症状前的 Wilson 病;符合 4 条中 2 条者可能为 Wilson 病。

### (二)鉴别诊断

由于本病临床表现复杂多样,鉴别应从肝脏系统及神经系统症状和体征进行考虑,重点鉴别急、慢性肝炎,肝硬化、小舞蹈病、亨廷顿病、帕金森病、扭转痉挛及精神病。

## 六、治疗原则及要点

治疗原则为低铜饮食、用药物减少对铜的吸收和增加铜的排出。治愈越早越好,对症状前期患者也需尽早治疗。

### (一)低铜饮食

降低或限制饮食中的铜含量,同时选择高蛋白、高氨基酸食物,促进铜排泄。

### (二)抑制铜吸收药物

锌剂在早期治疗效果较好,通过竞争机制抑制铜在肠道内的吸收,增加尿铜和粪铜的排泄。锌剂也可增加肠细胞与肝细胞合成金属硫蛋白,从而减弱游离铜的毒性。

### (三)促进铜排泄药物

1.D-青霉胺,是治疗本病的首选药物,可促使铜排出,同时能与铜在肝脏中形成无毒的复合物而清除铜在游离状态下的毒性。应用此药前应先进行青霉素过敏试验,皮试阴性者方可用药。成人服用量为每日 1～1.5g,儿童服用量为每日 20mg/kg,分 3 次口服。此药口服容易吸收,起效慢,有时数月方起效,需终生用药。可通过动态观察血清铜代谢指标及检查 K-F环监测效果。长期服用 D-青霉胺患者,医生建议同时服用维生素 B₁,防止继发视神经炎。

2.三乙基四胺,是一种络合剂,疗效及药理作用与 D-青霉胺基本相同,成人服用量为每日 1.2g,其不良反应小,可用于青霉胺出现毒性反应的患者。

3.二巯基丁二钠以竞争机制抑制铜在肠道的吸收。

4.二巯基丁二钠为含双巯基的低毒高效重金属络合剂,可与血中游离铜、组织中与酶结合的铜离子相结合,形成低毒性硫醇化合物从尿液中排出。可将 1g 二巯基丁二钠溶于 10% 葡萄糖溶液 40mL 中缓慢静脉注射,每日 1～2 次,5～7 日为一个疗程,可间断应用多个疗程。

## 七、护理评估

### (一)健康史

1.起病情况

评估患者发病的年龄,是否在青少年期或儿童期发病,评估患者是否起病缓慢。评估患者起病症状,是否以肝脏症状、神经或精神系统症状起病。

2.病因与危险因素

评估患者是否有家族遗传史。

3.生活方式与饮食习惯

评估患者的饮食习惯,是否经常进食含铜量较高的食物。

4.其他

评估患者有无青霉素过敏史。

### (二)身体状况评估

患者是否有锥体外系症状,如手足徐动、舞蹈样动作、肌张力障碍、怪异表情、肌强直、运动迟缓;评估患者是否出现肝脏症状;评估患者的言语能力、行走能力及肢体活动度等;评估患者是否有注意力不集中、反应迟钝、智能障碍等;评估患者是否出现肝损害症状及眼部 K-F 环;评估患者体表是否出现色素沉着;评估患者是否出现蛋白尿、肾性糖尿病或氨基酸尿。

### (三)辅助检查

1.评估患者血清铜蓝蛋白、血清铜、尿铜及肝铜含量是否正常。

2.血尿常规:评估病入血常规中血小板、白细胞和(或)红细胞是否减少;评估患者尿液中是否可见微量蛋白尿、血尿等。

3.肝、肾功能检查:评估有无肝、肾功能异常。

4.CT 评估是否双侧豆状核区异常、大脑皮质萎缩;评估 MRI 是否显示异常信号。骨关节X 线片评估是否出现骨关节炎、骨质疏松等。

5.裂隙灯检查:评估是否出现 K-F 环。

### (四)心理-社会评估

评估患者职业、家庭经济状况及家族中是否出现其他发病成员;评估患者对疾病的了解程度及是否出现心理问题。

## 八、护理诊断/问题

### (一)有受伤的危险

有受伤的危险与肢体活动障碍,精神、智能障碍有关。

### (二)营养失调(低于机体需要量)

营养失调(低于机体需要量)与食欲减退或吞咽困难导致摄入不足有关。

### (三)长期自尊低下

长期自尊低下与疾病所致个人形象改变有关。

### (四)潜在并发症

肝衰竭。

### (五)知识缺乏

知识缺乏与缺乏疾病知识有关。

## 九、护理目标

1.患者无外伤发生。

2.患者营养摄入充足,满足机体需要。

3.患者无自尊低下。

4.患者无并发症发生。

5.患者了解疾病相关知识。

## 十、护理措施

### (一)一般护理

嘱患者卧床休息,勿进行有危险性的活动。

### (二)病情观察

观察患者肝功能损害症状有无加重,黄疸是否加深,有无肝区疼痛、肝脾大及水肿,有无皮下、牙龈、鼻及消化道出血。监测患者的血清电解质与尿铜的变化,及早发现急性肝衰竭或肝性脑病。

### (三)用药护理

指导患者严格遵照医嘱长期服药,同时告知患者服药的注意事项及观察用药后是否出现不良反应。

1.锌剂不良反应较轻,偶可有恶心、呕吐等消化道症状。

2.促进铜排泄药物:①D-青霉胺不良反应有发热、皮疹、肌无力、震颤、白细胞减少,极少数发生骨髓抑制、狼疮综合征、肾病综合征等严重不良反应。②三乙基四胺不良反应小。③二巯基丁二钠不良反应较轻,可出现鼻腔或牙龈出血,服药期间应观察患者是否有鼻腔或牙龈出血,是否有头痛、乏力、恶心、四肢酸痛等不适症状。

### (四)饮食护理

1.指导患者避免使用铜制的餐具和锅具,选择低铜或无铜食物,减少铜的摄入,可选择进食面条、牛奶、西红柿等,避免进食含铜量高的食物,如牡蛎、贝壳类、坚果类、巧克力、玉米、香菇、蜜糖、动物肝和血、蚕豆等。食管静脉曲张患者宜选择少渣食物,避免进食油腻、油炸、粗纤维食物,进食时应细嚼慢咽。

2.饮食原则:低铜、低脂、高热量、高蛋白、高维生素、易消化食物。多进食含氨基酸和蛋白质食物,可促进肝细胞修复和尿铜的排出。规范饮食可减少铜在肝脏内的积聚,减慢或减轻对肝细胞的损害程度。

3.食欲减退患者,可鼓励少食多餐,选择平日喜爱的低铜食物,增加患者食欲。

### (五)心理护理

由于本病多为家族遗传疾病,在一个家庭中可有多个成员患病,因此给患者带来较大的心理压力。精神症状起病的患者由于反应迟钝、注意力不集中而导致自我照顾能力下降,也会对患者的心理产生一定的影响,轻则自卑,不愿与人沟通,重则会产生绝望的心理。护士应关心患者,耐心倾听患者所表达的意愿,不应厌烦或歧视患者,避免使用伤害患者自尊的语言。针对患者存在的心理问题,给予适当的心理疏导。

### (六)肝衰竭的护理

1.指导患者卧床休息,保持病室安静。

2.向患者及家属讲解饮食的原则及重要性,给予患者低铜或无铜饮食。

3.严密观察患者疾病进展,有无腹腔积液、意识改变与出血征象等,监测患者的尿铜及电解质的变化,尽早发现并发症。

## 十一、健康指导

### (一)疾病知识指导

向患者讲解本病为基因隐性遗传病,是铜代谢障碍所导致的肝功能损害和脑部病变的疾病。告知患者疾病知识及治疗方案,让患者对疾病及自身治疗有所了解。告知患者和家属选择低铜或无铜饮食的原则和重要性。患者婚前应进行检查,基因携带者之间应禁忌结婚;长期服药的妇女应避孕,未婚妇女在病情稳定的情况下,可以在妇产科和神经科医生共同监测和指导下选择生育。

### (二)用药指导

指导患者按照医嘱连续服药,如有不适及时告知医护人员。指导患者服药期间监测血清铜。

### (三)饮食指导

指导患者及家属出院后仍需继续选择低铜或无铜食物,如牛奶、鸡鸭肉、瘦猪肉等。

### (四)日常生活指导

早睡早起,保证充足睡眠,避免过度劳累及情绪激动。鼓励患者多与他人沟通,主动表达内心想法。

## 十二、护理评价

通过治疗和护理,患者是否:①安全,无外伤发生。②营养摄入满足机体需要。③无自尊低下。④未发生并发症。⑤了解疾病相关知识。

# 第六节　重症肌无力

重症肌无力(MG)是乙酰胆碱受体抗体介导的,细胞免疫依赖及补体参与的神经－肌肉接头处(NMJ)传递障碍的自身免疫性疾病。病变主要累及神经－肌肉接头突触后膜上的乙酰胆碱受体。依骨骼肌受累的范围和病情的严重程度,可分为成年型重症肌无力、儿童型重症肌无力、少年型重症肌无力。重症肌无力的发病率为8～20/10万,患病率约50/10万,护士在护理时应密切观察呼吸频率及节律的改变、有无重症肌无力危象的发生,同时应给予疾病相关知识指导,减少患者对疾病的恐惧心理,做好生活护理及用药指导。

## 一、病因与发病机制

尽管该病早在1672年就被Willis描述,但直到20世纪60年代才被发现其与自身免疫,功能障碍有关,即神经肌肉接头的突触后膜乙酰胆碱受体被自身抗体攻击而引起的自身免疫性疾病。其依据有:①将鳗鱼放电器官纯化的AchR注入家兔,可引起重症肌无力样表现,且其血清中可测到AchR抗体,其突触后膜的AchR数目大量减少。②90%的重症肌无力患者血清中可以检测到AchR抗体,血浆交换可改善肌无力症状。③将患者的血清输入小鼠可产生类重症肌无力的症状和电生理改变。患本病的母亲生产的新生儿也可患重症肌无力。④80%的重症肌无力患者有胸腺肥大,淋巴滤泡增生;20%的患者有胸腺瘤。胸腺切除可改善70%的临床症状,甚至可痊愈。⑤患者常合并其他自身免疫性疾病,如甲状腺功能亢进、甲状腺炎、系统性红斑狼疮、类风湿关节炎和天疱疮等。

本病主要为体液免疫介导的疾病,其发病机制为:在补体参与下,体内产生的AchR抗体与突触后膜的AchR产生免疫应答,使AchR受到破坏,以致不能产生足够的终板电位,突触后膜传递障碍而产生肌无力。之外,有人也发现细胞免疫在重症肌无力的发病中也起到一定的作用,即患者周围血中辅助性T淋巴细胞增多,抑制性T淋巴细胞减少,造成B淋巴细胞活性增强而产生过量抗体。

引起重症肌无力免疫应答的始动环节仍不明确,家族性重症肌无力的发现及与人类白细胞抗原的密切关系提示重症肌无力的发病与遗传因素有关。

## 二、病理

约70%的成人型MG的胸腺不退化,重量较正常人重,腺体有淋巴细胞增生;约15%的MG患者有淋巴上皮细胞型胸腺瘤,淋巴细胞为T细胞。神经－肌肉接头病理改变可见突触皱褶丧失或减少,突触间隙加宽,AchR密度减少。用免疫化学方法可证实,残余的突触皱褶中有抗体和免疫复合物存在。

三临床表现

1.本病起病隐袭

多数患者眼外肌最先受累,表现为眼睑下垂、斜视和复视;面部肌肉和口咽肌受累则出现表情淡漠、苦笑面容、连续咀嚼无力、进食时间长、说话带鼻音、饮水呛咳、吞咽困难;若胸锁乳突肌和斜方肌受累则颈软、抬头困难,转颈、耸肩无力;颈肌及四肢近端肌群受累时表现为屈颈抬头无力、四肢乏力;呼吸肌受累出现呼吸困难,是本病致死的直接原因。

2.临床特点

(1)重症肌无力在我国南方发病率较高,任何年龄均可发病,但有两个发病年龄高峰,即20～40岁和40～60岁,前者女性多于男性,后者男性多见,多合并胸腺瘤。

(2)本病全身骨骼肌均可受累。常从一组肌群无力开始,逐步累及其他肌群,直到全身骨骼肌。部分患者在短期内同时出现全身肌肉无力现象。

(3)大多数为隐袭起病,呈进展性或缓解与复发交替性发展,部分严重者呈持续性。偶有亚急性起病,进展较快。部分患者发病后2～3年可自然缓解。仅表现为眼外肌麻痹者可持续3年左右,且多数不发展至全身肌肉。病程长短不一,可数月、数年,甚至数十年。

(4)受累肌肉呈病态疲劳,呈规律的"晨轻暮重"波动性变化。

(5)无论任何肌肉受累或严重程度如何,首次采用抗胆碱酯酶药物治疗都有明显的效果。

3.各型临床表现

(1)成人型:分为6种类型。

Ⅰ型:眼肌型(15%～20%),病变仅限于眼外肌,出现上睑下垂和复视。

ⅡA型:轻度全身型(30%),可累及眼、面、四肢肌肉,生活多可自理,无明显咽喉肌受累,对药物敏感。

ⅡB型:中度全身型(25%),四肢肌群受累明显,除伴有眼外肌麻痹外,还有较明显的咽喉肌无力症状,如说话含糊不清、吞咽困难、饮水呛咳、咀嚼无力,但呼吸肌受累不明显。

Ⅲ型:急性重症型(15%),急性起病,常在数周内累及延髓肌、肢带肌、躯干肌和呼吸肌。肌无力严重,有重症肌无力危象,需做气管切开或借助呼吸机辅助呼吸,死亡率较高。

Ⅳ型:迟发重症型(10%),病程达2年以上,常由Ⅰ、Ⅱ、Ⅲ.型发展而来,症状同Ⅲ型,常合并胸腺瘤,预后较差。

Ⅴ型:肌萎缩型,少数患者肌无力伴肌萎缩。

(2)儿童型:①新生儿型:母亲患MG,约有10%可将AchR抗体IgG经胎盘传给新生婴儿而使之产生肌无力。婴儿出生后即哭声低、吸吮无力、肌张力低、动作减少。经治疗多在1周至3个月缓解。②先天性肌无力综合征:出生后短期内出现持续的眼外肌麻痹,常有阳性家族史,但其母亲未患MG。

(3)少年型:多在10岁以后发病,多为单纯眼外肌麻痹,部分伴吞咽困难及四肢无力。

## 四、辅助检查

### (一)血、尿、脑脊液检查

血、尿、脑脊液检查正常。常规肌电图检查基本正常。神经传导速度正常。

### (二)神经肌肉电生理检查

神经肌肉电生理检查是诊断本病客观、关键的检查指标。常进行以下3项检查。

1.重复神经电刺激

典型改变为低频和高频重复刺激尺神经、面神经和副神经等运动神经时,出现动作电位波幅递减,且低频刺激递减程度在10%～15%以上,高频刺激递减程度在30%以上,即为阳性。

**2.常规肌电图和神经传导速度**

一般正常,且可除外其他肌肉病。

**3.单纤维肌电图**

用特殊的单纤维针电极测量同一神经支配的肌纤维电位间的间隔时间是否延长来反映神经肌肉接头处的功能,重症肌无力时表现为颤抖增宽和阻滞。

### (三)AchR 抗体滴度测定

对重症肌无力的诊断具有重要的参考价值。80%以上重症肌无力病例的血清中 AchR 抗体浓度明显升高,但眼肌型病例的 AchR 抗体升高不明显,且抗体滴度与临床症状的严重程度不成比例。

### (四)胸腺 CT、MRI 或 X 线断层扫描检查

主要是了解有无胸腺增生、肥大或肿瘤。

## 五、诊断与鉴别诊断

### (一)诊断

根据病变主要侵犯骨骼肌、症状的波动性及晨轻暮重特点、服用抗胆碱酯酶药物有效等通常可确诊。可疑病例可通过下述检查确诊:

**1.疲劳试验**

一般用于病情不严重,尤其是症状不明显者。具体做法有以下几种:①嘱患者用力眨眼30 次后,眼裂明显变小。②两臂持续平举后出现上臂下垂,休息后恢复则为阳性。③起蹲10～20次后不能再继续进行。

**2.新斯的明试验**

新斯的明试验是最常采用的方法。一次性肌内注射新斯的明 1.5mg(成人),10～20 分钟后症状明显减轻者为阳性。为防止新斯的明不良反应,一般同时注射阿托品 0.5mg。

**3.依酚氯铵试验**

依酚氯铵 10mg 用注射用水稀释至 1mL,静脉注射 2mg,观察 20 秒,如无出汗、唾液增多等不良反应,再给予 8mg,1 分钟内症状好转为阳性,持续 10 分钟后又恢复原状。

### (二)鉴别诊断

**1.Lambert－Eaton 肌无力综合征**

为自身免疫性疾病,约 2/3 伴发癌肿,尤其是燕麦细胞型支气管肺癌。临床表现为四肢近端肌无力,需与重症肌无力鉴别。此患者虽然活动后即感疲劳,但短暂用力收缩后肌力反而增强,而持续收缩后又呈疲劳状态,脑神经支配的肌肉很少受累。另外,约半数患者伴有自主神经症状,如口干、少汗、便秘、阳痿。新斯的明试验可阳性,但不如重症肌无力敏感;神经低频重复刺激时波幅变化不大,但高频重复刺激波幅可高达 200%以上;血清 AchR 抗体阴性。

**2.肉毒杆菌中毒**

临床表现为对称性脑神经损害和骨骼肌瘫痪。但患者多有肉毒杆菌中毒的流行病学史;新斯的明试验或依酚氯铵试验阴性。

**3.肌营养不良症**

多隐匿起病,症状无波动,病情逐渐加重,肌萎缩明显,抗胆碱能药治疗无效,新斯的明试

验阴性。

**4.多发性肌炎**

表现为四肢近端肌无力,多伴有肌肉压痛,无晨轻暮重的波动现象,病情逐渐进展,血清肌酶明显增高。

## 六、治疗原则及要点

### (一)胸腺治疗

**1.胸腺切除**

胸腺切除适用于伴有胸腺肥大和高 AchR 抗体效价者;伴胸腺瘤的各型重症肌无力患者;年轻女性全身型 MG 患者;对抗胆碱酯酶药治疗反应不满意者。约 70%的患者术后症状缓解或治愈。

**2.胸腺放射治疗**

对不适于做胸腺切除者可行放射治疗。

### (二)药物治疗

**1.抗胆碱酯酶药物**

小剂量服用,逐步加量,以维持日常生活起居为宜。常用药物为溴吡斯的明,成人每次口服 60～120mg,每日 3～4 次;新斯的明:每次口服 15～30mg,每日 3～4 次,可在餐前 30 分钟口服。

**2.糖皮质激素**

甲泼尼龙 1 000mg,静脉滴注,每日 1 次,连用 3～5 天,随后每日减半量,即 500mg、250mg、125mg,继之改口服泼尼松 50mg 并酌情减量;应用地塞米松 10～20mg,静脉滴注,每日 1 次,连用 7～10 天,之后改为口服泼尼松龙 50mg,并逐渐减量;口服泼尼松 60～100mg,症状减轻后,酌情减量。应用激素治疗后,症状明显减轻或消失,依个体差异可酌情减量,直至停止。维持量一般在 5～20mg,应用时间依患者病情不同而异,至少在 1 年以上,个别可长达十余年。

**3.免疫抑制剂**

免疫抑制剂适用于激素疗效不佳或不能耐受。

(1)硫唑嘌呤:每次口服 50～100mg,每日 1 次,可长期应用。

(2)环磷酰胺:每次口服 50mg,每日 2～3 次。

(3)环孢素 A:口服 6mg/(kg·d),12 个月为一疗程。

**4.禁用和慎用药物**

氨基糖苷类抗生素、新霉素、多黏菌素、巴龙霉素等可加重神经－肌肉传递障碍;奎宁、奎尼丁等药物可以降低肌膜兴奋性;另外吗啡、地西泮、苯巴比妥、苯妥英钠、普萘洛尔等药物也应禁用或慎用。

### (三)免疫球蛋白

0.4g/(kg·d),3～5 日为 1 个疗程,可每月重复 1 个疗程。

### (四)血浆置换

通过正常人血浆或血浆代用品置换患者血浆,起效快,但疗效持续时间短,仅维持 1 周至

2 个月,随抗体水平增高而症状复发且不良反应大,仅适用于危象和难治性重症肌无力。

### (五)危象处理

常见危象有肌无力危象、胆碱能危象、反拗危象,发生危象时须紧急抢救。

## 七、护理评估

### (一)健康史

**1.起病情况**

询问起病的时间、方式、病程、肌无力分布特点及肌无力特点。

**2.病因与危险因素**

了解患者的年龄、性别、有无家族史、起病时有无诱发因素。多数重症肌无力患者初次发病一般没有明显诱因,部分患者或复发患者可先有感染、精神创伤、过度疲劳、妊娠和分娩史。

**3.既往病史**

询问患者既往的健康状况和过去曾经患过的疾病;有无外伤手术、预防注射、过敏史;询问患者既往是否反复发生过肌无力,是否有胸腺增生和胸腺瘤,重症肌无力 80% 以上的患者胸腺不正常,65% 胸腺增生,10%～20% 患者为胸腺瘤且好发于年龄较大者。

**4.生活方式与饮食习惯**

注意是否饮食营养摄入不合理或缺乏体育锻炼;是否平时免疫力低,容易感冒;生活是否规律,有无烟酒嗜好。

**5.其他**

患者的一般状况,如睡眠、二便及营养状况等。

### (二)身体状况

**1.生命体征**

监测体温、脉搏、呼吸、血压是否异常。重点评估患者呼吸型态,防止呼吸肌麻痹而窒息,重症肌无力患者有发生重症肌无力危象的危险。

**2.意识状态**

评估患者有无意识障碍、其类型和严重程度。

**3.头颈部检查**

评估两侧瞳孔的大小是否相等,是否同圆,对光反射是否灵敏;评估视野有无缺损,有无眼球运动受限、眼睑下垂及闭合不全;评估有无饮水呛咳、吞咽困难或咀嚼无力。

**4.四肢躯干检查**

检查有无肢体运动和感觉障碍;评估肢体无力程度,检查四肢肌力、肌张力及关节活动。

**5.神经反射**

腱反射是否异常,是否有病理反射。

### (三)辅助检查评估

神经肌肉电生理检查有无异常;评估胸腺 CT、MRI 检查有无胸腺增生和肥大,评估实验室检查结果是否异常。

### (四)心理-社会评估

评估患者及家属对疾病的病因、病程经过、治疗及预后的了解程度;评估患者的心理反应,对疾病接受程度,对疾病治疗的配合情况;评估家庭人员结构、知识文化程度、经济状况、家庭环境;评估家属对患者的关心程度。

## 八、护理诊断/问题

### (一)自主呼吸受损

自主呼吸受损与发生肌无力危象有关。

### (二)如厕/进食/卫生自理缺陷

如厕/进食/卫生自理缺陷与眼外肌麻痹、眼睑下垂或四肢无力、运动障碍有关。

### (三)有误吸的危险

有误吸的危险与病变侵犯咽、喉部肌肉造成饮水呛咳有关。

### (四)知识缺乏

缺乏疾病相关知识。

### (五)语言沟通障碍

语言沟通障碍与口咽肌受累或气管切开等所致构音障碍有关。

## 九、护理目标

1.患者正常的呼吸功能得到维持。

2.患者的日常生活需要得到满足。

3.患者未发生误吸,无肺部感染发生。

4.患者对疾病了解,能够叙述用药注意事项,并能够主动配合治疗,去除诱因。

5.患者能够采用有效的沟通方式交流。

## 十、护理措施

### (一)一般护理

#### 1.休息与活动

指导患者充分休息,避免疲劳。活动宜选择清晨、休息后或肌无力症状较轻时进行,自我调节活动量,以省力和不感疲劳为原则。

#### 2.生活护理

肌无力症状明显时,应协助做好洗漱、进食、个人卫生等生活护理,保持口腔清洁,防止外伤和感染等并发症。

### (二)病情观察

密切观察病情,注意呼吸频率、节律与深度的改变,观察有无呼吸困难加重、发绀、咳嗽无力、唾液或喉头分泌物增多等现象;观察患者的意识、瞳孔、血压、脉搏、体温;避免感染、手术、情绪波动、过度紧张等诱发肌无力危象的因素;掌握肌无力危象的表现,随时做好抢救准备。

### (三)用药护理

严格遵医嘱给予口服药物,避免因服药不当而诱发肌无力危象和胆碱能危象。应用抗胆碱酯酶药物时密切观察有无恶心、呕吐、腹痛、腹泻、出汗、流涎等不良反应;应用糖皮质激素期间要注意观察有无消化道出血、骨质疏松、股骨头坏死等并发症,摄入高蛋白、低糖、含钾丰富的饮食,必要时服用抑酸剂、胃黏膜保护剂;应用免疫抑制剂的患者加强保护性隔离,减少医源性感染。

### (四)危象的护理

1.鼓励患者咳嗽和深呼吸,及时吸痰,清除口腔和鼻腔分泌物,遵医嘱给予氧气吸入,备好新斯的明、人工呼吸机等抢救药品和器材,尽快解除危象,必要时配合行气管插管、气管切开和人工辅助呼吸。

2.应用机械通气后,须严格执行气管插管/气管切开的护理常规。

3.依不同类型的危象采用不同处理办法,严格执行用药时间及剂量,配合医生合理使用药物,同时进行对症治疗,尽快解除危象。

### (五)心理护理

重症肌无力症状影响患者的正常生活,病程长且易复发,患者往往精神负担重,易出现悲观、恐惧,影响治疗效果。护理人员应对患者做好心理护理,增强患者战胜疾病的信心。耐心解释病情,详细告诉本病的病因、临床过程、治疗效果,让患者积极配合治疗。

此外,告知患者家属给予情感支持,使患者保持良好心态,有助于早日康复。

### (六)饮食护理

给予高热量、高蛋白、高维生素,富含钾、钙的软食或半流食,避免干硬和粗糙食物。进食时尽量取坐位,进餐前充分休息或服药 15～30 分钟后产生药效时进餐,进餐时给患者充足的时间,鼓励患者少量多餐,细嚼慢咽,重症患者可给予鼻饲饮食,必要时遵医嘱给予静脉营养。

### (七)康复护理

1.语言康复训练

鼓励患者多与他人交流,并为其准备纸、笔、画板等交流工具,指导患者采用文字形式和肢体语言表达需求。

2.躯体移动障碍

正确摆放肢体功能位并保持,避免由于痉挛产生的异常姿势影响患者的生活质量。注意体位变换、床上运动训练(Bobath 握手,桥式运动、关节被动运动)、坐位训练、站立训练、步行训练、平衡共济训练等。

## 十一、健康指导

### (一)疾病知识指导

避免感染、精神创伤、过度疲劳、妊娠、分娩等,以免加重病情,甚至诱发重症肌无力危象。重症肌无力患者一般预后良好,但危象的死亡率较高,特别1～2 年内,易发生肌无力危象。

### (二)用药指导

介绍所用药物的名称、剂量、常见不良反应等,指导患者遵医嘱正确服用抗胆碱酯酶药物,避免漏服、自行停服和更改药量,防止因用药不足或过量导致危象发生或加重病情。因其他疾病就诊时应主动告知患有本病,以避免误用药物而加重病情。

### (三)饮食指导

指导患者掌握正确的进食方法,当咽喉、软腭和舌部肌群受累出现吞咽困难、饮水呛咳时,不能强行服药和进食,以免导致窒息或吸入性肺炎。教会患者和家属自我观察营养状况的方法,出现食物摄入明显减少、体重减轻或消瘦、精神不振、皮肤弹性减退等营养不良表现时,及时就诊。

### (四)日常生活指导

生活规律,养成良好的作息习惯;眼肌型重症肌无力的患者注意不要用眼过度,多注意眼睛休息,减少看电视时间;劳逸结合,根据病情选择合适的锻炼方法,但不可操之过急;重症肌无力的患者本身抵抗力差,常因感冒诱发或加重病情,因此生活中注意预防感冒,做好保暖措施,避免加重病情。

## 十二、护理评价

通过治疗及护理,患者是否:①肌无力危象得到及时救治。②日常生活需要得到满足。③住院期间无呼吸衰竭、吸入性肺炎等并发症发生。④能够说出疾病相关知识及用药注意事项。⑤能够采取有效的沟通方式交流。

# 第三章 心内科疾病的护理

## 第一节 心绞痛

心绞痛是冠状动脉供血不足,心肌急剧的、暂时的缺血与缺氧所引起的临床综合征。其特点为阵发性的前胸压榨性疼痛感觉,主要位于胸骨后部,可放射至心前区和左上肢,常发生于劳动或情绪激动时,持续数分钟,休息或用硝酸酯制剂后消失。

### 一、病因和发病机制

本病多见于男性,多数患者在 40 岁以上,劳累、情绪激动、饱食、受寒、阴雨天气、急性循环衰竭等为常见诱因。除冠状动脉粥样硬化外,本病还可由主动脉瓣狭窄或关闭不全、梅毒性主动脉炎、原发性肥厚型心肌病、先天性冠状动脉畸形、风湿性冠状动脉炎等引起。

对心脏予以机械性刺激并不引起疼痛,但心肌缺血与缺氧则引起疼痛。当冠状动脉的供血与心肌的需血之间发生矛盾,冠状动脉血流量不能满足心肌代谢的需要,引起心肌急剧的、暂时的缺血与缺氧时,即产生心绞痛。

心肌耗氧的多少由心肌张力、心肌收缩强度和心率所决定。心肌张力＝左室收缩压(动脉收缩压)×心室半径。心肌收缩强度和心室半径经常不变,因此常用"心率×收缩压"(即二重乘积)作为估计心肌氧耗的指标。心肌能量的产生要求大量的氧供,心肌细胞摄取血液氧含量的 65%～75%,而身体其他组织则仅摄取 10%～25%,因此心肌平时对血液中氧的吸收已接近于最大量,氧需要增加时已难以从血液中更多地摄取氧,只能依靠增加冠状动脉的血流量来提供。在正常情况下,冠状循环有很大的储备力,其血流量可增加到休息时的 6～7 倍。缺氧时,冠状动脉也扩张,能使其流量增加 4～5 倍。动脉粥样硬化而致冠状动脉狭窄或部分分支闭塞时,其扩张性减弱,血流量减少,且对心肌的供血量相对地比较稳定。心肌的血液供给如减低到尚能应付心脏平时的需要,则休息时可无症状。一旦心脏负荷突然增加,如劳累、激动、左心衰竭等,使心肌张力增加(心腔容积增加、心室舒张末期压力增高)、心肌收缩力增加(收缩压增高、心室压力曲线量大压力随时间变化率增加)和心率增快等而致心肌氧耗量增加时,心肌对血液的需求增加;或当冠状动脉发生痉挛(如吸烟过度或神经体液调节障碍)时,冠状动脉血流量进一步减少;或在突然发生循环血流量减少的情况下(如休克、极度心动过速等),心肌血液供求之间的矛盾加深,心肌血液供给不足,遂引起心绞痛。严重贫血的患者,在心肌供血量虽未减少的情况下,可由于红细胞减少血液携氧量

不足而引起心绞痛。在多数情况下,劳累诱发的心绞痛常在同一"心率×收缩压"值的水平上发生。

产生疼痛的直接因素,可能是在缺血缺氧的情况下,心肌内积聚过多的代谢产物,如乳酸、丙酮酸、磷酸等酸性物质;或类似激肽的多肽类物质,刺激心脏内自主神经的传入纤维末梢,经

第1~5胸交感神经节和相应的脊髓段,传至大脑,产生疼痛的感觉。这种痛觉反应在与自主神经进入水平相同脊髓的脊神经所分布的皮肤区域,即胸骨后及两臂的前内侧与小指,尤其是在左侧,而多不在心脏解剖位置处。有人认为,在缺血区内富有神经供应的冠状血管的异常牵拉和收缩,可以直接产生疼痛冲动。

病理解剖检查显示心绞痛的患者,至少有一支冠状动脉的主支管腔显著狭窄达横切面的75%以上。有侧支循环形成者,则冠状动脉的主支有更严重的阻塞才会发生心绞痛。另一方面,冠状动脉造影发现5%~10%的心绞痛患者,其冠状动脉的主要分支无明显病变,提示这些患者的心肌血供和氧供不足,可能是冠状动脉痉挛、冠状循环的小动脉病变、血红蛋白和氧的离解异常、交感神经过度活动、儿茶酚胺分泌过多或心肌代谢异常等所致。

患者在心绞痛发作之前,常有血压增高、心率增快、肺动脉压增高和肺毛细血管压增高的变化,反映心脏和肺的顺应性减低,发作时可有左心室收缩力和收缩速度降低、喷血速度减慢、左心室收缩压下降、心搏量和心啰音降低、左心室舒张末期压和血容量增加等左心衰竭的病理生理变化。左心室壁可呈收缩不协调或部分心室壁有收缩减弱的现象。

## 二、临床表现

### (一)症状

**1.典型发作**

突然发生的胸骨后,上、中段可波及心前区压榨性、闷胀性或窒息性疼痛,可放射至左肩、左上肢前内侧及无名指和小指。重者有濒死的恐惧感和冷汗,往往迫使患者停止活动。疼痛历时1~5 min,很少超过15 min,休息或含化硝酸甘油多在1~2 min内(很少超过5 min)缓解。

**2.不典型发作**

(1)疼痛部位可出现在上腹部、颈部、下颌、左肩胛部或右前胸、左大腿内侧等。

(2)疼痛轻微或无疼痛,而出现胸部闷感、胸骨后烧灼感等,称心绞痛的相当症状。上述症状亦应为发作型,休息或含化硝酸甘油可缓解。心前区刺痛,手指能明确指出疼痛部位,以及持续性疼痛或胸闷,多不是心绞痛。

### (二)体征

平时一般无异常体征。心绞痛发作时可出现心率增快、血压增高、表情焦虑、出汗,有时出现第四或第三心音奔马律,可有暂时性心尖区收缩期杂音(乳头肌功能不全)。

### (三)心绞痛严重程度的分级

根据加拿大心血管学会分类分为四级。①Ⅰ级:一般体力活动(如步行和登楼)不受限,仅在强、快或长时间劳力时发生心绞痛。②Ⅱ级:一般体力活动轻度受限。快步、饭后、寒冷或刮风中、精神应激或醒后数小时内步行或登楼;步行两个街区以上、登楼一层以上和爬山,均引起心绞痛。③Ⅲ级:一般体力活动明显受限,步行1~2个街区,登楼一层引起心绞痛。④Ⅳ级:一切体力活动都引起不适,静息时可发生心绞痛。

## 三、分型

### (一)劳累性心绞痛

由活动和其他可引起心肌耗氧增加的情况下而诱发。又可分为:

**1.稳定型劳累性心绞痛特点**

(1)病程＞1 个月。

(2)胸痛发作与心肌耗氧量增加多有固定关系,即心绞痛阈值相对不变。

(3)诱发心绞痛的劳力强度相对固定,并可重复。

(4)胸痛发作在劳力当时,被迫停止活动、症状可缓解。

(5)心电图运动试验多呈阳性。

此型冠脉固定狭窄度超过管径 70%,多支病变居多,冠脉动力性阻塞多不明显,粥样斑块无急剧增大或破裂出血,故临床病情较稳定。

**2.初发型劳力性心绞痛特点**

(1)病程<1 个月。

(2)年龄较轻。

(3)男性居多。

(4)临床症状差异大。①轻型:中等度劳力时偶发。②重型:轻微用力或休息时频发;梗塞前心绞痛为回顾性诊断。

此型单支冠脉病变多,侧支循环少,因冠脉痉挛或粥样硬化进展迅速,斑块破裂出血,血小板聚集,甚至有血栓形成,导致病情不稳定。

**3.恶化型劳累性心绞痛特点**

(1)心绞痛发作次数、持续时间、疼痛程度在短期内突然加重。

(2)活动耐量较以前明显降低。

(3)日常生活中轻微活动均可诱发,甚至安静睡眠时也可发作。

(4)休息或用硝酸甘油对缓解疼痛作用差。

(5)发作时心电图有明显的缺血性 ST-T 改变。

(6)血清心肌酶正常。

此型多属多支冠脉严重粥样硬化,并存在左主干病变,病情突然恶化可能因斑块脂质浸润急剧增大或破裂或出血,血小板凝聚血栓形成,使狭窄管腔更堵塞,至活动耐量减低。

**(二)自发性心绞痛**

心绞痛发作与心肌耗氧量增加无明显关系,而与冠状血流储备量减少有关,可单独发生或与劳累性心绞痛并存。与劳累性心绞痛相比,疼痛持续时间一般较长,程度较重,且不易为硝酸甘油所缓解。包括:

**1.卧位型心绞痛特点**

(1)有较长的劳累性心绞痛史。

(2)平卧时发作,多在午夜前,即入睡 1~2 h 内发作。

(3)发作时需坐起甚至需站立。

(4)疼痛较剧烈,持续时间较长。

(5)发作时 ST 段下降显著。

(6)预后差,可发展为急性心肌梗死或发生严重心律失常而死亡。

此型发生机制尚有争论,可能与夜梦、夜间血压降低或发生未被察觉的左心室衰竭,以致狭窄的冠状动脉远端心肌灌注不足;或平卧时静脉回流增加,心脏工作量增加,需氧增加等有关。

2.变异型心绞痛特点

(1)发病年龄较轻。

(2)发作与劳累或情绪多无关。

(3)易于午夜到凌晨时发作。

(4)几乎在同一时刻呈周期性发作。

(5)疼痛较重,历时较长。

(6)发作时心电图示有关导联的 ST 段抬高,与之相对应的导联则 ST 段可压低。

(7)含化硝酸甘油可使疼痛迅速缓解,抬高的 ST 段随之恢复。

(8)血清心肌酶正常。

本型心绞痛是由于在冠状动脉狭窄的基础上,该支血管发生痉挛,引起一片心肌缺血所致。冠状动脉造影正常的患者,也可由于该动脉痉挛而引起。冠状动脉痉挛可能与 α 肾上腺素能受体受到刺激有关,患者迟早会发生心心肌梗死。

3.中间综合征

亦称急性冠状动脉功能不全特点

(1)心绞痛发作持续时间长,可达 30 min 至 1 h 以上。

(2)常在休息或睡眠中发作。

(3)心电图、放射性核素和血清学检查无心肌坏死的表现。本型心绞痛其性质介于心绞痛与心肌梗死之间,常是心肌梗死的前奏。

4.梗死后心绞痛

梗死后心绞痛是急性心肌梗死发生后 1 月内(不久或数周)又出现的心绞痛。由于供血的冠状动脉阻塞发生心肌梗死,但心肌尚未完全坏死,一部分未坏死的心肌处于严重缺血状态下又发生疼痛,随时有再发生梗死的可能。

**(三)混合性心绞痛**

混合性心绞痛的特点为:

(1)劳累性与自发性心绞痛并存,如兼有大支冠状动脉痉挛,除劳累性心绞痛外可并存变异型心绞痛,如兼有中等大冠脉收缩则劳累性心绞痛可在通常能耐受的劳动强度以下发生。

(2)心绞痛阈值可变性大,临床表现为在当天不同时间、当年不同季节的心绞痛阈值有明显变化,如伴有 ST 段压低的心绞痛患者运动能力的昼夜变化,或一天中首次劳累性发作的心绞痛。劳累性心绞痛患者遇冷诱发及餐后发作的心绞痛多属此型。

此类心绞痛为一支或多支冠脉有临界固定狭窄病变限制了最大冠脉储备力,同时有冠脉痉挛收缩的动力性阻塞使血流减少,故心肌耗氧量增加与心肌供氧量减少两个因素均可诱发心绞痛。

近年"不稳定型心绞痛"一词在临床上被广泛应用,指介于稳定型劳累性心绞痛与急性心肌梗死和猝死之间的中间状态。它包括了除稳定型劳累性心绞痛外的上述所有类型的心绞痛,还包括冠状动脉成形术后心绞痛、冠状动脉旁路术后心绞痛等新近提出的心绞痛类型。其病理基础是在原有病变基础上发生冠状动脉内膜下出血、粥样硬化斑块破裂、血小板或纤维蛋白凝集、形成血栓、冠状动脉痉挛等。

## 四、辅助检查

### (一)心电图

1.静息时心电图

约半数患者在正常范围,也可有非特异性 ST-T 异常或陈旧性心肌梗死图形,有时有房室或束支传导阻滞、期前收缩等。

2.心绞痛发作时心电图

绝大多数患者可出现暂时性心肌缺血引起的 ST 段移位;ST 段水平或下斜压低≥1 mm,ST 段抬高≥2 mm(变异型心绞痛);T 波低平或倒置,平时 T 波倒置者发作时变直立(伪改善)。可出现各种心律失常。

3.心电图负荷试验

用于心电图正常或可疑时。有双倍二级梯运动试验(master 试验)、活动平板运动试验、蹬车试验潘生丁试验、心房调搏和异丙肾上腺素静脉滴注试验等。

4.动态心电图

24 h 持续记录以证实胸痛时有无心电图缺血改变及无痛性禁忌缺血发作。

### (二)放射性核素检查

1.$^{201}$铊($^{201}$TI)心肌显像或兼作负荷(运动)试验

休息时铊显像所示灌注缺损主要见于心肌梗死后瘢痕部位。而缺血心肌常在心脏负荷后显示灌注缺损,并在休息后复查出现缺损区再灌注现象。近年用$^{99m}$Tc-MIBI 作心肌灌注显像(静息或负荷)取得良好效果。

2.放射性核素心腔造影

静脉内注射焦磷酸亚锡被细胞吸附后,再注射$^{99m}$Tc,即可使红细胞被标记上放射性核素,得到心腔内血池显影。可测定左心室射血分数及显示室壁局部运动障碍。

### (三)超声心动图

二维超声心动图可检出部分冠状动脉左主干病变,结合运动试验可观察到心室壁节段性运动异常,有助于心肌缺血的诊断,静息状态下心脏图像阴性,尚可通过负荷试验确定,近年三维、经食管、血管内和心内超声检查增加了其诊断的阳性率和准确性。

### (四)心脏 X 线检查

无异常发现或见心影增大、肺充血等。

### (五)冠状动脉造影

可直接观察冠状动脉解剖及病变程度与范围是确诊冠心病的最可靠方法。但它是一种有一定危险的有创检查,不宜作为常规诊断手段。其主要指征为:

(1)胸痛疑似心绞痛不能确诊者。

(2)内科治疗无效的心绞痛,需明确冠状病变情况而考虑手术者。

### (六)激发试验

为诊断冠脉痉挛,常用冷加压、过度换气及麦角新碱作激发试验,前两种试验较安全,但敏感性差,麦角新碱可引起冠脉剧烈收缩,仅适用于造影时冠脉正常或固定狭窄病变<50％的可疑冠脉痉挛患者。

## 五、诊断要点

根据典型的发作特点和体征,含用硝酸甘油后缓解,结合年龄和存在冠心病易患因素,除外其他原因,所致的心绞痛,一般即可建立诊断。下列几方面有助于临床上判别心绞痛。

### (一)性质

心绞痛应是压榨紧缩、压迫窒息、沉重闷胀性疼痛,而非刀割样尖锐痛或抓痛、短促的针刺样或触电样痛或昼夜不停的胸闷感觉。其实也并非"绞痛"。在少数患者可为烧灼感、紧张感或呼吸短促伴有咽喉或气管上方紧窄感。疼痛或不适感开始时较轻,逐渐增剧,然后逐渐消失,很少为体位改变或呼吸所影响。

### (二)部位

疼痛或不适处常位于胸骨或其邻近,也可发生在上腹部至咽部之间的任何水平处,但极少在咽部以上。有时可位于左肩或左臂,偶尔也可位于右臂、下颌、下颈椎、上胸椎、左肩胛骨间或肩胛骨上区,然而位于左腋下或左胸下者很少。对于疼痛或不适感分布的范围,患者常需用整个手掌或拳头来指示,仅用一手指的指端来指示者极少。

### (三)时限

为 1～15 min,多数 3～5 min,偶有达 30 min 的(中间综合征除外)。疼痛持续仅数秒钟或不适感(多为闷感)持续整天或数天者均不似心绞痛。

### (四)诱发因素

以体力劳累为主,其次为情绪激动,再次为寒冷环境、进冷饮及身体其他部位的疼痛。在体力活动后而不是在体力活动的当时发生的不适感,不似心绞痛。体力活动再加情绪激动,则更易诱发,自发性心绞痛可在无任何明显诱因下发生。

### (五)硝酸甘油的效应

舌下含用硝酸甘油片如有效,心绞痛应于 1～2 min 内缓解(也有需 5 min 的,要考虑到患者可能对时:间的估计不够准确),对卧位型的心绞痛,硝酸甘油可能无效。在评定硝酸甘油的效应时,还要注意患者所用的药物是否已经失效或接近失效。

### (六)心电图

发作时心电图检查可见以 R 波为主的导联中,ST 段压低,T 波平坦或倒置(变异型心绞痛者则有关导联 ST 段抬高),发作过后数分钟内逐渐恢复。心电图无改变的患者可考虑做负荷试验。发作不典型者,诊断要依靠观察硝酸甘油的疗效和发作时心电图的改变;如仍不能确诊,可多次复查心电图、心电图负荷试验或 24 h 动态心电图连续监测,如心电图出现阳性变化或负荷试验诱致心绞痛发作时亦可确诊。

## 六、鉴别诊断

### (一)X 综合征

目前临床上被称为 X 综合征的有两种情况:一是 1973 年 Kemp 所提出的原因未明的心绞痛;二是 1988 年 Keaven 所提出的与胰岛素抵抗有关的代谢失常。心绞痛需与 Kemp 的 X 综合征相鉴别。X 综合征(Kemp)目前被认为是小的冠状动脉舒缩功能障碍所致,以反复发作劳累性心绞痛为主要表现,疼痛亦可在休息时发生,发作时或负荷后心电图可示心肌缺血表现、核素心肌灌注可示灌注缺损、超声心动图可示节段性室壁运动异常。但本病多见于女性,冠心病的易患因素不明显,疼痛症状不甚典型,冠状动脉造影阴性,左心室无肥厚表现,麦角新碱试验阴性,治疗反应不稳定而预后良好则与冠心病心绞痛不同。

### (二)心脏神经官能症

多发于青年或更年期的女性患者,心前区刺痛或经常性胸闷,与体力活动无关,常伴心悸及叹息样呼吸,手足麻木等。过度换气或自主神经功能紊乱时可有 T 波低平或倒置,但心电图普萘洛尔试验或氯化钾试验时 T 波多能恢复正常。

### (三)急性心肌梗死

本病疼痛部位与心绞痛相仿,但程度更剧烈,持续时间多在半小时以上,硝酸甘油不能缓解。常伴有休克、心律失常及心力衰竭;心电图面向梗死部位的导联 ST 段抬高,常有异常 Q 波;血清心肌酶增高。

### (四)其他心血管病

如主动脉夹层形成、主动脉窦瘤破裂、主动脉瓣病变、肥厚型心肌病、急性心包炎等。

### (五)颈胸疾患

如颈椎病、胸椎病、肋软骨炎、肩关节周围炎、胸肌劳损、肋间神经痛、带状疱疹等。

### (六)消化系统疾病

如食管裂孔疝、贲门痉挛、胃及十二指肠溃疡、急性胰腺炎、急性胆囊炎及胆石症等。

## 七、治疗

预防主要是防止动脉粥样硬化的发生和发展。治疗原则是改善冠状动脉的供血和减轻心肌的耗氧,同时治疗动脉粥样硬化。

### (一)发作时的治疗

1.休息

发作时立刻休息,一般患者在停止活动后症状即可消除。

2.药物治疗

较重的发作,可使用作用快的硝酸酯制剂。这类药物除扩张冠状动脉、降低其阻力、增加其血流量外,还通过对周围血管的扩张作用,减少静脉回心血量,降低心室容量、心腔内压、心啰音和血压,减低心脏前后负荷和心肌的需氧,从而缓解心绞痛。

(1)硝酸甘油:可用 0.3～0.6 mg 片剂,置于舌下含化,使其迅速为唾液所溶解而吸收,1～2 min 即开始起作用,约半小时后作用消失,对约 92% 的患者有效,其中 76% 在 3 min 内见效。延迟见效或完全无效时提示患者并非患冠心病或患严重的冠心病,也可能所含的药物已失效或未溶解,如属后者可嘱患者轻轻嚼碎之继续含化。长期反复应用可由于产生耐药性而效力减低,停用 10 d 以上,可恢复有效性。近年还有喷雾剂和胶囊制剂,能达到更迅速起效的目的。不良反应有头昏、头胀痛、头部跳动感、面红、心悸等,偶尔有血压下降,因此第一次用药时,患者宜取平卧位,必要时吸氧。

(2)硝酸异山梨酯(消心痛):可用 5～10 mg,舌下含化,2～5 min 见效,作用维持 2～3 h。或用喷雾剂喷到口腔两侧黏膜上,每次 1.25 mg,1 min 见效。

（3）亚硝酸异戊酯：为极易气化的液体，盛于小安瓿内，每安瓿 0.2 mL，用时以小手帕包裹敲碎，立即盖于鼻部吸入。作用快而短，在 10～15 s 内开始，几分钟即消失。本药作用与硝酸甘油相同，其降低血压的作用更明显，有引起昏厥的可能，目前多数学者不推荐使用。同类制剂还有亚硝酸辛酯。在应用上述药物的同时，可考虑用镇静药。

**（二）缓解期的治疗**

宜尽量避免各种确知足以诱致发作的因素。调节饮食，特别是一次进食不应过饱，禁绝烟酒。调整日常生活与工作量；减轻精神负担；保持适当的体力活动，但以不致发生疼痛症状为度；有血脂质异常者积极调整血脂；一般不需卧床休息。在初次发作（初发型）或发作增多、加重（恶化型）或卧位型、变异型、中间综合征、梗死后心绞痛等，疑为心肌梗死前奏的患者，应予休息一段时间。

使用作用持久的抗心绞痛药物，应防止心绞痛发作，可单独选用、交替应用或联合应用下列作用持久的药物。

1.硝酸酯制剂

（1）硝酸异山梨酯。①硝酸异山梨酯：口服后半小时起作用，持续 3～5 h，常用量为 10～20 mg/4～6 h，初服时常有头痛反应，可将单剂改为 5 mg，以后逐渐加量。②单硝酸异山梨酯（异乐定）：口服后吸收完全，解离缓慢，药效达 8 h，常用量为 20～40 mg/8～12 h。近年倾向于应用缓释制剂减少服药次数，硝酸异山梨酯的缓释制剂 1 次口服作用持续 8 h，可用 20～60 mg/8 h；单硝酸异山梨酯的缓释制剂用量为 50 mg，每天 1～2 次。

（2）长效硝酸甘油制剂。①硝酸甘油缓释制剂：口服后使硝酸甘油部分药物得以逃逸肝脏代谢，进入体循环而发挥其药理作用。一般服后半小时起作用，时间可长达 8～12 h，常用剂量为 2.5 mg，每天 2 次。②硝酸甘油软膏和贴片制剂：前者为 2% 软膏，均匀涂于皮肤上，每次直径 2～5 厘米，涂药 60～90 min 起作用，维持 4～6 h；后者每贴含药 20 mg，贴于皮肤上后 1 h 起作用，维持 12～24 h。胸前或上臂皮肤为最合适于涂或贴药的部位。患青光眼、颅内压增高、低血压或休克者不宜选用本类药物。

2.β肾上腺素能受体阻滞剂（β受体阻滞剂）

β受体有 $β_1$ 和 $β_2$ 两个亚型。心肌组织中β受体占主导地位而支气管和血管平滑肌中以 $β_2$ 受体为主。所有β受体阻滞剂对两型β受体都能抑制，但对心脏有些制剂有选择性作用。它们具有阻断拟交感胺类对心率和心收缩力受体的刺激作用，减慢心率，降低血压，减低心肌收缩力和氧耗量，从而缓解心绞痛的发作。此外，还减低运动时血流动力的反应，使在同一运动量水平上心肌耗氧量减少；使不缺血的心肌区小动脉（阻力血管）缩小，从而使更多的血液通过极度扩张的侧支循环（输送血管）流入缺血区。国外学者建议用量要大。不良反应有心室射血时间延长和心脏容积增加，这虽可能使心肌缺血加重或引起心力衰竭，但其使心肌耗氧量减少的作用远超过其不良反应。常用制剂有：

（1）普萘洛尔（心得安）：每天 3～4 次，开始时每次 10 mg，逐步增加剂量，达每天 80～200 mg；其缓释制剂用 160 mg，1 次/日。

（2）氧烯洛尔（心得平）：每天 3～4 次，每次 20～40 mg。

（3）阿普洛尔（心得舒）：每天 2～3 次，每次 25～50 mg。

(4)吲哚洛尔(心得静):每天 3～4 次,每次 5 mg,逐步增至 60 mg/d。

(5)索他洛尔(心得怡):每天 2～3 次,每次 20 mg,逐步增至 200 mg/d。

(6)美托洛尔(美多心安):每天 2 次,每次 25～100 mg;其缓释制剂用 200 mg,1 次/日。

(7)阿替洛尔(氨酰心安):每天 2 次,每次 12.5～75 mg。

(8)醋丁洛尔(醋丁酰心安):每天 200～400 mg,分 2～3 次服。

(9)纳多洛尔(康加多尔):每天 1 次,每次 40～80 mg。

(10)噻吗洛尔(噻吗心安):每天 2 次,每次 5～15 mg。

本类药物有引起心动过缓、降低血压、抑制心肌收缩力、引起支气管痉挛等作用,长期应用有些可以引起血脂增高,故选用药物时和用药过程中要加以注意和观察。新的一代制剂中赛利洛尔具有心脏选择性 $\beta_1$ 受体阻滞作用,同时部分的激动 $\beta_2$ 受体。其减缓心率的作用较轻,甚至可使夜间心率增快;有轻度兴奋心脏的作用;有轻度扩张支气管平滑肌的作用;使血胆固醇、低密度脂蛋白和三酰甘油降低而高密度脂蛋白胆固醇增高;使纤维蛋白降低而纤维蛋白原增高;长期应用对血糖无影响,因而更适用于老年冠心患者。剂量为 200～400 mg,每天 1 次。我国患者对降受体阻滞剂的耐受性较差宜用低剂量。

$\beta$ 受体阻滞剂可与硝酸酯合用,但要注意:①$\beta$ 受体阻滞剂可与硝酸酯有协同作用,因而剂量应偏小,开始剂量尤其要注意减小,以免引起体位性低血压等不良反应。②停用 $\beta$ 受体阻滞剂时应逐步减量,如突然停用有诱发心肌梗死的可能。③心功能不全,支气管哮喘以及心动过缓者不宜用。由于其有减慢心律的不良反应,因而限制了剂量的加大。

3.钙通道阻滞剂亦称钙拮抗剂

此类药物抑制钙离子进入细胞内,也抑制心肌细胞兴奋,收缩耦联中钙离子的利用。因而抑制心肌收缩,减少心肌耗氧;扩张冠状动脉,解除冠状动脉痉挛,改善心内膜下心肌的血供;扩张周围血管,降低动脉压,减轻心脏负荷;还降低血液黏度,抗血小板聚集,改善心肌的微循环。常用制剂有:

(1)苯烷胺衍生物:最常用的是维拉帕米(异搏定)80～120 mg,每天 3 次;其缓释制剂240～480 mg,每天 1 次。不良反应有头晕、恶心、呕吐、便秘、心动过缓、PR 间期延长、血压下降等。

(2)二氢吡啶衍生物:①硝苯地平(心痛定):10～20 mg,每 4～8 h1 次口服;舌下含用 3～5 min 后起效;其缓释制剂用量为 20～40 mg,每天 1～2 次。②氨氯地平(络活喜):5～10 mg,每天 1 次。③尼卡地平:10～30 mg,每天 3～4 次。④尼索地平:10～20 mg,每天 2～3 次。⑤非洛地平(波依定):5～20 mg,每天 1 次。⑥伊拉地平:2.5～10 mg,每 12 h 1 次。

本类药物的不良反应有头痛、头晕、乏力、面部潮红、血压下降、心率增快、下肢水肿等,也可有胃肠道反应。

(3)苯噻氮唑衍生物:最常用的是地尔硫䓬(恬尔心、合心爽),30～90 mg,每天 3 次,其缓释制剂用量为 45～90 mg,每天 2 次。不良反应有头痛、头晕、皮肤潮红、下肢水肿、心率减慢、血压下降、胃肠道不适等。以钙通道阻滞剂治疗变异型心绞痛的疗效最好。

4.冠状动脉扩张剂

冠状动脉扩张剂为能扩张冠状动脉的血管扩张剂,从理论上说将能增加冠状动脉的血流,改善心肌的血供,缓解心绞痛。但由于冠心病时冠状动脉病变情况复杂,有些血管扩张剂如双嘧达莫,可能扩张无病变或轻度病变的动脉较扩张重度病变的动脉远为显著,减少侧支循环的血流量,引起所谓"冠状动脉窃血",增加了正常心肌的供血量,使缺血心肌的供血量反而更减少,因而不再用于治疗心绞痛。目前仍用的有:

(1)吗多明:1～2 mg,每天 2～3 次,不良反应有头痛、面红、胃肠道不适等。

(2)胺碘酮:100～200 mg,每天 3 次,也用于治疗快速心律失常,不良反应有胃肠道不适、药疹、角膜色素沉着、心动过缓、甲状腺功能障碍等。

(3)乙氧黄酮:30～60 mg,每天 2～3 次。

(4)卡波罗孟:75～150 mg,每天 3 次。

(5)奥昔非君:8～16 mg,每天 3～4 次。

(6)氨茶碱:100～200 mg,每天 3～4 次。

(7)罂粟碱:30～60 mg,每天 3 次等。

### (三)中医中药治疗

根据祖国医学辨证论治,采用治标和治本两法。治标,主要在疼痛期应用,以"通"为主,有活血、化瘀、理气、通阳、化痰等法;治本,一般在缓解期应用,以调整阴阳、脏腑、气血为主,有补阳、滋阴、补气血、调理脏腑等法。其中以"活血化瘀"法(常用丹参、红花、川芎、蒲黄、郁金等)和"芳香温通"法(常用苏合香丸、苏冰滴丸、宽胸丸、保心丸、麝香保心丸等)最为常用。此外,针刺或穴位按摩治疗也有一定疗效。

### (四)其他药物和非药物治疗

右旋糖酐 40 或羟乙基淀粉注射液:250～500 mL/d,静脉滴注 14～30 d 为一疗程,作用为改善微循环的灌流,可能改善心肌的血流灌注,可用于心绞痛的频繁发作。高压氧治疗增加全身的氧供应,可使顽固的心绞痛得到改善,但疗效不易巩固。体外反搏治疗可能增加冠状动脉的血供,也可考虑应用。兼有早期心力衰竭者,治疗心绞痛的同时宜用快速作用的洋地黄类制剂。鉴于不稳定型心绞痛的病理基础是在原有冠状动脉粥样硬化病变上发生冠状动脉内膜下出血、斑块破裂、血小板或纤维蛋白凝集形成血栓,近年对之采用抗凝血、溶血栓和抗血小板药物治疗,收到较好的效果。

### (五)运动锻炼疗法

谨慎安排进度适宜的运动锻炼有助于促进侧支循环的发展,提高体力活动的耐受量,改善症状。

### (六)不稳定型心绞痛的处理

各种不稳定型心绞痛的患者均应住院卧床休息,在密切监护下,进行积极的内科治疗,尽快控制症状和防止发生心肌梗死。需取血测血清心肌酶和观察心电图变化以除外急性心肌梗死,并注意胸痛发作时的 ST 段改变。胸痛时可先含硝酸甘油 0.3～0.6 mg,如反复发作可舌下含硝酸异山梨酯 5～10 mg,每 2 h 1 次,必要时加大剂量,以收缩压不过于下降为度,症状缓解后改为口服。如无心力衰竭可加用 β 受体阻滞剂和(或)钙通道阻滞剂,剂量可偏大些。胸痛严重而频繁或难以控制者,可静脉内滴注硝酸甘油,以 1 mg 溶于 5％葡萄糖液 50～100 mL中,开始时 10～20μg/min,需要时逐步增加至 100～200μg/min;也可用硝酸异山梨酯 10 mg

溶于5%葡萄糖100mL中,以30~100μg/min静脉滴注。对发作时ST段抬高或有其他证据提示其发作主要由冠状动脉痉挛引起者,宜用钙通道阻滞剂取代β受体阻滞剂。鉴于本型患者常有冠状动脉内粥样斑块破裂、血栓形成、血管痉挛以及血小板聚集等病变基础,近年主张用阿司匹林口服和肝素或低分子肝素皮下或静脉内注射以预防血栓形成。情况稳定后行选择性冠状动脉造影,考虑介入或手术治疗。

## 八、护理

### (一)护理评估

#### 1.病史

询问有无高血压、高脂血症、吸烟、糖尿病、肥胖等危险因素,及劳累、情绪激动、饱食、寒冷、吸烟、心动过速、休克等诱因。

#### 2.身体状况

主要评估胸痛的特征,包括诱因、部位、性质、持续时间、缓解方式及心理感受等。典型心绞痛的特征为:①发作在劳力等诱因的当时。②疼痛部位在胸骨体上段或中段之后,可波及心前区约手掌大小范围,甚至横贯前胸,界限不很清楚,常放射至左肩臂内侧达无名指和小指,或至颈、咽、下颌部。③疼痛性质为压迫、紧缩性闷痛或烧灼感,偶伴濒死感,迫使患者立即停止原来的活动,直至症状缓解。④疼痛一般持续3~5 min,经休息或舌下含化硝酸甘油,几分钟内缓解,可数日或数周发作1次,或一日发作多次。⑤发作时多有紧张或恐惧,发作后有焦虑、多梦。发作时体检常有心率加快、血压升高、面色苍白、冷汗,部分患者有暂时性心尖部收缩期杂音、舒张期奔马律、交替脉。

#### 3.实验室及其他检查

(1)心电图检查:主要是在R波为主的导联上,ST段压低,T波平坦或倒置等。

(2)心电图负荷试验:通过增加心脏负荷及心肌氧耗量,激发心肌缺血性ST-T改变,有助于临床诊断和疗效评定等。常用的方法有:饱餐试验、双倍阶梯运动试验及次极量运动试验(蹬车运动试验、活动平板运动试验)等。

(3)动态心电图:可以连续24 h记录心电图,观察缺血时的ST-T改变,有助于诊断、观察药物治疗效果以及有无心律失常。

(4)超声波检查:二维超声显示:左主冠状动脉及分支管腔可能变窄,管壁不规则增厚及回声增强。心绞痛发作时或运动后局部心肌运动幅度减低或无运动及心功能减低。超声多普勒于二尖瓣上取样,可测出舒张早期血液速度减低、舒张末期流速增加,表示舒张早期心肌顺应性减低。

(5)X线检查:冠心病患者在合并有高血压病或心功能不全时,可有心影扩大、主动脉弓屈曲延长;心力衰竭重时,可合并肺充血改变;有陈旧心肌梗死合并室壁瘤时,X线下可见心室反向搏动(记波摄影)。

(6)放射性核素检查:静脉注射$^{201}$Tl,心肌缺血区不显像。$^{201}$Tl运动试验以运动诱发心肌缺血,可使休息时无异常表现的冠心病患者呈现不显像的缺血区。

(7)冠状动脉造影:可发现中动脉粥样硬化引起的狭窄性病变及其确切部位、范围和程度,并能估计狭窄处远端的管腔情况。

**（二）护理目标**

（1）患者主诉疼痛次数减少，程度减轻。

（2）患者能够掌握活动规律并保持最佳活动水平，表现为活动后不出现心律失常和缺氧表现。心率、血压、呼吸维持在预定范围。

（3）患者能够运用有效的应对机制减轻或控制焦虑。

（4）患者能了解本病防治常识，说出所服用药物的名称、用法、作用和不良反应。

（5）无并发症发生。

**（三）护理措施**

**1.一般护理**

（1）患者应卧床休息，嘱患者避免突然用力的动作，饭后不宜进行体力活动，防止精神紧张、情绪激动、受寒、饱餐及吸烟酗酒，宜少量多餐，用清淡饮食，不宜进含动物脂肪及高胆固醇的食物。对有恐惧和焦虑心理的患者，应向患者解释冠心病的性质，只要注意生活保健，坚持治疗，可以防止病情的发展；对情绪不稳者，可适当应用镇静剂。

（2）保持大小便通畅，做好皮肤及口腔的护理。

**2.病情观察与护理**

（1）不稳定型心绞痛患者应放监护室予以监护，密切观察病情和心电图变化，观察胸痛持续的时间、次数，并注意观察硝酸盐类等药物的不良反应。发现异常，及时报告医师，并协助相应的处理。

（2）患者心绞痛发作时，嘱其安静卧床休息，做心电图检查观察其 ST－T 的改变，并给予舌下含化硝酸甘油 0.6 mg，吸氧。对有频繁发作的心绞痛或属自发型心绞痛的患者，需提高警惕，用心电监护观察有无发展为心肌梗死。如有上述变化，应及时报告医生。

**（四）健康教育**

（1）患者及家属讲解有关疾病的病因及诱发因素，防止过度脑力劳动，适当参加体力活动；合理搭配饮食结构；肥胖者需限制饮食；戒烟酒。积极防治高血压、高脂血症和糖尿病。有上述疾病家族史的青年，应早期注意血压及血脂变化，争取早期发现，及时治疗。

（2）心绞痛症状控制后，应坚持服药治疗。避免导致心绞痛发作的诱因。对不经常发作者，需鼓励作适当的体育锻炼如散步、打太极拳等，这样有利于冠状动脉侧支循环的建立。随身携带硝酸甘油片或亚硝酸异戊酯等药物，以备心绞痛发作时自用。

（3）出院时指导患者根据病情调整饮食结构，坚持医生、护士建议的合理化饮食。教会家属正确测量血压、脉搏、体温的方法。教会患者及家属识别与自身有关的诱发因素，如吸烟，情绪激动等。

（4）出院带药，给患者提供有关的书面材料，指导患者正确用药。

（5）教会患者门诊随访知识。

# 第二节　心力衰竭

心力衰竭是指心脏不能正常地排出足够的血液来供应身体组织的需要。心力衰竭可分为左心衰竭、右心衰竭和全心衰竭;还可分为慢性心力衰竭及急性心力衰竭。心力衰竭还可根据血液循环负荷状态分为高输出量衰竭和低输出量衰竭。

## 一、临床表现及诊断

根据左室或右室衰竭的程度,心力衰竭的临床表现亦不相同。

### (一)左心衰竭

左心衰竭又分为左心室衰竭和左心房衰竭,但左心室衰竭远较左心房衰竭多见。

**1.症状**

左心衰竭的症状主要由肺充血所引起。

(1)呼吸困难:呼吸困难为左心衰竭的主要症状,最初出现在劳动时,以后逐渐加重,休息时亦可发生。呼吸困难为肺淤血和肺顺应性降低致肺活量减少的结果。

(2)端坐呼吸:呼吸困难常于平卧时加重,坐位或半卧位得到减轻或消除,即所谓端坐呼吸。

(3)阵发性呼吸困难:为急性左心衰的典型表现,多发生在夜间熟睡后,故亦称阵发性夜间呼吸困难。其原因为肺充血突然加重所致,肺充血加重可能由于:①平卧时有较多的水肿液被吸收,使循环血容量增加,另一方面平卧时静脉回流增多,亦加重肺充血。②睡眠时中枢神经敏感度降低,肺充血至较严重时才使患者惊醒,醒后敏感度陡然提高,突感呼吸困难。③睡眠时迷走神经张力增加,可使支气管和冠状动脉收缩,影响心肌的血液供应,使心室收缩力减弱,使肺充血加重。

(4)急性肺水肿:肺水肿是阵发性呼吸困难的进一步进展。患者有严重的呼吸困难,端坐呼吸,烦躁不安,咳嗽并咳出大量粉红色泡沫状黏液痰。特别严重患者痰液可从口腔和鼻孔大量涌出。

(5)咳嗽:咳嗽为左心衰竭的常见症状,多与呼吸困难同时发生,多在劳动时或夜间平卧时加重。咳嗽常由肺充血和支气管黏膜充血引起。

(6)咯血:肺充血严重者可有咯血,或为血丝痰或为粉红色泡沫痰,亦可能为大量咯血。咯血为血管或毛细血管破裂引起,大量咯血多为支气管黏膜下曲张的静脉破裂所致。

(7)声音嘶哑:系由左肺动脉扩张压迫左喉返神经引起。

(8)其他症状:如倦怠、乏力等为心啰音低下的结果。脑缺氧严重时可出现嗜睡、烦躁,甚至精神错乱等精神神经系统症状。

**2.体征**

(1)心脏方面。①心脏增大:以左心室增大为主,有时左心房亦可增大。体检发现心脏浊音界扩大,心尖搏动向左下移位伴有抬举感。②心率加快:为代偿功能之一,多为窦性心动过速,有时亦可在心房颤动基础上出现心室率加快。③舒张期奔马律:是左心室衰竭的重要体征之一。为血液迅速进入左心室使室壁震动引起,使第三心音增强。④心尖区收缩期杂音:左心室显著扩张时可发生相对性二尖瓣关闭不全。风湿性心脏病也可由二尖瓣本身病变引起。⑤肺动脉瓣区第二心音增强:为肺动脉压增高所致。⑥交替脉:脉搏轻重交替出现,亦为左心室衰竭的重要体征之一。

(2)肺脏方面:两肺底部常可闻及湿啰音,当有继发性支气管痉挛时,尚可伴有哮鸣音或干啰音。发生急性肺水肿时,湿性啰音布满全肺。

(3)周围循环方面。①皮肤:示周围性发绀。急性肺水肿时患者面色苍白、口唇青紫、皮肤湿冷或大量出汗。②脑部:可表现神志恍惚、嗜睡或躁动等。③肾脏:肾血流及肾小球滤过率降低而出现少尿。

3.血流动力学测定

(1)左室舒张末期压或肺毛细血管嵌压(PCWP)升高,急性肺水肿时 PCWP 常高于4.0 kPa。

(2)肺动脉平均压升高。

(3)中心静脉压可升高或正常。

(4)心排血指数下降,常低于 2.4 L/(min·m²),心源性休克时多低于 1.8 L/(min·m²)。

(5)体循环阻力增加。

4.X 线检查

心脏多有增大,以左室增大为主,单纯二尖瓣狭窄者可仅有左心房增大。早期肺静脉充血阶段 X 线检查显示肺上叶静脉扩张。间质性肺水肿阶段则显示肺血管增多、增粗、模糊不清和肺叶间淋巴管扩张。肺泡性肺水肿阶段,两肺显示云雾状阴影,肺门呈蝶形。

5.循环时间测定

血液循环时间测定示时间延长。

(二)右心衰竭

1.症状

主要为各脏器慢性持续充血而发生的功能改变。如食欲减退、恶心、呕吐、尿少、夜尿多、肝区胀痛或出现黄疸。部分患者可有失眠、嗜睡、谵妄甚至精神错乱。

2.体征

(1)心脏浊音界扩大,心前区心脏搏动弥散或呈抬举样。

(2)心率增快及舒张期奔马律。

(3)三尖瓣区可听到收缩期杂音,为右心室扩大,导致三尖瓣相对关闭不全。

(4)颈静脉充盈,为右心衰竭的早期表现。严重右心衰竭静脉压显著升高时,手臂静脉及其他浅表静脉也可见充盈。

(5)肝大压痛,肝颈静脉反流征阳性。进展快速的心力衰竭,尚可出现黄疸伴转氨酶升高。

(6)下垂性凹陷性水肿,多出现在身体的下垂部分。较轻病例水肿可限于脚、踝内侧和胫前,严重者可发展为全身水肿。

(7)胸腔积液及腹腔积液,以右侧胸腔积液为多见,或为双侧胸腔积液。腹腔积液大多发生于晚期。

(8) 发绀,见于长期右心衰竭中,为静脉血氧降低所致。

(9) 少尿、夜尿多和尿中出现少量蛋白、红细胞及管型。

(10) 消瘦、营养不良和恶病质。

3. 血流动力学测定

主要表现为中心静脉压、右房压和右室舒张末期压升高。心排血指数下降。

4. X 线检查

X 线检查示右心房和右心室增大,上腔静脉增宽而肺野清晰。

5. 心电图检查

心电图检查可提示右心房及右心室扩大。

## 二、主要护理诊断与护理措施

### (一) 心搏出量减少

因心力衰竭时,心肌收缩力减弱所致。

1. 临床特征

疲乏无力、尿量减少,心率增快、呼吸气短、肺充血或组织间隙水肿。

2. 护理措施

(1) 密切观察评估因心啰音减少所致改变的临床症状与体征。主要观察心率/心律,血压、颈静脉充盈度、下肢有无水肿、尿量等,所有生命体征监测数值每小时记录 1 次。对 24 小时主要生命征象做描记动态变化分析,及时与医生取得联系。

(2) 严格按时间、剂量给予强心药物。每次服用洋地黄前应数脉搏,心室率在 60 次/分钟以上为宜。密切观察服药后作用与毒性反应。洋地黄治疗效果的有效指征为心功能不全的症状或体征改善,心室率减慢,肝脏缩小,尿量增加等。如患者出现恶心、呕吐、心律失常等情况即出现了毒性反应,要及时通知医生采取措施。老年人、心肾功能不全、甲亢、低钾血症、贫血患者尤应注意。对应用其他正性肌力药,如多巴胺、多巴酚丁胺等,为保障准确的血流动力学效应,最好的给药方式是运用微量注射泵,以提供每分钟每公斤体重多少微克数的使用剂量。并严密观察有关血流动力学数值改变。如血压、中心静脉压、肺动脉嵌入压,左/右室每搏功、心啰音、肺和外周循环阻力的改变。以上项目每 4～6 小时测量记录 1 次,必要时随时测量、以保障合适的血管效应。

(3) 每 12～24 小时总结 1 次液体出入量。尤其密切观察尿量,并每小时记录 1 次,使尿量保持在 30～50 mL/h 为宜。对服用利尿剂的患者,要观察有无电解质失衡表现,尤其是低钾血症、低钠血症的表现。对于严重周围组织水肿患者,应用肌内注射途径给药时,应先压迫注射部位,再从压下处做深部注射,以免药物注入水肿腔隙内而失去临床作用。

3. 预期效果

使患者维持有效心啰音,一般状况改善。

### (二) 液体容量过多

因心力衰竭、左右心室负荷相对增加、泵功能减退所致。

1. 临床特征

肺充血、肺底有啰音,尿量减少、全身性水肿。

2.护理措施

(1)每小时监测和记录液体入出量,严格按医嘱调整入液滴速,必要时应使用输液泵。

(2)每日晨测体重1次,并记录。

(3)每日1次监测腹围。

(4)需要时每日拍胸片。

(5)加强饮食护理,严格限制钠盐摄入,轻者食物含钠量每日控制在0.5 g以下,重者则每日少于1 g。其他如调味品、啤酒、汽水等均不宜食用,可多食维生素。

(6)应用利尿剂应观察每小时尿量,记录尿量及颜色。

3.预期效果

患者可见全身水肿减轻,体重下降并趋于平稳,维持体液平衡。

### (三)呼吸形式改变

因心功能衰竭、肺充血、水肿,造成呼吸困难所致。

1.临床特征

两肺底可闻及湿啰音,肺充血和支气管黏膜充血时,患者出现咳嗽。如肺充血严重,咳粉红色泡沫痰或咯血,患者出现端坐呼吸或阵发性呼吸困难。

2.护理措施

(1)吸氧,采用低流量2~4 L/min持续给氧。如用鼻导管给氧,应清洁鼻腔后,将导管插入患者耳垂至鼻尖2/3长度,并每12小时更换1次鼻导管,以确保导管通畅。如为面罩给氧,注意勿使面罩边缘与患者面部扣压过紧,以免造成受压部位缺血、破溃形成。

(2)密切观察患者口唇、耳朵及甲床颜色改变,有无发绀,并及时记录。

(3)协助患者采取舒适的半坐卧位或坐位,保持病室内清洁、安静,创造患者康复治疗的良好环境,限制患者的休息和活动时间。

(4)每24小时测血气分析1次,观察氧疗效果。注意保持呼吸道或人工气道清洁、通畅,必要时可使用气道吸引,每日拍胸片1次。

3.预期效果

血气分析基本正常,患者在半坐卧位不感到呼吸费力,呼吸作功很小。

### (四)活动无耐力

心搏出量减少,组织灌流不足所致。

1.临床特征

稍活动即感心慌、气短、疲乏无力。

2.护理措施

(1)休息:根据患者心功能状态不同,而适当地保障患者在住院期间尽量休息,是减轻心脏负担的主要措施。

(2)保持室内安静、空气新鲜;夏季注意通风,冬日注意保暖。严格限制每一个患者的日常活动量,尽可能多卧床休息。

(3)协助床上被动轻度活动,2~4次/天,在保障休息的同时,防止发生压疮、肺部与泌尿系统并发症。

# 第三节　风湿性心脏瓣膜病

风湿性心脏病简称风心病。本病多见于 20～40 岁,女性多于男性,约 1/3 的患者无典型风湿热病史。二尖瓣病变最常见,发生率达 95％～98％;主动脉瓣病变次之,发生率为 20％～35％;三尖瓣病变为 5％;肺动脉瓣病变仅为 1％;联合瓣膜病变占 20％～30％。非风湿性心瓣膜病见于老年瓣膜病、二尖瓣脱垂综合征、先天性瓣膜异常、感染性心内膜炎、外伤等。

## 一、二尖瓣狭窄

### (一)病因和发病机制

二尖瓣狭窄(MS)几乎均为风湿性,2/3 为女性,急性风湿热一般 10 年后(至少 2 年)才出现杂音,常于 25～30 岁时出现症状。先天性 MS 罕见,患儿的存活时间一般不超过 2 年。老年性二尖瓣狭窄患者并不罕见。占位性病变,如左心房黏液瘤或血栓形成很少导致 MS。

MS 是一种进行性损害性病变,狭窄程度随年龄增加而逐渐加重。无症状期为 10～20 年。多数患者在风湿热发作后 10 年内无狭窄的临床症状。在随后的 10 年内,多数患者可做出二尖瓣狭窄的诊断,但患者常无症状。正常二尖瓣瓣口面积为 4～6 $cm^2$,当瓣口缩小到 1.5～2.5 $cm^2$ 时,才出现明显的血流动力学障碍,患者可感到劳累时心悸气促,此时患者一般在 20～40 岁。再过 10 年,当瓣口缩小到 1.1～1.5 $cm^2$ 时,就会出现明显的左心力衰竭症状。当瓣口小于 1.0 $cm^2$ 时,肺动脉压明显升高,患者出现右心衰竭的症状和体征,随后因反复发作心力衰竭而死亡。

### (二)临床表现

1.症状

MS 的临床表现主要有呼吸困难、咯血、咳嗽、心悸,少数患者可有胸痛、昏厥。合并快速性心房颤动、肺部感染等,可发生急性左心衰竭。有胸痛者,常提示合并冠心病、严重主动脉瓣病变或肺动脉高压(致右心室缺血)等。出现昏厥者少见,如反复发生昏厥多提示合并主动脉瓣狭窄、左心房球形血栓、并发肺栓塞或左心房黏液瘤等。由于患者左心房扩大和肺动脉扩张而挤压左喉返神经而引起声音嘶哑,压迫食管可引起吞咽困难。肺水肿为重度二尖瓣狭窄的严重并发症,患者突然出现重度呼吸困难,不能平卧,咳粉红色泡沫样痰,双肺布满啰音,如不及时抢救,往往致死。长期的肺淤血可引起肺动脉高压、右心衰竭而使患者出现颈静脉怒张、肝大、直立性水肿和胸腔积液、腹腔积液等;右心衰竭发生后患者的呼吸困难减轻,发生急性肺水肿和大咯血的危险性减少。

MS 常并发心房颤动(发生率为 20％～60％,平均为 50％),主要见于病程晚期;房颤发生后心排血量减少 20％左右,可诱发、加重心功能不全,甚至引起急性肺水肿。房颤发生后平均存活年限为 5 年左右,但也有存活长达 25 年以上者。由于房颤后心房内血流缓慢及淤滞,故易促发心房内血栓形成,血栓脱落后可引起栓塞。其他并发症有感染性心内膜炎(8％)、肺部感染等。

2.体征

查体可有二尖瓣面容—双颧绀红色，心尖区第一心音($S_1$)亢进和开瓣音(如瓣膜钙化僵硬则第一心音减弱、开瓣音消失)，心尖区有低调的隆隆样舒张中晚期杂音，常伴舒张期震颤。肺动脉高压时可有肺动瓣第二音($P_2$)亢进，也可有肺动脉扩张及三尖瓣关闭不全的杂音。心房颤动特别是伴有较快心室率时，心尖区舒张期杂音可发生改变或暂时消失，心率变慢后杂音又重新出现。所谓"哑型 MS"是指有 MS 存在，但临床上未能闻及心尖区舒张期杂音，这种情况可见于快速性心房颤动、合并重度二尖瓣反流或主动脉瓣病变、心脏重度转位、合并肺气肿、肥胖以及重度心功能不全等。

### (三)诊断

1.辅助检查

(1)X 线：典型表现为二尖瓣型心脏，左心房大、右心室大、主动脉结小，食管下段后移，肺淤血，间质性肺水肿和含铁血黄素沉着等征象。

(2)心电图：可出现二尖瓣型 P 波，$PTFV_1$(＋)，心电轴右偏和右心室肥厚。

(3)超声心动图：可确定狭窄瓣口面积及形态，M 型超声可见二尖瓣运动曲线呈典型"城垛样改变"。

2.诊断要点

查体发现心尖区隆隆样舒张期杂音、心尖区 $S_1$ 亢进和开瓣音、$P_2$ 亢进，可考虑 MS 的诊断。辅助检查可明确诊断。依瓣口大小，将 MS 分为轻、中、重度；其瓣口面积分别为 $1.5\sim2.0\ cm^2$、$1.0\sim1.5\ cm^2$、小于 $1.0\ cm^2$。

3.鉴别诊断

临床上应与下列情况的心尖区舒张期杂音相鉴别，如功能性 MS、左心房黏液瘤或左心房球形血栓、扩张型或肥厚型心肌病、三尖瓣狭窄、Austin－Flint 杂音、Carey－Coombs 杂音以及甲状腺功能亢进、贫血、二尖瓣：关闭不全、室缺等流经二尖瓣口的血流增加时产生的舒张期杂音。

### (四)治疗

MS 患者左心室并无压力负荷或容量负荷过重，因此没有任何特殊的内科治疗。内科治疗的重点是针对房颤和防止血栓栓塞并发症。对出现肺淤血或肺水肿的患者，可慎用利尿药和静脉血管扩张药，以减轻心脏前负荷和肺淤血。洋地黄仅适用于控制快速性房颤时的心室率。B 受体阻滞药仅适用于心房颤动并快速心室率或有窦性心动过速时。MS 的主要治疗措施是手术。

## 二、二尖瓣关闭不全

### (一)病因和发病机制

二尖瓣关闭(MR)包括急性和慢性 2 种类型。急性二尖瓣关闭不全起病急，病情重。急性 MR 多为腱索断裂或乳头肌断裂引起，此外，感染性心内膜炎所致的瓣膜穿孔、二尖瓣置换术后发生的瓣周漏、MS 的闭式二尖瓣分离术或球囊扩张术的瓣膜撕裂等也可引起。慢性MR 在我国以风心病为其最常见原因，在西方国家则二尖瓣脱垂为常见原因。其他原因有冠心病、老年瓣膜病感染性心内膜炎、左心室显著扩大、先天畸形、特发性腱索断裂、系统性红斑狼疮、类风湿关节炎、肥厚型梗阻性心肌病、心内膜心肌纤维化和左心房黏液瘤等。

急性 MR 时,左心房压急速上升,进而导致肺淤血,甚至急性肺水肿,相继出现肺动脉高压及右心衰竭;而左心室的前向啰音明显减少。慢性 MR 时,左心房顺应性增加,左心房扩大。同时扩大的左心房、左心室在较长时间内适应容量负荷增加,使左心房室压不至于明显上升,故肺淤血出现较晚。持续的严重过度负荷,终致左心衰竭,肺淤血、肺动脉高压、右心衰竭相继出现。

**(二)临床表现**

1.症状

轻度 MR 患者,如无细菌性心内膜炎等并发症,可无症状。最早症状常为活动后易疲乏,或体力活动后心悸、呼吸困难。当出现左心衰竭时,可表现为活动后呼吸困难或端坐呼吸,但较少发生肺水肿及咯血。

一旦出现左心衰竭,多呈进行性加重,病情多难以控制。急性 MR 时,起病急,病情重,肺淤血,甚至急性肺水肿,相继出现肺动脉高压及右心衰竭。

2.体征

查体于心尖区可闻及全收缩期吹风样高调一贯性杂音,可伴震颤;杂音一般向左腋下和左肩胛下区传导。心尖搏动呈高动力型;瓣叶缩短所致重度关闭不全者,第一心音常减弱。

二尖瓣脱垂者的收缩期非喷射性喀喇音和收缩晚期杂音为本病的特征。凡使左心室舒张末期容积减少的因素,如从平卧位到坐位或直立位,吸入亚硝酸异戊酯等都可以使喀喇音提前和收缩期杂音延长;凡使左心室舒张末期容积增加的因素,如下蹲、握拳、使用普萘洛尔(心得安)等均使喀喇音出现晚和收缩期杂音缩短。严重的二尖瓣脱垂产生全收缩期杂音。

**(三)诊断**

1.辅助检查

(1)左心室造影:为本病半定量反流严重程度的“金标准”。

(2)多普勒超声:诊断 MR 敏感性几乎达100%,一般将左心房内最大反流面积<4 cm² 为轻度反流,4~8 cm² 为中度反流,>8 cm² 为重度反流。

(3)超声心动图:可显示二尖瓣形态特征,并提供心腔大小、心功能及并发症等情况。

2.诊断要点

MR 的主要诊断依据为心尖区响亮而粗糙的全收缩期杂音,伴左心房、左心室增大。确诊有赖于超声心动图等辅助检查。

3.鉴别诊断

因非风湿性 MR 占全部 MR 的55%,加之其他心脏疾患也可在心尖区闻及收缩期杂音,故应注意鉴别。非风湿性 MR 杂音可见于房缺合并 MR、乳头肌功能不全或断裂、室间隔缺损、三尖瓣关闭不全、主动脉瓣狭窄及关闭不全、二尖瓣腱索断裂或瓣叶穿孔、二尖瓣脱垂、二尖瓣环钙化、扩张型心肌病、直背综合征等。

**(四)治疗**

1.二尖瓣关闭不全

无症状的慢性 MR、左心室功能正常时,并无公认的内科治疗。如无高血压,也无应用扩血管药或 ACEI 的指征。主要的治疗措施是手术。

### 2.二尖瓣脱垂

二尖瓣脱垂不伴有 MR 时,内科治疗主要是预防心内膜炎和防止栓塞。β 受体阻滞药可应用于二尖瓣脱垂患者伴有心悸、心动过速或伴交感神经兴奋增加的症状以及有胸痛、忧虑的患者。

## 三、主动脉瓣狭窄

### (一)病因和发病机制

主动脉瓣狭窄(AS)的主要原因是风湿性、先天性和老年退行性瓣膜病变。风湿性 AS 约占慢性风湿性心脏病的 25%,男性多见,几乎均伴发二尖瓣病变和主动脉瓣关闭不全。

正常瓣口面积为大于或等于 3.0 $cm^2$。当瓣口面积减少一半时,收缩期无明显跨瓣压差;小于或等于 1.0 $cm^2$ 时,左心室收缩压明显增高,压差显著。左心室对慢性 AS 所致后负荷增加的代偿机制为进行性左心室壁向心性肥厚,顺应性降低,左心室舒张末期压力进行性增高;进而导致左心房代偿性肥厚,最终由于室壁应力增高、心肌缺血和纤维化而致左心衰竭。严重的 AS 致心肌缺血。

### (二)临床表现

#### 1.症状

AS 可多年无症状,一旦出现症状平均寿命仅 3 年。典型的 AS 三联症是昏厥、心绞痛和劳力性呼吸困难。呼吸困难是最常见的症状,约见于 90% 的患者,先是劳力性呼吸困难,进而发生端坐呼吸、阵发性夜间呼吸困难和急性肺水肿。心绞痛见于 60% 的有症状患者,多发生于劳累或卧床时,3%~5% 的患者可发生猝死。昏厥或昏厥先兆可见于 1/3 的有症状患者,可发生于用力或服用硝酸甘油时,表明 AS 严重。昏厥也可由心室纤颤引起。少部分患者可发生心律失常、感染性心内膜炎、体循环栓塞、胃肠道出血和猝死等。

#### 2.体征

查体心尖部抬举性搏动十分有力且有滞留感,心尖部向左下方移位。80% 的患者于心底部主动脉瓣区可能触及收缩期震颤,反映跨膜压差>5.3 kPa(40 mmHg)。典型的 AS 收缩期杂音在 3/6 级以上,为喷射性,呈递增一递减型,菱峰位于收缩中期,在胸骨右缘第 2 肋间及胸骨左缘第 3~4 肋间最清楚。主动脉瓣区第二心音减弱或消失。收缩压显著降低,脉压小,脉搏弱。高度主动脉瓣狭窄时,杂音可不明显,而心尖部可闻及第四心音,提示狭窄严重,跨膜压差在 9.3 kPa(70 mmHg)以上。

### (三)诊断

#### 1.辅助检查

(1)心电图:可表现为左心室肥厚、伴 ST-T 改变和左心房增大。

(2)超声心动图:有助于确定瓣口狭窄的程度和病因诊断。

(3)心导管检查:可测出跨瓣压差并据此计算出瓣口面积,>1.0 $cm^2$ 为轻度狭窄,0.75~1.0 $cm^2$ 为中度狭窄,<0.75 $cm^2$ 为重度狭窄。根据压差判断,则平均压差>6.7 kPa(50 mmHg)或峰压差>9.3 kPa(70 mmHg)为重度狭窄。

2.诊断和鉴别诊断

根据病史、主动脉瓣区粗糙而响亮的喷射性收缩期杂音和收缩期震颤,诊断多无困难。应鉴别是风湿性、先天性、老年钙化性 AS 或特发性肥厚型主动脉瓣下狭窄(IHSS)。病史、超声心动图等可助鉴别。

### (四)治疗

无症状的 AS 患者并无特殊内科治疗。有症状的 AS 则必须手术。有肺淤血的患者,可慎用利尿药。ACEI 具有血管扩张作用,应慎用于瓣膜狭窄的患者,以免前负荷过度降低致心排血量减少,引起低血压、昏厥等。AS 患者亦应避免应用 β 受体阻滞药等负性肌力药物。重度 AS 患者应选用瓣膜置换术。经皮主动脉球囊成形术尚不成熟,仅适用于不能手术患者的姑息治疗。

## 四、主动脉瓣关闭不全

### (一)病因和发病机制

主动脉瓣关闭不全(AR)系由主动脉瓣和主动脉根部病变所引起,分急性与慢性两类。慢性 AR 的病因有风湿性、先天性畸形、主动脉瓣脱垂、老年瓣膜病变、主动脉瓣黏液变性、梅毒性 AR、升主动脉粥样硬化与扩张、马方综合征、强直性脊柱炎、特发性升主动脉扩张、严重高血压和(或)动脉粥样硬化等,其中 2/3 的 AR 为风心病引起,单纯风湿性 AR 少见。

急性 AR 的原因有:感染性心内膜炎、主动脉根部夹层或动脉瘤、由外伤或其他原因导致的主动脉瓣破裂或急性脱垂、AS 行球囊成形术或瓣膜置换术的并发症。

急性 AR 时,心室舒张期血流从主动脉反流入左心室,左心室同时接受左心房和主动脉反流的血液,左心室急性扩张以适应容量过度负荷的能力有限,故左心室舒张压急剧上升,随之左心房压升高、肺淤血、肺水肿。同时,AR 使心脏前向啰音减少。慢性 AR 时,常缓慢发展、逐渐加重,故左心室有充足的时间进行代偿;使左心室能够在反流量达心排血量 80% 左右的情况下,多年不出现严重循环障碍的症状;晚期才出现心室收缩功能降低,左心衰竭。

### (二)临床表现

1.症状

急性 AR,轻者可无症状,重者可出现急性左心衰竭和低血压。慢性 AR 可多年(5~10年)无症状,首发症状可为心悸、胸壁冲撞感、心前区不适、头部强烈搏动感;随着左心功能减退,出现劳累后气急或呼吸困难,左心衰竭逐渐加重后,可随时发生阵发性夜间呼吸困难、肺水肿及端坐呼吸,随后发生右心衰竭。亦可发生心绞痛(较主动脉瓣狭窄少见)和昏厥。在出现左心衰竭后,病情呈进行性恶化,常于 1~2 年内死亡。

2.体征

查体在胸骨左缘第 3~4 肋间或胸骨右缘第 2 肋间闻及哈气样递减型舒张期杂音。该杂音沿胸骨左缘向下传导,达心尖部及腋前线,取坐位、前倾、深呼气后屏气最清楚。主动脉瓣区第二心音减弱或消失。脉压升高,有水冲脉,周围血管征常见。

### (三)诊断

1.辅助检查

(1)X 线胸片:表现为左心室、左心房大,心胸比率增大,左心室段延长及隆突,心尖向下延伸,心腰凹陷,心脏呈主动脉型,主动脉继发性扩张。

(2)心电图:表现为左心室肥厚伴劳损。

(3)超声心动图:可见主动脉增宽,AR 时存在裂隙或瓣膜撕裂、穿孔等,二尖瓣前叶舒张期纤细扑动或震颤(为 AR 的可靠征象,但敏感性只有 43%),左心室扩大,室间隔活动增强并向右移动等。

(4)心脏多普勒超声心动图:可显示血液自主动脉反流入左心室。

(5)主动脉根部造影:是诊断本病的金标准,若注射造影剂后,造影剂反流到左心室,可确定 AR 的诊断,若左心室造影剂浓度低于主动脉内造影剂浓度,则提示为轻度 AR;若两者浓度相近,则提示中度反流;若左心室浓度高于主动脉浓度,则提示重度反流。

2.诊断要点

如在胸骨左缘或主动脉瓣区有哈气样舒张期杂音,左心室明显增大,并有周围血管征,则 AR 之诊断不难确立。超声心动图、心脏多普勒超声心动和主动脉根部造影可明确诊断。风湿性 AR 常与 AS 并存,同时合并二尖瓣病变。

3.鉴别诊断

风湿性 AR 需与老年性和梅毒性 AR、马方综合征及瓣膜松弛综合征、先天性主动脉瓣异常、细菌性心内膜炎、高血压和动脉粥样硬化性主动脉瓣病变、主动脉夹层、动脉瘤以及外伤等所致的 AR 相鉴别。

### (四)治疗

有症状的 AR 患者必须手术治疗,而不是长期内科治疗的对象。血管扩张药(包括 ACEI)应用于慢性 AR 患者,目的是减轻后负荷,增加前向心排血量而减轻反流,但是否能有效降低左心室舒张末容量,增加 LVEF 尚不肯定。

### 五、护理措施

注意休息,劳逸结合,避免过重体力活动。但在心功能允许情况下,可进行适量的轻体力活动或轻体力的工作。预防感冒、防止扁桃体炎、牙龈炎等。如果发生感染可选用青霉素治疗。对青霉素过敏者可选用红霉素或林可霉素治疗。心功能不全者应控制水分的摄入,饮食中适量限制钠盐,每天以 10 g 以下为宜,切忌食用盐腌制品。服用利尿剂者应吃些水果,如香蕉、橘子等。房颤的患者不宜做剧烈活动。应定期门诊随访;在适当时期要考虑行外科手术治疗,何时进行,应由医生根据具体情况定。如需拔牙或做其他小手术,术前应采用抗生素预防感染。

# 第四节　感染性心内膜炎

感染性心内膜炎是指病原微生物经血液直接侵犯心内膜、瓣膜或大动脉内膜而引起的感染性炎症,常伴有赘生物形成。根据病情和病程,分为急性感染性心内膜炎和亚急性感染性心内膜炎,其中亚急性心内膜炎较多见。根据瓣膜类型可分为自体瓣膜心内膜炎、人工瓣膜心内膜炎和静脉药瘾者的心内膜炎。

## 一、护理评估

### (一)致病因素

急性感染性心内膜炎发病机制尚不清楚,主要累及正常瓣膜,病原菌来自皮肤、肌肉、骨骼或肺等部位的活动感染灶;而亚急性病例至少占 2/3 以上,主要发生于器质性心脏病基础上,其中以风湿性心脏瓣膜病的二尖瓣关闭不全和主动脉瓣关闭不全最常见,其次是先天性心脏病的室间隔缺损、法洛四联症等。

#### 1.病原体

亚急性感染性心内膜炎致病菌以草绿色链球菌最常见,而急性感染性心内膜炎则以金黄色葡萄球菌最常见;其他病原微生物有肠球菌、表皮葡萄球菌、溶血性链球菌、大肠埃希菌、真菌及立克次体等。

#### 2.感染途径

可因上呼吸道感染、咽峡炎、扁桃体炎及扁桃体切除术、拔牙、流产、导尿、泌尿道器械检查及心脏手术等途径侵入血流。静脉药瘾者,通过静脉将皮肤致病微生物带入血流而感染心内膜。

#### 3.发病机制

由于心脏瓣膜原有病变或先天性血管畸形的存在,异常的高速血流冲击心脏或大血管内膜,导致内膜损伤,有利于血小板、纤维蛋白及病原微生物在该部位聚集和沉积,形成赘生物和心内膜炎症。

### (二)身体状况

#### 1.症状和体征

(1)发热:是最常见的症状。亚急性者多低于 39 ℃,呈弛张热,可有乏力、食欲缺乏、体重减轻等非特异性症状,头痛、背痛和肌肉关节痛常见。急性者有高热寒战,突发心力衰竭者较为常见。

(2)心脏杂音:绝大多数患者可闻及心脏杂音,可由基础心脏病和(或)心内膜炎导致瓣膜损害所致。急性者比亚急性更易出现杂音强度和性质的变化,或出现新的杂音。

(3)周围血管体征:系细菌性微栓塞和免疫介导系统激活引起的微血管炎所致,多为非特异性。①瘀点,以锁骨以上皮肤、口腔黏膜和睑结膜最常见。②指(趾)甲下线状出血。③Osier 结节,为指和趾垫出现的豌豆大的红或紫色痛性结节。④Janeway 损害,是位于手掌或足底直径 1～4cm 无压痛出血红斑。⑤Rot h 斑,为视网膜的卵圆形出血斑,其中心呈白色。

(4)动脉栓塞:赘生物引起动脉栓塞占 20%～30%,栓塞可发生在机体的任何部位,如脑栓塞、脾栓塞、肾栓塞、肠系膜动脉栓塞、四肢动脉栓塞和肺栓塞等,并出现相应的临床表现。

(5)其他:出现轻、中度贫血,病程超过 6 周者有脾大。

#### 2.并发症

可出现心力衰竭、细菌性动脉瘤、迁移性脓肿、神经系统受累及肾脏受累的表现。

### (三)心理-社会状况

由于症状逐渐加重,患者烦躁、焦虑;当病情进展且疗效不佳时,往往出现精神紧张、悲观、绝望等心理反应。

### (四)实验室及其他检查

**1.血液检查**

亚急性心内膜炎多呈进行性贫血;白细胞计数正常或升高、血沉增快;50%以上的患者血清类风湿因子阳性。

**2.尿液检查**

常有镜下血尿和轻度蛋白尿,肉眼血尿提示肾梗死。

**3.血培养**

血培养是诊断感染性心内膜炎的最重要方法,血培养阳性是诊断本病最直接的证据,药物敏感试验可为治疗提供依据。

**4.超声心动图**

可探测赘生物,观察瓣叶、瓣环、室间隔及心肌脓肿等。

## 二、护理诊断及医护合作性问题

(1)体温过高:与感染有关。

(2)营养失调,低于机体需要量,与食欲下降、长期发热导致机体消耗过多有关。

(3)焦虑:与发热、疗程长或病情反复有关。

(4)潜在并发症:栓塞、心力衰竭。

## 三、治疗及护理措施

### (一)治疗要点

**1.抗生素治疗**

(1)治疗原则:①早期用药。②选用敏感的杀菌药。③剂量充足,疗程长。④联合用药。⑤以静脉给药为主。

(2)常用药物:首选青霉素。本病大多数致病菌对其敏感,且青霉素毒性小,常用剂量为2000万～4000万 U/d,青霉素过敏者可用万古霉素;青霉素与氨基糖苷类抗生素如链霉素、庆大霉素、阿米卡星等联合应用可以增加杀菌能力。也可根据细菌培养结果和药物敏感试验针对性选择抗生素。

(3)治愈标准:①自觉症状消失,体温恢复正常。②脾脏缩小。③未再发生出血点和栓塞。④抗生素治疗结束后的第 1、2、6 周分别做血培养阴性。

**2.对症治疗**

加强营养,纠正贫血,积极治疗各种并发症等。

**3.手术治疗**

如对抗生素治疗无效,有严重心内并发症者应考虑手术治疗。

### (二)护理措施

**1.病情观察**

密切观察患者的体温变化情况每 4～6 h 测量体温 1 次并记录;注意观察皮肤瘀点、甲床下出血、Osler 结节、Janeway 结节等皮肤黏膜病损及消退情况;观察有无脑、肾、脾、肺、冠状动脉、肠系膜动脉及肢体动脉栓塞,一旦发现立即报告医师并协助处理。

2.生活护理

根据患者病情适当调节活动,严重者避免剧烈运动和情绪激动;饮食宜高热量、高蛋白、高维生素、低胆固醇、清淡、易消化的半流食或软食,以补充发热引起的机体消耗;有心力衰竭者按心力衰竭患者饮食进行指导。

3.药物治疗护理

长期、大剂量静脉应用抗生素时,应严格遵医嘱用药,以确保维持有效的血液浓度。注意保护静脉,避免多次穿刺增加患者的痛苦,同时用药过程中,注意观察药物疗效及毒性反应。

4.发热的护理

高热患者给予物理降温如冰袋、温水擦浴等,及时记录体温变化。患者出汗多要及时更换衣服,以增加舒适感,鼓励患者多饮水,同时做好口腔护理。

5.正确采集血培养标本

告知患者暂时停用抗生素和反复多次采集血培养的必要性,以取得患者的理解与配合。

(1)对未经治疗的亚急性患者,应在第1天间隔1 h采血1次,共3次;如次日未见细菌生长,重复采血3次后,开始抗生素治疗。

(2)已用抗生素者,停药2~7 d后采血。

(3)急性患者应在入院后立即安排采血,在3 h内每隔1 h采血1次,共取3次血标本后,按医嘱开始治疗。

(4)本病的菌血症为持续性,无须在体温升高时采血。

(5)每次采血10~20 mL,同时做需氧和厌氧菌培养。

6.心理护理

关心患者,耐心解释治疗目的与意义,避免精神紧张,积极配合治疗与护理。

7.健康指导

嘱患者平时注意保暖、避免感冒、增强机体抵抗力;避免挤压痤疮等感染病灶,减少病原体入侵的机会;教会患者自我监测病情变化,如有异常及时就医。

# 第二篇　外科疾病的护理

# 第四章 泌尿外科疾病的护理

## 第一节 泌尿系统梗阻的护理

尿路上任何部位发生梗阻都可导致肾积水、肾功能损害,重则肾衰竭。泌尿系统梗阻最基本的病理变化是尿路扩张,从代偿到失代偿,诱发肾积水、尿潴留、肾脏滤过率和浓缩能力受损,最终导致肾功能障碍。

### 一、前列腺增生

良性前列腺增生症主要是前列腺组织及上皮增生,简称前列腺增生。是老年男性常见病,50岁以后发病,随着年龄增长发病率不断升高。

#### (一)病因

目前病因不十分清楚,研究认为前列腺增生与体内雄激素及雌激素的平衡失调关系密切,睾酮对细胞的分化、生长产生作用,雌激素对前列腺增生亦有一定影响。

#### (二)病理

前列腺分两组,外为前列腺组,内为尿道腺组。前列腺增生有两类结节,包括由增生的纤维和平滑肌细胞组成的基质型和由增生的腺组织组成的腺泡型。增生的最初部位多在尿道腺组,增生的结节挤压腺体形成外科包膜,是前列腺摘除术的标志。前列腺增生使尿道弯曲受压、伸长、狭窄,出现尿道梗阻。

#### (三)临床表现

1.尿频

尿频是最常见的症状,夜间明显,逐渐加重。早期是由膀胱颈部充血引起。晚期是由增生前列腺引起尿道梗阻,膀胱内残余尿增多,膀胱有效容量减少所致。

2.进行性排尿困难

进行性排尿困难是最重要症状,表现为起尿缓慢,排尿费力,射尿无力,尿线细小,尿流滴沥,分段排尿及排尿不尽等。

3.尿潴留、尿失禁

前列腺增生晚期,膀胱残余尿增加,收缩无力,发生尿潴留,当膀胱内压力增高超过尿道阻力后,发生充盈性尿失禁。前列腺增生常因受凉、劳累、饮酒等诱发急性尿潴留。

4.其他表现

常因局部充血、出血发生血尿。合并感染或结石,可有膀胱刺激症状。

#### (四)辅助检查

1.尿流动力学检查

尿道梗阻时,最大尿流率小于每秒15mL;当尿流率小于每秒10mL/s时,表示梗阻严重。

2.残余尿测定

膀胱残余尿量反映膀胱代偿衰竭的严重程度,不仅是重要的诊断步骤之一,也是决定手术治疗的因素。

3.膀胱镜检查

膀胱镜检查直接观察前列腺各叶增生情况。

4.B超检查

B超测定前列腺的大小和结构,测量残余尿量。

### (五)诊断要点

1.临床表现

老年男性出现夜尿频、进行性排尿困难表现就应考虑前列腺增生,排尿后直肠指检,可触及增大的腺体,光滑、质韧、中央沟变浅或消失。

2.辅助检查

尿动力学、膀胱镜、B超等检查有助于确定前列腺增生程度及膀胱功能。

### (六)诊疗要点

1.急性尿潴留的治疗

急性尿潴留是前列腺增生常见急症,需紧急治疗。选用肾上腺素受体阻滞剂、留置导尿管或耻骨上膀胱穿刺造瘘术等,解除潴留。

2.药物治疗

药物治疗适用于尿道梗阻较轻,或年老体弱、心肺功能不全等而不能耐受手术的患者。常用药物有特拉唑嗪、哌唑嗪等。

3.手术治疗

前列腺摘除术是理想的根治方法,手术方式有经尿道、经耻骨上、经耻骨后及经会阴四种,目前临床常用前两种。

4.其他治疗

尿道梗阻严重而不宜手术者,冷冻治疗、微波和射频治疗、激光治疗、体外超声、金属耐压气囊扩张术等都能产生一定疗效。

### (七)护理评估

1.健康史

评估患者的年龄、诱因、既往病史。

2.目前的身体状况

(1)症状体征:是否有夜尿频、进行性排尿困难的表现,是否合并尿潴留、尿失禁。

(2)辅助检查:尿流动力学、膀胱镜、B超检查结果。

3.心理—社会状况

评估患者对疾病和手术的心理反应及对并发症的认知程度,患者及家属对术后护理配合及有关康复知识的掌握程度。

### (八)常见的护理诊断/问题

1.恐惧、焦虑

恐惧、焦虑与认识不足、角色改变、对手术和预后的担忧有关。

2.排尿形态异常

排尿形态异常与尿道梗阻、残余尿量增多、留置导管等有关。

3.有感染的危险

感染与尿路梗阻、导尿、免疫力低下、伤口引流有关。

4.潜在并发症

出血。

### (九)护理目标

(1)患者的恐惧、焦虑减轻。

(2)患者能够正常排尿。

(3)患者感染危险性下降或未感染。

(4)患者术后未发生出血。

### (十)护理措施

1.非手术治疗的护理

(1)饮食护理:为防止尿潴留,不可在短期内大量饮水,忌饮酒、吃辛辣食物,有尿意勤排尿,适当运动,预防便秘。

(2)观察疗效:药物治疗3个月之后前列腺缩小、排尿功能改善。

(3)适应环境:前列腺增生患者多为老年人,行动不便,对医院环境不熟悉,加之夜尿频,入院后帮助患者适应环境,确保舒适和安全。

2.手术治疗的护理

(1)术前护理:

1)观察生命体征,测量各项生理指标。

2)做好重要脏器功能检查,了解患者能否耐受手术。

3)术前已有造瘘管或留置导尿管的患者,保证引流通畅。

(2)术后护理:

1)病情观察:观察记录24h出入量,判断血容量有无不足。观察意识状态和生命体征。

2)体位:平卧2天后改为半卧位,固定各种导管的肢体不得随意移动。

3)饮食与输液:术后6h无不适即可进流质饮食,鼓励多饮水,1~2天后无腹胀即可恢复饮食,以易消化、营养丰富、富含纤维素的食物为主,必要时静脉补液,但要注意输液速度。

4)预防感染:早期预防性应用抗生素。保持切口敷料的清洁与干燥。置管引流者常规护理尿道外口。

5)膀胱冲洗:术后用生理盐水持续冲洗膀胱3~7天。保持引流通畅,必要时高压冲洗抽吸血块。根据尿液颜色控制冲洗速度,色深则快、色浅则慢。

6)不同手术方式的护理:①经尿道切除术(TUR):观察有无TUR综合征的发生,即术后几小时内出现恶心、呕吐、烦躁抽搐、昏迷或严重的脑水肿、肺水肿、心力衰竭等。可能是冲洗液被吸收,血容量剧增,稀释性低钠血症所致,护理时应减慢输液速度,遵医嘱应用利尿剂、脱水剂,对症处理。②开放手术:固定各种引流管,观察记录引流液量、颜色,保持引流通畅;及时拔除引流管,如耻骨后引流管,术后 3～4 天拔除;耻骨上引流管,术后 5～7 天拔除;膀胱造瘘管多在术后 10～14 天排尿通畅后拔除,瘘口无菌堵塞或压迫,防止漏尿,一般 2～3 天愈合。③预防并发症:出血是常见并发症。术后 1 周,患者可逐渐离床活动,禁止灌肠、肛管排气,同时避免腹压增高的诱因。

**(十一)护理评价**

(1)患者的恐惧、焦虑是否减轻。

(2)患者能否正常排尿。

(3)患者未发生感染或得到及时治疗。

(4)患者术后是否出血,或出血后是否得到有效处理。

**(十二)健康指导**

(1)讲解手术、术式及手术前后护理的注意事项。

(2)术后 1～2 个月避免剧烈活动,忌烟酒,防感冒。

(3)指导患者学会提肛肌锻炼,以尽快恢复尿道括约肌的功能。

(4)指导患者定期复查尿流率及残余尿量。

## 二、肾积水

结石、肿瘤、结核等原因导致尿液排出受阻、肾内压力增高、肾盂肾盏扩张、肾实质萎缩、肾功能减退,称为肾积水。成人积水超过 1000mL,小儿超过 24h 的正常尿量,为巨大肾积水。

**(一)临床表现**

1.腰痛

腰痛是重要症状。慢性梗阻仅为钝痛,急性梗阻出现明显腰痛或肾绞痛。

2.腰部肿块

慢性梗阻形成肾脏肿大,长期梗阻者在腹部可扪及囊性肿块。

3.多尿和无尿

慢性梗阻致肾功损害表现为多尿,而双侧完全梗阻、孤立肾完全梗阻可发生无尿。

4.其他表现

因结石、肿瘤、结核等继发肾积水时,原发病表现掩盖了肾积水征象。肾积水并发感染或肾积脓时,出现全身中毒症状。

**(二)辅助检查**

1.实验室检查

血尿常规,必要时做尿细菌检查,化验血生化、电解质等了解肾功能情况。

2.影像学检查

(1)B 超检查:是鉴别肾积水和腹部肿块的首选方法。

(2)X 线造影:排泄性尿路造影可了解肾积水程度和对侧肾功能。

(3)CT、MRI 检查:明确腰部肿块的性质,对确诊肾积水有重要价值。

（三）诊断要点

根据原发病史、典型症状、腰腹部肿块及 B 超等辅助检查结果可明确诊断,确定原发病对诊断有重要意义。

（四）诊疗要点

1.病因治疗

最理想的治疗是根除肾积水的病因,保留患肾。

2.肾造瘘术

原发病严重或肾积水病因暂不能去除者,先行肾引流术,病情好转或稳定后行去除病因的手术。

3.肾切除术

肾积水后功能丧失或并发肾积脓,对侧肾功能良好者,可切除患肾。

（五）护理评估

1.健康史

评估患者是否有肾结石、肿瘤、结核等原发病史。

2.目前的身体状况

（1）症状体征:原发病基础上是否出现腰痛、腰腹部肿块,是否有肾功能减退表现。

（2）辅助检查:血、尿常规化验,B 超、X 线等影像学检查结果。

3.心理—社会状况

评估患者对肾积水及治疗的认知程度,对术后康复知识的掌握程度。家人及社会的心理和经济支持程度。

（六）常见的护理诊断/问题

1.排尿形态异常

与尿路急慢性梗阻有关。

2.有感染的危险

与尿路梗阻、免疫低下、肾造瘘引流有关。

3.潜在并发症

尿漏。

（七）护理目标

（1）患者排尿形态正常。

（2）患者感染危险性下降或未感染。

（3）患者未发生尿漏。

（八）护理措施

1.饮食

多食含纤维较高的食物,多饮水。

2.活动

鼓励患者加强床上活动,定时按序协助患者变换体位。

3.感染的护理

遵医嘱使用抗生素;用 0.1％新苯扎氯铵清洗尿道口,每天 2 次;每天更换引流袋;及时更换浸湿的切口敷料。

4.引流管的护理

妥善固定,引流通畅,观察记录引流量与颜色,冲洗肾盂引流管,每天 2 次。若无尿漏,肾周围引流物一般术后 3~4 天拔除;肾盂输尿管支架引流管一般于术后 3 周拔除;肾造瘘管在吻合口通畅后拔除。

**(九)护理评价**

(1)患者排尿形态是否正常。

(2)患者感染是否得到治疗或术后有无感染发生。

(3)患者有无发生尿漏。

**(十)健康指导**

(1)向患者讲解手术及术后引流的重要性。

(2)指导患者养成良好的排便习惯。

(3)指导患者正确进行摄水、饮食搭配。

## 三、尿道狭窄

尿道因损伤、炎症使尿道壁形成瘢痕,瘢痕萎缩导致尿道扭曲、狭窄。

**(一)病因及分类**

1.先天性尿道狭窄

先天性尿道狭窄如尿道外口狭窄、尿道瓣膜狭窄等。

2.炎症性尿道狭窄

炎症性尿道狭窄如淋病性尿道狭窄、留置导尿管引起的尿道狭窄。

3.外伤性尿道狭窄

外伤性尿道狭窄最常见,尿道损伤严重,初期处理不当或不及时所致。

**(二)病理生理**

其与狭窄的程度、深度及长度有关。淋病性狭窄为多处狭窄,狭窄易继发感染,形成尿道憩室、周围炎、前列腺炎、附睾睾丸炎。尿道梗阻如长期不能解除,导致肾积水。肾功能损害,出现尿毒症。

**(三)临床表现**

1.排尿异常

最常见的是排尿困难,重者出现尿潴留。

2.继发疾病表现

尿道长期狭窄继发膀胱炎、睾丸附睾炎等,出现膀胱刺激征、血尿症状。

3.并发症表现

由于排尿困难而使腹内压长期增高,并发疝、痔、直肠脱垂等,并出现相应症状。

### (四)辅助检查

**1.尿道探子检查**

尿道探子检查可确定狭窄部位、程度。

**2.B超**

B超明确尿道狭窄长度、程度及周围瘢痕组织的厚度。

**3.膀胱尿道造影**

膀胱尿道造影确定尿道狭窄的部位、程度、长度。

### (五)诊断要点

根据尿道外伤史、感染史及典型的排尿困难、尿潴留表现,结合尿道探子检查、B超、膀胱尿道造影结果,诊断尿道狭窄一般不难。

### (六)诊疗要点

**1.尿道扩张术**

尿道扩张术是防止和治疗尿道狭窄的有效措施。尿道狭窄的原因不同,扩张时间不同。

**2.耻骨上膀胱造瘘术**

耻骨上膀胱造瘘术适用于慢性尿潴留或已有肾功能损害的患者。

**3.尿道内切开术**

尿道内切开术是目前临床治疗的主要术式,术后放置网状合金支架管于狭窄部位扩张,一般放置4~8周,术后不需尿道扩张。

**4.开放手术**

切除尿道狭窄部及周围瘢痕后,行尿道端端吻合术。

### (七)护理评价

**1.健康史**

儿童尿道狭窄多为先天性,成人有外伤、感染病史者,多为继发性狭窄。

**2.目前的身体状况**

(1)症状体征:原发病基础上是否出现排尿困难、尿潴留,是否继发感染、结石。

(2)辅助检查:尿道探子检查、B超、膀胱尿道造影的检查结果。

**3.心理—社会状况**

评估患者对尿道狭窄的严重性及手术治疗的认知程度,对术后康复知识的掌握程度。

### (八)常见的护理诊断/问题

**1.排尿形态异常**

排尿形态异常与尿道狭窄、梗阻有关。

**2.有感染的危险**

感染与尿道梗阻、免疫力低下、膀胱造瘘引流、手术等有关。

**3.潜在并发症**

尿失禁。

### (九)护理目标

(1)患者排尿形态正常。

(2)患者感染危险性下降或未感染。

(3)患者未发生尿失禁。

**(十)护理措施**

1.尿道扩张术的护理

指导患者定时进行尿道扩张。术后观察尿量及颜色,有无尿道出血。患者疼痛明显者给予止痛处理。

2.尿道内切开术的护理

严密观察血尿转清情况。留置导尿管1个月左右,保持通畅,遵医嘱尿道冲洗,及时拔出尿管,防止狭窄复发。

3.开放手术的护理

遵医嘱应用抗生素。及时更换切口浸湿的敷料,确保各种引流导管通畅。

4.并发症护理

术后尿失禁常为暂时性,用较细导尿管引流数日后可恢复。如不能恢复,指导患者进行肛门括约肌收缩练习。

**(十一)护理评价**

(1)患者排尿形态是否正常。

(2)患者是否感染或感染后是否得到控制。

(3)患者是否发生尿失禁。

**(十二)健康指导**

(1)指导患者定时进行尿道扩张。

(2)讲解尿道扩张的意义及护理配合注意事项。

(3)鼓励患者多饮水。适当运动,进食含纤维素高的食物,防止便秘。

# 第二节　泌尿系结石

**一、概述**

泌尿系统结石,又称尿石症,是指发生于泌尿系统的一些结晶物体和有机基质在泌尿道异常积聚而发生的结石,是泌尿系统的病理性矿化。根据结石的部位不同可以分为上尿路结石(肾、输尿管)和下尿路结石(膀胱、尿道),是最常见的泌尿外科疾病之一,复发率高。尿石原发于肾和膀胱,输尿管和尿道结石均为排出导致。尿路结石男性多于女性,4:1～5:1,25～40岁为发病高峰,女性在50～65岁会出现第二个发病高峰。与种族、地理环境、饮食习惯、遗传、某些疾病等因素有关。

尿石的病因复杂,部分肾结石有明确的原因,如甲状旁腺功能亢进、肾小管酸中毒、海绵肾、痛风、异物、长期卧床、梗阻和感染等,但大多数含钙结石的形成原因目前仍不能圆满解释。基本学说:异质成核;取向附生;结石基质;晶体抑制物质。上尿路结石与下尿路结石的形成机制、病因、结石成分和流行病学有显著差异。上尿路结石大多数为草酸钙结石,膀胱结石中磷酸镁铵结石较上尿路多见,主要与以下因素有关。

**(一)尿液中的成石因素增加**

(1)尿液中钙、草酸、尿酸、嘌呤、胱氨酸等代谢异常。

(2)尿液的滞留。

(3)尿液的浓缩。

(4)尿液的结晶:过酸会导致尿酸、胱氨酸结晶;过碱会导致磷酸盐结晶。

**(二)尿液中的抑石因素减少**

(1)尿液中枸橼酸减少。

(2)没有经常饮水的习惯。

(3)缺乏运动。

## 二、临床表现

**(一)上尿路结石的临床表现**

典型临床表现为疼痛、血尿、恶心呕吐、腹胀、感染、尿闭等,部分可出现膀胱刺激征,严重者可导致尿路梗阻和肾功能损伤。因结石的大小、形状、所在部位、有无并发症不同而临床表现各异。轻者无症状。

1.疼痛

肾结石多表现为肾区的钝痛、胀痛或没有疼痛;输尿管结石可以出现典型的肾绞痛(患侧腰腹部阵发性剧烈绞痛,辗转不安、大汗、恶心呕吐、腹胀、外阴放散),典型肾绞痛可以引起强迫体位。

2.血尿

根据结石对黏膜损伤的程度可表现为镜下血尿或肉眼血尿,以后者更为常见。有时活动后镜下血尿是上尿路结石的唯一临床表现。

3.恶心呕吐、腹胀

输尿管结石引起尿路梗阻,导致局部管壁扩张、痉挛、缺血,刺激腹膜后的神经丛后引发。

4.感染

结石伴感染时,可有膀胱刺激征,继发急性肾盂肾炎或肾积脓时,可有发热、畏寒、寒战等全身症状。

5.尿闭

双侧上尿路结石引起双侧完全性梗阻或独肾上尿路结石完全性梗阻时,可导致无尿,称尿闭。

6.并发症的表现

单纯肾结石导致并发症相对少见。输尿管结石可以并发急性肾盂肾炎、肾积水、尿毒症。

**(二)下尿路结石的临床表现**

1.膀胱结石

原发性膀胱结石,多见于男孩,与营养不良和低蛋白饮食有关。目前由于经济水平的提高,临床已经很少见到。继发性膀胱结石,多见于良性前列腺增生症、膀胱憩室、神经源性膀胱、异物、上尿路结石排入等情况。临床表现如下。

(1)排尿中断:是膀胱结石最具特异性的临床表现。由于结石在膀胱内活动,跑跳、牵拉阴茎、改变排尿姿势后可以恢复排尿。

(2)排尿疼痛:结石刺激膀胱黏膜或者并发感染所致,疼痛放散到远端尿道。

(3)膀胱刺激征:结石刺激导致膀胱黏膜的炎症和损伤,出现血尿与尿频、尿急、尿痛。

(4)腹部体征不明显:并发膀胱炎可以有下腹部膀胱区的压痛,结石巨大可以在腹部扪及。

**2.尿道结石**

结石来源于肾或膀胱,原发结石少见。多见于男性,女性因为尿道短、粗、直而极少发生。结石容易嵌顿于男性尿道的 3 处生理狭窄部位,多数位于前尿道。临床表现如下。

(1)排尿困难,点滴排尿,尿痛。

(2)急性尿潴留体征:下腹膨隆、憋胀感、触诊到胀大的膀胱底、叩诊呈浊音等表现。

(3)前尿道结石可以沿阴茎或者会阴部触及;后尿道结石可以经直肠指检触及。

(4)并发症的表现:泌尿系结石合并感染时,还可见有发热、恶寒、脓尿等症状。对健康的危害主要表现有三:结石对尿路造成局部损伤、结石引起尿路梗阻、并发尿路感染。

## (三)辅助检查

**1.腹部 X 线片**

腹部 X 线片是诊断泌尿系结石的基本检查方法。可以了解含钙结石的大小、部位、结石物理形状等信息。

**2.静脉肾盂造影**

明确诊断阴性尿路结石、鉴别钙化斑和盆腔静脉石及了解肾脏解剖和功能异常,在腹部 X 线片的基础上静脉肾盂造影十分必要。静脉肾盂造影还可以确定肾积水的程度、肾实质的残存情况、肾脏功能损害程度及有无尿路畸形。

**3.逆行性尿路造影**

逆行性尿路造影是静脉肾盂造影的补充,主要用于对静脉肾盂造影剂过敏患者,可清楚显示结石梗阻部位和输尿管、肾盂肾盏解剖异常。逆行性尿路造影给患者造成一定痛苦,并可能引起逆行感染。不宜常规采用。

**4.超声检查**

超声检查具有无创伤性、可重复性、方便、准确性高等优点,已成为常规检查项目,可显示泌尿系结石大小、部位、肾积水情况、肾实质有无变薄及尿路畸形。一般情况下,临床症状、尿液检查、B 超、腹部 X 线片即可基本明确泌尿系结石的诊断。

**5.CT 检查**

能够发现 X 线片不显影的结石。

## 三、治疗原则

### (一)肾结石最基本的治疗原则

小的结石可以通过非手术治疗,而大的结石因为危害性较大,可能会阻塞输尿管而造成下尿路梗阻。

1.非手术治疗

(1)对症治疗:解痉、镇痛、补液、抗感染、中药治疗。

(2)排石治疗:结石直径<1cm、肾功能好、无合并感染、病程短、能活动的患者选用。

(3)溶石治疗:服用药物、大量饮水、调节尿液 pH、控制饮食种类等方法。适合于尿酸盐及胱氨酸结石。

2.手术治疗

根据不同病情选用体外碎石术、经皮肾镜碎石术、肾盂切开取石术、肾实质切开取石术、肾部分切除术、肾切除术、肾造口术和体外肾切开取石术等。

### (二)输尿管结石治疗原则

1.非手术治疗

适用于结石<1cm、结石位置有向下移动倾向、肾功能无明显影响、无尿路感染的患者。大量饮水,服用中药,应用解痉药,行跳跃活动等。

2.输尿管套石

在膀胱镜下用套石篮将结石拉出。适用于小的活动性的中下段输尿管结石。

3.输尿管镜下取石或碎石

输尿管扩张后放入输尿管镜,见到结石用液电或超声碎石器碎之,结石也可直接用取石钳取出。

4.体外冲击波碎石

主要适用于上段输尿管结石。

5.手术输尿管切开取石

适用于以上疗法无效,结石>1cm,且表面粗糙不能自行排出者,或有输尿管狭窄及感染的患者。

### (三)尿道结石治疗原则

(1)后尿道结石:用尿道探条将结石推入膀胱,做膀胱结石处理。

(2)前尿道结石:力争用手法及器械取石,若失败后则改为手术切开取石。

(3)尿道憩室结石,处理结石的同时做憩室一并切除,尿道狭窄引起尿道结石按尿道狭窄处理。

(4)结石引起尿外渗者应先做膀胱造口,使尿流改道,控制尿外渗及感染后再处理结石。

(5)嵌入组织可用气压弹道、激光、超声或液电碎石。

### (四)膀胱结石治疗原则

1.非手术治疗

膀胱镜操作下进行液电碎石、钳石碎石,适用结石较小者。也可行体外震波碎石术、超声碎石。

2.手术治疗

膀胱切开取石术适用于结石大、质地紧硬、有下尿路梗阻、合并严重泌尿道感染及非手术治疗失败者。

## 四、护理评估

### (一)健康史及相关因素

了解患者一般情况,有无与活动有关的血尿、疼痛、尿石等身体状况;有无因结石梗阻造成发热,而导致肾积水;了解家族史、地域及饮食习惯。

## (二)身体状况

了解结石的位置、大小、数量、血尿及疼痛的程度;有无高热、肾积水造成肾脏损害的程度。

# 五、护理要点及措施

## (一)术前护理要点及措施

(1)严密观察患者血尿及疼痛程度,疼痛时患者常伴有肉眼血尿和镜下血尿,以后者居多,此时应告诫患者减少体力活动,发现严重肾绞痛时立即报告医师,给予解痉镇痛处理。

(2)饮食护理,患者宜进食富有营养、易消化、口味清淡的膳食,加强营养,增进机体的抵抗力。同时嘱患者多饮水,至少每日饮水 2000～3000mL,以稀释尿液,使结石易于排出,除白天大量饮水外,睡前也须饮水 500mL,睡眠中起床排尿后再饮水 200mL。多饮水可冲洗泌尿系统结石,又可稀释尿液,改变尿 pH。如长期酸性尿易致尿酸结石,长期碱性尿易致含钙结石。患者应少进牛奶等含钙高的饮食,草酸盐结石患者应少吃菠菜、马铃薯、豆类和浓茶等;磷酸盐结石患者宜低磷、低钙饮食,并口服氯化铵使尿液酸化;尿酸盐结石患者应少吃含嘌呤的食物,如动物内脏、肉类及豆类,口服碳酸氢钠使尿液碱化,亦利于尿酸盐结石的溶解。

(3)观察排石现象,如绞痛部位下移,表明结石下移,疼痛突然消失,结石可能进入膀胱,这时患者应努力排尿,使结石排出。

(4)加强体育活动,除多饮水外还要增加体育活动,如跳跃等使结石易排出。

(5)为排出结石患者增加日饮水量,如突然出现心慌、胸闷、脉搏细弱等症状,应注意可能由于大量饮水而致使心脏负担过重,应立即送医院治疗。

(6)给予患者心理安慰和支持,消除紧张和焦虑,使患者情绪稳定,增强配合治疗的信心,使患者乐观地对待疾病和人生,同时注意观察社会及家庭对患者的支持。

(7)做好术前护理,嘱患者要情绪稳定、避免紧张焦虑。

## (二)术后护理要点及措施

1.病情观察

严密观察生命体征变化,遵医嘱给予持续心电监护,包括体温、血压、脉搏、呼吸。观察并记录生命体征 1 次 14h。

2.引流液的观察

术后引流液的观察是重点,每日记录和观察引流液的颜色、性质和量,如在短时间内引流出大量血性液体(一般＞200mL/h),应警惕发生继发性大出血的可能,同时密切观察血压和脉搏的变化,发现异常及时报告医师给予处理。

3.引流管的护理

术后患者留置肾造瘘管及尿管,保持引流通畅,妥善固定尿管,每日须对尿道口进行护理,观察尿液的颜色、量。其余按尿管的常规进行护理。活动、翻身时要避免引流管打折、受压、扭曲、脱出等。引流期间保持引流通畅,定时挤压引流管,避免因引流不畅而造成感染、积液等并发症。每天更换引流袋。

4.基础护理

患者术后清醒后,可改为半卧位,以利于伤口引流及减轻腹压,减轻疼痛。患者卧床期间,定时翻身,按摩骨隆突处,防止皮肤发生压疮。满足患者生活上的合理需求,给予晨晚间护理,雾化吸入2次1日。

5.行体外冲击波碎石术后护理

遵医嘱给予补液、抗感染、止血治疗；如发生肾绞痛，遵医嘱给予镇痛药物。术后如无恶心、剧烈疼痛等不适症状，鼓励患者多饮水，必要时给予利尿药，利于结石排出。术后次日做心电图及X线片检查，观察结石排出情况，如无特殊，模拟单双脚跳绳、慢跑等运动，根据年龄、性别及碎石排出情况决定运动的强度。碎石后观察尿量、血尿程度、结石排出情况。

6.经皮肾镜或经膀胱输尿管肾盂镜取石或超声碎石术后护理

(1)出血的观察及护理：观察肾造瘘管及留置尿管引流液的颜色、量及性质，并做好记录，发现异常及时报告。术后如肾造瘘管引流液颜色鲜红，可采用夹闭肾造瘘管5～10分钟，再放开，观察血尿有无停止。同时进行床旁B超检查，观察肾周及肾内情况及双J形管的位置。术后嘱患者绝对卧床48小时，相对卧床7天，无明显出血即可在床上活动，如有出血应延长卧床时间，可做适量的床上运动，多饮水，一般饮水量在2000mL/d以上，以减轻血尿。另外，多食新鲜含粗纤维的蔬菜、水果，适量进食蜂蜜，防止便秘。

(2)有效固定肾造瘘管，严防脱落：如肾造瘘管滑脱，必须保证尿液引流通畅。指导患者翻身前先将造瘘管留出一定长度，然后再转向对侧，下床或活动时必须先将造瘘管固定好。

(3)"双J形管"的护理：放置的"双J形管"通行输尿管的全长，上端位于肾盂，下端位于膀胱，"双J形管"本身有许多侧孔，有助于保护和恢复肾功能，有利于尿液的引流，但对机体来说是异物，有利的同时，同样也有弊。患者改变体位或活动时，必须动作慢、轻，以免"双J形管"刺激输尿管黏膜发生出血（表现为小便可见血尿）。另外，置"双J形管"后，患者由于膀胱输尿管抗反流的机制消失，尿液容易随着膀胱与输尿管、肾盂的压力差反流，导致逆行感染，故术后患者要尽早取半坐卧位。

(4)并发症的防治：

1)感染：应用敏感的抗生素；嘱患者多饮水；保持肾内低压状态，保持留置尿管及肾造瘘管的通畅，导尿管堵塞时予以膀胱冲洗。防止倒流，指导患者引流管的自我护理方法。

2)邻近器官的损伤。胸膜损伤：术后严密观察患者的呼吸情况，有无胸痛、呼吸困难，及时报告医师，必要时予行胸腔闭式引流。肠管穿孔：术后观察腹部体征，有无腹痛、反跳痛、腹肌紧张、肠管穿孔，给予足量的抗生素、禁食等处理。

## 六、健康教育

### (一)嘱患者遵医嘱定期复查

患者出院后每月复查腹部X线片，继续收集尿液，观察碎石排出情况。

### (二)"双J形管"的护理

带"双J形管"出院的患者，应避免四肢、腹部同时伸展、突然下蹲、重体力劳动和剧烈运动，防止"双J形管"滑脱或移动；指导患者术后4周在膀胱镜下拔管，定时进行泌尿系B超检查和腹部X线片检查。

### (三)治疗引起泌尿系结石的某些原发病

如甲状旁腺功能亢进(甲状旁腺腺瘤、腺癌或增生性变化等)会引起体内钙磷代谢紊乱而诱发磷酸钙结石。尿路的梗阻性因素，如肿瘤、前列腺增生以及尿道狭窄等会造成尿液蓄积，引起尿液"老化"现象。尿中的有机物沉积"老化"后,就可能增大而变成非晶体的微结石。所以,治疗引起泌尿系结石的某些原发病对于预防结石复发也非常重要。

### (四)预防和治疗泌尿系感染

泌尿系感染是尿石形成的主要局部因素,并直接关系到尿石症的防治效果。

### (五)注意膳食结构

尿石的生成和饮食结构有一定的关系,因此,注意调整膳食结构能够预防结石复发。根据尿石成分的不同,饮食调理应该采取不同的方案。如草酸钙结石患者宜少食草酸钙含量高的食物,如菠菜、番茄、马铃薯、草莓等。尿酸盐结石患者少食动物内脏及豆类,同时口服碳酸氢钠碱化尿液;磷酸盐结石患者少食蛋黄及牛奶等,口服氯化铵酸化尿液。

### (六)增加活动量

适当进行户外运动,平时要多活动,如散步、慢跑等。体力好的时候还可以原地跳跃,同样有利于预防泌尿系结石复发。

# 第三节 泌尿系结核

## 一、肾结核

### (一)概述

肾结核是由结核杆菌引起的慢性、进行性、破坏性病变,在泌尿生殖系结核中占有重要地位,泌尿生殖系其他器官结核大多继发于肾结核。结核杆菌侵入肾脏,首先在双肾毛细血管丛形成病灶,但不产生临床症状,多数病灶由于机体抵抗力增强而痊愈,此时称为病理性肾结核。如侵入肾脏的结核分枝杆菌数量多、毒性强、机体抵抗力低下,则可侵入肾髓质及肾乳头,产生临床症状,此时称为临床肾结核。

肾结核是由结核分枝杆菌引起的肾感染。其感染途径主要是体内结核病灶中的结核菌经血流播散至肾脏。原发病灶多在肺部,结核菌经血行或淋巴进入肾脏后,常引起双肾皮质的病变。当机体抵抗力减退时,病变可逐渐发展蔓延,形成一侧或双侧肾结核。含有结核杆菌的尿液接触输尿管壁、膀胱及尿道黏膜,可使黏膜受累,而发生结核病变。

### (二)临床表现

#### 1.肾结核病灶在肾,症状在膀胱

早期临床肾结核,仅尿中有少量白细胞和结核杆菌。病变进一步发展,可有明显症状。

(1)膀胱刺激征:尿频是肾结核患者最早出现的症状,起初是含结核杆菌的酸性脓尿刺激膀胱所致,不久膀胱结核病变引起溃疡,尿频加重,并同时有尿急、尿痛。晚期膀胱挛缩,尿频次数不计其数,甚至有尿失禁。

(2)血尿:较为常见,有 $60\%\sim70\%$ 的患者可出现血尿。血尿可为肉眼或显微镜下血尿,常与尿频症状并发,多为终末血尿,多由膀胱结核所致。少数病例可由于肾内病变而引起全程肉眼血尿。

（3）脓尿：由于肾脏和膀胱的结核性炎症,造成组织破坏,尿液中可出现大量脓细胞,同时在尿液内亦可混有干酪样物质,使尿液混浊不清,严重者呈米汤样脓尿。脓尿的发生率为 20%。

（4）肾区疼痛和肿块：肾结核一般无明显腰痛。患侧腰痛常在晚期形成结核性脓肾或病变延及肾周围时出现。并发对侧肾积水时可出现对侧腰痛。结核性脓肾时可出现腰部肿块。

（5）全身症状：可表现为贫血、消瘦、低热、盗汗、食欲减退、红细胞沉降率加快,晚期患者可出现对侧肾积水,进而导致尿毒症。

2.辅助检查

（1）尿液检查：尿常规为酸性,有少量蛋白及红、白细胞。无菌性脓尿多为肾结核所致,故尿培养一般细菌阴性,则肾结核的可能性很大。24 小时尿结核杆菌检查是诊断肾结核的重要方法。连续 3 次进行清晨尿液结核杆菌检查,若为阳性对诊断肾结核有决定性意义。

（2）膀胱镜检查：膀胱黏膜可见充血、水肿、结核结节及溃疡等以三角区及患侧输尿管口附近为明显。晚期膀胱结核使整个膀胱充血、水肿、呈一片通红。

（3）X 线检查：X 线检查在确定肾结核的诊断,明确病变的部位、范围、程度及对侧肾脏情况等方面有决定性意义。肾结核有钙化时可在尿路 X 线片上显示斑点状钙化或全肾钙化阴影。肾结核有尿路造影上的表现为早期肾盏边缘呈鼠咬状.病变进展即可出现肾皮质脓肿和空洞形成,表现为不规则的造影剂充填区。晚期肾结核致肾功能亏损或肾自截时表现为肾不显影。输尿管结核表现为边像不光滑,多处狭窄或输尿管僵直。

（4）B 超检查：早期无异常发现。肾组织明显破坏时,多出现异常波型并伴有肾体积增大。结核性脓肾则在肾区出现液平段。

（5）放射性核素肾图检查：患肾功能减退时表现为排泄延缓,甚至无功能。对侧肾积水时出现梗阻性图形。

（三）治疗原则

肾结核是由结核杆菌引起的肾感染性炎症。肾结核为一种慢性消耗性疾病,具有起病缓慢、病程长等特点,故应坚持治疗,其原则性措施如下。

1.一般措施

肾结核是全身性疾病,在治疗中必须重视全身治疗。应劳逸适度,多注意休息,不要太劳累。宜进高蛋白、高热量、高维生素饮食,忌食肥腻及辛辣刺激性食物,还应忌偏食、暴食及过热食物;有条件者,可采用少食多餐制进食,并注意饭菜多样化和色、香、味俱佳,以促进食欲,补充足够的营养,以增强体质及抗病能力。

2.药物治疗

目前肾结核的药物治疗,必须早期、联合、足量、全程规律用药。主张用“短程化疗”,即口服 3 种药物 6 个月疗法。具体方法:利福平 0.6g,异烟肼 0.3g,均口服 1 次/日;吡嗪酰胺0.25～0.5g,口服 3 次/日。先 3 种药用 4 个月,接着再用利福平、异烟肼 2 个月。

3.手术治疗

手术前服用抗结核药不少于 2 周,术后继续服药。

（1）肾切除术：适用于肾结核破坏严重,对侧肾功能正常或对肾结核病变较轻且经药物治疗一段时间后。肾结核对侧肾积水,肾功能不良应先引流肾积水,挽救肾功能,而后再切除结核病肾。

(2)保留肾组织的肾结核手术:适用于局限的结核性脓尿或闭合性空洞。如结核病灶清除术、部分肾切除术可作为药物治疗的补充。膀胱挛缩的患者可行膀胱扩大术。

**(四)护理评估**

1.健康史及相关因素

了解一般情况,有无营养不良、免疫力减退,包括家族史中有无结核发病者,了解有无尿频、尿急、尿痛、血尿脓尿腰痛等症状,有无低热、贫血、乏力、消瘦等全身中毒症状。

2.心理、社会状况

了解患者和家属对该病的治疗方法及其预后的认知程度,家庭经济状况及社会支持系统等。

**(五)护理要点及措施**

1.术前护理要点及措施

(1)全面评估患者:包括健康史及相关因素、身体状况、生命体征,以及神志、精神状态、行动能力等。

(2)心理护理:向患者讲明全身治疗可增强抵抗力,合理的药物治疗及必要的手术治疗可消除病灶,缩短病程,消除患者的焦虑情绪,保持愉快心情对肾结核病的康复有重要意义。

对患者给予同情、理解、关心、帮助,以便更好地配合治疗和护理。部分血尿患者可出现紧张和焦虑情绪,应给予疏导。

(3)观察患者的血尿程度:可嘱患者多饮水,以达到稀释尿液,防止血块堵塞的目的。当血尿严重,血块梗阻输尿管出现绞痛时,应报告医生给予解痉镇痛处理。

(4)饮食护理:指导患者多进食富有营养、易消化、口味清淡的膳食,以加强营养,增进机体抵抗力。鼓励患者食高蛋白、高热量、高维生素饮食,纠正贫血和低蛋白血症。多饮水以减轻结核性脓尿对膀胱的刺激,保证休息,改善并纠正全身营养状况。

(5)做好术前护理:术前1天中午照常进餐,13:00口服50%硫酸镁溶液40m以清洁肠道,还可防止术后发生腹胀。晚餐应吃易消化的软食,不吃肉类和青菜。术前晚12:00以后禁食、禁水。以防因麻醉或手术过程中所致的呕吐而引起窒息或吸入性肺炎。

(6)做好术前指导:包括介绍肾结核的疾病相关知识,使患者对疾病有正确的认识。说明手术治疗的必要性。介绍手术的大致过程及配合方法。指导患者掌握床上翻身、有效咳嗽咳痰的方法、及技巧,以预防术后肺部并发症、压疮和下肢静脉血栓的发生。

2.术后护理要点及措施

(1)病情观察:严密观察患者生命体征的变化,尤其是血压、脉搏的变化。必要时给予持续心电监护。

(2)体位:肾切除患者血压平稳后可取半卧位。鼓励早期活动,以减轻腹胀、利于引流和机体恢复。开放保留肾组织的手术患者,应卧床7~14天;行腹腔镜手术患者绝对卧床48~72小时,根据引流液颜色和量遵医嘱进行床上活动,以避免继发性出血或肾下垂。

(3)引流管的护理:术后患者留置切口引流管及尿管,活动、翻身时要避免引流管打折、受压、扭曲、脱出等。引流期间保持引流通畅,定时挤压引流管,避免因引流不畅而造成感染。

(4)引流液的观察:术后引流液的观察是重点,每日记录和观察引流液的颜色、性质和量,如在短时间内引流出大量血性液体,应警惕发生继发性大出血的可能,同时密切观察血压和脉搏的变化,发现异常及时报告医师给予处理。

(5)基础护理:患者术后清醒后,可改为半卧位。患者卧床期间,协助其定时翻身,按摩骨突处,防止皮肤发生压疮。做好晨晚间护理。口腔护理、雾化吸入 2 次/日,消毒尿道口1 次/日。

(6)专科护理:术前从股动脉插管行肾动脉栓塞术者,术后应密切观察穿刺侧足背动脉搏动情况,防止因穿刺部位血栓形成影响下肢血供。同时行栓塞术后,患者可出现腹痛、恶心、腹胀、发热等症状,应密切观察,发现异常及时报告医生处理。

(7)增进患者的舒适:术后会出现疼痛、恶心,呕吐、腹胀等不适,及时通知医生对症处理,减少患者的痛苦。

(8)心理护理根据患者的社会背景,个性及不同手术类型,对每位患者提供个体化心理支持并给予心理疏导和安慰,增强战胜疾病的信心。

**(六)健康教育**

1.出院前应向患者及家属详细介绍出院后有关事项,并将有关资料交给患者或家属,告知复诊时间及日常生活、锻炼中的注意事项。

2.用药指导:术后继续抗结核药物治疗 3～6 个月,以防结核复发。用药要坚持联合、规律、全程,不可随意间断或减量、减药;用药期间必须注意药物不良反应,定期复查肝肾功能、测听力、视力等。若出现恶心、呕吐、耳鸣、听力下降等症状,及时就诊;尽量慎用对肾脏有毒性的药物,以保护对侧肾脏。

3.告诫患者术后注意劳逸结合,避免过度劳累,适当进行户外活动及轻度体育锻炼,以增强体质,防止感冒及其他并发症,戒烟,禁酒。

4.保持心情舒畅和充足的睡眠,每晚持续睡眠应达到 6～8 小时。

5.定期复查,单纯药物治疗者必须重视尿液检查和泌尿系造影的变化。术后也应每月检查尿常规和尿结核杆菌,5 年不复发可认为治愈。

## 二、输尿管结核

**(一)概述**

输尿管结核是由结核杆菌引起的继发性输尿管的炎症病变,患病率为 900/10 万,50%的泌尿系统结核伴有输尿管结核,多继发于肾结核。

输尿管结核多继发于肾结核,其病理表现为黏膜、黏膜下层结核结节、溃疡、肉芽肿和纤维化,病变是多发性的。病变修复愈合后,管壁纤维化增粗变硬,管腔呈节段性狭窄,致使尿流下行受阻,引起肾积水,加速肾结核病变发展,甚至成为结核性脓肾,肾功能完全丧失。输尿管狭窄多见于输尿管膀胱连接部,其次为肾盂输尿管连接处,中段者较少见。

**(二)临床表现**

1.症状及体征

(1)输尿管结核典型的临床表现:以尿频、尿急、尿痛的膀胱刺激征呈进行性发展,伴血尿、脓尿,及腰部疼痛,积水性肿物。输尿管完全梗阻时,致肾积水,肾脏增大触痛。

(2)全身症状:输尿管结核患者的全身症状常不明显。晚期或合并其他器官活动结核时,可以有发热、盗汗、消瘦、贫血、虚弱,食欲缺乏和红细胞沉降率增快等典型结核症状。严重双肾结核或肾结核对侧肾积水时,可出现贫血、水肿、恶心、呕吐、少尿等慢性肾功能不全的症状,甚至突然发生无尿。

2.辅助检查

(1)尿液检查:尿呈酸性,尿蛋白阳性,有较多红细胞和白细胞。尿沉淀涂片抗酸染色50%～70%的病例可找到抗酸杆菌,不应作为诊断输尿管结核的唯一依据,因包皮垢杆菌、枯草杆菌也是抗酸菌,易和结核杆菌混淆。

(2)影像学检查:包括 B 超、X 线、CT 及 MRI 等检查。对确诊输尿管结核,判断病变严重程度,决定治疗方案非常重要。

(3)B 超检查:简单易行,对于中晚期病例可初步确定病变部位,常显示患侧输尿管结构紊乱,有钙化则显示强回声,B 超也容易发现对侧肾积水及膀胱有无挛缩。

(4)X 线检查:泌尿系统 X 线片(KUB)可能见病肾局灶后斑点状钙化影或全肾广泛钙化,局限的钙化灶应与肾结石鉴别。静脉尿路造影(IVU)可以了解对侧肾功能病变程度与范围。逆行尿路造影可以显示病肾空洞性破坏,输尿管僵硬,管腔节段性狭窄且边缘不整。

(5)CT 检查:只有大范围的连续扫描,才能显示输尿管中段和远端的狭窄,否则只能显示肾盂及输尿管的扩张。对近端输尿管狭窄,CT 在显示肾结核的同时,常能显示输尿管管壁增厚和管腔缩小。CT 还可以显示输尿管管壁的钙化,并与输尿管结石鉴别。

(6)MRI 检查:可以很好地显示扩张的输尿管及输尿管狭窄处,在一定程度上能代替传统的 IVU。

**(三)治疗原则**

输尿管结核是全身结核病的一部分,治疗时应注意全身治疗,包括营养、休息、环境、避免劳累等。输尿管结核的治疗应根据患者全身和病肾情况,选择药物治疗或手术治疗。

1.药物治疗

药物治疗适用于早期输尿管结核,如尿中有结核杆菌而影像学上肾盂、肾盏无明显改变,或仅见一两个肾盏呈不规则虫蛀状,在正确应用抗结核药物治疗后多能治愈。

2.手术治疗

凡药物治疗 6～9 个月无效,结核破坏严重者,应在药物治疗的配合下行手术治疗。

(1)肾盂输尿管连接部狭窄:肾盂输尿管离断成形术,吻合处留置支架管,并做肾盂造瘘引流。

(2)输尿管下段狭窄:多行输尿管膀胱移植术。

(3)全长输尿管狭窄或肾脏病变已严重广泛钙化形成所谓的肾自截,应做肾切除术。

**(四)护理评估**

1.健康史及相关因素

了解患者一般情况,包括发病时间,既往有无肺结核、骨关节结核病史。是否有膀胱刺激征及血尿等表现。

2.身体状况

了解肿块位置、大小、数量。肿块有无触痛、活动度情况;有无结核症状及慢性肾功能不全的表现。

**(五)护理要点及措施**

1.术前护理要点及措施

(1)全面评估患者:包括健康史及其相关因素、身体状况、生命体征,以及神志、精神状态、行为能力等。

(2)心理护理:对患者给予同情、关心、理解、帮助,告诉患者不良的心理状态会降低机体的抵抗力,不利于疾病的康复。向患者讲明全身治疗可增强抵抗力,合理的药物治疗及必要的膳食治疗可消除病灶、缩短病程。解除患者的紧张情绪,更好地配合治疗和护理。

(3)血尿护理:注意观察患者的血尿程度,可嘱患者多饮水,以达到稀释尿液,防止血块堵塞的目的。

(4)饮食护理:指导患者多进食富有营养、易消化、口味清淡的膳食,以加强营养,增进机体抵抗力,纠正贫血,改善一般状况,必要时给予输血、补液。

(5)协助患者做好术前相关的检查工作:如心电图、X线胸片、影像学检查、尿便检查、血液检查等。

(6)做好术前护理:遵医嘱给予患者备皮,给患者口服泻药等;嘱患者保持情绪稳定,避免过度紧张焦虑,备好术后需要的各种物品,术前晚 24:00 后禁食、禁水。

2.术后护理要点及措施

(1)观察患者生命体征的变化,包括体温、脉搏、血压、呼吸,并记录,1 次/4 小时。

(2)引流管的护理:术后患者留置切口引流管及尿管,活动、翻身时要避免引流管打折、受压、扭曲、脱出等。引流期间保持引流通畅,定时挤压引流管,避免因引流不畅而造成感染、积液等并发症。维持引流装置无菌状态,防止污染,引流管皮肤出口处必须按无菌技术操作换药,每天更换引流袋。准确记录引流液的量、质、色。

(3)基础护理:保持床单整洁,定时翻身、叩背,促进排痰;做好晨晚间护理;满足患者生活,上的合理需求。

(4)术后活动:鼓励早期活动,以减轻腹胀、利于引流和机体恢复。

(5)饮食:待肛门排气后开始进易消化、营养丰富的食物。

(6)发热的护理:对于手术后发热患者应嘱其多饮水,勤更换衣物、被单;遵医嘱给予降温药物,必要时查血培养,查找发热原因。

(7)心理护理:根据患者的社会背景、受教育程度、个性及手术类型,对患者提供个体化心理支持,给予心理疏导和安慰,以增强战胜疾病的信心。

**(六)健康教育**

1.康复指导

加强营养、注意休息、适当活动、避免劳累,以增强机体抵抗力,促进恢复。有切口者注意自身护理,防止继发感染。

2.用药指导

(1)继续抗结核治疗6个月,以防复发。

(2)用药要坚持联合、规律、全程,不可随意间断或减量、减药,不规则用药可产生耐药性而影响治疗效果。

(3)用药期间注意药物不良反应,定期复查肝肾功能、听力、视力等,如有恶心、呕吐、体力下降、耳鸣等症状,及时就诊。

(4)勿用和慎用对肾有害的药物,如氨基糖苷类、磺胺类抗菌药物等,尤其是双侧肾结核、孤立肾结核、肾结核对侧肾积水的患者更应注意。

3.饮食护理

进食高热量、高蛋白,富含维生素易消化饮食,加强营养。同时多饮水,防止泌尿系感染。

4.定期复查

单纯药物治疗者必须重视尿液检查和泌尿系造影的变化。术后也应每月检查尿常规和尿结核杆菌,连续6个月尿中无结核杆菌称为稳定转阴。5年不复发可认为治愈。对留置"双J形管"的,出院后应避免增加腹压的动作,如下蹲、用力排便等,并按时拔除。

### 三、膀胱结核

#### (一)概述

膀胱结核是泌尿系结核的一部分,多由肾结核、尿污染以及从黏膜上沿输尿管蔓延继发所致,故膀胱结核与泌尿生殖系结核同时存在,病变轻重关系到泌尿系结核的预后。

膀胱结核多来自肾结核,由于结核尿的污染以及从黏膜下沿输尿管蔓延所致。肾结核尿的污染,以及输尿管结核沿黏膜下的蔓延,使膀胱三角区很快出现充血,水肿,逐渐出现结核结节,三角区首先受累,并很快蔓延到膀胱全壁,结核结节融合,豆渣化,形成溃疡,溃疡如果广泛侵入膀胱肌层,即使切除患肾之后,膀胱肌层中仍会发生严重的纤维化,这就使膀胱肌肉丧失伸张能力,容量减少,形成结核性小膀胱-膀胱挛缩,膀胱结核累及尿道,致尿道黏膜溃疡,糜烂,患者排尿终末时尿道剧烈灼痛,严重者可形成结核性尿道狭窄或尿道瘘。

#### (二)临床表现

1.症状

(1)膀胱结核常由肾结核演变而来。结核性膀胱炎多数患者的最初症状为尿频,以后尿频逐渐加重并伴有尿急、尿痛、血尿。排尿从3～5次/日逐渐增加到10～20次/日,如果膀胱症状加重,黏膜有广泛溃疡或膀胱挛缩,容量缩小,则排尿每日达数十次,甚至尿失禁,患者十分痛苦。

(2)除尿频外,多伴有尿痛、脓尿、血尿等,经抗结核治疗后可以好转。而膀胱挛缩的症状除尿频及尿失禁外,常无尿痛、脓尿、血尿等,经抗结核治疗后症状不能好转,有时由于膀胱病变进一步纤维化,症状反而加重。

2.辅助检查

(1)尿液检查:尿常规可见较多脓细胞、红细胞,炎症性痉挛时,脓尿及血尿的程度与尿频基本一致,而膀胱挛缩时尿频虽显著,但尿内炎性细胞并不多,尿液检查找抗酸杆菌常阳性,聚合酶链反应(PCR)技术可提高检查阳性率且快速。

（2）膀胱镜检查：见膀胱黏膜充血，水肿；结核结节或溃疡形成；并可见膀胱容量变小，活检可证实为结核。

（3）膀胱造影：炎症性痉挛在注入造影剂时感疼痛，膀胱形状可正常，或呈折叠状且有膀胱颈部痉挛；而膀胱挛缩患者注入造影剂时不痛，仅有胀感，膀胱甚小呈圆形，边缘不光滑，不呈折叠状，重者膀胱颈部张开，后尿道扩张，必要时可用鞍麻做鉴别，炎症性痉挛在鞍麻后膀胱容量可扩大，而膀胱挛缩则仍不能扩大。

（4）膀胱结核自发破裂：结核性膀胱自发破裂时有突发腹痛，腹穿可见黄色尿液，膀胱造影有助于诊断。

（5）膀胱结核晚期表现：晚期有贫血，水肿，肾功能不全等表现，IVU检查可见肾输尿管结核表现及膀胱容量变小。

（6）CT检查：近年来，CT检查已被广泛应用于泌尿生殖系结核的诊断，其优点是对钙化，肾脏的功能性异常和肾周扩张较为敏感，还能显示实质瘢痕和表现为低密度的干酪样坏死灶，晚期肾脏病变均可显示肾积水，肾萎缩和肾钙化。

### （三）治疗原则

**1.膀胱结核的手术治疗原则**

（1）如无尿道狭窄，则行乙状结肠膀胱扩大术。

（2）如有尿道狭窄，可行尿流改道术如回肠膀胱、输尿管皮肤造瘘术等。

**2.膀胱结核的用药原则**

（1）确诊为结核者，一般可联合使用基本药物中的3种"杀菌"抗结核药物治疗3～6个月，然后使用2种药物用至1～2年。

（2）如果出现明显不良反应，可依次选用其余各药。

（3）因结核病是消耗性疾病，故要加强营养，除非氮质血症，否则可以高蛋白饮食。

（4）必要时可做手术治疗，手术前进行药物治疗1～3个月，术后继续药物治疗至疗程结束，手术目的主要是解除梗阻、止血、病源清除或病肾切除。

（5）如出现肾衰竭，可按慢性肾衰竭常规治疗，主要是透析疗法或肾移植。

### （四）护理评估

**1.健康史及相关因素**

了解有无肺结核、骨关节结核或肠结核等病史。包括家族史中有无结核发病者，有无营养不良、免疫力减退、居住环境恶劣等与结核病发病有关的因素。

**2.身体状况**

了解有无尿频、尿急、尿痛、血尿、脓尿、腰痛等症状，其严重程度怎样；有无低热、贫血、乏力、消瘦等全身中毒症状。

### （五）护理要点及措施

**1.术前护理要点及措施**

（1）全面评估患者：包括健康史及相关因素、身体状况、生命体征，以及神志、精神状态、行动能力等。

（2）心理护理：向患者讲明全身治疗可增强抵抗力，合理的药物治疗及必要的手术治疗可消除病灶,缩短病程,消除患者的焦虑情绪,保持愉快心情对肾结核病的康复有重要意义。对患者给予同情、理解、关心、帮助,更好地配合治疗和护理。部分血尿患者可出现紧张和焦虑情绪,应给予疏导。

(3)观察患者的血尿程度:可嘱患者多饮水,以达到稀释尿液,防止血块堵塞的目的。当血尿严重,血块梗阻输尿管出现绞痛时,应报告医生给予解痉镇痛处理。

(4)饮食护理:指导患者多进食富有营养、易消化、口味清淡的膳食,以加强营养,增进机体抵抗力。鼓励患者食高蛋白、高热量、高维生素饮食,纠正贫血和低蛋白血症。多饮水以减轻结核性脓尿对膀胱的刺激,保证休息,改善并纠正全身营养状况。

(5)做好术前护理和术前指导:包括介绍肾结核的疾病相关知识,使患者对疾病有正确的认识。说明手术治疗的必要性。介绍手术的大致过程及配合方法。指导患者掌握床上翻身、有效咳嗽、咳痰的方法及技巧,以预防术后肺部并发症、压疮和下肢静脉血栓的发生。

2.术后护理要点及措施

(1)病情观察:严密观察患者生命体征的变化,尤其是血压、脉搏的变化。必要时给予持续心电监护。

(2)引流管的护理:术后患者留置切口引流管及尿管,活动、翻身时要避免引流管打折、受压、扭曲、脱出等。引流期间保持引流通畅,定时挤压引流管,避免因引流不畅而造成感染。

(3)引流液的观察:术后引流液的观察是重点,每日记录和观察引流液的颜色、性质和量,如在短时间内引流出大量血性液体,应警惕发生继发性大出血的可能,同时密切观察血压。

(4)基础护理:患者术后清醒后,可改为半卧位。患者卧床期间,协助其定时翻身,按摩骨突处,防止皮肤发生压疮。做好晨晚间护理。口腔护理、雾化吸入,2次/日,消毒尿道口,1次/日。

(5)增进患者的舒适:术后会出现疼痛、恶心、呕吐、腹胀等不适,及时通知医生对症处理,减少患者的痛苦。

(6)心理护理根据患者的社会背景,个性及不同手术类型,对每位患者提供个体化心理支持并给予心理疏导和安慰,增强战胜疾病的信心。

(六)健康教育

1.出院前应向患者及家属详细介绍出院后有关事项,并将有关资料交给患者或家属,告知复诊时间及日常生活、锻炼中的注意事项。

2.用药指导:术后继续抗结核药物治疗3~6个月,以防结核复发。用药要坚持联合、规律、全程,不可随意间断或减量、减药;用药期间必须注意药物不良反应,定期复查肝肾功能、测听力、视力等。若出现恶心、呕吐、耳鸣、听力下降等症状,及时就诊;尽量慎用对肾脏有毒性的药物,以保护对侧肾脏。

3.告诫患者术后注意劳逸结合,避免过度劳累,适当进行户外活动及轻度体育锻炼,以增强体质,防止感冒及其他并发症,戒烟,禁酒。

4.保持心情舒畅和充足的睡眠,每晚持续睡眠应达到6~8小时。

5.定期复查:单纯药物治疗者必须重视尿液检查和泌尿系造影的变化。术后也应每月检查尿常规和尿结核杆菌。5年不复发可认为治愈。

## 四、附睾结核

### (一)概述

附睾结核好发于青壮年,多见于 20～40 岁。附睾结核发展缓慢,病状轻微,起初不易为患者所发觉。随着附睾的增大,患者偶有下坠感或隐痛,常在无意中发现附睾肿块。输精管出现串珠样改变,肿大的附睾和阴囊粘连,形成寒性脓肿与窦道,附睾结核向睾丸蔓延,形成睾丸结核,睾丸、附睾分解不清,形成块状,偶可出现少量鞘膜积液。少数患者可出现急性症状,如疼痛、发热、阴囊迅速肿大,类似急性附睾炎,这是继续感染所致,急性症状逐渐消退后又转入慢性阶段。附睾结核是最常见的男性生殖道结核,一般认为是泌尿系结核的一部分;附睾结核常伴有前列腺结核或精囊结核。结核杆菌的尿经前列腺、精囊输精管而感染附睾,病变从尾部开始,可蔓延到整个附睾,甚至扩散至睾丸。由于附睾尾部血供丰富,也容易经血行感染。附睾结核常侵犯鞘膜和阴囊壁,脓肿破溃后形成经久不愈的窦道。双侧附睾结核可致精液内无精子。

### (二)临床表现

1.症状及体征

附睾结核一般发展缓慢,病变附睾逐渐肿大,形成附睾硬结,不存在疼痛或略有隐痛。附睾肿大明显时可与阴囊粘连,形成寒性脓肿后经阴囊皮肤破溃,流出脓汁及干酪样坏死组织,形成窦道。严重者附睾、睾丸分界不清,输精管增粗,呈串珠状改变,双侧附睾结核可以表现为无精症,导致不育。若患者无泌尿系结核,附睾病又不典型,需靠病理检查确诊。

2.辅助检查

(1)尿道分泌物直接涂片找到结核菌有助诊断。

(2)附睾组织活检,组织学检查可以确诊。

(3)影像学检查。

### (三)治疗原则

病变稳定无脓肿者经服用抗结核药物多可治愈。有脓肿或窦道形成时,应用药物并配合手术治疗。

### (四)护理评估

1.健康史及相关因素

了解一般情况,包括发病时间,既往有无肺结核、骨关节结核病史。是否有膀胱刺激征及血尿等表现。

2.身体状况

了解肿块位置、大小、数量。肿块有无触痛、活动度情况;有无结核症状。

### (五)护理要点及措施

1.术前护理要点及措施

(1)全面评估患者:包括健康史及其相关因素、身体状况、生命体征,以及神志、精神状态行为能力等。

(2)心理护理:对患者给予同情、关心、理解、帮助,告诉患者不良的心理状态会降低机体的抵抗力,不利于疾病的康复。向患者讲明全身治疗可增强抵抗力,合理的药物治疗及必要的膳食治疗可消除病灶、缩短病程。解除患者的紧张情绪,更好地配合治疗和护理。

(3)血尿护理:注意观察患者的血尿程度,可嘱患者多饮水,以起到稀释尿液,防止血块堵塞的目的。

(4)饮食护理:指导患者多进食富有营养、易消化、口味清淡的膳食,以加强营养,增进机体抵抗力,纠正贫血,改善一般状况,必要时给予输血补液。

(5)协助患者做好术前相关的检查工作:如心电图、X线胸片、影像学检查、尿便检查、血液检查等。

(6)做好术前护理和术前指导:嘱患者保持情绪稳定,避免过度紧张焦虑,备好术后需要的各种物品,术前晚 12:00 后禁食、禁水。

2.术后护理要点及措施

(1)观察患者生命体征的变化:包括体温、脉搏、血压、呼吸,并记录,1 次/4 小时。

(2)引流管的护理:术后患者留置切口引流管及尿管,活动、翻身时要避免引流管打折、受压、扭曲脱出等。引流期间保持引流通畅,定时挤压引流管,避免因引流不畅而造成感染、积液等并发症。维持引流装置无菌状态,防止污染,引流管皮肤出口处必须按无菌技术换药,每天更换引流袋。准确记录引流液的量、质、色。

(3)基础护理:保持床单整洁,定时翻身、叩背,促进排痰;做好晨晚间护理;满足患者生活上的合理需求。

(4)术后活动:鼓励早期活动,以减轻腹胀、利于引流和机体恢复。待肛门排气后开始进易消化、营养丰富的食物。

(5)心理护理:根据患者的社会背景、受教育程度、个性及手术类型,对患者提供个体化心理支持,给予心理疏导和安慰,以增强战胜疾病的信心。

**(六)健康教育**

1.康复指导

加强营养、注意休息、适当活动、避免劳累,以增强机体抵抗力,促进恢复。

2.用药指导

(1)术后继续抗结核治疗 6 个月,以防复发。

(2)用药要坚持联合规律、全程,不可随意间断或减量、减药,不规则用药可产生耐药性而影响治疗效果。

(3)用药期间注意药物不良反应,定期复查肝肾功能、听力、视力等,如有恶心、呕吐、体力下降、耳鸣等症状,及时就诊。

(4)勿用和慎用对肾有害的药物,如氨基糖苷类、磺胺类抗菌药物等,尤其是双侧肾结核、孤立肾结核、肾结核对侧肾积水的患者更应注意。

3.定期复查

单纯药物治疗者必须重视尿液检查和泌尿系造影的变化。术后也应每月检查尿常规和尿结核杆菌,连续 6 个月尿中无结核杆菌称为稳定转阴。

4.饮食护理

进食高热量、高蛋白,富含维生素易消化饮食,加强营养。多饮水。

# 第四节　尿道狭窄

## 一、概述

尿道狭窄是泌尿外科常见病之一,多见于男性,临床上常见有先天性尿道狭窄(如先天性尿道外口狭窄),炎症性尿道狭窄(常因尿道管腔感染、损伤所致),外伤性尿道狭窄(多因损伤初期处理不当所致)。

尿道狭窄的病理改变因病因及病程长短而异,轻者仅呈膜状狭窄,重者尿道管腔可完全闭锁,瘢痕组织及深度也不一样,有的局限于黏膜层,有的则侵及黏膜下、海绵体尿道全层甚至尿道周围组织。可继发尿道结石、前列腺炎、附睾炎等,甚至有些可以并发膀胱炎及上尿路感染。

### (一)先天性尿道狭窄

即先天性畸形或发育障碍,如先天性尿道外口狭窄、尿道瓣膜、精阜肥大、尿道管腔先天狭窄等。

### (二)炎症性尿道狭窄

如淋病性尿道狭窄,此外留置导尿管也可引起尿道狭窄。

### (三)外伤性尿道狭窄

最为常见,由于尿道损伤严重,初期处理不当或不及时所致。

## 二、临床表现

### (一)症状及体征

1.排尿困难

排尿困难是尿道狭窄最主要的症状,可轻可重,与狭窄程度有关。

2.膀胱激惹及膀胱失代偿

如尿频、尿急、尿不尽、遗尿等。若膀胱的代偿功能丧失可出现残余尿、尿潴留进而充溢性尿失禁。

3.并发症

可并发尿道周围感染,上尿路感染及生殖系感染。急性期全身寒战,高热,白细胞明显增加。尿道周围蜂窝织炎表现为会阴部红肿压痛,形成脓肿后可自行穿破致尿瘘。

### (二)辅助检查

尿道狭窄的诊断,应根据病史、体征、尿道器械检查和尿道膀胱造影术而确定。

1.尿道探子检查

可确定狭窄部位,程度和长度。

2.B超

明确尿道狭窄长度、程度及周围瘢痕组织的厚度。

3.尿道造影

确定部位、程度、长度。

4.肛门直肠检查

应常规进行,以协助确定尿道狭窄近侧端位置。

5.其他检查

如内镜检查等。

## 三、治疗原则

### (一)非手术治疗

主要依赖于尿道扩张,即使手术治疗后的病例也应定期扩张,预防再次狭窄。扩张忌用暴力。

### (二)手术治疗

由于尿道狭窄病的复杂性,尚无单一治疗方法,只能根据不同病情采用不同手术治疗。

1.尿道扩张术

尿道扩张术适用于狭窄较轻者。

2.尿道外口切开术

尿道外口切开术适用于尿道外口狭窄。

3.腔内手术

目前国内外已广泛开展并被认为是治疗尿道狭窄的首选方法。

4.尿道对端吻合术

尿道对端吻合术适用于球部尿道狭窄。

5.尿道套入术

尿道套入术主要用于治疗后尿道狭窄,但儿童不宜采用。

6.尿道成形术

尿道成形术主要用于复杂性尿道狭窄,如长段狭窄切除瘢痕段。

## 四、护理评估

### (一)健康史及相关因素

了解患者一般情况,了解有无服用与手术或术后恢复有关的药物,如阿司匹林。

### (二)身体状况

评估生命体征和主要体征;了解各主要内脏器官功能情况,有无心、肺、肝及肾等器官功能不全,有无营养不良、肥胖,有无水、电解质失衡等高危因素,评估手术的安全性。

### (三)泌尿系统状况

有无排尿困难、遗尿、尿频或尿失禁等,了解尿液浊度、颜色、尿量及尿比重等。

## 五、护理要点及措施

### (一)术前护理要点及措施

1.全面评估患者

评估包括健康史及其相关因素、身体状况、生命体征,以及神志、精神状态、行动能力等。

2.心理护理

对患者给予同情、理解、关心帮助,告诉患者不良的心理状态会降低机体的抵抗力,不利于疾病的康复。解除患者的紧张情绪,更好地配合治疗和护理。

3.饮食护理

指导患者多进食富有营养、易消化、口味清淡的膳食,以加强营养,增进机体抵抗力,改善一般状态。

4.协助患者做好术前相关检查工作

如影像学检查、心电图检查、X线胸片、血液检查、尿动力检查、尿便检查等。

5.做好术前护理和术前指导

嘱患者保持情绪稳定,避免过度紧张焦虑,备皮后洗澡、更衣,准备好术后需要的各种物品如一次性尿垫、唇膏等,术前晚22:00以后禁食、禁水,术晨取下义齿,贵重物品交由家属保管等。

**(二)术后护理要点及措施**

1.严密观察患者生命体征的变化

生命体征包括体温、血压、脉搏、呼吸。观察并记录生命体征,1次/4h。

2.尿管的护理

术后患者留置尿管,活动、翻身时要避免尿管打折、受压、扭曲、脱出等。更换引流袋每周2次。

3.专科护理

(1)术后尿失禁常为暂时性,可能与膀胱和后尿道炎症有关,用较细导尿管引流数日后可恢复。如尿失禁不能恢复,可能与尿道括约肌损伤有关,可指导患者进行尿道括约肌收缩练习。

(2)术后应留置导尿管1个月左右保持导尿管通畅,使导尿管有效地阻隔前列腺囊与膀胱,如有小的血块,及时冲洗,拔出尿管后定期行尿道扩张,防止狭窄复发。

(3)老年人常有便秘,术后卧床休息,肠蠕动减弱,更易引起便秘,要保持大便通畅,必要时灌肠。

(4)术后2～3天常有血尿,严密观察血尿转清情况。

(5)每日清洁尿道口外分泌物后涂以氢松软膏,减少尿道感染和分泌物。

4.心理护理

根据患者的社会背景、个性及不同手术类型,对每个患者提供个体化心理支持,并给予心理疏导和安慰,以增强战胜疾病的信心。

## 六、健康教育

1.出院前向患者及家属详细介绍出院后有关事项,术后1个月遵医嘱拔除尿管,观察排尿情况,如有尿线变细、排尿困难,需及时到医院就诊,以确定是否需行尿道扩张或行二次手术。3～6个月复查1次,以了解治疗及恢复情况。

2.饮食方面宜选择富有营养,易消化,清淡可口,色、香、味均佳的膳食,以增进食欲,补充营养,增强机体抵抗力。

3.适当进行户外活动及轻度体育锻炼,以增强体质。

4.服装方面最好穿着纯棉类的宽松内裤,保持局部温度适宜及会阴部清洁,会阴部皮温不可过高。

# 第五章 骨科疾病的护理

## 第一节 肱骨干骨折

### 一、概述

肱骨干骨折是较为常见的骨折,约占所有骨折的 3%。近年来不论手术治疗还是非手术治疗的方法都有所发展。大多数肱骨干骨折通过非手术治疗可以获得好或较好的结果。正确的非手术及手术治疗需要对肱骨的解剖、骨折类型和患者伤前的活动水平和期望获得的结果等有所了解。

### 二、解剖

肱骨干是指从近端胸大肌的止点处到远端髁上。近端肱骨干横断面呈圆形,远端在前后径上呈扁状。肱骨前方界线近端为大结节前方,远端为冠状突窝。内侧界线从近端的小结节到远端内上髁。外侧界限近端大结节后方到外上髁。三角肌止于肱骨干近端前外侧的三角肌结节。桡神经切迹内走行着桡神经和肱深动脉。肱骨干后方是三头肌的起点,有螺旋状骨凹。内外侧肌间隔将上臂分成前间隔和后间隔。前间隔包括肱二头肌、喙肱肌和肱肌。肱动、静脉及正中神经、肌皮神经及尺神经沿肱二头肌内侧走行。后间隔包含肱三头肌和桡神经。

肱骨干部的血供由肱动脉分支提供。肱骨干的滋养动脉从内侧中段远端进入肱骨。有些患者还有第 2 条滋养动脉,它从桡神经切迹进入。桡神经和肱深动脉穿过外侧肌间隔,内侧肌间隔被尺神经、上尺侧副动脉及下尺侧副动脉的后分支穿过。当骨折线在胸大肌止点近端时,由于肩袖的作用,近端骨块呈外展和内旋畸形,远骨折端由于胸大肌作用向内侧移位。当骨折线位于胸大肌以远三角肌止点以近时,远骨折端由于三角肌的作用向外侧移位,近骨折端则由于胸大肌、背阔肌及大圆肌的作用向内侧移位。当骨折线位于三角肌止点以远时,近端骨折块外展屈曲,而远折端向近端移位。

### 三、损伤机制

肱骨干骨折可由直接或间接暴力造成。最常见的损伤机制包括高处坠落时手外伸、摩托车祸伤以及上臂直接受力。极度肌肉收缩也可造成肱骨干骨折。老年人摔倒造成的肱骨干骨折往往不形成粉碎状。高能量损伤常造成粉碎骨折和软组织严重伤。Klenerman 等对肱骨干施加外力造成的实验性骨折显示,单纯的压缩力造成肱骨近端或远端骨折,折弯力造成典型的横断骨折。扭转力会造成螺旋形骨折。弯曲和扭转力结合可导致斜形骨折,并常伴有蝶形骨块。肱骨干骨折后的移位方向,根据骨折部位不同受不同肌肉牵拉的影响,会出现不同方向的移位。

### 四、骨折分类

没有一种肱骨干骨折的分类被广泛接受。

AO/ASIF 国际内固定研究学会（Association for the Study of Internal Fixation）对肱骨干骨折的分类是基于骨折的粉碎程度：A 型简单骨折；B 型有蝶块；C 型呈粉碎状。进一步将每一类型再依骨折形态分成不同的亚型。

## 五、临床表现与诊断

肱骨干骨折患者常主诉上臂疼痛、肿胀及畸形，有反常活动和骨擦感。对无移位的骨折患者的临床症状也许很轻。由于肱骨干骨折常由高能量暴力造成，所以医生应该特别注意并发症的检查。

首先应处理危及生命的损伤，然后再对肢体做系统检查。若有指征则应使用多普勒探测脉搏来判断血管情况，用测压仪来监测筋膜间隔的压力。对肿胀严重或有较重组织损伤以及多发伤的患者更应注意仔细检查。

肱骨干的标准 X 线片应包括正侧位。X 线片中应包含肩、肘关节，这样可以识别合并的关节脱位或关节内骨折。照 X 线片时应转动患者，而不是转动肱骨干来获取正位和侧位，对粉碎性骨折或骨折移位大的患者，牵引下拍片可能有所帮助。有时对侧肱骨全长 X 线片对术前计划的制订也有所帮助。CT 扫描不常应用；对病理骨折，一些特殊的检查能帮助确定病变的范围，这些包括锝骨扫描、CT、MRI 检查。

## 六、治疗方法

肱骨干骨折的治疗目的是取得骨性愈合，获得良好的对线复位及恢复患者伤前的功能。有很多治疗肱骨干骨折的方法，非手术治疗或手术治疗的方法都能获得很好的结果。选择治疗方法时应考虑多种因素，包括患者年龄、并发症、软组织情况及骨折类型。

### （一）非手术治疗

大多数肱骨干骨折可以通过非手术来治疗，并能取得 90％以上的愈合率。这些方法包括悬垂石膏固定、U 形石膏固定、绑带捆绑固定，外展位肩人字石膏固定、骨牵引固定、功能支具。

1.悬垂石膏

悬垂石膏 1933 年 Caldwell 描述了悬垂石膏，它是利用重力的持续牵引作用来达到复位效果。因此患者需始终立位或半立位。上臂悬垂石膏可以应用直到骨折愈合，也可中间更换成功能支具。使用悬垂石膏的顾虑是骨折端产生分离移位，这将造成骨折的延迟愈合。使用悬垂石膏的适应证包括有移位的肱骨中段骨折，特别是有短缩以及斜形或螺旋形的骨折。横断骨折不适于使用悬垂石膏，因为它易形成分离移位而影响愈合。

使用悬垂石膏治疗肱骨干骨折需要精心处理，石膏不应过重，肘关节应屈曲90°，前臂置于中立位，石膏近端应在骨折处以近 2cm。在前臂远端处应有 3 个环，位于背侧、中立位侧和掌侧，颈腕吊带绕过颈部穿过其中一个环。向前成角可以通过缩短吊带纠正，向后成角通过延长吊带纠正，向内成角可以将吊带穿过掌侧环纠正，向外侧成角可以通过吊带穿过背侧环纠正。躯干不能妨碍石膏的悬垂牵引作用。患者需上身直立位或半立位睡眠，以防肘部被支托而失去作用。每周复查 X 线片，并指导患者行肩和手的活动，肩部画弧运动对防"冻肩"形成十分有益，肌肉的等长收缩也十分重要。

注意适应证的选择以及对石膏的认真呵护能提高治疗成功率并减少并发症发生。正确使用悬垂石膏能取得高达 96％的愈合率，对于有移位螺旋或斜形肱骨干骨折它是最好的治疗方法之一。

**2.U 形石膏夹板**

U 形石膏固定可用于短缩畸形小的肱骨干骨折。塑形良好的石膏夹板位于肱骨干内外侧并绕过肘关节置于三角肌和肩峰上。躯干不应妨碍石膏的悬吊。患者应进行肩、肘及腕关节和手部活动。U 形石膏的缺点是缠绕可能造成肘关节伸直受限,腋神经损伤及患者因石膏肥大而感不适。石膏滑脱也常见,需要不断调整和更换。

**3.胸上臂制动**

U 形石膏固定可用于短缩畸形小的肱骨干骨折。塑形良好的石膏夹板位于肱骨干内外侧并绕过肘关节置于三角肌和肩峰上。躯干不应妨碍石膏的悬吊。患者应进行肩、肘及腕关节和手部活动。U 形石膏的缺点是缠绕可能造成肘关节伸直受限,腋神经损伤及患者因石膏肥大而感不适。石膏滑脱也常见,需要不断调整和更换。

**3.胸上臂制动**

对于移位小的肱骨干骨折可将上臂及肩关节缠绕在一起起制动作用。这种方法适用于老人或儿童,主要考虑患者的舒适性。腋下垫以软垫使远端外展。患者应多行肩关节钟摆样运动。此法简单经济。

**4.肩人字石膏**

肩人字石膏主要适于闭合复位需要充分外展、外旋维持固定时,然而这往往形成不舒适的姿势,常需要手术治疗。此法的缺点是应用复杂,石膏臃肿沉重,对皮肤有刺激,患者感不舒服。对于有胸部损伤的患者应避免使用。

**5.骨牵引**

对肱骨干闭合或开放的骨折较少应用骨牵引。传统观点上的骨牵引适应证,例如合并其他骨损伤需要长期休息时,开放骨折,现在已成为手术治疗的适应证。骨牵引可通过横穿尺骨鹰嘴的克氏针或斯氏针进行,应从内侧向外侧穿针以避免伤及尺神经。

**6.功能支具**

1977 年 Sarmiento 首先描述了功能支具,它是通过软组织挤压而达到复位目的,此方法能使肩、肘关节获得最大活动度。支具由前后 2 片组成并可用条带将 2 片系紧,随肢体肿胀情况而调整松紧。支具近端可达肩峰外侧,环绕上臂至腋下,往远支具塑形避开肱骨内外髁,使肘关节能自由活动。支具较少超越肩关节。支具适于肱骨近端粉碎骨折,但此时肩部活动受限。支具使用的禁忌证有广泛软组织损伤和骨缺损,患者治疗欠配合,骨折对线不好,维持困难。

支具可应用于使用悬重石膏或 U 形石膏后 1~2 周。若急诊使用支具,则患者常需不断复查以观察肢体肿胀情况,检查神经血管情况。患者应避免躯干对上臂的干扰,应注意吊带可以引起内翻畸形。应鼓励患者进行肩摇摆活动,同时肘、腕及手的功能活动可进行。支具应至少佩戴 8 周。

**(二)手术治疗**

肱骨干骨折的手术适应证包括:开放骨折、合并血管损伤、漂浮肘、多段骨折、病理骨折、双侧肱骨干骨折及多发骨折等。开放骨折需要急诊清创,骨折固定能减少感染的发生。合并血管损伤的骨折应使用内固定或外固定稳定骨折,非手术治疗此时不能稳定骨折,反常活动将破坏修复的血管。

"漂浮肘"损伤(同侧肱骨干和前臂骨折),需手术治疗。这样可以尽早进行肩、肘关节活动,非手术治疗难以使肱骨干多段骨折获得愈合。手术稳定病理骨折使患者感到更多舒适,并获得更多功能。手术治疗双侧肱骨干骨折可使患者尽早地自理生活。多发创伤的患者常需半卧位,非手术治疗难以维持骨折位置,手术固定能尽早恢复患者功能。骨折合并桡神经损伤常需手术探查和骨折固定。非手术治疗难以使骨折复位和保持复位时则需手术来稳定骨折。对于肱骨干骨折,3cm 短缩、20°前后成角以及 30°内、外翻成角都可以接受。肥胖患者常易形成内翻畸形。由于肩关节代偿,旋转畸形常可接受。涉及肩、肘关节面的骨折需要手术固定。

1.手术入路

手术治疗肱骨干骨折的入路包括前外、前方或后方入路。

2.钢板螺钉内固定

用钢板螺钉可以在不干扰肩袖的情况下将肱骨干骨折牢固固定。术前应仔细观察骨折特性、蝶形块的位置,选择何种钢板固定,做到心中有数。术中减少软组织剥离,特别应保护与蝶形块连接的软组织以防其成为死骨。

对高大强壮患者应选用 4.5mm 宽动力加压钢板。对一般患者可选用 4.5mm 窄动力加压钢板。肱骨近端或远端骨折常需使用其他钢板,如重建板、T 形板。若骨折类型允许,则应尽量使用加压固定技术,尽量在骨折端使用拉力螺钉。每骨折端至少应固定 6~8 层皮质,台上应检查固定后的稳定度。根据骨折粉碎程度和软组织剥离范围来决定是否行植骨术。对钢板螺钉内固定来说,应放宽松质骨植骨的适应证。

3.外固定架

固定外固定架适用于广泛软组织损伤的开放骨折,合并烧伤以及感染性不愈合的患者。可使用单边或环形外固定架固定骨折外固定架应用的并发症有针道感染、干扰神经血管和肌肉肌腱,骨折不愈合。外科医生可以通过认真操作,细心护理来避免并发症的出现。

4.髓内固定

髓内针固定对大多数长管状骨干部骨折都能取得满意疗效。从力学方面讲,髓内针固定比钢板螺钉内固定和外固定架固定有更多优势。

由于髓腔的方向更接近骨的力学轴,髓内针属中央型内固定,钢板固定在骨表面,是偏心固定,所以髓内针比钢板承受更小的弯曲应力,不易发生疲劳折断。髓内针与骨皮质接触,是一种应力分享式固定,如果在针的远近端不加锁定,髓内针将作为滑动夹板使骨折端获得动力加压。

在骨干中段骨折,随着髓内针进入髓腔,骨折自动取得对线复位。髓内针取出后发生再骨折率低,这是因为骨质疏松程度低,同时也没有产生应力集中升高区。

髓内针也有很多生物学方面的优势,尽管穿针有一些技术要求,但它不必像钢板固定那样广泛的暴露。借助于影像增强器,手术可以闭合进行,因此术后感染率低,骨愈合率高,很少的软组织瘢痕。肱骨干使用的髓内针有 2 种,即弹性髓内针和带锁髓内针。

5.带锁髓内针

带锁髓内针在不稳定股骨或胫骨骨折治疗中的成功应用使医生试图将其应用于治疗肱骨骨折。髓内针通过远近端锁定稳定骨折,能防止短缩和旋转畸形。带锁髓内针适应于从外科颈以远 2cm 到尺骨鹰嘴窝近侧 5cm 处的骨折,髓内针可顺行或逆行穿入,可使用扩髓或非扩髓技术。扩髓可以增加针与髓腔皮质接触长度,稳定性会增加,同时扩髓也可防止针卡在髓腔内,也可选择较大直径的针,扩髓还有内植骨的作用。但扩髓或非扩髓都将影响髓腔血供。Rhinelander 所做的实验表明,非扩髓技术髓腔血供很快能重建。即使扩髓,由于间隙的存在,重建血供也能实现。因此髓内针固定骨折必定影响髓内血供,所以保护骨膜血供显得更加重要。

使用顺行穿针时应注意将针尾埋于肩袖以下防干扰肩峰下间隙。近端锁钉帽位置不应对肩峰有妨碍,从而引起撞击综合征。远近端锁定时都应使用软组织保护套以避免伤及腋神经及其他神经、血管和软组织。

## 七、术后处理与康复

肱骨干骨折后功能锻炼对治疗结果有重要作用。伤后手、腕关节的活动即刻就应开始。

肩肘关节活动随着患者疼痛减轻也应尽早开始。无论何种治疗方法,肩关节活动应特别注意,防止肩关节僵直。肘关节功能锻炼应仅限于主动活动。被动强力的活动会引起骨化性肌炎。

非手术治疗肱骨干骨折能取得很好的效果,支具目前在我国使用还不够普及。

## 八、并发症

### (一)桡神经损伤

约有 18％ 的肱骨干骨折合并有桡神经损伤,最常见的是中段骨折或远 1/3 斜形骨折。大多数神经损伤是完全性,有 90％ 的患者 3～4 个月后恢复正常。肌电图和神经传导实验有助于确定神经损伤程度以及监测神经再生的速度。早期进行桡神经探查的指征是开放骨折或贯通伤合并桡神经损伤和骨折复位后出现桡神经损伤时。

对肱骨干骨折合并桡神经损伤治疗尚存有争议。笔者的意见是:决定是否进行早期或是晚期桡神经探查应考虑下列因素。

(1)骨折的位置。

(2)骨折移位程度。

(3)软组织损伤的特点(开放骨折)。

(4)神经损伤的程度。

多数情况下,闭合的肱骨干骨折合并桡神经损伤可不进行一期手术探查,肱骨干骨折在进行闭合复位手术固定后,多数桡神经损伤可自然恢复。必要时可结合肌电图检查,确定桡神经手术探查时机。

其他学者主张伤后 3～4 个月神经损伤没有恢复的迹象时行手术探查。晚期探查的好处是:①能有足够时间使功能性神经麻痹得以恢复;②能较为精确地确定神经损伤的性质;③合并的骨折已愈合;④晚期探查的最终结果与早期探查相同。神经探查和修复重建包括腓肠神经移植、神经松解、肌腱移位。

对于开放骨折合并桡神经损伤,应在急诊治疗骨折同时行桡神经探查修补。

### (二)血管损伤

血管损伤虽然不多见,但肱骨干骨折也可造成肱动脉的损伤。血管损伤的机制有:枪伤、刀刺伤、骨折端嵌压、血肿或筋膜间隙内压力大造成血管阻塞。肱动脉在肱骨近或远 1/3 处骨折有被损伤的危险。是否进行血管造影检查尚存争议。因为大约 50% 患者依据临床检查可以明确诊断。造影诊断需要延误一些治疗时间,而肢体血液循环重建应尽量在 6 小时内完成。

合并血管损伤的肱骨干骨折是骨科急症。首先应进行压迫止血等待手术。术中进行血管探查和修补,骨折进行固定。如果肢体存活没有危险则可先行骨折固定;如果远端肢体缺血时间已较长,则可先临时做血管分流再做骨折固定。骨折必须固定以保护修复的血管和防止软组织进一步损伤。血管损伤可以通过直接修补、端-端吻合以及静脉移植来获得治疗。

### (三)骨折不愈合

文献报告肱骨干骨折应在 4 个月内愈合。其不愈合率在 0%～15% 间不等。肱骨近段和远段骨折易形成不愈合,其他与不愈合有关节的因素包括横形骨折、骨折分离移位、软组织嵌压以及不牢靠的制动。肩关节活动受限增加了传到骨折端的应力,容易形成不愈合。影响愈合的医学因素包括老年人、营养不良、肥胖、糖尿病、使用皮质类固醇、服用抗凝药物、放疗后及烧伤。值得注意的是,有报告指出手术后的不愈合率高于非手术组的不愈合率。

对不愈合的患者应仔细了解病史,认真做物理检查。了解原始损伤和最初治疗很重要。体检应包括肩、肘关节活动受限情况,骨折端反常活动情况。核素扫描检查有助于了解不愈合的生物学特性以及是否有感染。

治疗肱骨干骨折不愈合的目的就是建立骨性连接,维持骨折对线稳定,恢复肢体的功能。治疗方法有多种选择,包括功能支具、电刺激、植骨、内固定或外固定。功能支具在治疗延迟愈合方面有一定作用,但不能治疗不愈合。电刺激与支具共同使用有益。电刺激不能在下面情况使用:骨折间隙>1cm、滑膜性假关节形成、感染。使用加压钢板固定骨折并行植骨和扩髓带锁髓内针固定是目前最有效的方法。无论使用什么方法,下列原则必须遵守。

(1)必须获得骨性稳定。

(2)消除骨折间隙。

(3)保持或恢复骨的血液供应。

(4)消除感染。

笔者认为选择内固定的方法应考虑不愈合的位置,一般中段的不愈合选带锁髓内针,远近端可选用钢板螺钉。同时应考虑前次手术内固定的方法,是否有骨质疏松存在,对因手术已骨质破坏或骨质疏松的患者应选择髓内针治疗。手术时应重新打通髓腔,萎缩型不愈合或有骨缺损的患者需要植骨。感染存在时应彻底多次扩创,切除感染和坏死组织,同时用抗生素液灌洗,可以使用外固定架固定骨折直到愈合,也可Ⅱ期更换成钢板螺钉内固定。

# 第二节　肱骨髁上骨折

肱骨髁上骨折又名儒骨下端骨折,系指肱骨远端内外髁上方的骨折,以儿童(5～8 岁)最常见。据统计约占儿童全身骨折的 26.7%,肘部损伤的 72%。

与肱骨干相比较,髁上部处于骨疏松与骨致密交界处,后有鹰嘴窝,前有冠状窝,两窝间仅有一层极薄的骨片,承受载荷的能力较差,因此,不如肱骨干坚固,是易于发生骨折的解剖学基础。肱骨内、外两髁稍前屈,并与肱骨干纵轴形成向前 30°～50°的前倾角,骨折移位可使此角发生改变。肱骨滑车关节面略低于肱骨小头关节面,前臂伸直、完全旋后时,上臂与前臂纵轴呈 10°～15°外翻的携带角,骨折移位可使携带角改变而成肘内翻或肘外翻畸形。

肱动、静脉和正中神经从上臂的下段内侧逐渐转向肘窝部前侧,由肱二头肌腱膜下通过而进入前臂。桡神经通过肘窝前外方并分成深、浅两支进入前臂,深支与肱骨外髁部较接近。尺神经紧贴肱骨内上髁后方的尺神经沟进入前臂。肱骨髁上部为接近骨松质的部位,血液供应较丰富,骨折多能按期愈合。

## 一、病因与发病机制

肱骨髁上骨折多由于间接暴力所致。根据受伤机制不同,肱骨髁上骨折可分为伸直型和屈曲型两种。

### (一)伸直型

此型约占 95%,受伤机制为跌倒时手部着地,同时肘关节过伸及前臂旋前,地面的反作用力经前臂传导至肱骨下端,致肱骨髁上部骨折。骨折线方向由后上方至前下方斜行经过。骨折的近侧端向前移位,远侧端向后移位,并可表现为尺偏移位,或桡偏移位,或旋转移位。尺偏移位为骨折远段向后、内方向移位。暴力作用除造成伸直型骨折外,还同时使两骨折端的内侧产生一定的压缩,或形成碎骨片,骨折近段的内侧有骨膜剥离。此类骨折内移和内翻的倾斜性大,易发生肘内翻畸形。桡偏移位为骨折远端向后、外侧方移位,患肢除受上述暴力作用而致伸直型骨折外,还造成两骨折断端的外侧部分产生一定程度的压缩,骨折近段端的外侧骨膜剥离。伸直型肱骨髁上骨折移位严重者,骨折近侧端常损伤肱前肌并对正中神经和肱动脉造成压迫和损伤。

### (二)屈曲型

此型约占 5%,受伤机制系跌倒时肘关节处于屈曲位,肘后着地,外力自下向上,尺骨鹰嘴由后向前撞击肱骨髁部,使之髁上部骨折。骨折线自前上方斜向后下方,骨折远侧段向前移位,近侧段向后移位。骨折远端还同时向内侧或外侧移位而形成尺偏型骨折或桡偏型骨折。

若上述暴力较小,可发生青枝骨折或移位不大的裂纹骨折,或呈轻度伸直型、屈曲型骨折。

## 二、诊断

伤后肘部弥散性肿胀,肱骨干骺端明显压痛,或有异常活动,患肢抬举与肘关节活动因痛受限。偶见肘前皮肤有局限性紫斑。尺偏型骨折或桡偏型骨折可造成肘内翻或肘外翻畸形。骨折移位大时可使神经血管挫伤或受压,伸直型骨折容易挫伤桡神经与正中神经,屈曲型骨折易损伤尺神经。

损伤严重患者延误治疗或处理不当可出现前臂缺血症状,表现为肢痛难忍(pain),桡动脉搏动消失(pulseless),皮肤苍白(pallow),感觉异常(paresthesia)和肌肉无力或瘫痪(paralysis),即所谓"5P"征。手指伸直引起剧烈疼痛为前臂屈肌缺血早期症状,很有参考价值,但若神经缺血同时存在则此征可为阴性。

急性前臂屈肌缺血常因患肢严重创伤出血,或外固定包扎过紧使筋膜间室压力升高而致组织微循环障碍所致,又称筋膜间室综合征。

肱骨髁上骨折一般通过临床检查多能做出初步诊断,肘部正侧位 X 线检查有利于了解骨折类型和移位情况。裂纹骨折有时需照斜位片才能看清楚骨折线,如果两骨折端不等宽或有侧方移位而两侧错位的距离不等,则说明骨折远端有旋转移位。

有移位的肱骨髁上骨折,特别是低位伸直型肱骨髁上骨折,骨折远端向后上方移位,肘后突起,前臂相对变短,畸形类似肘关节后脱位,二者需鉴别。

### 三、治疗

肱骨髁上骨折的复位要求较高,必须获得正确的复位。儿童的塑形能力虽然较强,但肱骨髁上骨折的侧方移位和旋转移位不能完全依靠塑形来纠正,故侧方移位和旋转移位必须矫正。若骨折远端旋前或旋后,应首先矫正旋转移位。

尺偏型骨折容易后遗肘内翻畸形,多由尺偏移位或尺侧骨皮质遭受挤压而产生塌陷嵌插,或内旋移位未获矫正所致。因此,复位时应特别注意矫正尺偏移位,尺侧倾斜嵌插,以及内旋移位,矫正尺偏移位时甚至宁可有轻度桡偏,不可有尺偏,同时使远折端呈外旋位,以防止发生肘内翻。不同类型的骨折可按下列方法进行治疗。

#### (一)整复固定方法

##### 1.手法整复夹板固定

无移位的青枝骨折、裂纹骨折或有轻度前后成角移位而无侧方移位的骨折,不必整复,可选用超肘关节夹板固定2～3周即可;对新鲜有移位骨折,应力争在肿胀发生之前,一般伤后4～6小时进行早期的手法整复和小夹板外固定;对严重肿胀,皮肤出现张力性水疱或溃烂者,一般不主张手法整复,宜给予临时固定,卧床休息,抬高患肢,待肿胀消退后,争取在 1 周内进行手法整复;对有血管、神经损伤或有缺血性肌挛缩早期症状者,在严密观察下,可行手法整复,整复后用一块后托板作临时固定,待血运好转后,再改用小夹板固定或采用牵引治疗。

(1)整复方法:患者仰卧,前臂置于中立位。采用局部麻醉或臂丛神经阻滞麻醉。两助手分别握住上臂和前臂在肘关节伸直位(伸直型)或屈曲位(屈曲型)沿者,上肢的纵轴方向进行拔伸,即可矫正重叠短缩移位及成角移位。

若骨折远端旋前(或旋后),应首先矫正旋转移位,助手在拔伸下使前臂旋后(或旋前)。然后术者一手握骨折近段,另一手握骨折远段,相对横向挤压,矫正侧方移位。

最后再矫正骨折远端前、后移位。如为伸直型骨折,术者以两拇指在患肢肘后顶住骨折远端的后方,用力向前推按。其余两手第 2～5 指放于骨折近端的前方,并向后方按压,与此同时,助手将患肢肘关节屈曲至90°即可复位;如为屈曲型骨折,术者以两拇指在肘前方顶住骨折远段前方向后按压,两手第 2～5 指置于骨折近端的后方,并向前方端提,同时助手将患肢肘关节伸展到 60°左右即可复位。

尺偏型骨折复位后,术者一手固定骨折部,另一手握住前臂,略伸直肘关节,并将前臂向桡侧伸展,使骨折端桡侧骨皮质嵌插并稍有桡倾,以防肘内翻发生。桡偏型骨折轻度桡偏可不予整复,以免发生肘内翻。两型骨折复位后,均应用合骨法,即在患肢远端纵轴叩击、加压,使两骨折断端嵌插,以稳定骨折端髁上骨折有重叠、短缩移位时,复位手法以拔伸法和两点按正法为主,不宜用折顶法,以防尖锐的骨折端刺伤血管神经。

(2)固定方法:肱骨髁上骨折采用超肘夹板固定。夹板长度应上达三角肌水平,内、外侧夹板下超肘关节,前侧夹板下至肘横纹,后侧夹板至鹰嘴下。夹板固定前应根据骨折类型放置固定垫。伸直型骨折,在骨折近端前侧放一平垫,骨折远端后侧放一梯形垫。兼有尺偏型的把一塔形垫放在外髁上方,另一梯形垫放在内髁部。兼有桡偏型的把一塔形垫放在内髁上方,另一梯形垫放在外髁部。屈曲型骨折,在骨折近端的后方放一个梯形垫,因骨折远端的前方有肱动、静脉和正中神经经过,故只能在小夹板的末端加厚一层棉花以代替前方的平垫,内外侧固定垫的放置方法与伸直型骨折相同。

放置固定垫后,依次放好四块夹板,由助手扶持,术者扎缚固定。伸直型骨折应固定肘关节于屈曲 90°～110°位 3～4 周。屈曲型骨折应固定肘关节于屈曲 40°～60°位 2 周,而后再换夹板将肘关节改屈肘 90°位固定 1～2 周。

2.骨牵引复位固定

(1)适应证:对新鲜的有严重移位的骨折,因肿胀严重、疼痛剧烈或合并有血管、神经损伤,不宜立即进行手法整复者;或经临时固定,抬高患肢等治疗后,局部情况仍不宜施行手法复位者;或低位不稳定的肱骨髁上骨折,经手法复位失败者。

(2)方法:行患肢尺骨鹰嘴持续牵引。2～3 天时肿胀可大部分消退,做 X 线检查,若骨折复位即可行小夹板外固定或上肢石膏外展架固定。

3.闭合穿针内固定

(1)适应证:尺偏型或桡偏型不稳定性骨折。若合并血管神经损伤,或肿胀严重、有前臂高压症者则不宜使用。

(2)方法:手术操作在带影像 X 线监视下进行,常规无菌操作。仰卧患肢外展位,臂丛神经阻滞麻醉或全麻,两助手对抗牵引、纠正重叠畸形,术者根据错位情况,先纠正旋转、侧方移位,再纠正前后移位,而后给予穿针内固定。常用的穿针固定方法有 4 种。

1)经内、外髁交叉固定:用直径 2mm 左右的克氏针于外髁的外后下经皮刺入抵住骨皮质,取 1 枚同样的克氏针从内髁的最高点(不可后滑伤及尺神经)向外上呈 45°左右进针,与第 1 枚针交叉固定。

2)经外髁交叉固定:第 1 枚针进针及固定方法同上,第 2 枚针进针点选在距第 1 枚针周围 0.5～1cm 处,进针后与第 1 枚针交叉穿出近折端内侧骨皮质。

3)经髁间、外髁交叉固定:第 1 枚针从鹰嘴外缘或正对鹰嘴由下向上经髁间及远、近折段而进入近折端髓腔,维持大体对位;第 2 枚针从肱骨外髁向内上,经折端与第 1 枚针交叉固定。

4)经髁间、内髁交叉固定:髁间之针同上,另取 1 枚针从内髁的最高点向外上呈 45°左右进针,交叉固定。

固定满意后,将针尾弯曲埋于皮下,针孔用无菌敷料包扎。外用小夹板辅助固定,屈肘悬吊前臂。术后注意观察患肢血液循环情况,3 周后拔钢针。对复位后较稳定者,可选择经内、外髁交叉固定。对严重桡偏型骨折,可选用经外髁交叉固定,或经髁间、外髁交叉固定。对严重尺偏移位者,可选用经髁间、内髁交叉固定。

4.切开复位内固定

(1)适应证:经手法复位失败者,可施行切开复位内固定。

(2)手术方法:臂丛麻醉,手术取外侧切口,暴露骨折端,将其复位,应用克氏针从内外侧髁进针贯穿骨折远端和近端,交叉固定,针尾埋于皮下,上肢石膏功能位固定,3~4 周拆除石膏,拔钢针后进行功能锻炼。

**(二)药物治疗**

骨折初期肿胀、疼痛较甚,治宜活血祛瘀、消肿止痛,可内服和营止痛汤加减。肿胀严重,血运障碍者加三七、丹参;并重用祛瘀、利水、消肿药物,如茅根、泽兰之类。外敷跌打万花油或双柏散。如局部有水疱,可在刺破或穿刺抽液后,再外敷跌打万花油。中期宜和营生新、接骨续损,可内服续骨活血汤,合并神经损伤者应加补气活血、通经活络之品,如黄芪、地龙、威灵仙等。后期宜补气血、养肝肾、壮筋骨,可内服补肾壮筋汤。解除夹板固定后,用舒筋活络、通利关节的中药熏洗。

**(三)功能康复**

肱骨髁上骨折一经整复与小夹板固定后,即可进行功能锻炼。早期多做握拳、腕关节屈伸活动,在 7~10 天内不做肘关节的屈伸活动。中期(2 周后)除做早期锻炼外,可加做肘关节的屈伸活动和前臂的旋转活动;如为上臂超肘小夹板固定,可截除前、后侧夹板的肘关节以下部分,便于练功。但须注意,屈曲型骨折肘关节不能做过度屈曲活动,伸直型骨折不能做肘关节过度伸展活动,以防止骨折端承受不利的剪力,影响骨折愈合。后期骨折临床愈合后,解除外固定,并积极主动锻炼肘关节屈伸活动,严禁暴力被动活动,以免发生损伤性骨化,影响肘关节活动功能。

## 四、并发症

**(一)肘内翻**

肘内翻是常见的并发症,肘内翻发生的原因有如下几种。

(1)骨折时损伤了肘部骨骺,生长不平衡,认为是外上髁和肱骨小头骨骺受到刺激所致,外髁生长速度增加而产生畸形;在生长发育过程中,无移位的骨折亦会导致携带角改变。

(2)尺偏移位致两骨折端的内侧被挤压塌陷或形成碎骨片而缺损,虽经整复固定,而尺偏移位倾向存在,从而导致迟发性尺偏移位。

(3)骨折远端沿上臂纵轴内旋,导致骨折远端骑跨于骨折近端,再加骨折远端的肢体重力,肌肉牵拉和患肢悬吊于胸前时的内旋影响,使骨折的远端产生内倾内旋运动而导致肘内翻的发生。

(4)正位 X 线片示骨折线由内、上斜向外下,复位时常易将骨折远段推向尺侧,导致尺偏移位。

肘内翻畸形以尺偏移位者发生率高,多发生在骨折后 3 个月内,可采取下列预防措施:

①力争一次复位成功,注意保持两骨折端内外侧骨皮质的完整。②闭合复位后肢体应固定于有利骨折稳定位置,伸直尺偏型骨折应固定在前臂充分旋后和锐角屈肘位。③通过手法过度复位使内侧骨膜断裂,消除不利复位因素。④不稳定骨折或肢肿严重不容许锐角屈肘固定者,骨折复位后应经皮穿针固定,否则牵引治疗。⑤切开复位务必恢复骨折正常对线,携带角宁可过大,莫取不足,内固定要稳固可靠。

轻度肘内翻无须处理,肘内翻>15°畸形明显者可行髁上截骨矫正。通常用闭合式楔形截骨方法,从外侧切除一楔形骨块。

手术取外侧入路,在肱三头肌外缘切开骨膜,向前后适当剥离显露干骺端,按设计截骨。保留内侧楔尖皮质及皮质下薄层骨松质并修理使具有适度可塑性,缓缓闭合截骨间隙使远近截骨面对合,检查携带角是否符合要求,肘有无过伸或屈曲畸形,然后用两枚克氏针固定,闭合切口前拍正侧位片观察。术后长臂前后石膏托固定,卧床休息 1~2 周,然后下地活动,以免石膏下滑使携带角减小。

（二）Volkmanns 缺血挛缩

Volkmanns 缺血挛缩为髁上骨折最严重并发症,可原发于骨折或并发血管损伤病例,发病常与处理不当有关。出血和组织肿胀可使筋膜间室压力升高,外固定包扎过紧和屈肘角度太大使间室容积减小或无法扩张是诱发本病至关因素,由于间室内压过高直接阻断组织微循环,或刺激压力感受器引起反射性血管痉挛而出现肌肉神经缺血症状,故又称间室综合征。

前臂屈肌缺血症状多在伤后或骨折复位固定后 24~48 小时内出现,此期间宜住院密切观察,尤其骨折严重移位病例。门诊患者应常规交代注意事项,预 6~12 小时内返诊复查血运。

间室综合征出现是肌肉缺血挛缩的先兆,主要表现肢痛难忍,皮温低,前臂掌侧间室严重压痛和高张力感,继而手指感觉减退,屈肌力量减弱,脉搏可存在。一旦出现以上症状应紧急处理:去除所有外固定,伸直肘关节,观察 30~60 分钟无好转。使用带灯心导管测量间室压力,临界压力为 4.0kPa(30mmHg),压力高于,此值或高于健侧应考虑手术减压。无条件测压者亦可根据临床症状做出减压决定,同时探查血管,为争取时间术前不必常规造影,有必要时可在术中进行。

单纯脉搏消失而肢体无缺血症状者,可能已有充足的侧支循环代偿,无须手术处理,只须密切观察。大多数患者脉搏可逐渐恢复。

（三）神经损伤

肱骨髁上骨折并发神经损伤比较常见,发生率 5%~19%。大多数损伤为神经传导功能障碍或轴索中断,数日或数月内可自然恢复,神经断裂很少见。移位严重的骨折闭合复位有误伤神经血管危险,或使原有神经损伤加重,恢复时间延长和因瘢痕增生而致失去自然恢复机会。因此,许多学者对合并神经损伤的肱骨髁上骨折主张切开复位治疗。

神经损伤的早期处理主要为支持疗法,被动活动关节并保持功能位置。伤后 2~3 个月后临床与肌电图检查皆无恢复迹象应考虑手术探查松解。

# 第三节　桡骨头骨折

## 一、概述

桡骨头是一个关节内结构,并且参与肘屈伸及前臂旋转活动。目前存在的问题如下。

(1)何种类型的骨折可行桡骨头切除术。

(2)何种类型的骨折应尽量采取 ORIF。

(3)假体置换在临床上有何重要意义。

## 二、解剖与生物力学

桡骨头位于尺骨近端的 C 形切迹中,并且在整个前臂旋前、旋后活动中与尺骨保持接触,完全伸肘位,桡骨头传导的应力最大,前臂旋前也增加了肱桡关节的接触和应力传导。在手握重物或上举重物时,由腕关节向肘部传导的纵向应力由桡骨和尺骨平均分担载荷,而肘屈伸和前臂旋转可能会影响尺骨和桡骨的载荷分布,肱二头肌和肱三头肌在不同状态下的不同张力也会影响前臂近端的载荷分布。

据实验观察,单纯行桡骨头切除后,桡骨干受到 250N 以内的轴向负荷时,其上移仅为 0.22mm,肘内侧间隙无明显增宽,肘外翻平均仅增加 1°;桡骨头切除并同时切断 MCL 后,可加重桡骨干上移,引起肘外翻角度增大和肘内侧间隙增宽等不稳定征象;在上述基础上,再增加切断前臂骨间膜以及下尺桡关节三角纤维软骨盘,均可加大桡骨干上移和肘外翻不稳定。桡骨头切除后,只有依靠前臂骨间韧带的中央束来帮助稳定桡骨,以对抗桡骨相对于尺骨发生的向近端移位;肘外翻稳定主要依赖于 MCL,关节囊等其他软组织也能提供部分稳定性。应用桡骨头置换目前趋向于使用金属桡骨头假体置换来防止桡骨头切除后的并发症和改善肘外翻稳定性。

## 三、损伤机制

桡骨头骨折成人多见,青少年少见;桡骨颈骨折则儿童多见,属骺分离损伤。常由间接外力致伤,譬如跌倒时手掌撑地,肘部处于伸直和前臂旋前位,外力沿纵轴向上传导,引起肘部过度外翻,使得桡骨头外侧与肱骨小头发生撞击,产生桡骨头或颈部骨折。骨折块常向外下或后外下旋转移位,很少出现向近端或向内侧的移位。有时骨折块可向内侧移位至指深屈肌的深面。外力较大时尚可产生肘脱位。直接外力也可造成骨折。

桡骨头骨折并发肘内侧牵拉伤较多见,可合并 MCL 损伤、内侧关节囊撕裂和内上髁撕脱骨折,还可伴有尺骨上端骨折或鹰嘴骨折,与 Monteggia 骨折脱位相似,也是 Monteggia 骨折脱位的一种特殊类型。合并下尺桡关节脱位,则称为 Essex－Lopresti 损伤,它是由较严重的暴力造成了下尺桡关节的稳定韧带和前臂骨间膜广泛撕裂及桡骨向近端移位。还可合并肱骨小头骨折、外上髁骨折及腕舟骨骨折。

## 四、骨折分类

使用比较广泛的 Mason 分类如下。

Ⅰ型:骨折块较小或边缘骨折,无移位或轻度移位。

Ⅱ型:边缘骨折,有移位,骨折范围超过30%。

Ⅲ型:粉碎骨折。

Ⅳ型:上述任何一种类型合并肘脱位及复杂骨折(如合并前臂骨间韧带损伤)。

Hotchkiss根据患者的X线表现、临床特征及合并损伤对Mason分类系统进行了改良如下。

Ⅰ型:桡骨头、颈的轻度移位骨折:①由于疼痛或肿胀使前臂旋转受限;②关节内折块移位<2mm。

Ⅱ型:桡骨头或颈的移位骨折(移位>2mm):①由于机械性阻挡或关节面对合不佳使活动受限;②骨折粉碎不严重,可采取切开复位内固定;③骨折累及范围超过了桡骨头边缘。

Ⅲ型:桡骨头或颈的严重粉碎骨折:①没有重建桡骨头完整性的可能;②为了恢复肘或前臂的活动范围,需行桡骨头切除术。

上述放射学分型中的每一种都可同时合并肘脱位、前臂骨间韧带撕裂(Essex-Lopresti损伤)、尺骨近端骨折(属Monteggia骨折脱位的一种类型)及冠状突骨折。

## 五、临床表现

### (一)症状和体征

无移位或轻度移位骨折,其局部症状较轻,临床上容易漏诊,需引起注意。移位骨折常引起肘外侧疼痛,肘屈伸和前臂旋转时疼痛加重,活动受限。合并MCL损伤多见,肘内侧出现明显触痛、肿胀和瘀斑,伸肘位外翻应力实验阳性。应检查前臂和腕关节是否出现疼痛、肿胀,若腕关节出现疼痛,有可能合并急性下尺桡分离、前臂骨间韧带及三角纤维复合体损伤。

### (二)放射学检查

1.普通X线片

正、侧位X线片常可明确诊断。若只出现"脂肪垫征",而无明显可见的骨折,行桡骨头位X线检查有助于诊断。腕部和前臂出现疼痛,还需拍摄旋转中立位腕关节和前臂X线片。

2.CT扫描

在轴位、矢状面及冠状面对桡骨头骨折进行扫描,有助于评估骨折范围、骨块大小、移位和粉碎程度等。考虑行ORIF时,应常规行CT扫描,三维重建图像也有助于制订术前计划。

## 六、治疗原则

### (一)Ⅰ型骨折

Ⅰ型骨折无须复位,可用吊带或石膏制动3~4天。根据患者对疼痛的耐受情况开始主动活动。2~3个月后,绝大多数患者可望获得比较满意的效果。但伸肘减少10°~15°并不少见。在医生指导下早期积极的功能锻炼对恢复恢复肘关节的活动范围有显著作用。对Ⅰ型桡骨头骨折,患者自主的、不持物的功能锻炼很少会造成骨折继发移位。

合并肘脱位的Ⅰ型骨折:等同于肘脱位合并桡骨头骨折,治疗重点是肘脱位,桡骨头骨折本身不需要特殊处理。

### (二)Ⅱ型骨折

1.无机械性阻挡

治疗类似于Ⅰ型骨折,特别是对肘部功能要求较低者。后期若出现症状,可采取延期桡骨头切除。

2.有机械性阻挡

对肘部功能要求较高者,应采取 ORIF;要求较低者,可考虑采取桡骨头切除。应用桡骨头部分切除手术应十分慎重。

3.有合并损伤

(1)前臂骨间韧带损伤(Essex－Lopresti):主要治疗目的是保持桡骨头的功能。虽然骨折没有出现相对于尺骨的明显移位,但仍有可能造成前臂骨间韧带损伤;此时若行桡骨头切除,有可能导致出现有症状的桡骨向近端移位,应尽可能对此种骨折进行 ORIF 以保留桡骨头的完整。

(2)肘关节脱位(伴有或不伴有冠状突骨折):正如前述,保留肱桡关节的接触有助于在急性期维持肘部稳定。但肘脱位合并桡骨头骨折的大部分病例中,并不发生明显的不稳定和复发性脱位。若桡骨头骨折有移位,需行 ORIF,应尽量保留桡骨头,并保护和修补后外侧韧带复合体。若切除桡骨头,也应修补外侧韧带复合体,修补过程中应将前臂置于旋前位。术后康复需要限制前臂旋后,根据愈合情况,逐步增加旋后活动范围。若冠状突骨折是小片状骨块,增加屈肘可获得充分的暂时性稳定。若桡骨头不能保留,需行切除术,需仔细评估和观察是否有再脱位可能。若冠状突的主要部分发生了骨折(Regan 和 MorreyⅢ型),则需进行 ORIF 或对桡骨头骨折进行 ORIF 或对两者均行 ORIF,以帮助稳定肘关节。若对冠状突骨折块进行切除,同时桡骨头也缺损,则可导致慢性疼痛性肘关节不稳定。

### (三)Ⅲ型骨折

广泛粉碎和明显移位的骨折,不合并肘脱位或尺桡骨纵向分离时,可选择早期切除。

合并前臂骨间韧带损伤(Essex－Lopresti):Ⅲ型骨折中,骨折的粉碎程度常决定了需行切除术,但随后出现了骨支撑的丢失。若需要进行桡骨头切除并且已经完成了手术,即使进行硅胶假体置换,术后数周或数月间仍可继续发生桡骨向近端移位。前臂骨间韧带常发生撕裂,尽管对患肢进行制动,仍不易获得愈合。如肘部疼痛加重,延期行桡骨头切除也可缓解。使用硅胶假体进行置换在理论上有吸引力,但它并不能有效地防止桡骨向近侧端移位。金属假体较硅胶假体有更多的优点。目前多使用组配型金属桡骨头假体,可有效提高肘外翻稳定,临床疗效较为满意。

桡骨头骨折的移位和畸形愈合,大多对肘关节屈曲活动影响很小,主要影响患者前臂的旋转活动。在特殊条件下,对单纯桡骨头骨折的患者,如因并发症或其他原因无法接受手术治疗时,进行早期自主的肘关节活动,患者很大部分的肘关节功能可以保留。桡骨头骨折后长期制动,是造成肘关节僵直的主要原因。

# 第四节 桡尺骨骨折

## 一、概述

前臂与上下尺、桡关节一起具有旋前、旋后功能,对日常生活至关重要。尺桡骨骨折,可视为前臂"关节"的关节内骨折,较其他骨干骨折更需要解剖复位以获得良好功能。

### (一)相关关节

尺桡骨在近端由肘关节囊和环状韧带连接,远端通过腕关节囊、掌背韧带及三角纤维软骨复合体相联系。

上尺桡关节由桡骨头的柱状唇与尺骨的桡骨切迹组成。环状韧带与尺骨的桡骨切迹围成一个纤维骨环,包绕着桡骨头的柱状唇。环状韧带约占纤维骨环的3/4,可适应椭圆形桡骨头的转动。上尺桡关节的下部是方形韧带,其前后缘与环状韧带相连,内侧附着于尺骨的桡骨切迹下缘,外侧连接至桡骨颈。桡骨头的运动范围受方形韧带的制约:前臂旋前时,方形韧带的后部纤维紧张;前臂旋后时,其前部纤维紧张。

下尺桡关节由尺骨头的侧方关节面与桡骨的尺骨切迹组成。在尺骨茎突的基底部与桡骨的尺骨切迹之间有三角纤维软骨复合体附着。后者是下尺桡关节最主要的稳定结构。旋转活动中三角纤维软骨复合体在尺骨头上做前后滑动,前臂旋前时其背侧缘紧张,前臂旋后时其掌侧缘紧张。

### (二)尺桡骨的形态及运动

尺骨较直,髓腔较狭窄,桡骨的形态较复杂,在冠状面形成旋前弓和旋后弓,在矢状面上存在向背侧的弯曲。

尺骨相对固定,桡骨围绕尺骨做旋转运动,旋转轴自桡骨头中心至尺骨茎突基底。桡骨自旋后至旋前运动时,尺骨向背侧、桡侧作弧线摆动。尺骨的弧线摆动以尺骨近端为轴心,当桡骨旋转时,尺骨的旋转以及运动轴有移动。通常前臂旋转范围约为旋前80°及旋后90°。

维持桡骨的弧度和复杂形态至关重要,尤其是向桡侧的弧度,与骨折后前臂旋转功能的恢复密切相关。最大桡骨弧度和最大桡骨弧度定点值是用来描述桡骨形态的重要参数。

最大桡骨弧度(a):前臂正位X线片上,桡骨结节至桡骨远端最尺侧突起做连线,做此线之垂线至桡骨最大外侧弧度处,垂线长度以mm为单位,为最大桡骨弧度。

最大桡骨弧度定点值(A):桡骨结节至桡骨远端最尺侧突起连线长度为Y,与最大桡骨弧度线有一交点,桡骨结节至交点的长度为X,A=X/Y×100。

最大桡骨弧度正常值:(15.3±0.3)mm,最大桡骨弧度定点值正常值(LMRB):(59.9±0.7)。

最大桡骨弧度的改变与前臂功能密切相关,最大桡骨弧度定点值(LMRB)不超出正常的5%时,前臂旋转功能优良,握力正常。LMRB过度矫正或矫正不足时均影响旋转功能及握力。

前臂功能评定多采用Grace和Eversmann的方法。

优:骨折愈合,旋转功能达健侧的90%。

良:骨折愈合,旋转功能达健侧的80%。

可:骨折愈合,旋转功能达健侧的60%。

差:骨折不愈合或旋转功能达不到健侧的60%。

文献报道,LMRB与正常相比差异为(4.7±0.7)%时,结果为优、良,差异为(8.9±1.8)%时,结果为可。

### (三)骨间膜

骨间膜为尺桡骨之间致密的纤维结缔组织,起自桡骨斜向远端止于尺骨,中 1/3 增厚为中央束,宽度约 3.5cm。骨间膜于前臂轻度旋后位(旋后 20°)时最紧张,前臂旋前时松弛。切断下尺桡三角软骨复合体,前臂稳定性减少 8%;切断三角软骨复合体及骨间膜中央束近端的骨间膜,稳定性减少 11%;切断中央束,前臂稳定性减少 71%。

中央束是前臂重要的稳定结构,在桡骨头损伤需切除时,对保持桡骨在长轴方向上的稳定性起重要作用。骨间膜挛缩将造成前臂旋转功能障碍。

### (四)前臂的肌肉

按功能,前臂旋转肌分为两组,即旋前肌组——旋前方肌和旋前圆肌;旋后肌组——旋后肌和肱二头肌。

按结构特点也分为两组:一组为短而扁的旋转肌——旋前方肌和旋后肌。它们的止点在桡骨的两端,前臂旋转时,一肌收缩另一肌放松,属静力肌。另一组为长肌——旋前圆肌和肱二头肌,它们的止点在曲柄状桡骨的两个突出点上,肌肉收缩时,桡骨沿着前臂的旋转轴进行旋转,属动力肌。

桡骨骨折位于旋后肌与旋前圆肌止点之间时,肱二头肌和旋后肌共同产生使近骨折段旋后的力量。骨折位于旋前圆肌止点以远时,旋后力量被一定程度地中和,近骨折段通常在轻度旋后位或中立位。因此,在对前臂骨折进行闭合整复调整旋转力线时,桡骨骨折的部位可帮助判断桡骨远骨折段需要纠正的旋转程度。

此外,起于前臂尺侧而止于腕关节及手部桡侧的肌肉,如桡侧腕屈肌,产生使前臂旋前的力量;起于尺骨和骨间膜背侧的肌肉,如拇长展肌、拇短展肌和拇长伸肌,产生使前臂旋后的力量。

### (五)X 线检查

为统一描述的需要,均在前臂中立位拍摄 X 线片,肘关节正位时前臂为侧位,肘关节侧位时前臂为正位。

前臂骨折后拍摄 X 线片时,为减少患者的痛苦,不能强求上述前臂与肘关节的一致,须按如下要求拍摄:①包括上、下尺桡关节;②以肘关节正、侧位为标准,不纠正前臂所处的位置。

对 Evans 方法进行改良,用来判断前臂骨折后骨折远近段的旋转错位程度。

在肘关节侧位前臂 X 线片上,以桡骨结节为标志,由中立位开始至最大旋后位,桡骨结节由后向前旋转,根据其形态变化可以得知前臂旋后程度。

在肘关节侧位前臂 X 线片上,根据桡骨远端尺骨切迹的前角或后角与尺骨头的重叠形态,可以判断桡骨远段旋前或旋后的程度。尺骨切迹的前角较大而尖锐,后角较小而圆钝,下尺桡关节向背侧倾斜30°,因此下尺桡关节间隙在前臂旋后 30°时显示最清楚,前后角均不与尺骨头重叠,自此旋前则前角逐渐与尺骨头重叠,旋后则后角与尺骨头重叠。

前臂旋转时尺骨并不旋转。从尺骨正面观察,尺骨茎突位于尺骨头背面正中。尺骨骨折时,远骨折段受旋前方肌牵拉而发生旋后。肘正位和侧位前臂 X 线片上均可以观察尺骨远骨折段旋转程度。

前臂骨折后要获得满意的功能,仅仅恢复尺桡骨的长度是不够的。必须恢复轴向和旋转对位以及桡骨弧度。鉴于前臂骨折后所涉及的骨与关节的复杂性以及许多非正常状态下的肌肉作用,通过闭合复位获得解剖复位极其困难。因此,对绝大多数移位的成人前臂骨折要行切开复位内固定。

## 二、桡尺骨双骨折

### (一)损伤机制

前臂受到不同性质的暴力,会造成不同特点的骨折。

#### 1.直接暴力

打击、碰撞等直接暴力作用在前臂上引起的尺桡骨骨折,骨折线常在同一水平,骨折多为横形、蝶形或粉碎性。

#### 2.间接暴力

暴力间接作用在前臂上,多为跌倒时手掌着地,暴力传导至桡骨,并经骨间膜传导至尺骨。桡骨中上 1/3 处骨折常为横形、短斜形或带小蝶形片的粉碎骨折。骨折常向掌侧成角,短缩重叠移位严重,骨间膜损伤较重。骨折水平常为桡骨高于尺骨。

#### 3.绞压扭转

绞压扭转多为工作中不慎将前臂卷入旋转的机器中致伤,此种损伤常造成尺、桡骨的多段骨折,易合并肘关节及肱骨的损伤。软组织损伤常较严重,常有皮肤撕脱及挫裂,多为开放骨折。肌肉、肌腱常有断裂,也易于合并神经血管损伤。

### (二)骨折分类

桡尺骨骨折通常根据骨折的位置、骨折的形式、骨折移位的程度、骨折是否粉碎或是否有骨缺损以及骨折闭合或开放进行分类。每一因素都对骨折治疗的选择和预后有影响。

较为常用的是矫形创伤协会分类方法及 AO 组织关于长管状骨骨折的综合分类,但前臂的骨折分类在临床应用并不广泛。

为了描述的方便,根据尺、桡骨长轴上的位置将其分为 3 部分:桡骨近段,桡骨结节至桡骨弓的起始部;桡骨中段,整个桡骨弓(远至骨干开始变直处);桡骨远段,桡骨弓远点至干骺端分界处。尺骨的划分与桡骨平齐。上下尺桡关节损伤对尺桡骨骨折的治疗和预后有很大影响,因此,判断尺桡骨骨折是否合并上下尺桡关节损伤是绝对必要的。有效的治疗要求将骨折和关节损伤作为一个整体进行处理。

### (三)临床表现

在成人,无移位的尺桡骨骨折罕见。症状和体征包括疼痛、畸形、前臂和手部的功能受损。检查者不能尝试引出骨擦感,这既引起患者疼痛,也易加重软组织损伤。但在闭合整复时,要感觉骨折复位时的错动。

物理检查包括详细的桡神经、正中神经、尺神经的运动和感觉功能的评价。神经损伤在尺、桡骨骨折的闭合损伤中并不常见。需仔细检查前臂的血运情况及肿胀程度。如果前臂肿胀明显且张力大,可能已经存在骨筋膜间室综合征或正在进展中。必须详细检查以判定或除外这种情况。判定骨筋膜间室综合征最有价值的临床检查是手指被动伸直活动,如果出现前臂疼痛或疼痛加剧,则很可能存在骨筋膜间室综合征,而桡动脉搏动存在并不能排除骨筋膜间室综合征。如果患者失去感觉或不配合,需测定筋膜间室压力。确诊后需立即进行切开减张。

开放骨折,尤其是枪伤,通常合并神经及大血管的损伤。对此必须仔细地判定。开放性骨折需要紧急治疗。首先应在伤口上加盖无菌敷料。在急诊室探查伤口是错误的,这很容易将污染带至深层,增加感染机会。在手术室正规清创时可以更加客观和全面地评价软组织损伤程度。

尺桡骨骨折的 X 线表现决定于损伤机制和所受暴力的程度。低能量损伤的骨折线通常为横断或短斜形,而高能量损伤的骨折线常为严重粉碎或呈多段骨折,常合并广泛的软组织损伤。对可疑前臂骨折,至少应拍摄前后位和侧位 X 线片,有时需要加拍斜位片。X 线片上必须包括肘和腕关节。准确的影像学判定可能需要拍上下尺桡关节多视角的 X 线片,以决定是否存在关节的脱位或半脱位。在纯侧位片上,通过桡骨干、桡骨颈以及桡骨头中心的直线在任何投射位置都应通过肱骨小头的中心。合并的关节损伤对诊断是至关重要的,它对治疗和预后有重要影响。在普通前后位及侧位 X 线片上,很难判定前臂的旋转力线。通过改良的 Evans方法常有帮助。

### (四)治疗方法

治疗方法包括石膏制动、钢板螺丝钉固定、髓内针固定以及外固定架固定等。每种方法都有其适应证。绝大多数的尺桡骨骨折能够通过解剖复位、稳定的钢板固定以及早期的功能锻炼而得到有效治疗。

手术与非手术的选择:移位的尺桡骨骨折主要通过手术治疗。一般不能采用闭合复位的保守疗法,除非患者有手术禁忌证。成人无移位的尺桡骨骨折极少见。

#### 1.石膏制动

(1)要点:对无移位的骨折用塑形好的长臂石膏制动于肘关节屈曲90°,前臂中立位。石膏应从腋窝至掌指关节,保证手指充分活动。骨折有可能在石膏内发生成角。如果颈腕吊带托在骨折远端的石膏部分,当前臂近端的肌肉肿胀消退或萎缩时,因为前臂远端的软组织少,石膏仍保持贴服,骨折发生成角畸形。防止这种成角的方法是在骨折处近端的管形石膏上固定一钢丝环,颈腕吊带通过钢丝环使用。无论多么理想的石膏外固定,无移位骨折都有可能发生移位。因此,在骨折后的 4 周内应每周拍摄 1 次 X 线片,严密随诊,一旦发生移位,应切开复位内固定。

(2)严格掌握闭合复位、石膏制动的适应证:由于解剖结构的特点,闭合复位很难使尺桡骨骨折获得满意的复位及保持良好的位置。对绝大多数移位的尺桡骨骨折不建议常规进行闭合复位、石膏制动。闭合复位治疗的尺桡骨骨折,最终结果不满意率高,且不愈合及畸形愈合率较高。当骨折发生在尺桡骨远端时,闭合整复的结果比较满意。

(3)整复的技巧:闭合整复时,必须使肌肉松弛,最好在臂丛或全身麻醉下进行。X 线透视下,屈肘90°,对牵引部位进行保护,牵引拇、示、环指及上臂下段,直接触摸下对尺骨进行复位。根据桡骨结节位像,将前臂置于适度的旋后位置对桡骨进行整复。当骨折对位对线满意后,用包括肘关节的石膏固定并完善塑形。拍前后及侧位 X 线片评价复位。不能达到接近解剖复位的任何位置都不能接受。根据桡骨骨折的位置,前臂通常置于旋后或中立位进行制动。

外伤产生的尺桡骨弓形骨折(塑性弯曲)少见,可导致前臂旋转功能的严重障碍。如果怀疑这种情况,应拍健侧 X 线片进行对比。纠正这种畸形所需力量很大,容易造成移位骨折,且外固定难于控制骨折端的位置。

(4)石膏制动后的处置:鼓励患者进行手指的主动屈伸活动以利消肿,每日数次,间歇进行,仔细观察手部的血液循环以及运动能力,直到肿胀消失。如发现血液循环有问题,应立即剖开石膏及衬垫。缺血挛缩远比骨折错位的后果严重。

石膏制动后的1个月内应每周拍摄1次X线片进行复查。以后,每2周复查1次,直至骨折愈合。可于4～6周时更换石膏1次,应注意此时即使存在一些骨痂,骨折仍有发生成角的可能。

2.切开复位内固定

(1)手术时间:移位的成人尺桡骨骨折应尽早进行内固定,最好在伤后24～48小时内。除非合并其他严重损伤不允许手术。尽早手术无论是在手术操作还是在功能恢复方面均有好处。

(2)手术入路:除非血管有损伤,手术应在止血带下进行。对桡骨骨折,一般采用掌侧Henry切口。入路在肱桡肌与桡侧腕屈肌之间。对桡骨远1/3及近1/3骨折应将钢板放在掌侧,虽然这违背钢板应放在张力带侧(背侧)的原则,但掌侧软组织覆盖好,且掌侧骨面平整,易于置放钢板,并非单纯依赖张力带理论。对桡骨中1/3骨折最好将钢板置放在桡侧,塑型适宜的钢板置放在桡侧可以最好地保持桡骨最大的弧度,但将钢板放在掌侧更易操作。过去常采用的背外侧Thompson切口,入路在桡侧腕短伸肌与指总伸肌之间,因容易损伤骨间背侧神经而越来越少被采用。该切口在中远段受到拇长展肌和拇短伸肌的影响使操作不便且背侧骨面不平整也较少应用。对尺骨骨折,沿尺骨嵴偏前或偏后切口,使皮肤切口在肌肉上方,而不是直接在骨嵴上方。尽量使尺、桡骨切口之间的皮肤宽度最大。入路在尺侧腕伸肌与尺侧腕屈肌之间,钢板可置放在掌侧或背侧骨面,取决于骨面与钢板适合的情况或粉碎骨块的位置。

(3)钢板螺丝钉内固定:动力加压钢板(DCP)固定治疗前臂骨折是目前大多数学者首选的方法。其要点如下。

1)骨折部位的显露:术中应在骨膜下切开暴露骨折端,但应最小限度地剥离骨膜,即仅在骨折部位及置放钢板的位置剥离骨膜。取Henry切口时,切开旋前圆肌止点时应将前臂旋前,因旋前圆肌止于桡骨背侧,这样可避免切断肌肉组织,减少出血;切开旋后肌止点时则应将前臂旋后,因旋后肌止于桡骨掌侧。

2)钢板螺丝钉的选择:钢板的长度要根据钢板的宽度、骨折的形态以及骨折碎块的数量来选择。一般每一主骨折段至少要用3枚螺丝钉固定。现在多采用3.5mm系列动力加压钢板(DCP),因为4.5mm的动力加压钢板在钢板取出后再骨折的发生率明显高于3.5mm系列的钢板。当骨折不稳定或骨折粉碎严重时,需适当增加钢板的长度。置放钢板时,使骨折两端的钢板长度尽量保持一致,以便没有螺丝钉离骨折线的距离<1cm,否则会在螺丝钉孔和骨折之间产生劈裂,损害固定效果。因此,最好选用较长的钢板,使接近骨折的1个钉孔不拧入螺丝钉。对斜形骨折,要在另一个方向单独应用拉力螺丝钉或通过钢板应用折块间拉力螺丝钉。通过骨折或相关骨块的拉力螺丝钉固定,可使固定的稳定性增加40%。

3)骨折的复位:尽可能地将粉碎的骨折块保留并与主要骨折块之间用拉力螺丝钉固定,以获得折块间加压。当尺、桡骨双骨折时,需将2处骨折分别暴露,在应用钢板固定前,将2处骨折都进行复位并临时固定,否则,当先固定一处骨折而复位另一处骨折时,先行的固定和复位有可能失效。对不稳定骨折,可先用 1 枚螺丝钉将钢板与一侧骨段固定,然后再将骨折另一端与骨钢板复合体复位,采取这种方法,软组织剥离较小,且较易处理骨折端粉碎骨块。桡骨钢板的准确塑形可以防止人为的桡骨弧度的改变。为了保持正常的桡骨弧度,将钢板轻微倾斜置放到骨干长轴上是可以接受的。

(4)切口的关闭:术后要求只缝合皮肤及皮下,不要缝合深筋膜。前臂深筋膜很紧,如勉强缝合,其水肿和出血会使前臂骨筋膜间室压力增加,可能引起缺血性挛缩。术后应放置引流,以减轻血肿及肿胀,术后 24 小时后拔除。

(5)术后处理:要根据每例患者的具体情况进行处理。如骨折粉碎不严重,内固定稳定,术后不需要外固定,可用敷料加压包扎,抬高患肢直到肿胀开始消退。患者麻醉一恢复,即应指导患者开始行肘部、腕部及手指的轻微主动活动。术后 10 天左右,患者通常基本恢复前臂及相邻关节的活动范围。如果患者不能很好配合或没有获得稳定的内固定,加压包扎后,可用前臂 U 形石膏制动 10～12 天。伤口拆线后,再用长臂石膏托制动。石膏托必须在 X 线片显示有骨愈合后才能去除,通常在术后 6 周以后。在有骨愈合证据以前,应禁止患者参加体育活动及患肢持重物。定期复查,每月 1 次,每次拍 X 线片。在获得稳定内固定的情况下,很难确定骨愈合的准确时间。如果没有不愈合的放射学征象存在,如激惹性骨痂、骨折端骨吸收或螺钉松动,也没有临床失败的征象,如感染和疼痛,则可认为愈合在正常地发展。X 线片上显示骨折线消失,且没有刺激性骨痂,是骨折愈合的确切指征,平均愈合时间一般为 8～12 周。

3.髓内针固定治疗尺桡骨骨折

鉴于尺桡骨形态的复杂性以及骨折后要求解剖复位,一般不能应用髓内针治疗尺桡骨骨折。因为髓内针固定难于使骨折解剖复位,尤其是很难控制骨折端的旋转。仅在某些特殊情况下应用,其适应证:节段性骨折;皮肤条件差(如烧伤后)的患者;加压钢板术后内固定失效及不愈合;多发骨折患者的前臂骨折;骨质疏松患者的前臂骨折等。

**(五)并发症**

1.不愈合和畸形愈合

尺、桡骨骨干骨折的不愈合率较低。通常由于感染、开放复位及内固定不稳定或没有获得满意的复位以及采取闭合复位进行治疗。准确的切开复位和稳定内固定一般能够控制不愈合的发生。对不愈合者通常需要二次手术治疗。

2.感 染

尽管采取了各种措施防止感染,一些开放骨折和切开复位的闭合骨折仍会发生感染。在一些有广泛软组织损伤的患者中,其发生率较高。

如发生感染,需要切开伤口进行引流、扩创和充分灌洗。要进行伤口分泌物培养和药物敏感试验,并应用合理的抗生素进行治疗。浅表的感染通常仅应用抗生素即可。对较深的感染,则需要切开伤口进行引流,使用石膏外固定。如内固定没有失效,则不需要取出。尽管有感染存在,通过切开引流和应用抗生素,许多骨折仍能够获得骨折愈合。骨折愈合后,则可取出内固定物。

对内固定物失效和明显不愈合的晚期感染,应取出内固定物及所有死骨;开放伤口进行换药并放置灌洗装置或 VSD 引流。如果扩创后骨折端有骨缺损,通过换药消除感染后,可用一长钢板固定骨折并进行植骨。术前要做一系列检查以确保植骨安全。另外,有时可应用外固定架固定。如骨缺损超过 6cm,则可行带血管蒂的游离腓骨移植以桥接骨缺损。

3.神经损伤

神经损伤在尺桡骨闭合性骨折和仅有小伤口的开放性骨折中少见,通常发生在合并广泛软组织缺损的损伤中。

在这种损伤中,如果主要神经失去功能,应在清创时进行探查,如伤口清洁,软组织床充分,可行一期修复;否则可将两端进行缝合,并与邻近的软组织进行固定,阻止其回缩,为晚期修复创造条件。若神经损伤是手术所致,则应作如下处理:部分神经损伤可观察数周或数月,看是否有恢复,如术后 3 个月无恢复,应行探查术;完全损伤时,且进行手术时未显露神经,则应在术后数小时或数天进行探查,以发现神经损伤是否由于钢板压迫或缝合所致;如果在术中观察到神经,而且术者确信神经没有损伤,则不必进行探查,等待神经恢复是合适的处理。

4.血管损伤

如果尺、桡动脉功能正常,侧支循环好,损伤其中任何一支,对手的血运没有明显影响。因此,当一支动脉损伤时,可给予结扎处理。除非在几乎离断的开放性创伤中,出现两支主要动脉均发生撕脱的情况,此时,通常神经、肌腱和骨骼的损伤也非常严重,有可能需要进行截肢术。但在一些合适的病例可行断肢再植或血管吻合。

5.骨筋膜间室综合征

前臂筋膜间室综合征通常与骨折合并有肱骨髁上骨折、前臂刀刺伤、软组织挤压伤以及术中止血不彻底或关闭伤口时缝合深筋膜有关。

以往诊断筋膜间室综合征总结出"5P"征,即疼痛(pain)、苍白(pallor)、感觉异常(paresthesia)、麻痹瘫痪(paralysis)、脉搏消失(pulselessness)。前臂掌侧张力大、手指被动过伸疼是早期诊断骨筋膜间室综合征的重要依据。存在桡动脉搏动也不能排除骨筋膜间室综合征。对感觉迟钝、疼痛抑制或神志不清醒的患者应作筋膜间室压力测定,以确定诊断,避免延误治疗。当组织压升高达 40～45mmHg(舒张压为 70mmHg)时,应考虑进行切开减张术。当组织压大于或等于舒张压时,组织灌注停止,即使远端动脉存在搏动也应该进行切开减张。切开减张时,应从肘关节到腕关节作广泛的筋膜切开,包括纤维束及腕横韧带。可通过术中关闭切口前放松止血带并进行彻底止血、不缝合深筋膜而只缝合皮肤和皮下而避免手术后的骨筋膜间室综合征。

6.创伤后尺、桡骨骨桥形成(交叉愈合)

尺、桡骨交叉愈合发生率较低。骨桥形成常出现在有下列情况时。

(1)同一水平粉碎、移位严重的双骨骨折。

(2)前臂挤压伤。

(3)合并颅脑损伤。

(4)植骨位于尺、桡骨之间。

(5)经同一切口暴露尺、桡 2 骨。

(6)感染。

（7）螺钉过长穿过骨间膜。

如果发生交叉愈合后前臂固定于较好的功能位置,不做任何处理;如前臂位置不佳,可通过截骨将前臂置于较理想的功能位置。

有时可以尝试进行骨桥切除,曾有获得较好功能的报道。切除后应彻底止血,并在骨桥切除的部位植入活性软组织进行隔开。

7.再骨折

再骨折包括钢板取出过早、原骨折部位再骨折以及创伤引起钢板一端部位的骨折。加压钢板提供了坚强内固定,传导到前臂的正常应力受到钢板的遮挡,从而使骨骼受到的应力减弱,坚强内固定后的钢板下皮质骨变薄、萎缩,几乎成松质骨的特点,如果软组织剥离广泛,缺血性坏死和再血管化会进一步减弱皮质骨的强度。过早取出钢板,即使较小的创伤也可引起原骨折部位或邻近部位的骨折。

骨折愈合后,只有当:①钢板位于皮下引起患者明显不适;②患者计划重返原来的对抗性体育活动时,才考虑取出钢板。如果要取出钢板,至少应在术后18个月以上。过早取出钢板,再骨折的发生率较高。钢板取出后,上肢应至少保护8周,并避免较强的外力活动,6个月后再完全恢复正常活动。

再骨折与以下因素关系密切:①原始损伤能量高,压砸、开放损伤或多发损伤;②粉碎骨折原始复位时未获得理想的复位与加压;③X线片显示骨折未完全愈合。

## 三、桡尺骨开放骨折

### (一)概述

桡尺骨开放骨折的发生率较高,在全身的骨折中,其发生率仅低于胫骨骨折。其高发生率与桡尺骨骨折损伤机制中高能量损伤的频率高以及桡尺骨位置较浅有关。

### (二)骨折分类

应用 Smith 以及 Gustilo 和 Anderson 改良的分类方法,尺桡骨开放骨折可分为以下3型。

Ⅰ型:伤口清洁,<1cm。

Ⅱ型:伤口大于1cm,没有广泛软组织损伤、皮瓣或撕脱。

Ⅲ型:节段性开放骨折,合并广泛软组织损伤的开放性骨折或创伤性截肢。

之后 Gustilo 等人又将第Ⅲ型分为 A、B、C 3 个亚型。ⅢA 型:枪伤,骨折有足够的软组织覆盖,不论是否有广泛软组织撕裂伤、皮瓣或高能量创伤,不考虑伤口大小;ⅢB 型:农业损伤,合并广泛软组织损伤、骨膜剥离和骨骼外露,通常伴有严重污染;ⅢC 型:开放性骨折合并需要修补的血管损伤。第Ⅰ、Ⅱ型伤口明显多于第Ⅲ型伤口,通常由骨折片的尖端刺破皮肤造成。

### (三)治疗方法

1.治疗步骤

进行细微而广泛的清创后,必须对骨折进行一期切开复位内固定或外固定架固定。如果不能准确判断软组织是否仍然存在血运,可以在2～3天后再次甚至多次扩创术。

如果没有感染迹象,术后静脉应用抗生素2天。对植皮的开放伤口,应在2天后再给予口服抗生素5～7天较为安全。如果开放伤口较清洁,没有感染迹象,可在关闭或覆盖伤口时进行植骨。近年来,大多数学者认为,如果清创彻底,一期内固定是安全可靠的。

2.伴随软组织损伤的处理

ⅢB及ⅢC型损伤,不采用某种形式的固定,则处理软组织损伤极其困难。外固定架可对骨折提供较好的稳定,有利于对软组织进行修复。提倡对软组织进行早期重建,结果明显好于晚期重建者。

3.外固定架的应用

对合并软组织缺损、骨缺损和严重粉碎的开放性尺桡骨骨折,外固定架的应用越来越广泛。它们有 3 种基本的类型:Hoffmann 单边单平面型、Hoffmann 双边双平面型以及Hoffmann－Vidal 贯穿型。由于有损伤血管神经组织的危险,贯穿固定的外固定架在前臂骨折中的应用受到了一定的限制。应用外固定架的指征如下。

(1)合并严重的皮肤和软组织开放损伤。

(2)合并骨缺损或骨折粉碎需维持肢体长度。

(3)合并软组织缺损的开放性肘关节骨折脱位而不能应用内固定者。

(4)某些不稳定的桡骨远端关节内骨折。

(5)感染性不愈合。

4.内固定与外固定的灵活应用

无论选择内固定或外固定架,都应根据具体情况而定。对某些患者一骨应用内固定,而另一骨用外固定架固定可能是最好的固定方法,尤其是一些长骨远、近端的骨折。当选择内固定时,要保证固定的强度来稳定前臂骨折,以便对伤口进行处理。和处理其他开放骨折一样,对伤口进行充分的冲洗和彻底的清创是最重要的。在急诊室进行伤口培养后,应静脉应用抗生素,并在术中和术后继续应用。注意必须注射破伤风抗毒素。

# 第五节　股骨干骨折

## 一、概述

股骨干骨折是下肢常见的骨折,近 20 多年由于治疗方法的进步,并发症明显减少,但股骨干骨折仍是下肢损伤患者致残和致死的重要原因之一。

## 二、功能解剖

股骨是一个长管状结构,近端起于髋关节,远端止于膝关节,它是人体最长和最坚强的骨。股骨干骨折后受到多个肌肉力量的作用而使大腿产生畸形,在转子下和高位股骨干骨折后,臀中肌的作用使股骨近端外展,髂腰肌牵拉小转子而使近骨折端屈曲和外旋。内收肌则使多数股骨干骨折产生短缩和内收。股骨远端特别是到达股骨髁上部位的骨折,由于腓肠肌的牵拉作用则使骨折端趋向于屈曲成角。

## 三、损伤机制

正常股骨干在遭受强大外力时才发生骨折。多数原因是车祸、行人被撞、摩托车车祸、坠落伤和枪弹伤等高能量损伤。行人被撞多数合并头部、胸部、骨盆和四肢损伤;摩托车车祸主要合并骨盆和同侧小腿损伤;摔伤很少合并主要器官的损伤;很小的力量即引起股骨干骨折通常是病理性骨折。

## 四、分类

股骨干骨折现在还没有一个统一的分类,常用的分类是 AO 分类:分为简单(A)、楔形(B)和复杂骨折(C)。

简单骨折按照骨折线的倾斜程度又分为几个亚型;楔形骨折包括螺旋、弯曲和粉碎性楔形;复杂骨折则包括节段性骨折和骨干广泛粉碎骨折。AO 分类对选择合适的治疗方法或预测预后的作用还未明确。

## 五、临床表现

股骨干骨折临床容易诊断,可表现为大腿疼痛、畸形、肿胀和短缩。多数骨折由于高能量损伤所致而常合并其他损伤,所以应进行包括血流动力学的全面体检非常重要。骨科诊断包括全面检查整个肢体、观察骨盆和髋部是否有压痛,同时合并骨盆或髋部骨折可以出现局部淤血和肿胀。

骨折后由于患者不能移动髋部,故触摸大腿近端和臀部十分重要。臀部饱满和股骨近端呈屈曲内收畸形则表明合并发生了髋关节后脱位。股骨干骨折常合并膝关节韧带损伤,可在骨折内固定后再进行临床和 X 线的应力检查。神经血管损伤虽然少见,但必须在术前进行详细检查。

脂肪栓塞综合征(fat embolism syndrom,FES)是股骨干骨折的严重并发症,若检查发现有不明原因的呼吸困难和神志不清,需考虑发生脂肪栓塞综合征的可能,应进行血气分析等进一步的检查。

X 线投照应包括骨盆正位、膝关节正侧位和整个股骨的正侧位,如果术前髋关节处于外旋位,应内旋股骨近端拍摄髋关节正位 X 线片,以免漏诊股骨颈骨折。胸部 X 线片有助于诊断脂肪栓塞综合征和判断其进展情况。

## 六、治疗方法

### (一)非手术治疗

牵引是治疗股骨干骨折历史悠久的方法,可分为皮牵引和骨牵引,皮牵引只在下肢损伤的急救和转运时应用。

骨牵引在 1970 年以前是股骨干骨折最常用的治疗方法,现在则只作为骨折早期固定的临时方法,骨牵引有足够的力量作用于肢体使骨折获得复位,通常使用胫骨结节骨牵引或股骨髁上骨牵引,股骨髁上骨牵引比胫骨结节骨牵引能够对骨折端提供更为直接的纵向牵拉,但在骨折愈合后膝关节僵直的发生率较高。

虽然股骨干骨折的治疗已转移到手术治疗,但患者偶尔也必须采取牵引治疗,过去几十年在治疗开放和闭合损伤方面取得了成功,仍需要掌握这方面的知识。

### (二)手术治疗

#### 1.外固定架

由于外固定架的固定针经常把股四头肌与股骨干固定在一起,所形成的瘢痕能导致永久性的膝关节活动丧失,另外股骨干骨折外固定架固定固定针横穿髂胫束和股外侧肌的肌腹后针道感染率高达50%,所以现在外固定架不能作为闭合股骨干骨折的常规治疗方法。外固定架可作为一种股骨干骨折临时固定。外固定架固定股骨干骨折最主要适应证常用于多发创伤,这种损伤由于合并其他损伤需要进行快速、稳定的固定;外固定架固定股骨干骨折还用于Ⅲ型开放性骨折。这些患者一旦情况改善,可将其更换为内固定(接骨板或髓内针),多数学者认为2周内更换为内固定是安全的。超过2周应在取出外固定架后全身应用抗生素和局部换药,2周后再更换为内固定。

2.接骨板

切开复位接骨板内固定现在不再是治疗股骨干骨折的首选方法。其手术适应证包括髓腔极度狭窄的骨折;邻近骨折的骨干有畸形;股骨干骨折合并同侧股骨颈骨折;合并血管损伤需广泛暴露以修补血管的严重骨折;多发创伤不能搬动的患者等。

接骨板内固定的优点主要有直视下骨折切开复位可以获得解剖或近解剖复位;不会增加骨折以远部位损伤,如股骨颈骨折和髋臼骨折等;不需要特殊的设备和放射科人员。缺点一是固定所需要广泛剥离软组织、形成股四头肌瘢痕、大量失血。二是接骨板固定属偏心固定,力臂比髓内针长1~2cm,增加了内固定失效的危险。文献所报告的内固定的失效率是5%~10%,股骨干骨折接骨板内固定的感染率高于保守治疗和闭合复位髓内针内固定,感染率是0%~11%。三是由于接骨板下骨皮质的血供受到损害或产生的应力遮挡效应,可造成接骨板取出后发生再骨折。

简单的骨折,最少也应该应用10孔的宽4.5的接骨版。对于粉碎骨折,骨折端两侧至少有5枚螺丝钉的距离。过去推荐每侧至少8层皮质固定,现在接骨板的长度比螺丝钉的数目更重要。应用长接骨板和少的螺丝钉固定并没有增加手术的创伤,螺丝钉经皮固定接骨板。每侧3枚螺丝钉固定,生物力学最大化,1枚在接骨板的末端,1枚尽可能接近骨折端,1枚在中间增加接骨板和骨的旋转稳定性。横断骨折可以预弯接骨板,通过加压孔加压骨折端。斜型骨折应用通过接骨板的拉力螺丝钉加压骨折端。对于粉碎骨折采用接骨板固定时应用牵开器复位股骨干骨折以获得正常的力线和长度,不追求绝对的解剖复位,避免了一定要获得解剖复位而对骨折端软组织进行的广泛剥离,也不剥离骨折端,并使用桥接接骨板代替加压接骨板,骨痂由骨膜形成而不是一期愈合,缩短了愈合时间,明显改善了接骨板固定的临床疗效。

尽管接骨板有许多缺点,但只要正确选择其适应证,正确掌握放置接骨板的手术技术,也可取得优良的结果。

3.带锁髓内针

股骨干大致呈直管状结构,是进行髓内针固定的理想部位。髓内针有多个优点;第一,髓内针所受到的负荷小于接骨板,使得它不易发生疲劳折断;第二,骨痂受到的负荷是逐渐增加的,刺激了骨愈合和骨塑形;第三,通过髓内针固定可以避免由于接骨板固定所产生的应力遮挡效应而导致的骨皮质坏死。在理论和实践中,髓内针固定比其他形式的内固定和外固定还有许多优点。

虽然进行闭合髓内针固定需要特殊的设备和放射技术人员,但是它容易插入,而且不需要接骨板固定时的所进行的广泛暴露和剥离。因为闭合髓内针技术没有破坏骨折端的血肿,也没有干扰对骨折愈合早期起关键作用的细胞和体液因子,所以闭合髓内针技术是股骨骨折的一种的生物固定,较小的手术剥离和减少感染率。

(1)顺行带锁髓内针(髓内针从近端向远端插入):闭合复位顺行带锁髓内针固定是治疗股骨干骨折的金标准。愈合率可高达99%,而感染率和不愈合率很低(<1%)。顺行带锁髓内针几乎适合于所有股骨干骨折。闭合带锁髓内针的临床结果大部分取决于术前、术中仔细计划。包括髓内针的长度和直径:长度应在股骨残留骺线和髌骨上缘之间,直径不<10mm;体位、复位方法和是否扩髓和锁钉的数目。精确的髓内针入点是非常关键的,开孔应在转子中线的后侧和大转子窝的转子突出的内侧。这样保证开孔将位于冠状面和矢状面股骨干髓腔轴线上。对于所有骨折进行常规静力锁定可以减少继发于没有认识到的粉碎骨折的术后内固定失效。

(2)逆行髓内针(髓内针从远端向近端插入):逆行髓内针的主要优点是入点容易,骨折复位不影响其他部位的损伤。

主要适应证有同侧股骨干骨折合并股骨颈骨折、髋臼骨折、胫骨骨折、髌骨骨折和胫骨平台骨折。相对适应证是多发创伤的患者,双侧股骨干骨折,肥胖患者和孕妇。对于多发骨折或多器官损伤的患者,平卧位对患者的稳定最好,逆行髓内针插入能够快速地完成,双侧股骨干骨折用逆行髓内针固定不用变换体位,血管损伤的患者需要修复血管,可以快速插入不锁定的髓内针有利于血管修复,肥胖的患者,顺行髓内针入点非常困难,而逆行髓内针较容易。

逆行髓内针的禁忌证是膝关节活动受限和低位髌骨,不能够合适插入髓内针,转子下骨折由于逆行髓内针对稳定性的担心,也不易选用逆行髓内针;开放骨折有潜在的感染的危险,导致膝关节感染,也不可以选择逆行髓内针。

## 七、术后康复

(1)闭合髓内针术后,患者尽早能够忍受的肌肉和关节活动。指导患者股四头肌力量练习和渐渐负重,所有患者应尽早离床活动,对于多发创伤患者,即使仅仅坐起来也可减少肺部并发症。

(2)特殊类型骨折的治疗:未合并其他部位骨折和软组织损伤的股骨中段简单的横断和短斜骨折,用闭合髓内针治疗容易。但是多数股骨干骨折的部位和类型复杂可能合并其他损伤,所以多数股骨干骨折治疗时需要在标准髓内针做一些改进,以下常见情况是股骨干骨折特殊治疗。

1)粉碎骨折:粉碎骨折是高能量损伤的标志。粉碎骨折常伴随大量失血或开放性骨折,发生全身并发症如脂肪栓塞综合征也高。静力锁定带锁髓内针已取代其他方法用于治疗粉碎骨折。这些髓内针可达到远近端的髓腔,恢复股骨的轴线,没必要复位粉碎骨折,骨折块自髓腔移位2cm,不影响骨折愈合,在此部位将形成丰富的骨痂。在系列X线片的研究中,在骨折愈合过程中移位的皮质骨块成角和移位逐渐减少。不建议用髓内针加钢丝捆绑骨折块这种方法,这种方法是引起骨折愈合慢或不愈合的主要原因。

2)开放性股骨干骨折:股骨干开放性骨折通常是由高能量的损伤引起,还可能合并多个器官的损伤。股骨干开放性骨折过去几十年的临床研究表明积极的手术治疗更能取得明显效果。

Ⅰ和Ⅱ型的开放性骨折髓腔没有肉眼污染最好急诊用髓内针治疗。ⅢA开放股骨干骨折如果清创在 8 小时内可行髓内针固定,如果存在清创延迟或ⅢB损伤,可选择外固定架治疗。股骨干开放性骨折合并多发创伤的患者,应用外固定架固定治疗。对于动脉损伤需要修补的骨折(ⅢC)外固定架是最好的稳定,因为它能快速完成血管修复后再调整。肢体血供恢复后,外固定架可以换成接骨板或髓内针。ⅢC 开放性骨折合并多发损伤不稳定的患者,有截肢的相对适应证。

3)股骨干骨折合并同侧髋部骨折:股骨干骨折合并同侧股骨颈骨折的发生率1.5%~5%。股骨颈骨折通常为垂直剪切(PauwelⅢ)型,股骨颈骨折移位小和不粉碎。股骨干骨折时因不能用 X 线诊断整个股骨全长,股骨颈骨折常被延迟诊断,大约 1/4 到 1/3 的股骨颈骨折初诊时被漏诊,股骨干骨折合并同侧隐性股骨颈骨折早期漏诊率更高,临床医生应通过对患者的受伤机制分析,应考虑隐性股骨颈骨折的可能,术前可用 CT 明确诊断,行股骨干骨折带锁髓内针时术中和术后密切注意股骨颈骨折存在,可以减少股骨颈骨折的延误诊断。

现在最常用的方法是用逆行髓内针固定股骨干骨折,股骨颈骨折用空心钉或 DHS 固定,还有接骨板加空心钉固定,顺行髓内针加空心钉固定股骨干合并股骨颈骨折,重建髓内针用一内固定物同时有效固定股骨近端和股骨干两骨折,后两项技术的主要并发症是对一些股骨颈骨折不能达到解剖复位。

4)股骨干骨折合并同侧髋关节脱位:文献报道的这种损伤 50%的髋脱位在初诊时漏诊。髋脱位后平片股骨近端内收,所以对股骨干骨折进行常规骨盆 X 线片检查是避免漏诊的最好方法。股骨干骨折合并同侧髋关节脱位需急诊复位髋脱位,以预防发生股骨头缺血坏死,股骨干用接骨板或髓内针进行固定。伤口关闭后闭合复位髋脱位。

5)股骨干骨折合并同侧股骨髁间骨折:股骨干骨折合并股骨髁间骨折存在 2 种类型:一是股骨髁间骨折近端骨折线与股骨干骨折不连续;二股骨髁间骨折是股骨干骨折远端的延伸。这种损伤有多种方法治疗,包括两骨折切开复位一接骨板固定;两骨折切开复位分别用两接骨板固定;股骨髁间骨折切开复位,而在股骨干插入髓内针进行固定。带锁髓内针对这 2 处损伤可提供良好的固定,特别对股骨髁间骨折无移位者。

6)髋关节置换术后股骨干骨折:髋关节置换术后股骨干骨折不常见,外伤后,应力集中在股骨假体末端引起骨折,这种骨折分为 3 型:Ⅰ型,螺旋骨折起于柄端的近端,骨折位置被假体末端维持。Ⅱ型,在假体末端的骨折。Ⅲ型,假体末端以下的骨折。治疗根据骨折类型和患者是否能耐受牵引和第 2 次手术,Ⅰ型骨折假体柄维持骨折稳定,骨牵引 6~8 周,这时患者有足够的骨痂也许保护性负重,通常需要带骨盆的股骨支具。Ⅱ型骨折可以保守治疗,也可以把以前的股骨柄换为长柄,Ⅲ型骨折可以保守治疗或切开复位加压接骨板内固定。如Ⅲ型骨折发生在股骨远 1/3,可以用逆行髓内针治疗。

## 八、并发症

并发症的类型与严重程度和治疗骨折的方法有关。近年随着治疗的改进特别是闭合带锁髓内针出现并发症明显降低。

### (一)神经损伤

在治疗股骨干骨折中引起神经损伤有以下几种形式:骨牵引治疗的患者小腿处于外旋状

态,腓骨近端受到压迫,腓总神经有可能损伤,特别在熟睡和意识不清的患者容易发生。这种并发症通过调整牵引方向,在腓骨颈部位加用棉垫,鼓励患者自由活动牵引装置来避免。

术中神经损伤的原因一是复位困难过度牵引,复位困难的原因是手术时间延迟,试图强行闭合复位,牵引的时间长、力量大,一般股骨干骨折3周后闭合复位困难,采取有限切开能够避免这种并发症。二是患者在手术床不适当的体位直接压迫。会阴神经和股神经会受到没有包裹的支柱的压迫。仔细包裹水平和垂直面的支柱可以防止这种损伤。

### (二)血管损伤

强大的暴力才能导致股骨干骨折,但血管损伤并不常见。虽然穿动脉破裂常见,在骨折部位形成局部血肿,但股骨干骨折后股动脉损伤小于2%,由于血管损伤发生率低往往被忽视。穿动脉破裂术后患者血压不稳定,股骨干局部肿胀可触及波动,应立即手术探查,结扎血管,清除血肿。股动脉可以是完全或部分撕裂或栓塞和牵拉或痉挛。微小的撕裂可以引起晚期血管栓塞。虽然下肢通过穿动脉有丰富的侧支循环,股动脉栓塞不一定必然引起肢体坏死,但是血管损伤立即全面诊断和治疗对保肢非常重要。

### (三)感染

股骨干骨折接骨板术后感染率约为5%,闭合带锁髓内针感染率约<1%。感染与骨折端广泛剥离、开放性骨折、污染的程度和清创不彻底有关。多数感染患者在大腿或臀部形成窦道流脓。患者在髓内针后数周或数月大腿有红肿热痛,应怀疑感染。平片可以看到骨膜反应和骨折部位密度增高的死骨,血液检查包括白细胞记数和血沉、C反应蛋白对诊断不重要,对评价以后的治疗有一定帮助。

股骨感染需要手术治疗,如果内固定对骨折稳定坚强应保留,治疗包括彻底清除死骨和感染的软组织、伤口换药和合理应用抗生素。多数股骨干骨折即使存在感染也可在4～6个月愈合,骨折愈合到一定程度可取出髓内针,进行扩髓取出髓腔内感染的膜和骨。如果内固定对骨折不能提供稳定,需考虑其他几种方法。骨折稳定程度通过髓内针锁定或换大直径髓内针来增加。如果股骨干存在大范围死骨,取出髓内针后彻底清创,用外固定架或骨牵引固定,在骨缺损部位放置庆大霉素链珠。患者在伤口无渗出至少3个月后,开始植骨。

### (四)迟延愈合和不愈合

骨折不愈合的定义和治疗还存在许多争议,迟延愈合指愈合长于骨折的愈合正常时间。股骨干骨折6个月未获得愈合即可诊断为迟延愈合。诊断不愈合最少在术后6个月结合临床和连续3次X线无进一步愈合的迹象诊断,多数骨不愈合的原因是骨折端血供不良、骨折端不稳定和感染和骨折端分离骨缺损和软组织嵌夹,骨折端血供不良主要原因是开放性骨折和手术操作中对骨折端软组织的广泛剥离,骨折端稳定不够主要是髓内针长度不够和继发的锁钉松动。另外既往有大量吸烟史,术后非甾体消炎药的应用和多发创伤也是骨折不愈合的因素。

有多种方法治疗骨折不愈合,包括动力化、交换大直径的髓内针、接骨板固定和植骨,或几种方法合并使用。动力化通过去除锁钉的方法治疗骨折不愈合,似乎是一种简单有吸引力的方法,但临床报告很失望,一项报告治疗骨折迟延愈合,在4～12个月动力化,一半以上的患者不愈合,需要其他治疗,问题严重的是一半患者肢体短缩2cm以上,因此常规不推荐动力化。

扩髓换大直径髓内针临床报告的区别很大,愈合率有的达 96％,有的只有 53％。效果不明确。有学者报告取出髓内针后采用间接复位的方法用接骨板固定加自体髂骨植骨的方法取得了明显的疗效。骨折端存在明显不稳定时,在髓内针加侧板稳定旋转不稳定,是一种简单有效经济的方法,报道愈合率可达 100％。

### (五)畸形愈合

股骨干骨折畸形愈合在文献中被广泛讨论,短缩畸形愈合一般认为短缩＞1cm,但＞2cm患者就可能产生症状。成角畸形通常定义为在矢状面(屈－伸)或冠状面(内－外翻)＞5°的成角,髓内针固定总发生率在 7％～11％。髓内针固定预防成角畸形应在复位、扩髓、插入和锁钉时注意。正确的入点和保证导针居髓腔中央能够减少成角畸形的发生。如导针偏离中心,可以通过一种称为"挤压"(Poller)螺丝钉的技术矫正。严重的畸形愈合通过截骨矫正,再用带锁髓内针固定。旋转畸形＜10°的患者无症状,超过 15°可能有明显的症状,表现在跑步和上楼梯有困难。术后发现超过 15°的旋转,应立即矫正。

### (六)膝关节僵直

股骨干骨折后一定程度的膝关节僵直非常常见,僵直与骨折部位、治疗方法和合并的损伤有关。颅脑损伤和异位骨化都会影响膝关节活动,多数认为接骨板固定会使膝关节僵直。股骨干骨折在屈曲和伸直都受影响,一般表现为被动屈曲和主动伸直受限。屈曲受限主要是股四头肌瘢痕,特别是股内侧肌。积极主动的膝关节活动练习能够有效地预防。股骨干骨折固定后在开始 6～12 周无明显进展,需要考虑麻醉下活动,晚期行膝关节松解术。

### (七)异位骨化

髓内针后臀肌部位的异位骨化的确切原因还不清楚。可能与肌肉损伤导致钙代谢紊乱有关,也可能与扩髓碎屑没有冲洗干净有关,但前瞻性研究,冲洗髓内针伤口并未减少异位骨化的发生。异位骨化临床上症状少,很少有异位骨化影响髋关节的活动报道,推荐在股骨干骨折获得愈合和异位骨化成熟后进行治疗,可同时进行髓内针取出和切除有症状的异位骨化,术后用小剂量的放射治疗或口服吡罗昔康。

### (八)再骨折

股骨干骨折愈合后在原部位发生骨折非常少见,多数发生在接骨板取出后 2～3 个月,且多数发生在原螺丝钉钉孔的部位。预防再骨折一是内固定物一定要在骨折塑形完成后取出,通常接骨板是术后 2～3 年,髓内针是术后 1 年;二是取出接骨板后,应逐渐负重,以使骨折部位受到刺激,改善骨痂质量。股骨干再骨折通常可采用闭合带锁髓内针治疗,一般能够获得愈合,患者可很快恢复完全负重。

# 第六节 股骨转子下骨折

## 一、概述

股骨转子下骨折有不同的定义,有些学者把小转子以远 5cm 股骨干区域的骨折称为股骨转子下骨折,多数学者把股骨小转子至峡部的骨折称为转子下骨折。

## 二、损伤机制

低能量引起的骨折通常是螺旋骨折,骨折端粉碎少见。这些骨折通常发生在髓腔宽、皮质薄的骨质疏松部位。高能量损伤可导致转子下骨折股骨近端粉碎,即使是闭合损伤也可能有潜在软组织严重损伤和骨折块血供破坏。另外枪伤也可引起股骨转子下骨折。少见的有股骨颈骨折空心钉固定后转子下骨折。

## 三、分类

股骨转子下骨折分型很多,常用的分型是 Seinsheimer 分型。Seinsheimer 分型明确了内侧缺损后则稳定性差,这些骨折的内固定失败率更高。

Ⅰ型:无移位骨折或<2mm 的移位。

Ⅱ型:两部分骨折,分为 3 个亚型:ⅡA:横断骨折;ⅡB:螺旋骨折小转子在骨折近端;ⅡC:螺旋骨折小转子在骨折远端。

Ⅲ型:三部分骨折,分为 2 亚型:ⅢA:内侧蝶形块为第三部分;ⅢB:外侧蝶形块为第三部分。

Ⅳ型:双侧皮质粉碎。

Ⅴ型:转子下-转子间骨折,双侧皮质粉碎涉及转子部位。

## 四、临床表现

根据病史可以判断骨折是低能量损伤还是高能量损伤所致。患者叙述轻微创伤和无外伤史,应高度怀疑病理性骨折的可能。多数患者主诉患肢不能负重,伤后疼痛明显。

体检可发现肢体短缩和肿胀,骨折后足部呈内旋或外旋畸形。患者不能主动屈髋或活动髋关节,有时可以触摸到骨折近端。除穿通伤外,合并的神经血管损伤并不常见,但应常规检查神经、血管状况。股骨转子下骨折与股骨干骨折一样软组织出血明显,应注意发现低血容量性休克。

X 线诊断应包括膝关节和髋关节的股骨全长正侧位和骨盆正位,骨盆和膝关节 X 线片可除外合并损伤。患髋侧位 X 线片可以诊断骨折线延伸至大转子和梨状窝。健侧 X 线片了解股骨干的弧度和颈干角。

股骨转子下骨折的鉴别诊断主要是区分创伤和病理性骨折,如果患者伤前有跛行和疼痛及转移癌的病史,应怀疑病理性骨折的可能,可在手术治疗中取股骨近端的病理明确诊断。

## 五、治疗方法

发生股骨转子下骨折后可出现患肢短缩和髋内翻,如果不予纠正,由于髋外展肌工作长度变短,外展肌力减弱,这种畸形常引起明显的跛行,所以治疗的目的是恢复股骨正常的长度和旋转,纠正颈干角以恢复正常的外展肌张力。传统的牵引方法效果很差,建议对股骨转子下骨折进行手术治疗。

### (一)非手术治疗

在多发创伤的患者和老年患者中,股骨转子下骨折的非手术治疗的指征是患者一般情况差,使手术风险增加,骨骼质量差也不能保证内固定有效。必须用牵引治疗的转子下骨折推荐使用 Delee 的方法:尽可能采取股骨髁上骨牵引,肢体悬浮,双侧膝和髋屈曲 90°,小腿和足部用短腿石膏固定,踝处于中立位。3～4周后,当患者症状减轻,膝关节逐渐放低到轻度屈曲的位置。

### (二)手术治疗

对于转子下骨折的内固定选择,一是考虑对所选择的内固定的技术熟练程度,二是由于股骨近端的机械应力高,需要考虑所选择的内固定物的耐受性。现在治疗转子下骨折的内固定物有DHS、DCS、普通带锁髓内针和重建髓内针。由于髓内针通过闭合插入,损伤小,已成为治疗股骨转子下骨折的首选方法。内固定方法如下。

#### 1.动力髁螺钉(DCS)

DCS比95°角接骨板技术上要求低,但选择螺丝钉在股骨颈内的位置要求高,其适用于骨折线偏远的转子下骨折,以便在头钉下的远端能够拧入松质骨螺丝钉,使骨折近端的固定更为牢固。如果进行间接复位则没有必要进行植骨。

#### 2.动力髋螺钉(DHS)

DHS由于它能在骨折部位加压而改善了治疗效果,在20世纪70年代早期开始盛行。Boyd和Griffin认识到转子下骨折骨折复位和远骨折端向内侧移位的发生率较高,因此对于高位的即骨折线自内上至外下的转子下骨折,不能采用DHS固定,否则由于近端固定少,可能导致骨折随滑动螺丝钉向外移位,产生髋内翻畸形。

#### 3.带锁髓内针

带锁髓内针的出现扩大了髓内针治疗转子下骨折的范围,普通带锁髓内针适用于大转子完整、小转子以下2cm的骨折。否则应采用重建髓内针固定(近端锁钉锁入股骨颈内)。

## 六、并发症

### (一)内固定失效

内固定失效常表现为患肢逐渐出现畸形和短缩,患肢无力不能负重,如增加负重力量患者感觉骨折部位疼痛。DHS侧板断裂常见于骨折内侧缺损的患者。DHS螺丝钉切割股骨头的失效常见于骨质疏松和头钉放置不当的患者。DHS内固定失效后的治疗通常是采用切开复位,再用带锁髓内针固定并另加自体髂骨植骨。预防接骨板失效的有效的方法是早期复查(术后3个月)如发现内侧结构有缺损和骨吸收,应当采取积极的措施,可进行切开并在内侧进行自体髂骨植骨,以促进骨折愈合。

闭合复位带锁髓内针固定,髓内针断裂少见,断裂部位通常发生在近端锁钉孔,失效与骨折复位不满意、患者早期负重和患者体重较大有密切的关系。髓内针失效也可由于没有静力锁定或未评估梨状窝入点粉碎所引起。髓内针失效的治疗则采用切开并更换合适的髓内针加自体髂骨植骨。

### (二)不愈合

转子下骨折患者术后6个月后不能完全负重,股骨近端疼痛、发热或患肢负重疼痛,临床应怀疑骨折不愈合,进行X线检查可以证实。骨折不愈合常存在于骨干部位。对骨折不愈合或迟延愈合应积极治疗,进行牢固内固定,并在骨折端进行自体髂骨植骨。如髓内针失效,可在取出髓内针进行扩髓并更换大直径的髓内针可得到较高的成功率。最好采用静力带锁髓内针治疗,不提倡在静力锁定后动力化以治疗骨折不愈合或迟延愈合。

### (三)畸形愈合

畸形愈合的患者主诉跛行、肢体短和旋转畸形。成角畸形一般＜10°,患者可接受,不需要再手术。短缩是一复杂问题,由于肢体延长存在许多并发症,以预防为主。术中和术前应密切注意肢体的长度。偶尔骨折牵引过度可导致肢体长。旋转畸形可以发生于接骨板和髓内针固定,X线检查和股骨粗线对位可帮助避免发生这种并发症。在髓内针固定后有必要比较两侧肢体的长度和内外旋范围,这样可以早期矫正畸形。晚期旋转畸形明显者,应根据患者的主诉以决定是否采取手术治疗,手术治疗可进行截骨并采用静力髓内针固定。

## 七、术后康复

术后康复计划取决于手术所达到的骨折稳定性,一是内固定的强度,二是骨骼的质量,特别是股骨内侧骨皮质的质量。由于肌肉收缩的力量同触地负重力量一样,我们建议患者术后扶拐触地负重行走,多数患者6~8周能扶拐行走参加社会活动,8~16周骑摩托,伤后3~5个月完全负重,患者功能恢复达到以前状态。

# 第七节　股骨远端骨折

## 一、概述

股骨远端骨折不如股骨干和髋部骨折常见,在这类骨折中,严重的软组织损伤、骨折端粉碎、骨折线延伸到膝关节和伸膝装置的损伤常见,这些因素导致多数病例不论采用何种方法治疗其效果都是不十分满意。在过去20年,随着内固定技术和材料的发展,多数医生采用了各种内固定方法治疗股骨远端骨折。但股骨远端区域的由于皮质薄、骨折粉碎、骨质疏松和髓腔宽等,使内固定的应用相对困难,有时即使有经验的医生也难以达到稳定的固定。虽然好的内固定方法能改善治疗的效果,但手术治疗这类骨折,远未达到一致的满意程度。

## 二、功能解剖

股骨远端定义在股骨髁和股骨干骺端的区域,从关节面测量这部分包括股骨远端9cm。

股骨远端是股骨远端和股骨髁关节面之间的移行区。股骨干的形状接近圆柱形,但在其下方末端变宽形成双曲线的髁,两髁的前关节面一起组成关节面与髌骨形成髌股关节。后侧被髁间窝分离,髁间窝有膝交叉韧带附着。髌骨与两髁关节面接触,主要是外髁,外髁宽更向近端延伸,在髁的外侧面有外侧副韧带的起点。内髁比外髁长,也更靠下,它的内侧面是凹形,在远端有内侧副韧带的起点。位于内髁最上的部分是内收肌结节,内收大肌止于此。

股骨髁和胫骨髁适合于重力直接向下传导,在负重过程中,两髁位于胫骨髁的水平面,股骨干向下和向内倾斜,这种倾斜是由于人体的髋宽度比膝宽。股骨干的解剖轴和负重或机械轴不同,机械轴通过股骨头中点和膝关节的中心,总体来说,股骨的负重轴与垂直线有3°,解剖轴与垂直轴有7°(平均9°)的外翻角度。正常膝关节的关节轴平行于地面,解剖轴与膝关节轴在外侧呈81°角,在进行股骨远端手术时,每一患者都要与对侧比较,以保证股骨有正确的外翻角并保持膝关节轴平行于地面。

股骨远端骨折的移位方向继发于大腿肌肉的牵拉。股四头肌和腓肠肌的收缩使骨折短缩,典型的内翻畸形是内收肌的强力牵拉所致。腓肠肌的牵拉常导致远骨折端向后成角和移位,在股骨髁间骨折,止于各髁的腓肠肌分别牵拉骨折块可造成关节面的不平整以及旋转畸形,股骨远端骨折很少发生向前移位和成角。

### 三、损伤机制

多数股骨远端骨折的受伤机制被认为是轴向负荷合并内翻、外翻或旋转的外力引起。在年轻患者中,常发生在与摩托车祸相关的高能量损伤,这些骨折常有移位、开放、粉碎和合并其他损伤。在老年患者中,常由于屈膝位滑倒和摔倒在骨质疏松部位发生粉碎骨折。

### 四、骨折分类

股骨远端骨折的分类还没有一个被广泛接受,所有分类都涉及关节外和关节内和单髁骨折,进一步根据骨折的移位方向和程度、粉碎的数量和对关节面的影响进行分类。解剖分类不能着重强调影响骨折治疗效果因素。

简单的股骨远端的分类是 Neer 分类,他把股骨髁间再分成以下类型:Ⅰ移位小;Ⅱ股骨髁移位包括内髁(A)外髁(B);Ⅲ同时合并股骨远端和股骨干的骨折。这种分类非常概括,对医生临床选择治疗和判断预后不能提供帮助。

Seinsheimer 把股骨远端 7cm 以内的骨折分为以下 4 型。

Ⅰ型:无移位骨折-移位<2mm 的骨折。

Ⅱ型:涉及股骨骺,未进入髁间。

Ⅲ型:骨折涉及髁间窝,一髁或两髁分离。

Ⅳ型:骨折延伸到股骨髁关节面。

AO 组织将股骨远端分为 3 个主要类型。

1.A(关节外)

$A_1$:简单两部分骨折。

$A_2$:干楔型骨折。

$A_3$:粉碎骨折。

2.B(单髁)

$B_1$:外髁矢状面骨折。

$B_2$:内髁矢状面骨折。

$B_3$:冠状面骨折

3.C(双髁)

$C_1$:无粉碎股骨远端骨折(T 形或 Y 形)。

$C_2$:远端骨折粉碎。

$C_3$:远端骨折和髁间骨折粉碎。

从 A 型到 C 型骨折严重程度逐渐增加,在每一组也是自 1～3 严重程度逐渐增加。

### 五、临床表现

#### (一)病史和体检

仔细询问患者的受伤原因,明确是车祸还是摔伤,对于车祸创伤的患者必须对患者进行全身检查和整个受伤的下肢检查:包括骨折以上的髋关节和骨折以下的膝关节和小腿,仔细检查血管神经的情况,怀疑有血管损伤用 Doppler 检查,必要时进行血管造影。检查膝关节和股骨远端部位肿胀、畸形和压痛。活动时骨折端有异常活动和骨擦感,但这种检查没有必要,应迅速进行 X 线检查。

### (二)X 线检查

常规摄膝关节正侧位片,如果骨折粉碎,牵引下摄正侧位骨折的形态更清楚,有利于骨折的分类,当骨折涉及膝关节骨折粉碎和合并胫骨平台骨折时,倾斜45°片有利于明确损伤范围,股骨髁间骨折进行 CT 检查可以明确软骨骨折和骨软骨骨折。车祸所致的股骨远端骨折应包括髋关节和骨盆正位片,除外这些部位的骨折。如果合并膝关节脱位,怀疑韧带和半月板损伤,可进行 MRI 检查。

正常肢体的膝关节的正侧位片对制订术前计划非常有用,有明确的膝关节脱位,建议血管造影,因为这种病例有40%合并血管损伤。

## 六、治疗方法

### (一)非手术治疗

传统非手术治疗包括闭合复位骨折、骨牵引和管形石膏,这种方法患者需要卧床,治疗时间长、花费大,不适合多发创伤和老年患者。闭合治疗虽然避免了手术风险,但经常遇到骨折畸形愈合和膝关节活动受限。

股骨远端骨折非手术治疗的适应证:不合并关节内的骨折;相关指征如下。

(1)无移位或不全骨折。

(2)老年骨质疏松嵌插骨折。

(3)无合适的内固定材料。

(4)医生对手术无经验或不熟悉。

(5)严重的内科疾病(如心血管、肺和神经系统疾患)。

(6)严重骨质疏松。

(7)脊髓损伤。

(8)严重开放性骨折(Gustilo Ⅲ B 型)。

(9)部分枪伤患者。

(10)骨折合并感染。

非手术治疗的目的不是要解剖复位而是恢复长度和力线,由于骨折靠近膝关节,轻微的畸形可导致膝关节创伤性关节炎的发生。股骨远端骨折可接受的位置一般认为在冠状面(内外)不超过7°畸形,在矢状面(前后)不超过7°~10°畸形,短缩1~1.5cm 一般不影响患者的功能,关节面移位不应超过2mm。

### (二)手术治疗

由于手术技术和内固定材料的发展,在过去三十年移位的股骨远端骨折的内固定治疗已被广泛接受,内固定的设计和软组织处理以及应用抗生素和麻醉方法的改进结合使内固定更加安全可靠。从1970年后,所有比较手术和非手术治疗结果的文献均表明用内固定治疗效果要好。

1.手术适应证及禁忌证

股骨远端骨折的手术目的是达到解剖复位、稳定的内固定、早期活动和早期进行膝关节的康复锻炼。这类损伤内固定比较困难。毫无疑问进行内固定有获得良好结果的机会,但内固定的并发症同样可带来较差的结果,不正确应用内固定其结果比非手术治疗还要差。

手术适应证:由于手术技术复杂,需要完整的内固定材料和器械和有经验的手术医师及护理和康复。如果具备这些条件:移位关节内骨折、多发损伤、多数的开放性骨折、合并血管损伤需修补、严重同侧肢体损伤(如髌骨骨折、胫骨平台骨折)、合并膝重要韧带损伤、不能复位的骨折和病理骨折。相对适应证:移位关节外股骨远端骨折、明显肥胖、年龄大、全膝置换后骨折。

禁忌证:严重污染开放性骨折ⅢB、广泛粉碎或骨缺损、严重骨质疏松、多发伤患者一般情况不稳定、设备不全和医生缺少手术经验。

2.手术方法

现在股骨远端骨折的手术治疗方法来源于瑞士的 ASIF,ASIF 对于治疗骨折的重要一部分是制订详细的术前计划。

医生通过一系列术前绘图,找到解决困难问题的最好方法。可应用塑料模板,画出骨折及骨折复位后、内固定的类型和大小和螺丝钉的正确位置的草图。手术治疗股骨远端骨折的顺序如下。

(1)复位关节面。

(2)稳定的内固定。

(3)骨干粉碎部位植骨。

(4)老年骨质疏松的骨折嵌插。

(5)修补韧带损伤和髌骨骨折。

(6)早期膝关节活动。

(7)延迟、保护性负重。

患者仰卧位,抬高同侧髋关节有利于肢体内旋,建议用 C 形臂机和透 X 线的手术床。多数患者用一外侧长切口,如远端骨折合并关节内骨折,切口需向下延长到胫骨结节。切口应在外侧韧带的前方,从肌间隔分离股外侧肌向前向内牵拉,显露股骨远端,避免剥离内侧软组织,当合并关节内骨折,首先复位固定髁间骨折,一旦关节面不能解剖复位,可以做胫骨结节截骨有利于广泛显露。

下一步复位关节外远端骨折,在简单类型的骨折用克氏针或复位巾钳作为临时固定已足够,但在粉碎骨折最好用股骨牵开器。牵开器近端安置于股骨干,远端安置于股骨远端或胫骨近端,恢复股骨长度和力线。

开始过牵有利于粉碎骨折块接近解剖复位。在粉碎远端骨折,用接骨板复位骨折比骨折复位后上接骨板容易。调节牵开器达到满意的复位。安置接骨板后,静力或动力加压骨折端,但恢复内侧皮质的连续性能够有效保护接骨板。如骨折粉碎,接骨板对骨折近端或远端进行固定并跨过粉碎区域,在这种情况下,接骨板可作为内夹板,如果注意保护局部软组织,骨折端有血供存在,则骨折能够快速塑形。

3.内固定

有 2 种内固定材料广泛用于股骨远端骨折:接骨板和髓内针,由于股骨远端骨折损伤类型变化范围广,没有一种内固定材料适用于所有的骨折。术前必须仔细研究患者状况和 X 线片,分析骨折的特点。

在手术前需考虑以下因素:①患者年龄;②患者行走能力;③骨质疏松程度;④粉碎程度;⑤软组织的情况;⑥是否存在开放性骨折;⑦关节面受累的情况;⑧骨折是单一损伤还是多发伤。

年轻患者内固定手术的目的是恢复长度和轴线以及进行早期功能锻炼。老年骨质疏松的患者,为加快骨折愈合进行骨折嵌插可以有轻微短缩和成角。Struhl 建议对老年骨质疏松的远端骨折采用骨水泥的内固定。

(1)95°角接骨板:对于多数远端骨折的患者需手术内固定治疗,95°角接骨板由于内固定是一体,可对骨折提供最好的稳定,是一种有效的内固定物。在北美和欧洲用这种方法治疗成功了大量病例。当有经验的医生应用时,这种内固定能恢复轴线和达到稳定的内固定。但安放 95°角接骨板在技术上需要一个过程,因为医生需要同时考虑角接骨板在三维空间的理想位置。

(2)动力加压髁螺丝钉(DCS):这种内固定的设计和髋部动力螺丝钉相似,多数医生容易熟悉和掌握这种技术,另外的特点是可以使股骨髁间骨折块加压,对骨质疏松的骨能够得到较好的把持。由于它能在矢状面可以自由活动,安置时只需要考虑两个平面,比 95°角接骨板容易插入。它的缺点是在动力加压螺丝钉和接骨板结合部突出,需要去除部分外髁的骨质以保证外侧进入股骨髁,尽管进行了改进,它也比角接骨板在外侧突出,髂胫束在突出部位的滑动可引起膝关节不适。

另外,动力加压螺丝钉在侧板套内防止旋转是靠内在的锁定,所以在低位的远端骨折髁螺丝钉不能像 95°角接骨板一样提供远骨折端旋转的稳定性,至少需要 1 枚螺丝钉通过接骨板固定在骨折远端,以保证骨折的稳定性。

(3)髁支持接骨板:髁支持接骨板是根据股骨远端外侧形状设计的一体接骨板,远端设计为"三叶草"形,可供 6 枚 6.5mm 的螺丝钉进行固定。力学上,它没有角接骨板和 DCS 坚强。髁支持接骨板的问题是穿过远端孔的螺丝钉与接骨板无固定关系,如应用间接复位技术,用牵开器进行牵开或加压时,螺丝钉向接骨板移动,牵开产生的内翻畸形在加压后变为外翻畸形。应用这种器械严格限制在股骨外髁粉碎骨折和髁间在冠状面或矢状面有多个骨折线的患者。

一旦内侧严重粉碎,必须进行自体髂骨植骨,当正确应用髁支持接骨板时,它也能够提供良好的力线和稳定性。

(4)LISS(less invasive stabilization system):LISS 的外形类似于髁支持接骨板,它由允许经皮在肌肉下滑动插入的接骨板柄和多个固定角度能同接骨板锁定的螺丝钉组成,这些螺丝钉是可自钻、单皮质固定骨干的螺丝钉。LISS 同传统固定骨折的概念不同,传统的接骨板的稳定性依靠骨和接骨板的摩擦,导致螺丝钉产生应力,而 LISS 系统是通过多个锁定螺丝钉获得稳定。

LISS 在技术上要求直接切开复位固定关节内骨折,闭合复位干骺部骨折,然后经皮在肌肉下固定,通过连接装置钻入螺丝钉,属于生物固定接骨板,不需要植骨。主要用于长阶段粉碎的关节内骨折,以及骨质疏松的患者,还可以用于膝关节置换后的骨折。术中需要 C 形臂机和牵开器等设备。

(5)顺行髓内针:顺行髓内针治疗股骨远端骨折非常局限。在股骨远 1/3 的骨干骨折可以选择顺行髓内针治疗,但对真正的远端骨折,特别是关节内移位的骨折,顺行髓内针技术很困难,而且对多种类型的关节内骨折达不到可靠的固定。股骨髁存在冠状面的骨折是应用这种技术的相对禁忌证。

我们对于股骨远端骨折进行顺行髓内针治疗。远端骨折低位时可以把髓内针末端锯短1～1.5cm,以便远端能锁定 2 枚螺丝钉。需要注意的是在髓内针进入骨折远端时,近解剖复位很重要,如合并髁间骨折,在插入髓内针前在股骨髁的前后侧用 2～3 枚空心钉固定,所有骨折均愈合,无髓内针和锁钉折断发生。

(6)远端髓内针:远端髓内针是针对远端骨折和髁间骨折特别设计的逆行髓内针,这种髓内针是空心髓内针,接近末端有 8° 的前屈适用于股骨髁后侧的形态。针的入口在髁间窝后交叉韧带的股骨止点前方,手术在 C 形臂机和可透 X 线的手术床上操作,当有关节内骨折,解剖复位骨折,固定骨折块的螺丝钉固定在股骨髁的前侧或后侧,便于髓内针穿过,另外髓内针必须深入关节软骨下几毫米才不影响髌股关节。

这种髓内针的优点是:髓内针比接骨板分担负荷好;对软组织剥离少,插入不需要牵引床,对于多发损伤可以节省时间。远端髓内针应用于股骨远端的 A 型、$C_1$ 和 $C_2$ 型骨折,也可以应用于股骨远端合并股骨干骨折或胫骨平台骨折,当合并髋部骨折时可以分别固定。可用于膝关节置换后假体周围骨折和骨折内固定失效的治疗。远端髓内针固定的禁忌证是膝关节活动屈曲小于 40°、膝关节伤前存在关节炎和感染病史和局部皮肤污染。

远端髓内针的缺点是:膝关节感染、膝关节僵直、髌股关节退变和滑膜金属反应或螺丝钉折断。有几个理论上的问题影响远端髓内针的临床广泛应用,远端髓内针虽然从交叉韧带止点的前方插入,近期对交叉韧带的力学性能影响小,但长期对交叉韧带的血供影响是可能的。另外髓内针的入孔部位关节软骨受到破坏,实验证明入孔部位是由纤维软骨覆盖而不是透明软骨覆盖,在屈曲 90° 与髌骨关节相接触,长期也可能导致关节炎的发生。

临床上几个问题需要注意,一是膝关节活动受限,这容易与骨折本身和软组织损伤导致的膝关节活动受限相混淆。二是转子下骨折,由于髓内针末端位于转子下部位,这个部位是股骨应力最高的部位,可以造成髓内针末端的应力骨折。另外术后感染的处理和髓内针的取出也是一个棘手的问题。

(7)外固定架:外固定架并不常用于治疗股骨远端骨折,最常见的指征是严重开放性骨折,特别是ⅢB 损伤。对比较复杂的骨折类型,在应用外固定架之前,通常需要使用螺丝钉对关节内骨折进行固定,然后根据伤口的位置和骨折粉碎程度,决定是否需要外固定架的超关节固定。

对于多数患者,外固定架可作为处理骨折和软组织的临时固定,一旦软组织条件允许,考虑更换为内固定,因此安放外固定架固定针时应尽量避免在切口和内固定物的位置。通常在骨折的远、近端各插入 2 枚 5mm 的固定针,用单杆进行连接。如不稳定则需在前方另加一平面的固定。

外固定架的主要优点是快速、软组织剥离小、可维持长度、方便换药和患者能够早期下床活动;其缺点是针道渗出和感染,股四头肌粘连继发膝关节活动受限,骨折迟延愈合和不愈合增加,以及去除外固定架后复位丢失等。

建议将外固定架用于治疗多发创伤的闭合骨折,当患者一般情况不允许进行内固定时,可用外固定架作为临时固定,患者一般情况允许后再更换为内固定。

**4.植骨**

间接复位技术的发展减少了软组织剥离,过去内侧粉碎是植骨的绝对适应证,现在内固定方法减少了许多复杂股骨远端骨折植骨的必要性。植骨的绝对适应证是存在骨缺损,相对适应证是 AO 分型的 $A_3$、$C_2$ 和 $C_3$ 型骨折,以及严重开放性骨折延迟处理为防止发生不愈合而采取植骨。当植骨时,自体髂骨最适宜,老年骨质疏松的患者髂骨量少,可用异体松质骨。

**5.开放性骨折**

股骨远端开放性骨折占 5%～10%,伤口一般在大腿前侧,对伸膝装置有不同程度的损伤。与其他开放性骨折一样,需急诊处理,对骨折和伤口的彻底清创和冲洗是预防感染的重要步骤。对于Ⅲ度开放性骨折需要反复清创,除覆盖关节外,伤口敞开。当用内固定需仔细考虑内固定对患者的利弊。

内固定用于多发创伤、多肢体损伤、开放性骨折合并血管损伤、和关节内骨折的患者。急诊内固定的优点是稳定骨折和软组织,便于伤口护理,减轻疼痛和肢体早期活动。缺点是由于对软组织进一步的剥离和破坏局部血供增加感染风险,如果发生感染,不仅影响骨折端的稳定,而且影响膝关节功能。

对于Ⅰ、Ⅱ和ⅢA骨折,有经验的医生喜欢在清创后使用可靠的内固定,对于ⅢB、ⅢC骨折最初使用超关节外固定架或骨牵引比较安全,再延期更换为内固定治疗。对经验少的医生,建议对所有的开放性骨折采取延期内固定,在进行清创和冲洗后,用夹板和骨牵引进行固定,在人员齐备的条件下做二期手术。

**6.合并韧带损伤**

合并韧带损伤不常见,术前诊断困难。在原始 X 线片可以发现侧副韧带和交叉韧带的撕脱骨折。交叉韧带实质部和关节囊的撕裂则不能在普通 X 线片上获得诊断,最常见的韧带损伤是前交叉韧带断裂。股骨远端骨折常合并关节面粉碎、前交叉韧带一骨块发生撕脱,在固定股骨远端骨折时应尽可能固定这种骨—软骨块。

一期修补和加强或重建在有骨折和内固定物的情况下十分困难,禁忌在髁间窝开孔、建立骨隧道以重建韧带,否则有可能使骨折粉碎加重,使内固定不稳定,或由于存在内固定物而不可能进行,推荐非手术治疗交叉韧带实质部撕裂。在一定范围活动和膝支具以及康复可能使一些患者晚期不需要重建手术,在患者有持久的功能影响时,在骨折愈合后取出内固定再进行韧带重建手术。

**7.血管损伤**

血管损伤发生率在 2%～3%。股骨远端骨折合并血管损伤的发生率较低,主要是由于血管近端在内收肌管和远端在比目鱼肌弓被固定,这种紧密的附着使骨折后对血管不发生扭曲,血管可以被直接损伤或被骨折端挫伤或间接牵拉导致损伤,临床检查足部感觉、活动和动脉搏动十分重要。

股骨远端骨折合并血管损伤的治疗应根据伤后的缺血时间和严重程度,如果动脉远端存在搏动(指示远端软组织有灌注),可首先固定骨折,如果动脉压迫严重或损伤超过 6 小时,则应优先建立血液循环,可以建立临时动脉侧支循环和修补血管,动脉修补通常需要静脉移植或人造血管。避免在骨折移位的位置修补血管,在随后的骨折固定中可能破坏吻合的血管,在修补血管时通过使用外固定架或牵开器可以临时固定骨折的长度和力线,缺血时间超过 6 小时在血管再通后骨筋膜室内张力增高或发生广泛软组织损伤,建议对小腿筋膜进行切开。

8.全膝置换后发生的股骨远端骨折

全膝置换后发生股骨远端骨折并不多见,发生率在 0.6%～2.5% 之间,治疗上颇为困难。多数已发表的研究报道只包含有少量的病例。全膝置换后发生远端骨折的危险因素包括骨质疏松、类风湿关节炎、激素治疗、股骨髁假体偏前和膝关节再置换等。对全膝置换后发生的股骨远端骨折现在还没有非常理想的治疗方法,非手术治疗牵引时间长,骨折畸形和膝关节僵直的发生率高。

手术治疗特别是进行膝关节再置换是一主要手术方法,需要一个长柄的假体。骨质疏松限制了内固定的应用,骨折远端安置内固定物的区域小,有可能在骨折复位过程中造成股骨假体松动。

对老年无移位的稳定嵌插骨折,用支具制动 3 周就已足够。1 个月内每周拍摄 X 线片和进行复查,以保证获得满意的复位和轴线。

对移位粉碎骨折则根据膝关节假体的情况,如假体松动,可以换一带柄的假体,如股骨部件不松动可行手术治疗。正确的内固定可以防止发生畸形,并允许早期行走和膝关节活动。

目前对于此类骨折流行使用逆行髓内钉或者 LISS 系统固定。

## 七、并发症

由于内固定材料和技术的改进以及进行详细的术前计划,手术治疗远端骨折比过去取得了巨大进步,但新技术亦可有并发症。与手术相关的并发症如下。

(1)复位不完全。

(2)内固定不稳定。

(3)植骨失败。

(4)内固定物大小不合适。

(5)膝关节活动受限。

(6)感染。

(7)不愈合。

(8)内固定物折断。

(9)创伤后关节炎。

(10)深静脉血栓形成。

对股骨远端骨折进行内固定比较困难,需要熟练的技术和成熟的判断。骨折常合并骨质疏松和严重粉碎,偶尔不能进行内固定,需考虑非手术治疗或外固定架固定。

股骨远端骨折的手术顾忌主要是感染。在大的创伤中心,手术治疗的感染率不超过 5%。如术后出现感染则应对伤口进行引流以及积极的灌洗和扩创。如深部感染形成脓肿,则应开放伤口,二期进行闭合。如存在感染,对稳定的内固定可以保留,因为骨折稳定的感染比骨折不稳定的感染容易治疗。如已发生松动,应取出内固定物,采取胫骨结节牵引或外固定架固定,待感染控制后再进行植骨以防止发生骨折不愈合。

远端骨折部位拥有丰富的血供和松质骨,切开复位内固定后骨折不愈合并不常见。内固定后不愈合常由于固定不稳定、植骨失败、内固定失效或感染等一个或多个因素所致。

股骨远端骨折创伤性关节炎的发生率尚无精确统计。对于多数患者涉及负重关节的骨折,关节面不平整可导致发生早期关节炎。对多数骨折后膝关节发生退行性变的年轻患者,不是理想的进行人工膝关节置换的对象。

股骨远端骨折最常见的并发症是膝关节活动受限,这种并发症是因为原始创伤或手术固定所需暴露时对股四头肌和关节面造成了损伤,导致股四头肌瘢痕形成和膝关节纤维粘连,从而影响膝关节活动。骨折制动时间较长也加大了对它的影响,膝关节制动 3 周以上有可能引起一定程度的永久性僵直。

由于各自的分类和术后评分不同,对比治疗结果则存在困难。尽管无统一标准,但股骨远端骨折的治疗优良率只有 70%～85%,对所有患者在治疗前应对可能获得的结果做出正确的评价。

## 八、术后处理与康复

股骨远端骨折切开复位内固定术前半小时应静脉给予抗生素,术后继续应用抗生素 1～2 天。建议负压引流 1～2 天,如骨折内固定稳定,术后用 CPM 锻炼。CPM 可以增加膝关节活动、减少肢体肿胀和股四头肌粘连。

鼓励患者做肌肉等长收缩和在一定范围内主动的活动,内固定稳定,允许患者扶拐部分负重行走。如术后 6 周 X 线显示骨痂逐渐明显,可继续增加负重力量。在 12 周多数患者可以完全负重,但患者仍需要拐杖辅助。如内固定不稳定,则需支具或外固定保护,一定要在 X 线片上有明显的愈合征象后才进行负重。

内固定物的取出:股骨远端骨折的内固定物取出现在还没有一个固定的标准。内固定物的取出最常见的指征是患者年轻,在进行体力活动时内固定物的突出部位感到不适。由于多数远端骨折涉及两侧髁和骨干下端,骨折塑形慢,内固定物的取出应延迟至术后 18～24 个月以避免再骨折。

# 第八节　髌骨骨折

## 一、概述

髌骨是人体内最大的籽骨,位于股四头肌腱内。髌骨的功能是增加了股四头肌腱的力学优势,有助于股骨远端前方关节面的营养供给,保护股骨髁免受外伤,并将四头肌的拉伸应力传导至髌腱。还通过增加伸膝装置至膝关节旋转轴线的距离,改善了股四头肌效能,加长了股四头肌的力臂。

髌骨骨折是膝部常见的骨折,约占所有骨骼损伤的 3%,并可见于所有的年龄组,主要发生于 20～50 岁之间的年龄组。男性大约是女性的 2 倍。并没有发现在左、右侧上有什么区别,但双侧髌骨骨折罕见。

## 二、损伤机制

髌骨骨折可为直接或间接暴力所致。直接暴力的主要原因是:直接跪倒在地;交通事故伤直接暴力作用于髌骨。髌骨位于皮下,增加了直接受伤的机会,受伤区域也常存在皮肤挫伤或有开放伤口。

当附着于髌骨的肌肉肌腱和韧带所产生的拉力超过了髌骨内在的强度之后,可产生间接暴力所致的骨折。主要典型表现是跌伤或绊倒伤。发生髌骨骨折以后,股四头肌继续作用。将内侧或外侧的股四头肌扩张部撕裂。支持带损伤的程度比直接损伤者要重。典型表现是横断骨折,某些髌骨下极呈粉碎状,支持带中度撕裂。多数患者不能主动伸膝。直接和间接暴力混合损伤的特征是皮肤有直接创伤所致的证据,骨折块有相当大的分离。

## 三、骨折分类

髌骨骨折按骨折形态一般分为 6 种类型:横断骨折、星状骨折、粉碎骨折、纵形或边缘骨折、近端或下极骨折和骨软骨骨折。

横断骨折最多见,占所有髌骨骨折的 50%～80%,大约 80% 的横断骨折位于髌骨中部或下 1/3。星状和粉碎骨折占 30%～35%。纵形或边缘骨折占 12%～17%。边缘骨折常为直接暴力所致,累及了髌骨的侧方关节面;极少是间接暴力所致,其损伤机制是:在股四头肌紧张的情况下,快速屈膝,髌骨的侧方运动遭到了股骨外髁的撞击所致。骨软骨骨折第一次由 Kroner 提出,常见于年龄在 15～20 岁患者,多见于发生髌骨半脱位或脱位后,髌骨的内侧关节面或股骨外髁出现骨软骨损伤,在原始的 X 线片上常不能确诊,需行诊断性的关节造影,CT 扫描或关节镜检查,以便对隐匿性软骨或骨软骨骨折做出准确诊断。下极骨折可见于年轻运动员损伤,常与急性髌骨脱位同时出现,故应对这些患者同时评估髌骨骨折和髌骨不稳定的情况。

## 四、临床表现与诊断

通过病史、体检及 X 线检查,一般可做出诊断。直接损伤的病史,譬如膝部直撞击在汽车挡泥板上,后出现疼痛、肿胀及力弱,常提示发生了骨折。另一种损伤的表现是间接损伤,膝部出现凹陷,伴有疼痛和肿胀。直接损伤者常合并同侧肢体的其他部位损伤。

髌骨位于皮下,易于进行直接触诊检查。通过触诊可发现压痛范围,骨折块分离或缺损的情况。无移位骨折仅出现中度肿胀,解剖关系正常,但骨折端压痛是最重要的临床表现。

多数髌骨骨折有关节内积血,而且关节积血可进入邻近的皮下组织层,使组织张力增加。关节内积血时浮髌试验阳性。膝关节内张力性渗出可使疼痛加剧,必要时进行抽吸或紧急外科减压。

应常规拍摄斜位、侧位及轴位 X 线相。CT 扫描或 MRI 检查有助于诊断边缘骨折或游离的骨软骨骨折。因正位上髌骨与股骨远端髁部相重叠,很难进行分析,因此多采用斜位,以便于显示髌骨。侧位 X 线相很有帮助,它能够提供髌骨的全貌以及骨折块移位和关节面出现"台阶"的程度。行轴位 X 线检查有利于除外边缘纵形骨折,因为它常常被漏诊,而且多无移位。

## 五、治疗方法

治疗髌骨骨折的目的是保证恢复伸膝装置的连续性,保护髌骨的功能,减少与关节骨折有关的并发症。治疗原则是尽可能保留髌骨,充分恢复后关节面的平整,修复股四头肌扩张部的横形撕裂,早期练习膝关节活动和股四头肌肌力。即使存在很大的分离或移位,也不要选择部分或全髌骨切除术。患者的一般情况、年龄、骨骼质量以及手术危险性决定了是否手术以及内固定方式。

### (一)非手术治疗

对于无移位的髌骨骨折,患者可以抗重力伸膝,说明伸膝装置完整性良好,可以采取保守治疗。早期可用弹性绷带及冰袋加压包扎,以减少肿胀;亦可对关节内积血进行抽吸,以减轻肿胀和疼痛以及关节内压力,但应注意无菌操作,以防造成关节内感染。前后长腿石膏托是一种可靠的治疗方法,其长度应自腹股沟至踝关节,膝关节可固定于伸直位或轻度屈曲位,但不能有过伸。应早期行直腿抬高训练,并且贯穿于石膏制动的全过程,并可带石膏部分负重。根据骨折的范围和严重程度,一般用石膏制动 3~6 周,然后改用弹性绷带加压包扎。内侧或外侧面的纵形或无移位的边缘骨折,一般可不必石膏制动,但仍应采取加压包扎治疗,3~6 周内减少体力活动,可进行主动和被动的功能锻炼。

### (二)手术治疗

髌骨骨折是关节内骨折,且近端有强大的股四头肌牵拉,一旦骨折后应用积极进行手术内固定治疗。髌骨骨折的传统手术治疗是采用经过髌骨中部的横切口,此切口暴露充分,能够对内侧或外侧扩张部进行修补。髌骨正中直切口或髌骨侧方直切口在近年应用增多,可以获得更充分的外科暴露和解剖恢复,若有必要的话,也允许对膝关节进行进一步探查和修复。

对于年轻患者,特别是横断形骨折者,松质骨比较坚硬,常能够获得稳定的内固定。对于严重粉碎骨折,若同时存在骨质疏松,则很难获得稳定的内固定,需要进行其他的附加固定或延长制动时间,以期获得良好的骨愈合。

手术主要包括以下 3 种方式。

(1)解剖复位,稳定的内固定。

(2)髌骨部分切除,即切除粉碎折块,同时修补韧带。

(3)全髌骨切除,准确地修复伸膝装置。

髌骨重建的技术常常是采用钢丝环绕结合克氏针或拉力螺丝钉固定。最常应用的钢丝环扎技术由 AO/ASIF 所推荐,它结合了改良的前方张力带技术,适用于横断骨折和粉碎骨折。生物力学研究表明,当钢丝放置于髌骨的张力侧(前方皮质表面)时,与其简单地行周围钢丝环扎相比,极大地增加了固定强度。

这种改良的张力带技术与钢丝环扎技术,即钢丝通过股四头肌腱的入点和髌腱,然后在髌骨前面打结拧紧相比有所不同。用 2 枚克氏针或 2 枚 4.0mm 的松质骨螺丝钉以控制骨折块的旋转和移位,有利于钢丝环的打结固定,也增加了骨折固定的稳定性。克氏针为张力带钢丝提供了安全"锚地",并且中和了骨折块承受的旋转应力。拉力螺丝钉除此之外,还能对骨折端产生加压作用,但对于年轻患者,将来取出内固定物时可能发生困难。

治疗开放髌骨骨折时,可在进行彻底清创和灌洗之后,进行内固定。但必须对伤口的严重程度、污染情况及患者全身状况进行全面的评估。去除所有无血供组织。若伤口污染较重,在进行最后的骨折修复之前,可能需要多次清创和冲洗,但不能将关节敞开时间太长,以防软骨的破坏和关节功能的恶化。对开放伤口可放入较粗的引流管,并结合重复清创和关节镜下灌洗,全身静脉应用抗生素,在这种情况下可考虑闭合伤口。应注意任何内固定物均必须达到牢固稳定的目的,并且对软组织血供影响较小。若同时合并股骨或胫骨骨折,亦应按照原则进行积极的治疗。

随着现在内固定技术发展,对粉碎的髌骨骨折大多数都能够进行一期手术固定,应尽量避免进行髌骨部分切除和髌骨切除手术。

## 六、并发症

髌骨骨折术后骨折块分离和再移位少见,常因内固定不牢固或某些病例术后指导功能锻炼不足所致。若不考虑治疗方式,延长制动时间将影响了最终疗效,石膏制动时间不超过 4周,83%初期疗效优良;而超过 8周者,仅有 15%疗效优良。

髌骨骨折的晚期并发症常表现为髌股关节疼痛或骨性关节炎症状。

术后伤口感染的处理包括采取清创术和评估固定的稳定性。若固定牢靠,骨块血供良好,可采取清创、灌洗,放置引流,闭合伤口,静脉使用抗生素。

髌骨骨折后的不愈合率是2.4%,不一定需再行手术内固定以获得骨愈合。有时患者对不愈合所致的功能下降或受限能够很好地耐受。对体力活动多的年轻患者,可能需要再次行骨连接术。对疼痛性不愈合并发无菌性髌骨坏死者,可考虑行髌骨部分切除。

保留内固定物所致的疼痛比较常见,与肌腱或关节囊受到内固定物金属尖端的刺激有关。将内固定物取出,常常能减缓这些症状。但 4.0mm 或 3.5mm 松质骨螺钉若保留在年轻人坚硬骨质内几年以上,常常很难取出。

## 七、术后处理与康复

若用张力带对髌骨骨折进行了稳定的固定,术后可进行早期膝关节功能训练。采用改良的 AO/ASIF 张力带固定,在主动屈膝时可对骨折端产生动力加压,并允许患者尽早恢复膝关节活动。

内固定稳定者,使用 CPM 也可以改善活动范围。采用多枚拉力螺钉或张力带钢丝或应用间接复位技术治疗的严重粉碎骨折,需要石膏制动 3~6 周,在术后早期活动时,若多个小骨折块缺乏稳定性,将增加内固定失效的危险。故在用内固定治疗粉碎骨折后,术后应保护一段时间,以便在进行功能锻炼之前,骨折和伸膝装置获得早期愈合。但股四头肌可进行等长训练,以防止粘连和保持股四头肌弹性。患者常需在超过 6 周后再行大强度的功能锻炼,待 X线相上出现骨折愈合的征象后才完全负重。

髌骨部分切除并行肌腱修补,肌腱与骨的愈合需要制动至少 3~4 周。全髌骨切除术后,至少应保护 4 周,此后再进行功能康复,并且在锻炼间隔期间,仍用外固定保护。一般需要几个月的时间,以便最大限度地恢复运动范围和肌力。

总的看来,髌骨骨折经手术内固定后预后良好。关节骨折可导致关节软骨破坏和软骨软化,出现创伤后骨关节炎,伴骨刺和硬化骨形成。严重的髌骨骨折更易发生退行性关节炎。

# 第九节　胫骨平台骨折

## 一、概述

按照 Hohl 的统计,胫骨平台骨折占所有骨折的 4%,老年人骨折的 8%,可导致不同程度的关节面压缩和移位。

已发表的资料表明,外侧平台受累最为多见(55%~70%),单纯内侧平台损伤占10%~23%,而双髁受累的有 10%~30%。因损伤程度不同,故单用一种方法治疗不可能获得满意疗效。对低能量损伤所致的胫骨平台骨折,特别是在老年人中,采用保守和手术治疗均取得了满意疗效,但对中等以上能量损伤所致的年轻人骨折,一般不宜采用保守治疗。

## 二、损伤机制

胫骨平台骨折是强大外翻应力合并轴向载荷的结果。有文献统计表明,55%~70%的胫骨平台骨折是胫骨外髁骨折。此时,股骨髁对下面的胫骨平台施加了剪切和压缩应力,可导致劈裂骨折,塌陷骨折,或两者并存。

而内翻应力是否造成胫骨内髁骨折文献中有不同的意见,一种意见认为仍然是外翻应力时股骨外髁对胫骨内髁产生剪切应力而发生胫骨内髁骨折,另一种意见则认为存在内翻应力所致之胫骨内髁骨折。

目前,随着 MRI 检查应用的增多,发现胫骨平台骨折患者合并的韧带损伤发生率比以前认为的要高,并常常合并半月板及软组织损伤。胫骨平台骨折中半月板合并损伤约占 67%。受伤原因中以交通事故汽车撞击、高处坠落或运动损伤为多见,老年人骨质疏松,外力虽轻微也可发生胫骨平台骨折。

## 三、骨折分类

AO/ASIF 对胫骨平台骨折的早期分类是将其分为楔形变、塌陷、楔变和塌陷、Y 形骨折、T 形骨折以及粉碎骨折。1990 年,AO 又提出了一种新的胫骨近端骨折的分类,将其分为 A、B、C 3 种,每一种骨折又分 3 个亚型,代表了不同程度的损伤。

现在,临床上应用也最广泛的一种分类是 Schatzker 分类,它归纳总结了以前的分类方法,将其分为 6 种骨折类型。

Ⅰ型:外侧平台劈裂骨折,无关节面塌陷。总是发生在松质骨致密,可以抵抗塌陷的年轻人。若骨折有移位,外侧半月板常发生撕裂或边缘游离,并移位至骨折断端。

Ⅱ型:外侧平台的劈裂塌陷,是外侧屈曲应力合并轴向载荷所致。常发生在 40 岁左右或年龄更大的年龄组。在这些人群中,软骨下骨骨质薄弱,使软骨面塌陷和外髁劈裂。

Ⅲ型:单纯的外侧平台塌陷。关节面的任何部分均可发生,但常常是中心区域的塌陷。根据塌陷发生的部位、大小及程度,外侧半月板覆盖的范围,可分为稳定型和不稳定型。后外侧塌陷所致的不稳定比中心性塌陷为重。临床中并不常见。

Ⅳ型：内侧平台骨折，因内翻和轴向载荷所致，比外侧平台骨折少见得多。常由中等或高能量创伤所致，常合并交叉韧带、外侧副韧带、腓神经或血管损伤，类似于 Moore 分类的骨折脱位型。因易合并动脉损伤，应仔细检查患者，包括必要时采用动脉造影术。

Ⅴ型：双髁骨折，伴不同程度的关节面塌陷和移位。常见类型是内髁骨折合并外髁劈裂或劈裂塌陷。在高能量损伤患者，一定要仔细评估血管神经状况。

Ⅵ型：双髁骨折合并干骺端骨折。常见于高能量损伤或高处坠落伤。X 线相检查常呈"爆裂"样骨折以及关节面破坏、粉碎、塌陷和移位，常合并软组织的严重损伤，包括出现筋膜间室综合征和血管神经损伤。

遗憾的是，根据骨折的解剖进行分类并不能完全说明损伤程度，还有其他因素在呈动态变化，决定了骨折的"个性"，这些因素包括如下。

（1）骨折移位情况。

（2）粉碎程度。

（3）软组织损伤范围。

（4）神经血管损伤情况。

（5）关节受损的程度。

（6）骨质疏松的程度。

（7）是否属多发损伤。

（8）是否属同侧复杂损伤等。

## 四、临床表现与诊断

患者膝部疼痛、肿胀，不能负重。有些患者可准确叙述受伤机制。仔细询问病史可使医师了解是属高能量损伤还是低能量损伤，这一点非常重要，因为几乎所有高能量损伤都存在合并损伤，如局部水疱、筋膜间室综合征、韧带损伤、血管神经损伤等。应特别注意内髁和双髁骨折出现的合并损伤，因为它们在早期的表现并不特别明显。

体检可发现主动活动受限，被动活动时膝部疼痛，胫骨近端和膝部有压痛。应注意检查软组织情况、筋膜室张力、末梢脉搏和下肢神经功能状态。若有开放伤口，应查清其与骨折端和膝关节的关系。必要时测定筋膜室压力。特别要强调的是不能忽视血管神经的检查。

除了一些轻微的关节损伤之外，膝关节正位和侧位 X 线相常可以清楚地显示平台骨折。当无法确定关节面粉碎程度或塌陷的范围时，或考虑采用手术治疗时，可行 CT 或 MRI 检查。

当末梢脉搏搏动有变化或高度怀疑有动脉损伤时，可考虑行血管造影术。对于非侵入性方法，譬如超声波检查，对于确定是否有动脉内膜撕裂并不可靠，一般不能作为肯定的检查。

## 五、治疗方法

治疗胫骨平台骨折的目的是获得一个稳定的、对线和运动良好以及无痛的膝关节，并且最大限度地减少创伤后骨关节炎发生的危险。要想获得合理的治疗，一定要掌握这种损伤的个体特点，仔细地进行体检和相关的影像学研究，并且熟悉治疗这种复杂骨折的各种技术。一个很具挑战性的问题是具体到每一个患者，是采取保守治疗好，还是采取手术治疗好。已经认识到，理想的膝关节功能取决于关节稳定，对合关系良好，关节面正常，以允许均衡地传导通过膝关节的载荷。

关节轴向对线不良或不稳定时,可以加速膝关节退行性过程。进行骨折复位时,首先要复位膝关节的力线,避免出现膝关节的内外翻畸形;同时要尽可能的复位好关节面,尽量达到解剖复位,使关节面平整。

治疗方法的选择取决于患者的伤情,骨折类型和医师的临床经验。对骨折移位小的老年患者可采取保守治疗。手术治疗常常是比较复杂和困难,需要具备一定的经验和内固定技术,可使用大、小接骨板和螺丝钉以及混合型外固定架。熟练的护理和理疗有助于术后的早期康复。

胫骨平台骨折是一种常见损伤,手术和非手术的优点常存在争议。有的学者报告,保守或手术治疗并未获得关节的解剖复位,但膝关节功能良好。

有几个研究结果都认为,损伤后不稳定是决定治疗方案的唯一重要因素。残存的不稳定和对线不良常常导致远期疗效不佳。手术治疗的主要适应证是膝关节的不稳定,而不是骨折块移位的程度。

### (一)非手术治疗

保守治疗包括闭合复位,骨牵引或石膏制动。尽管避免了手术治疗的危险,但却易造成膝关节僵硬和对线不良。长期制动所带来的某些问题可通过采用牵引使膝关节早期活动来克服之。主要适用于低能量损伤所致的外侧平台骨折。相对适应证包括如下。

(1)无移位的或不全的平台骨折。

(2)轻度移位的外侧平台稳定骨折。

(3)某些老年人骨质疏松患者的不稳定外侧平台骨折。

(4)合并严重的内科疾病患者。

(5)医师对手术技术不熟悉或无经验。

(6)有严重的、进行性的骨质疏松患者。

(7)脊髓损伤合并骨折患者。

(8)某些枪伤患者。

(9)严重污染的开放骨折(GustiloⅢB型)。

(10)感染性骨折患者。

保守治疗可使用可控制活动的膝关节支具。对粉碎骨折或不稳定骨折可采取骨牵引治疗,可在胫骨远端踝上部位穿入骨圆针,把肢体放在 Bohler－Braun 架或 Thomas 架和 Pearson 副架上,牵引重量 10～15 磅(4.5～6.8kg)左右,通过韧带的整复作用可使胫骨髁骨折复位。

但是,对于受嵌压的关节内骨折块单纯通过牵引或手法不能将其复位,因为它们没有软组织附丽将它们向上拉起。保守治疗的目的不是使骨折获得解剖复位,而是恢复轴线和关节活动。因为膝关节的力线异常和不稳定可以对膝关节负重的不利影响,故只有额状面上不超过7°的对线异常才可以接受。当考虑保守治疗时,应与健侧比较。

患者为无移位或轻度移位的外侧平台骨折时,治疗上应包括抽吸关节内血肿,并注入局麻药物,常同时配合静脉给予镇静剂,然后对膝关节进行稳定性检查。用支具制动膝关节 1～2

周间,调整支具,使其活动范围逐渐增加。3～4周时,屈膝应达90°。支具共用8～12周时间,骨折愈合后去除。

正如所有的关节内骨折一样,负重时间对于轻度移位的骨折应延迟4～6周。采用骨牵引治疗粉碎骨折时,在牵引下早期进行膝关节屈曲活动是有益的。根据临床体征、症状和骨折愈合的放射学表现,伤后可用骨折支具或膝关节铰链支具治疗3～6周,但8～12周内仍勿负重,直到骨折获得牢固的愈合为止。

### (二)手术治疗

尽管影像学技术和非侵入性手术方法得到了很大发展,但对于胫骨平台骨折的治疗仍有争论。平台出现塌陷或"台阶"时,采取保守治疗好,还是采取手术治疗好,仍无统一的意见,亦未达成共识。某些学者认为,超过3mm或4mm的塌陷,必须进行恢复关节面的解剖形态和牢固内固定的手术治疗。

对于有移位的,出现"台阶"的不稳定和对合不良的胫骨平台骨折,可选择切开复位内固定(ORIF)或外固定架治疗。手术指征和获得稳定的方法取决于骨折类型、部位、粉碎和移位程度,以及合并的软组织损伤的情况。深刻分析X线片和CT或MRI图像,以便制订严格的术前计划。

应依据损伤的"个性"制订手术步骤,以便选择和决定手术切口的位置、内固定的类型和部位,是否需要植骨,术后的前期治疗计划等。

手术治疗的绝对指征包括:①开放胫骨平台骨折;②胫骨平台骨折合并筋膜间室综合征;③合并急性血管损伤。相对指征包括:①可导致关节不稳定的外侧平台骨折;②多数移位的内髁平台骨折;③多数移位的胫骨平台双髁骨折。

#### 1.手术时机

开放骨折或合并筋膜间室综合征或血管损伤,需要紧急手术治疗。若属多发创伤的一部分,应待患者全身状况允许后尽早手术。在许多病例,可在进行胸腹手术的同时,处理膝部创伤。在危重患者,或软组织损伤重的患者,可采用经皮或局限切口对关节面进行固定,并结合临时使用关节桥接外固定架,使这些严重损伤得以稳定。

对于高能量损伤所致的平台骨折,若患者情况危重,不可能获得早期的稳定,在这种情况下,可采用简单的关节桥接外固定架,或在胫骨远端横穿骨圆针进行牵引,以替代石膏固定。

外固定架或牵引能比较有效地恢复长度和对线,减少骨折端的后倾和移位,比较方便地观察软组织情况和评估筋膜室内压力。若属单纯的闭合骨折,手术时间主要取决于软组织状况,其次是能否获得适当的放射学检查,以及手术小组的经验和适当的内固定物。若无禁忌证,尽早进行手术是可取的,但必须明确软组织损伤的情况。在高能量损伤所致骨折的患者,肢体广泛肿胀,直接暴力作用于胫骨近端的前方,可致胫前软组织损伤。

此种情况下,必须慎重考虑用接骨板螺丝钉内固定,手术可延期至肿胀减轻和皮肤情况改善后进行。在某些患者,手术可延迟几天或几周后进行,但应将患者放在Bohler－Braun架上或行胫骨远端骨牵引术,以便较好地维持长度和改善淋巴、静脉回流,过早进行手术可增加伤口的并发症。

**2.术前计划**

对比较复杂的骨折应制订术前计划。可拍摄对侧膝关节 X 线相作为模板。牵引下的 X 线片可减少折块间重叠,更易于观察骨折形态。术前的绘图,可以推断出解决问题的最好方法,将减少术中软组织剥离,缩短手术时间,明确是否需要植骨并选择合适的内固定物,以最大限度地改善手术效果。

**3.手术切口**

除外有其他特殊情况,一般应把整个患肢和同侧髂嵴都进行消毒、铺单,并使用消毒的止血带。手术应在可透 X 线的手术床上进行,以便术中用 C 形臂机影像增强器进行监测。手术床最好可以折叠,以便于术中屈膝,有利于显露和直视关节内情况。根据骨折累及内髁或外髁的情况,可采用内侧或外侧的纵切口。应避免使用 S 形或 L 形以及三向辐射状切口("人")。对于双髁骨折,可以用膝前正中纵切口。

在特殊复杂的病例,采用 2 个切口:第一个在正前方,第二个在后内或后外方。前正中纵切口的优点是暴露充分,对皮瓣的血供损伤小,而且若需晚期重建,亦可重复使用此切口。

**4.手术固定原则**

胫骨平台骨折的手术内固定的目的首先要恢复膝关节的力线,其次要尽量解剖复位胫骨平台关节面。胫骨平台骨折手术复位固定后,不允许存在膝关节内外翻畸形;要根据胫骨平台骨折的粉碎程度,尽量恢复关节面的平整。对于没有塌陷,单纯劈裂的骨折块,一定要做到解剖复位坚强内固定。对纵向劈裂的骨折块,除用拉力螺钉加压固定外,一般需要附加支撑接骨板固定。

对于粉碎塌陷的胫骨平台骨折,如严重的 Schatzker Ⅴ、Ⅵ型骨折,即使关节面不能完全解剖复位,膝关节对位也不允许出现内外翻畸形。胫骨平台骨折多的固定多需要应用接骨板螺丝钉系统。锁定接骨板对减少手术创伤,维持关节复位后的关节力线有其特有的技术优势。胫骨平台后方的塌陷骨折一定要有良好的复位,并用支撑接骨板固定;此时通常须在胫骨后缘附加切口进行单独操作固定。混合型外固定架对于开放骨折的固定有其独特优势。对粉碎的胫骨近端骨折,应用混合型外固定架进行功能复位,维持膝关节力线也是一个良好的选择。对于胫骨平台塌陷骨折复位后出现的骨缺损,应该应用人工骨、自体骨或异体骨进行填充植骨。

**5.术中合并损伤的处理原则**

(1)血管损伤:高能量损伤,特别是 Schatzker Ⅳ、Ⅴ、Ⅵ型损伤则有可能并发胭动脉或胭动脉分支处的断裂。

最基本的临床检查是评估末梢脉搏情况。若对血管的完整性存在怀疑,明智的做法是进行血管造影术,以除外隐匿性血管损伤。

血管损伤的治疗取决于缺血的严重程度和骨折后的时间。若末梢脉搏搏动良好,应首先固定骨折。若动脉损伤诊断明确后,应立即重建血液循环,进行临时性的动脉血流转路或行血管修补术,常需静脉移植或人工血管移植来进行动脉修补。

无论何时,均应同时修补受损的静脉。对缺血时间超过 6 小时,再灌注后筋膜间室内张力增加或有广泛软组织损伤者,应积极行筋膜切开减张术,监测筋膜间室压力也是有益的。

(2)韧带损伤:胫骨平台骨折合并膝关节韧带损伤比较多见,但对其发生率和严重性常常估计不足。

临床研究表明,多达 1/3 的平台骨折合并有韧带损伤。遗憾的是,哪些韧带损伤可导致创伤后膝关节不稳定仍不十分明确。随着 MRI 检查和关节镜的普遍应用,发现高达 1/3~2/3 的病例合并有软组织损伤,主要包括:内侧副韧带损伤、半月板撕裂、前交叉韧带(ACL)损伤。

此外,若存在有腓骨头骨折或髁间棘骨折,亦应高度怀疑有韧带撕裂。

对膝关节韧带损伤伴有较大的撕脱骨折块应行一期手术修补已达成共识。对交叉韧带实质部断裂进行一期修补目前认为临床效果并不可靠。

## 六、并发症

胫骨平台骨折术后并发症分为两类,一类是早期并发症,包括复位丧失、深静脉血栓形成、感染;另一类是晚期并发症,包括骨不愈合、内植物失效、创伤后骨关节炎等。

### (一)感染

感染是最常见也是最严重的并发症之一。常常因对软组织损伤的程度估计不足,通过挫伤的皮肤进行不合时宜的手术切口,并做广泛的软组织剥离来放置内固定物,导致伤口早期裂开和深部感染。

谨慎地选择手术时机,骨膜外操作,对粉碎折块行有限剥离,可减少感染的发生率。采用股骨牵开器行间接复位,或通过韧带复位法经皮夹持固定置入较小的内固定物或中空拉力螺钉,也可减少软组织血供进一步的丧失,降低伤口裂开和深部感染的发生率。

对伤口裂开或渗出应行积极的外科治疗,将坏死的骨质和软组织进行彻底清创和冲洗。有时感染可累及膝关节,为防止软骨破坏,应对膝关节进行全面评估和灌洗。深部感染伴有脓肿形成时,应保持伤口开放,二期闭合。若有窦道形成,但无明显的脓液流出,可彻底清创和冲洗,放置引流管,闭合伤口。应进行细菌培养,静脉给予有效的抗生素。若有软组织缺损,可应用皮瓣或肌瓣转移手术覆盖伤口。少数病例可能需要游离组织移植。感染症状消退后,若骨折迟延愈合,可行植骨术或开放植骨术。在发生感染后对内固定行翻修手术,则需要慎重地考虑。

### (二)骨折不愈合

低能量损伤所致的平台骨折极少发生不愈合,这归因于松质骨有丰富的血液供应。常见的不愈合发生在 Schatzker Ⅵ型损伤的骨干与干骺端交界区域,常因骨折严重粉碎、内固定不稳定、植骨失败、内固定力学失效、感染以及其他一些因素所致。

### (三)创伤后关节炎

在已发表的文献中,远期研究不多,故平台骨折后创伤性关节炎的发生率仍不十分清楚。但已有多位学者证实,关节面不平滑和关节不稳定可导致创伤后关节炎。若关节炎局限于内侧室或外侧室,可用截骨矫形来纠正;若是 2 个室或 3 个室的严重关节炎,则需行关节融合或人工关节置换术。在决定是否手术治疗时,年龄、膝关节活动范围及是否有感染等因素起着重要作用。

### (四)膝关节僵硬

胫骨平台骨折后膝关节活动受限比较常见,但严重程度较股骨远端骨折为轻。这种难治的并发症是由于伸膝装置受损、原始创伤致关节面受损以及为内固定而行的外科软组织暴露所致。而骨折术后的制动使上述因素进一步恶化,一般制动时间超过 3～4 周,常可造成某种程度的关节永久僵硬。

对多数胫骨平台骨折来讲,早期行稳定的内固定,仔细地处理软组织,术后立刻行膝关节活动,可望最大限度地恢复活动范围。一般在术后 4 周,屈膝应达 90°以上。

### 七、术后处理与康复

闭合骨折内固定术后应静脉使用头孢菌素 24 小时;开放骨折术后应再加用氨基苷类抗生素。常规放置引流管 1～2 天。

下肢关节内骨折的治疗特点是早期活动和迟延负重。若固定较稳定,建议使用 CPM,可增加关节活动、减轻肢体肿胀,改善关节软骨的营养。对 Schatzker Ⅰ、Ⅱ、Ⅲ型骨折,一般 4～6 周可以部分负重,3 个月时允许完全负重。对高能量损伤者,软组织包被的情况可影响膝关节活动恢复的时间和范围。

无论何时,即使活动范围不大,也应尽可能使用 CPM。一般患者完全负重应在术后 3 个月左右,此时 X 线相上应出现骨折牢固愈合的证据。对采用韧带复位法和混合型外固定架固定的患者,何时去除外固定架,必须具体病例具体分析,在这些病例中,骨折愈合慢,特别是在骨干与干骺端交界区域,过早地去除外固定架可导致成角和短缩畸形,可行早期植骨,以缩短骨愈合时间。

何时取出内固定物,并没有一个统一的标准,其手术指征是在体力活动时有局部不适。若手术时将内固定物置于皮下常会造成局部症状,特别是 6.5mm 或 7.0mm 的空心拉力螺钉,无论是放置在内侧或外侧,其螺帽常常凸出。对多数低能量损伤者,骨折愈合快,一般伤后 1 年可将内固定物取出。

高能量损伤所致骨折,其愈合相对较慢,若未植骨,则不出现或仅出现极少量的外骨痂,应谨慎地推迟至术后 18～24 个月再取出内固定物,以避免发生再骨折。

应注意并不是所有的患者都需要取出内固定物。对多数老年患者来讲,麻醉和手术的危险或许超过了常规取出内固定物带来的益处,

但是,若有持续性局部疼痛,而且骨折愈合良好,亦无内科禁忌证,则可将其内置物取出。对生理年龄年轻者,若无或仅有轻微的与内置物有关的症状,亦没有必要常规取出内固定物。取出内置物后,应常规用拐杖保护 4～6 周,何时恢复剧烈的体力活动应因人而异,一般需延迟至 4～6 个月。

# 第十节　股骨头缺血性坏死

股骨头缺血性坏死是由于不同病因破坏了股骨头的血液供应,所造成的最终结果,是临床常见的疾病之一。由于股骨头塌陷造成髋关节的病残较重,治疗上也较困难,因此,越来越引起医生们对这一疾病的关注。

## 一、病因

股骨头缺血性坏死可分为两类:一是创伤性股骨头缺血性坏死,是由于供应股骨头的血运突然中断而造成的结果;另一种是非创伤性的股骨头缺血性坏死,其发病机制是渐进的慢性过程。许多疾病的共同特点是损害了股骨头的血运。因此,许多国内外学者对股骨头血循环进行了研究。其中最有意义的是 Trueta 对成人正常股骨头血管解剖的研究。

成人股骨头的血运主要是来自股深动脉的旋股动脉。外侧和内侧旋股动脉通过股骨的前后方在粗隆的水平相互吻合,从这些动脉特别是旋股内侧动脉,发出许多小的分支,在髋关节囊的下面走行,沿支持带动脉的股骨颈被滑膜所覆盖,其终末支在股骨头的软骨的边缘进入骨内。旋股内动脉发出上(A)和下(B)支持带血管,上支持带血管又分出上干骺血管(E)和外侧骨骺血管,下支持带血管发出下干骺血管(F)。闭孔动脉通过髋臼支供应圆韧带动脉,其终端为骨骺内动脉(D),股骨颈的髓内血管自股骨干和大粗隆处向上走行于骨皮质下,终止于股骨颈近侧部。这些血管虽相互交通,但各自具有一定有独立性。外侧骨骺血管供给股骨头骨骺区的外上 2/3 的血运。骨骺内血管供给股骨头的其余 1/3。在股骨颈部,下干骺血管是最重要的血管。

已经证明:上(外)支持带血管是股骨头的最重要的血运来源,而下支持带血管则只是营养股骨头和颈的一小部分。股骨颈骨折如果穿过上支持带血管的进入骨骺点,则可导致血液供给的严重损害,并可造成骨坏死。

在圆韧带内的血管其管径变化较大,而且它对于股骨头血运的供应的作用尚不能确定。有些学者认为圆韧带血管的存在可以和骨骺外血管相吻合,然而,其他学者则认为是其血运供应作用非常小。大多数报告认为经圆韧带进入股骨头球凹的这些血管,在其他营养血管受到破坏后可提供一个再血管化的源泉。

(1)成人或儿童股骨颈骨折后可以伴发股骨头的骨坏死。

(2)没有骨折的髋关节创伤所致的股骨头缺血性坏死。创伤性髋关节脱位有可能造成圆韧带血管和支持带血管的损伤。儿童的创伤性髋关节脱位后股骨头缺血性坏死的发生率为 4%～10%,儿童较成年人的股骨头缺血性坏死发病率低。创伤性髋关节脱位造成缺血坏死与受伤时的年龄、有效复位的时间(不超过 24h)、髋关节损伤的严重程度、合并有髋臼骨折、延误了诊断、或过早持重等因素有关。

股骨头骨骺滑移之后损伤骺外侧血管,在移位较为严重或是经过激烈的按摩者其坏死率可高达 40%。而移位较小者股骨头坏死的发生率仅为 5%。在骨骺滑移的患者中核素扫描可以用做检查是否有骨的缺血性坏死。

股骨头的无菌性坏死在先天性髋关节脱位中发生率可高达 68%。这种并发症可受治疗方法和治疗中所固定的位置的影响。极度外展位固定可导致血管结构的梗死和对股骨头的过度压力。在一侧髋关节脱位在治疗时,而将两侧髋关节同时做固定之后,在正常侧也可发现有股骨头缺血性坏死,而在正常侧未行固定者则很少发生股骨头的缺血性坏死。做髋关节滑膜切除时,如果将股骨头脱出,并切除关节囊、圆韧带等结构也可造成股骨头缺血性坏死。

(3)Legg Calve Perthes 病。

(4)血红蛋白病。血红蛋白病是一组由于血红蛋白(Hb)分子遗传缺陷引起的 Hb 分子结构异常或肽链合成障碍的疾患。虽然总的发病率不高,但与股骨头缺血性坏死关系密切,应予注意。异常血红蛋白的种类很多,股骨头缺血性坏死至少可见于以下几种疾患:镰状细胞贫血、镰状细胞血红蛋白 C 病、地中海贫血、镰状细胞特质等。股骨头缺血性坏死在镰状细胞血红蛋白 C 病中,发病率可达 20%～68%,而在镰状细胞贫血中,发病率为 0～12%。镰状细胞贫血及镰状细胞血红蛋白 C 病,在黑人中发病率高,在我国还没有这种病例的报告。但地中海贫血不仅见于意大利、塞浦路斯、希腊、马耳他等地中海区,在我国南方许多省(区),以及贵州、宁夏、西藏、内蒙古、台湾等省(区)也均有报告,其中以广东、福建及海外侨民发病率较高。目前国外尚无报告说明地中海贫血合并股骨头缺血性坏死的发病率。但在诊断股骨头缺血性坏死时,应考虑到这一可能的病因。

各种血红蛋白病所造成的股骨头缺血性坏死的表现是类似的。可呈现弥散性或局限性骨质疏松、股骨头软骨剥脱样改变,或表现为典型的股骨头缺血坏死、股骨头塌陷等。血红蛋白病造成股骨头缺血、坏死,是由于全身的因素使血液黏稠度增加,血液在小血管内滞留、栓塞,阻断了骨的血液供给所致。

(5)减压病。减压病是由于所在环境的气压骤然减低而造成的症候群,股骨头缺血坏死为减压病的症状之一。减压病可发生在一些从事特殊工作的人群中,如在沉箱工作人员、深海潜水员,当他们在高气压的环境中迅速地进入高空,如无特殊装备则有产生减压病的可能。

有减压环境工作历史的患者中,骨坏死的发生率与其在工作环境中停留时间的长短、次数、严重程度、是否是间隔进入等因素有关。在压缩气体环境中工作的工人骨坏死的发病率变化较大,从 0% 到 75%,但是大多数报告中估计为 10%～20%。从暴露于减压环境中至 X 线片上有异常的表现通常要经过 4～12 个月(间隔时间的长短则要看坏死存在的时间和坏死的范围、组织重叠的厚度、X 线片的技术质量和再血管化的程度)。进入减压区后间隔时间过短,做 X 线检查则骨的异常改变发现率低。

气体在体液内的溶解度与所受的压力成正比,高气压下溶解度大,反之则小。空气的主要成分为氮、氧、二氧化碳等。在高压环境中氧和二氧化碳容易为血液吸收,由于其弥散作用较强,易于从呼吸道排出。氮气溶于组织及体液量较多,但弥散作用差,如减压过快,可使血液中释放出的氮气在血管中形成栓塞。同时由于氮气于相同的气压下,在脂肪组织中的溶解度比水中大 5 倍,所以氮气又易于聚集于在脂肪丰富的组织中。当减压过速时,所释放的气泡产生严重气泡栓塞。由于栓塞部位不同,临床表现各异。骨内的黄骨髓富有脂肪组织,而且骨皮质坚硬,释放的氮气被限制在其中,不仅可造成动脉气栓,而且可对髓内血管产生足够的外压,阻断其血液循环,造成骨局部梗阻。

减压病所造成的股骨头缺血性坏死的诊断,应该是患者在出现症状之前,有进入高压环境或从事高空飞行的历史;可以无临床症状,也可出现髋关节疼痛或功能障碍;X 线片上可见股骨头密度增高,也可以持重的关节面塌陷,但 X 线表现常出现在发病后数月至数年。

(6)服用激素引起的股骨头缺血坏死。

(7)乙醇中毒。乙醇中毒在居民中发病率有多少,国内尚未见统计数字。什么是过量饮酒,也难定一确切标准。为什么在乙醇中毒的患者中能造成骨缺血坏死,这种病理机制还不清楚。有人认为是由于胰酶释放,造成脂肪坏死,继而钙化,X 线片上所见骨硬化病变,即代表了脂肪坏死后的钙化区,另一种解释是过量饮酒可导致一过性高血脂症,并使血液凝固性发生改变,因而可使血管堵塞、出血或脂肪栓塞,造成肌缺血性坏死。

(8)其他疾患。某些疾患,如痛风、戈谢病、动脉硬化、盆腔放射治疗后、烧伤等,偶然也会造成股骨头坏死。不过每种病例数量很小,难以讨论其发病机制。这些病变多损害了血管壁,由血凝块或脂肪将血管堵塞造成骨坏死。

## 二、病理

前述各种病因都是破坏了股骨头血液循环而造成股骨头缺血坏死。所以病理改变也都是相类似的。

### (一)早期

许多学者对新鲜股骨颈骨折伤后几天至几周的标本进行了研究,认为对股骨头所造成损害的程度,决定于血液循环阻断范围的大小及时间,以及血运阻断的完全与否。

Woodhouse 实验中采用暂时阻断血液供应 12h,可造成股骨头缺血坏死,骨坏死在组织学上的表现是骨陷窝变空,对于缺血后骨陷窝中骨细胞逐渐消失的过程有不同认识,有人认为在骨细胞消失之前骨仍然是活的。有人则认为伤后 15d 内,骨的血液供给如能恢复,则不产生骨坏死。

Catto 在研究了股骨颈骨折伤后 15d 内取下的 59 个标本后认为:红骨髓的改变是缺血的最早且最敏感的指征,伤后 2d 之内没有细胞坏死表现;伤后 4d 细胞死亡,核消失,呈嗜酸染色。骨小梁死亡的指征是陷窝中骨细胞消失,但这一过程在血液循环被破坏 2 周后开始,至 3~4 周后才完成。疾病的早期,由于滑液能提供营养,关节软骨没有改变。伤后几周之内,可见修复现象,从血液循环未受破坏区,即圆韧带血管供应区和下干骺动脉供应的一小部分处,向坏死区长入血管纤维组织。坏死的骨髓碎片被移除,新生骨附着在坏死的骨小梁上,之后坏死骨被逐渐吸收。

有的学者认为:实际上所有股骨颈骨折最初均有一定程度的缺血性坏死,常常涉及股骨头的很大一部分,但是这些股骨头只有很小一部分能在临床及 X 线片上表现有缺血性坏死。可以设想这是由于大多数病例获得了修复。

### (二)发展期

有一些病例中,股骨头缺血坏死未能愈合,则发展为典型的缺血坏死表现。

#### 1.肉眼观察

髋关节滑膜肥厚水肿、充血,关节内常有不等量关节液。股骨头软骨常较完整,但随着病变严重程度的加重,可出现软骨表面有压痕,关节软骨下沉,触之有乒乓样浮动感,甚至软骨破裂、撕脱,使骨质外露,表明股骨头已塌陷。更严重者股骨头变形,头颈交界处明显骨质增生,呈蕈状。髋臼软骨表面早期多无改变,晚期常出现软骨面不平整,髋臼边缘骨质增生,呈退行性骨关节炎改变。个别病例有关节内游离体。沿冠状面将股骨头切开,观察其断面,可见到股骨头坏死部分分界清楚,各层呈不同颜色,软骨呈白色,其深面常附着层骨质。这层骨质之深面常有一裂隙。再深面为白色坚实的骨质,周围有一层粉红色的组织将其包绕,股骨颈骨质呈黄色。

2.显微镜检查

沿股骨头的冠状面做一整体大切片,经染色后可观察股骨头全貌。然后按部位做局部切片,观察详细病变。经观察,股骨头缺血坏死的病理改变较恒定,可分为以下五层。

A层:为关节软骨。股骨头各部位软骨改变不一。有些部分基本正常,有些部分软骨表面粗糙不平,细胞呈灶状坏死。软骨基质变为嗜酸性。有的软骨呈瓣状游离,但软骨并未死亡。可能滑液仍能供其营养。软骨之下附着的一层薄骨质,称之为软骨下骨。如软骨下骨很薄,则细胞仍存活,较厚的软骨下骨细胞常无活力。

B层:为坏死的骨组织。镜下可见这部骨质已坏死。陷窝中骨细胞消失。髓细胞被一些无细胞结构的坏死碎片所代替。坏死区内常见散在的钙化灶。

C层:为肉芽组织。包绕在坏死骨组织周围,其边缘不规则。镜下可见炎性肉芽组织,有泡沫样细胞及异物巨噬细胞。某些部分可见纤维组织致密,缺少血管。有的部分纤维组织疏松,有血管。靠近坏死骨部分,有大量破骨细胞侵蚀坏死骨表面,并可见新形成的软骨。

D层:为反应性新生骨。镜下可见坏死骨的积极修复及重建,在坏死骨小梁的支架上有新骨沉积,大量新生骨形成,骨小梁增粗。

E层:为正常组织。股骨颈上的正常骨组织,这一层的骨小梁与D层相比较细。含有丰富的髓细胞。

## 三、临床表现及检查诊断

近年来临床所见股骨头缺血性坏死有逐渐增多的趋势,成为诊治中的重要问题之一。股骨头缺血性坏死的标志是骨细胞在陷窝中消失,而不是骨结构的折断。当其重新获得血液供应后。则新生骨可沿骨小梁逐渐长入,使坏死的股骨头愈合。但这一过程持续时间较长。在此期间如未能明确诊断,处理不当,继续持重,可发生股骨头塌陷,造成髋关节严重残废。因此,在诊断中强调早期诊断,及时防止股骨头塌陷,是十分重要的。

### (一)临床表现

股骨头缺血性坏死早期可以没有临床症状,而是在拍摄X线片时发现的,而最先出现和症状为髋关节或膝关节疼痛。在髋部又以骨收肌痛出现较早。疼痛可呈持续性或间歇性。如果是双侧病变可呈交替性疼痛。疼痛性质在早期多不严重,但逐渐加剧。也可在受到轻微外伤后骤然疼痛。

经过保守治疗症状可以暂时缓解,但过一段时间疼痛会再度发作。可有跛行,行走困难,甚至扶拐行走。原发疾患距临床出现症状的时间相差很大,在诊断中应予注意。例如,减压病常在异常减压后几分钟至几小时出现关节疼痛,但X线片上表现可出现于数月及至数年之后。长期服用激素常于服药后3～18个月之间发病。乙醇中毒的时限难以确定,一般有数年至数十年饮酒史。股骨颈高位骨折并脱位,诊断股骨头缺血性坏死者,伤后第1年25%、第2年38%第3～7年为56%。询问病史应把时间记录清楚。

早期髋关节活动可无明显受限。随疾病发展,体格检查可有内收肌压痛,髋关节活动受限,其中以内旋及外展活动受限最为明显。

### (二)股骨头缺血性坏死的诊断技术

#### 1.X线片诊断技术

近年来虽然影像学有了长足的进步;但是对于股骨头缺血性坏死的诊断仍以普通的X线片作为主要的手段,有时甚至不需要其他的影像学手段即可做出明确的诊断。股骨头血液供应中断后12h骨细胞即坏死,但在X线片上看到股骨头密度改变,至少需2个月或更长时间。骨密度增高是骨坏死后新骨形成的表现,而不是骨坏死的本身。

患者就诊时X线片出现的可见的表现如下。

(1)股骨头外形完整,关节间隙正常,但在股骨头持重区软骨下骨质密度增高,周围可见点状、斑片状密度减低区阴影及囊性改变。病变周围常见一密度增高的硬化带包绕着上述病变区。

(2)X线片表现为股骨头外形完整,但在股骨头持重区关节软骨下骨的骨质中,可见1～2cm宽的弧形透明带,构成"新月征"。这一征象在诊断股骨头缺血坏死中有重要价值。易于忽视,读片时应仔细观察。

(3)股骨头持重区的软骨下骨质呈不同程度的变平、碎裂、塌陷,股骨头失去了圆而光滑的外形,软骨下骨质密度增高。很重要的一点是关节间隙仍保持正常的宽度。Shenton线基本上是连续的。

(4)股骨头持重区(内上方)严重塌陷,股骨头变扁平,而股骨头内下方骨质一般均无塌陷。股骨头外上方,即未被髋臼所遮盖处,因未承受压力,而成为一较高的残存突起。股骨头向外上方移位,Shenton线不连续。关节间隙可以变窄,髋臼外上缘常有骨刺形成。

(5)应用普通X线片论断股骨头缺血性坏死时,采用下肢牵引拍摄X线片,可对诊断有所帮助。牵引下可使软骨下骨分离的部分形成负压,使氮气集中于此,使"新月征"显示更加清楚。

(6)股骨头的X线断层检查对发现早期病变,特别是对"新月征"的检查有重要价值,因此对疑有早期股骨头缺血坏死者,可做X线断层检查。

#### 2.股骨头缺血性坏死塌陷的预测

如何预测股骨头坏死后塌陷,是临床中的重要问题。有学者根据103例股骨颈骨折后股骨头坏死塌陷的长期随诊,提出了早期预测股骨头塌陷的指征。

(1)塌陷发生的时间:平均发生在骨折后34个月,最短12个月;发生在骨折后1～5年者占93.2%。有学者认为,认识这个时间因素是早期发现股骨头塌陷的前提,在骨折愈合后至少需每半年摄X线片复查一次,直至5年,以便及早发现股骨头塌陷。

(2)"钉痕"出现:内因定钉早期移动常为骨折不愈合的征象,但当骨折愈合后再发现钉移动则可视为塌陷的早期征象。紧贴钉缘的松质骨常形成一条硬化线,诊断当钉移动时此硬化线离开钉缘,在X线片上清晰可见,称为"钉痕",这一特征较临床诊断塌陷,平均提前17个月。

(3)疼痛:骨折愈合后再次出现疼痛者,应及时摄X线片检查。约86.4%的患者塌陷前有疼痛记载,平均提前13个月。

(4)股骨头高度递减:股骨头塌陷是一个细微塌陷的积累过程,因此股骨头高度的动态变化能更准确的显示这一过程,有可能在X线显示肉眼形态改变前做出预测。

(5)硬化透明带:股骨头塌陷前呈现对比明显的硬化透明带。硬化透明带的出现说明由活骨区向死骨区扩展的修复过程缓慢或停止,致使新生骨在边缘堆积,形成一个明显的硬化透明带,预示股骨头即将塌陷。硬化透明带的出现距临床诊断塌陷平均提前10.7个月。

3.计算机断层扫描(CT)

CT在股骨头缺血性坏死诊断方面的应用可达到两个目的。即早期发现微小的病灶和鉴别是否有骨的塌陷存在及其延伸的范围,从而为手术或治疗方案的选择提供信息。股骨头的轴位CT扫描可以显示主要的骨小梁组,这些骨小梁以相互交叉约成90°排列成拱形。

初级压力骨小梁是由股骨颈近端内侧皮质到股骨头的上关节面,呈扇形放射状排列,通过股骨头的上部的轴位影像上呈内织型网状结构。在下部,这些骨小梁连接在内侧骨皮质。初级张力骨小梁起自大粗隆的下方的外侧骨皮质向上弯曲并且横过股骨颈,止于股骨头的内下面,它与次级压力、张力、大粗隆骨小梁共同形成一种内织型的网状结构,这些骨小梁不像初级压力组的骨小梁那样厚和紧密。

初级的和次级的压力骨小梁和初级的张力骨小梁共同围成一个骨小梁相对较少的区域,即股骨颈内的ward三角。这一三角区在轴位CT扫描上比较明显,呈现为一个薄而腔隙宽松的区域,其内侧边缘为初级压力骨小梁组,而外侧则为初级张力骨小梁组所组成。在股骨头内,初级压力骨小梁和初级张力骨小梁的内侧部分相结合形成一个明显的骨密度增强区,在轴位像上呈现为放射状的影像,称之为"星状征"。这种征象的改变可作为是早期骨缺血坏死的诊断依据。

股骨头缺血性坏死较晚期,轴位CT扫描中可见中间或边缘的局限的环形的密度减低区。在这个阶段,CT的矢状面和冠状面的资料的重建更为有用,它可以显示出软骨下骨折、轻微的塌陷及整个关节面的塌陷。

骨塌陷的断定在治疗方面是非常重要的,即使是很轻的塌陷表明疾病已进入了晚期,并限制了很多有效的手术措施不能在这类患者身上施行。CT扫描所显示的三维图像,可为评价股骨头缺血性坏死的程度提供较准确的资料。这种图像是将病变附近的部位都做成薄的图像,然后再重新组合而成。完成三维图像需要较长的检查时间,接受较多的放射线,并要求患者能很好地配合,在检查过程中不能随意活动。

诊断股骨头缺血性坏死,CT较普通X线片可较准确的发现一些微小的变化,但是在早期诊断股骨头缺血性坏死,则核素扫描和MRI比CT更为敏感。

4.磁共振成像(MRI)

近年来,应用磁共振诊断早期的股骨头缺血性坏死已受到了人们的重视,实践证明MRI是一种有效的非创伤性的早期诊断方法。正常条件下,骨髓内的脂肪或造血细胞的短$T_1$和长$T_2$,形成为磁共振的强信号。

虽然在股骨头内阻断血液供给后6~12h可导致造血细胞的死亡,但是这些细胞数量少于脂肪细胞,因此MRI还反映不出来骨内的病变。MRI最早可以出现有确定性意义的骨坏死的信号是在脂肪细胞死亡之后(12~48h)。由于反应性的纤维组织代替了脂肪和造血细胞,其结果使信号的强度降低。信号强度的改变是骨坏死的早期并且敏感的征象,在一些病例中当核素扫描结果尚未发现异常时,磁共振已出现阳性结果。

应该指出这些检查的发现不是特异性的,同样可见于骨髓内其他病变,如骨肿瘤等,所引起的改变。另外 MRI 检查也可发现关节内的病变,如股骨头缺血性坏死的患者中关节的滑液较正常人增加。如果股骨头缺血性坏死已造成髋关节的结构改变,其他检查方法能够判断,因 MRI 较昂贵,故不必再做重复的检查。

5.骨的血流动力学检查

Ficat 认为,对于 X 线片表现正常或仅有轻度骨质疏松,临床无症状或有轻度疼痛、髋关节活动受限者,做骨的血流动力学检查可以帮助确诊有无早期股骨头缺血性坏死,其准确率达 99%。

方法:将一直径 3mm 的套管针自外侧骨皮质钻进粗隆区,并将进针点的骨皮质密封,使之不漏水。将套管与压力传感器及记录仪相连。套管内注入肝素盐水。骨血流动力学检查有下列结果可考虑股骨缺血坏死:基础骨内压＞4.0kPa(3.0mmHg);压力试验＞1.3kPa(10mmHg);有一条以上骨外静脉充盈不良;造影剂反流到股骨干;造影剂在干骺端滞留。

上述检查仅适合用于早期诊断,即对股骨头缺血坏死Ⅰ、Ⅱ期,及 X 线片尚无表现的病例。对于Ⅲ、Ⅳ期患者,由于关节软骨常已碎裂、骨与关节间隙相通,骨内压力常下降,故不准确。

6.动脉造影

股骨上端的动脉走行位置及分布均较规则,行经较直,可有曲度自然的弧形弯曲,连续性好。目前股骨头缺血性坏死的病因,多数学者认为是供应股骨头的血液循环受到损害所致。动脉造影中所发现动脉的异常改变,可为早期诊断股骨头缺血性坏死提供依据。

方法:会阴部备皮并做碘剂过敏试验。采用局部麻醉或硬膜外麻醉。经皮肤行股脉穿刺。在透视下经套管针将聚乙烯动脉导管插至髂外动脉或股深动脉,大腿中段用气囊止血带加压阻断股动脉血流,用 50%泛影葡胺 20mL,快速注入,并于注射后即刻、2s 各拍 X 线片。拍片满意后,在动脉内注入 1%普鲁卡因 10~20mL,拔出导管,局部压迫 5min。

Mussbicher 对 21 例股骨头缺血性坏死的患者做动脉造影,发现所有上支持带动脉均不显影,髋臼和圆韧带动脉充盈增加,下支持带动脉增宽。有学者认为股骨头缺血性坏死与无股骨头缺血坏死的髋关节相比,动脉造影的结果差别明显,故认为发现上支持动脉不显影具有早期诊断意义。

7.放射性核素扫描及 γ 闪烁照相

放射性核素扫描及 γ 闪烁照相是一种安全、简便、灵敏度高、无痛苦、无创伤的检查方法,患者易于接受。

对于股骨头缺血性坏死的早期诊断具有很大价值。特别是当 X 线检查尚无异常所见,而临床又高度怀疑有骨坏死之可能者作用更大。放射性核素扫描及 γ 闪烁照相与 X 线片检查相比,常可提前 3~6 个月预报股骨头缺血性坏死,其准确率可达 91%~95%。

8.股骨头缺血性坏死的分期

Ficat 将股骨头缺血性坏死分为 6 期。

0 期:有骨坏死,但无临床所见,X 线及骨扫描均正常。

1 期:有临床症状和体征,但 X 线及骨扫描均正常。

2 期:X 线片已有骨密度减低、囊性变、骨硬化等表现。

3 期:X 线片可见"新月征"、软骨下骨塌陷,但股骨头没有变平。

4 期:X 线片可见股骨头变平,但关节间隙仍保持正常。

5 期:X 线片可见关节间隙狭窄,髋臼有异常改变。

股骨头缺血性坏死的正确分期,对正确的诊断及确定治疗措施是十分重要的。

## 四、治疗

股骨头缺血性坏死的治疗方法很多,但是目前面临的困难是对该病如何正确,分期和选择合适的治疗措施。实践中常见以下几个方面的问题。

(1)正确诊断股骨头缺血性坏死。确立股骨头缺血性坏死的诊断,特别是在早期,有时是很困难的。因此,在早期如果要除外股骨头缺血性坏死,应该在 MRI 和核素扫描两项检查均为阴性方能确定。

另外,应该明确股骨头缺血性坏死的诊断标准,不能将非股骨头缺血性坏死疾病误诊为该病,这在当前并非少见。

(2)股骨头缺血性坏死的分期尚不统一,因此,对不同治疗方法所取得的效果可比性差。对软骨下骨的"新月征"的存在及其在诊治中的意义认识不足,因此造成分期的混乱或选择治疗方法不当。

(3)治疗方法多样,同一期的股骨头缺血性坏死可有不同的治疗,由于条件和设备的限制,即使同一治疗方法,所达到的技术要求也难于统一。

(4)股骨头缺血性坏死患者大多数是青年或壮年,治疗目的和职业要求差距较大,常使医生在选择治疗方案时遇到一定的困难。

综上所述,在股骨头缺血性坏死的治疗中首先应明确诊断、分期、病因等因素,同时也要考虑患者的年龄、身体一般状况、单髋或是双髋受损,以便选择最佳的手术方案。

常用的治疗方法有以下几种。

### (一)非手术疗法

该方法适用于青少年患者,因其有较好的潜在的自身修复能力,随着青少年的生长发育股骨头常可得到改建,获得满意结果。对成年人病变属Ⅰ、Ⅱ期,范围较小者也可采用非手术疗法。一般病变范围越小,越易修复。

对单侧髋关节病变,病变侧应严格避免持重,可扶拐、带坐骨支架、用助行器行走;如双髋同时受累,应卧床或坐轮椅;如髋部疼痛严重,可卧床同时行下肢牵引常可缓解症状。中药和理疗治疗,均能缓解症状,但持续时间较长,一般需 6~24 个月或更长时间。治疗中应定期拍摄 X 线片检查,至病变完全愈合后才能持重。

### (二)股骨头钻孔及植骨术

股骨头缺血坏死的早期,头的外形完整,且无半月征时可做股骨头孔及植骨术,如果手术适应证选择合适,可以帮助股骨头重建血运。

前已述及在坏死的股骨头剖面上可见到病理性分层改变,与正常骨质交界处有一层反应性新生骨,较厚,质地硬。实际上形成了正常骨与病变区的一层板障。妨碍坏死区血液循环的重建。采用股骨头钻孔及植骨术可以使股骨头坏死区得到减压,并利于坏死骨区的修复。鉴于股骨头缺血性坏死常发生在两侧(非创伤性),因而对尚无临床症状,但核素扫描证实为股骨头坏死者也是该手术的指征。

### 1.手术方法

患者仰卧位,在大粗隆处做切口。在手术X线机透视下,于大粗隆顶点下2cm向股骨头中心钻入一导针,使之位于股骨头颈中心,其尖端达股骨头软骨下3~4cm。用直径1cm钻头沿导针钻破骨皮质,改用直径1cm环钻沿导针徐徐钻入。当钻到反应性新生骨区时,可感到骨质坚硬,不易钻透。通过该层后较省力,但应密切监视钻头位置,切勿钻破股骨头软骨面。至软骨面下3~4mm时,轻轻摇晃环钻及导针并退出环钻内嵌有一柱状骨芯,将其取出送病理检查。取出骨芯后经隧道用长柄刮匙将股骨软骨下骨深面病变组织刮除。经透视病变清除满意后,可在同侧髂骨取骨,并将骨块剪成小条及碎块。用一带栓的套管,经股骨颈之隧道将骨块送至股骨头,充填坚实,并用细锤骨棒将骨质锤入,冲洗并缝合切口。

### 2.手术后处理

这一手术创伤小,失血少,术后当天或次日患者即感到髋关节疼痛较术前减轻或消失。术后患者尽早开始用下肢持续被动练习器练习髋关节活动。患者离床活动应扶双拐。术侧避免持重至少1年。

### (三)多条血管束及骨松质植入术

国内学者报告采用股骨头缺血坏死区病灶清除,用自体髂骨骨松质充填坏死区,使塌陷的股骨头复形,并用旋股外侧动静脉的三个分支组成的多条血管束,经"V"形或单骨隧道植入股骨头的方法,治疗成人股骨头缺血性坏死。经3年以上随诊者,其优良率为83%。有学者认为这一手术措施可达到三个目的。

(1)重建或增加股骨头血供。

(2)降低骨内压。

(3)改善静脉回流,从而实现其疗效。

### (四)经粗隆旋转截骨术

由于一些保留髋关节的手术在股骨头缺血坏死的治疗中,疗效不够满意。近年来逐渐引起人们注意。股骨头缺血性坏死的病变,常位于股骨头的前上部,而股骨头的后部常常仍保留有完整的外形、正常的软骨面及带有血液供给的软骨下骨。经粗隆旋转截骨术是在粗隆间嵴稍远侧,垂直于股骨颈纵轴做截骨,并使股骨头沿股骨颈纵轴向前旋转,从而使股骨头的坏死区离开持重区,股骨头后方正常软骨转到持重区并承受关节持重力。

反之,如果坏死病灶集中于股骨头后方,则股骨头向后方旋转。截骨断端用长螺钉或加压钢板固定牢靠。经粗隆旋转截骨术,可用于治疗持发性或可的松引起的股骨头缺血坏死、股骨头骨骺滑移及骨关节炎等,这一手术对于股骨头缺血性坏死可以起到减轻疼痛、增加关节间隙、防止进一步塌陷及脱位等作用,但其只适用于不太严重的病例。经改进虽然简化了手术操作,但是仍有术中及术后的并发症,一些患者在以后仍需改做其他手术。因此,在开展这一手术应根据所具备的条件慎重考虑。

### (五)髋关节融合术

选用髋关节融合术治疗股骨头缺血性坏死应非常慎重。因为融合术后发生不愈合或延迟愈合机会较多,常需要再次手术,非创伤性股骨头缺血性坏死常是双髋均有病变,全身疾患所致股骨头缺血性坏死双侧者可达 60%。对于双侧髋关节病变者,至少要保留一侧髋关节的活动。

在病变发展过程中,难以决定哪侧融合更适合。现代生活中由于交通工具的发达,人们很少需要走很长的路,特别是对身高 175cm 以上的患者,做髋关节融合术后乘坐轿车非常不方便,故经常拒绝这种手术。如髋关节融合手术成功,则可解除髋关节疼痛,髋关节稳定,适于长时间站立或经常走动的工作。因此,对于不宜做其他手术的患者可选用髋关节融合术。

### (六)人工关节置换术

#### 1.人工股骨头置换术

人工股骨头置换术适用于病期较短、股骨头已有塌陷,但髋臼尚未发生继发性骨关节炎者。术后效果满意者多,但真正属"优"者少。部分患者术后由于病情发展,或出现人工关节并发症(如松动)而改做其他手术。

#### 2.全髋关节置换术

多数Ⅲ、Ⅳ期患者由于髋关节疼痛严重,活动明显受限,股骨头严重塌陷、脱位,继发髋关节骨关节炎,不适宜做截骨术者,可采用全髋关节置换术。由于全髋关节置换后髋关节疼痛立即消失,髋关节可获得 90°左右屈曲、30°左右外展,因而近期疗效满意。同时也适于治疗双髋均有病变者。近年来,由于全髋关节的进展,出现了骨水泥固定与无骨水泥固定的人工关节,对于股骨头缺血性坏死患者采用何种类型人工关节,加以选择。然而,全髋关节置换术后有许多重要并发症,长期疗效尚待进一步观察。

#### 3.双杯全髋关节置换

双杯关节置换是一种表面型人工关节。理论上具有切除骨质少,保留了股骨头颈,更符合髋关节生理状态等优点。但实践证明:手术中对股骨头的血液供给干扰大,术中常发现整个股骨头没有血运。将头杯放置在没有血液供应的股骨头上,成为术后出现某些并发症的根源。临床常见在术后 2 年左右出现头杯松动,股骨头、颈折断等并发症导致失败。对股骨头缺血性坏死选用双杯全髋关节置换术,应慎之又慎。

# 第十一节　骨盆骨折

## 一、骨盆的生物力学

骨盆为一个纯环形结构。很明显,如果环在一处骨折并且有移位,在环的另一侧肯定存在骨折或脱位。前方骨盆骨折可以是耻骨联合和单侧或双侧耻骨支骨折。

### (一)骨盆的稳定

骨盆的稳定可以被定义为在生理条件下的力作用于骨盆上而无明显的移位。很明显,骨盆的稳定不仅依赖于骨结构,而且也依赖于坚强的韧带结构将 3 块骨盆骨连接在一起,即 2 块无名骨、1 块骶骨。如果切除这些韧带结构,骨盆会分为 3 部分。

骨盆环的稳定依赖于后骶髂负重复合的完整。后部主要的韧带是骶髂韧带、骶结节韧带和骶棘韧带。

骶结节韧带和骶棘韧带复杂的骶髂后韧带复合是非常巧妙的生物力学结构,它可承受从脊柱到下肢的负重力的传导。韧带在骨盆后部稳定中扮演了重要的角色,因为骶骨在拱形中并不形成拱顶石的形状,它的形状恰恰相反。因此,骶髂后骨间韧带为人体中最坚固的韧带以维持骶骨在骨盆环中的正常位置。同样,髂腰韧带连接 $L_5$ 的横突到髂棘和骶髂骨间韧带的纤维横形交织在一起,进一步加强了悬吊机制。骶髂后复合韧带如同一个吊桥的绳索稳定骶骨。

粗大的骶棘韧带从骶骨的外缘横形止于坐骨棘,控制骨盆环的外旋。骶结节韧带大部分起于骶髂后复合到骶棘韧带和延伸至坐骨结节。这个粗大韧带在垂直面走行,控制作用于半骨盆的垂直剪力。因此,骶棘韧带和骶结节韧带相互成 90°,很好地控制了作用于骨盆上的 2 种主要外力,即外旋外力和垂直外力,并以此种方式加强骶髂后韧带。

骶髂前韧带扁平、粗大,虽然没有骶髂后韧带强大,但可控制骨盆环外旋与剪力。

### (二)致伤外力作用在骨盆上的类型

作用在骨盆上的大部分暴力如下。

(1)外旋。

(2)内旋(侧方挤压)。

(3)在垂直水平上的剪力。

外旋暴力常常由于暴力直接作用在髂后上棘致单髋或双髋强力外旋造成,并引起"开书型"损伤,即耻骨联合分离。如外力进一步延伸,骶棘韧带与骶髂关节前韧带可以损伤。

内旋外力或外侧挤压力可由暴力直接作用在髂嵴上而产生,常常造成半骨盆向上旋转或所谓"桶柄"骨折,或外力通过股骨头,产生同侧损伤。

在垂直平面上的剪力通过后骶髂复合骨小梁,而侧方挤压力引起松质骨嵌压,通常韧带结构保持完整,此种情况在侧方挤压型骨折中由于注重耻骨支的骨折,较易使骶骨压缩性骨折漏诊。剪式应力可造成骨的明显移位和广泛软组织结构移位。这个力持续作用于骨盆,超出了软组织的屈服强度,可产生前后移位的骨盆环不稳定。

## 二、骨盆骨折分类

骨盆骨折可分为 3 种类型:稳定型、不稳定型和其他型。其他型又分为复杂类型骨折、合并髋臼骨折以及前弓完整的骶髂关节脱位。

不稳定的定义为骶髂关节和耻骨联合的活动超出了生理的活动范围,即后骶髂复合由于骨和韧带的移位所造成的不稳定。不稳定损伤有 2 种:其一为外旋外力造成的开书型或前后挤压型损伤;其二为内旋外力造成的侧方挤压型损伤。应牢记外旋外力造成的开书型损伤在外旋位是不稳定的,而侧方挤压型损伤在内旋时是不稳定的。但两者在垂直平面上是稳定的,除非存在剪式应力将后侧韧带结构撕裂。同样,任何超过软组织屈服强度的外力都会造成骨盆的不稳定。

Tile 骨盆骨折分型如下。

### (一)骨盆环稳定型骨折

此种骨折多为低能量骨折。例如髂前上棘和坐骨结节撕脱骨折,因骨盆环完整,称为骨盆环稳定型骨折。

### (二)骨盆环部分稳定型骨折

1.开书型骨折(前后挤压型骨折)

外旋外力作用于骨盆造成耻骨联合分离,但是前部损伤亦可使耻骨联合附近的撕脱骨折或者通过耻骨支的骨折。它们分为以下 3 个阶段。

第一阶段:耻骨联合分离<2.5cm,可保持骨盆环的稳定。这种情况与妇女生产时不同,骶棘韧带和骶髂前韧带完整。因此,CT 扫描无骶髂关节前侧张开。

第二阶段:外旋外力到达极限,后部髂骨棘顶在骶骨上。在这种特殊情况下,骶棘韧带和骶髂前韧带断裂,骶髂后韧带完整。因此,外旋时此种损伤是不稳定的,但只要外力不持续下去而不超过骶髂后韧带的屈服强度,通过内旋可使稳定性恢复。要充分认识到持续的外旋外力超过骶髂后韧带的屈服强度可导致完全的半骨盆分离。这不再是开书型损伤而是最不稳定的骨折。

第三阶段:耻骨联合分离并波及骨盆内软组织损伤,例如阴道、尿道、膀胱和直肠。

2.侧方挤压骨折

根据损伤位置的前和后,侧方挤压损伤有几种类型。前或后部损伤可以在同侧(Ⅰ型),或者对侧,产生所谓"桶柄"型损伤(Ⅱ型)。"桶柄"型损伤有 2 种类型:①前后相对的损伤或②四柱或骑跨骨折,即双耻坐骨支均骨折。

(1)Ⅰ型:同侧损伤。

1)双支骨折:内旋暴力作用在髂骨或直接外力撞击大转子可造成典型的半骨盆外侧挤压或内旋骨折。上下支均骨折在骶髂关节前可造成挤压,通常骶骨后部韧带结构完整。在暴力的作用下,整个半骨盆可挤压到对侧,造成骨盆内膀胱和血管撕裂。组织的回弹可使检查者误诊,因为在 X 线上骨折无明显移位。

2)耻骨联合交锁:这种少见的损伤是同侧侧方挤压类型的一种形式。当半骨盆内旋时,耻骨联合分离和交锁,使复位极为困难。

3)不典型类型:在年轻妇女中常常可见到不典型的外侧挤压型损伤。当半骨盆向内移动发生耻骨联合分离和耻骨支骨折,常常波及髋臼前柱的近端。暴力继续使半骨盆内旋,耻骨上支可向下内移位进入会阴。此种损伤实际上是骨盆的开放性损伤,临床上极易漏诊。

(2)Ⅱ型:桶柄型损伤。桶柄型损伤通常由直接暴力作用在骨盆上造成。前部骨折后常常伴对侧后部损伤或全部前侧四支骨折,亦可存在耻骨联合分离伴两支骨折。这种损伤有其特殊的特征,患侧半骨盆向前上旋转,如同桶柄一样。因此,即使后部结构相对完整,患者会存在双腿长度的差异。通常后侧结构嵌插,在查体时很易察觉畸形。在复位这种骨折时需要纠正旋转而不是单纯在垂直面上的牵引。

随着持续内旋,后侧结构受损,产生某些不稳定。但前方的骶髂嵌插通常很稳定,使复位极为困难。

3.完全不稳定型骨折

不稳定型骨折意味着骨盆床的断裂,其中包括后侧结构以及骶棘韧带和骶结节韧带。此种损伤可为单侧,波及一侧后骶髂复合或可为双侧都受累。X 线显示 $L_5$ 椎体横突撕脱骨折或骶棘韧带附丽点撕脱骨折。CT可进一步证实这种损伤。为明确诊断,建议所有病例都应用CT检查。

Dennis按骶骨骨折分布的解剖区域进行如下分类。

Ⅰ区:从骶骨翼外侧到骶骨孔,骨折不波及骶孔或骶骨体。

Ⅱ区:骨折波及骶孔,可从骶骨翼延伸到骶孔。

Ⅲ区:骨折波及骶骨中央体部,可为垂直、斜形、横形等任何类型,全部类型均波及骶骨体及骶管。

此种分类对合并神经损伤的骶骨骨折很有意义。据 Pohleman 报告,DennisⅢ区骶骨骨折与 Tile-C 型骨盆环损伤其神经损伤发病率最高。

## 三、临床表现

骨盆环损伤的物理检查是非常重要的,无论是在急诊室或手术室,其基本判断是相同的。视诊可了解出血的情况,例如腹股沟和臀部的挫伤及肿胀说明存在非常严重的损伤,其下方有出血。阴囊出血常伴前环的损伤。骨盆的触诊可揭示较大的出血或骨折脱位区域的损伤。骨盆骨折的潜行剥脱,Morel-Lavallee 损伤(大转子部软组织损伤)在损伤初期并不明确,但随时间延长可变明显。骨盆前环损伤要高度怀疑尿道损伤。

在潜在骨盆环损伤患者的初诊,首先要证实潜在的不稳定和畸形。诊断骨性的稳定要用双手按两侧髂棘给予内旋、外旋、向上及向下的应力,任何超量的活动均视为异常。患者清醒时由于疼痛检查时非常困难,最好在麻醉下或镇静剂下检查。一旦检查证实骨盆环存在不稳定,禁忌重复检查,因为反复检查可造成进一步出血。存在半骨盆不稳定而有活动性出血的患者,需尽快手术使其达到稳定,对清醒患者耻骨联合与骶髂关节的触诊可证实其真实损伤。同时还要检查畸形情况,包括肢体的长度差异和双侧髋关节旋转不对称。

不要漏诊开放的骨盆骨折。重视会阴及直肠部的软组织检查以及骨盆后部的软组织缺损。对不稳定型损伤推荐使用肛镜,对妇女有移位的前环损伤有必要使用阴道镜检查。骨盆的开放骨折有很高的致残率和病死率,早期积极治疗,即刻清创,稳定骨盆及开腹探查是治疗的基本原则。

APC-Ⅲ型损伤、垂直剪力、LC-Ⅲ型损伤为高能量损伤,常伴有其他脏器的损伤,75%的患者存在潜在出血,腹部损伤发生率达 25%,腰丛损伤达 8%~10%,并且 60%~80%的患者合并其他骨折。因此对这些骨折要给予充分的重视。

波及骨盆带结构的骨折通常由交通事故或高处坠落伤所致。尽管这些损伤较少见,但其致残率和病死率很高。由于骨盆骨折的临床体征不明显,所以 X 线诊断相当重要。X 线诊断包括平片和CT,其他辅助技术如血管造影、膀胱造影、骨扫描及 MRI 等可用于判断伴随的软组织损伤及骨盆内器官的损伤。

作为全面了解骨盆损伤的正位 X 线片在急诊复苏时常用。然而单独依靠正位 X 线片可造成错误判断,因为骨盆的前后移位不能从正位 X 线片上识别。一个重要的解剖特点是在仰卧位骨盆与身体纵轴成 40°~60°角倾斜。因此骨盆的正位片对骨盆缘来讲实际上是斜位。为了多方位了解骨盆的移位情况 Pennal 建议采用入口位及出口位 X 线片。

骨盆骨折标准的 X 线评估包括:正位、入口位、出口位、Judet 位和轴向CT。

**(一)正位**

正位的解剖标志为:耻骨联合、耻坐骨支、髂前上、下棘、髂骨嵴、骶骨棘、$S_1$ 关节、骶骨岬、骶前孔及 $L_5$ 横突。前弓主要诊断耻坐骨支骨折,耻骨联合分离或两者并存。后弓则存在骶骨骨折,髂骨骨折及骶髂关节脱位,其骨折移位的程度可作为判断骨折稳定与否的指标。其他骨折不稳定的情况也应注意,如 $L_5$ 横突骨折常伴有骨盆垂直不稳定。如存在移位的坐骨棘撕脱骨折,说明骶棘韧带将其撕脱,骨盆存在旋转不稳定。正位相可评价双侧肢体长度是否一致,这可通过测量骶骨纵轴的垂线至股骨头的距离来判断。除此之外,亦可见骨盆的其他骨性标志,如髂耻线、髂坐线、泪滴、髋臼顶及髋臼前后缘。

**(二)出口位**

患者仰卧位,X 线球管从足侧指向耻骨联合并与垂线成 40°角。这种投射有助于显示骨盆在水平面的上移,也可观察矢状面的旋转。此位置可判断后半骨盆环无移位时存在前半骨盆环向上移位的情况。出口位是真正的骶骨正位,骶骨孔在此位置为一个完整的圆,如存在骶骨孔骨折则可清楚地看到。通过骶骨的横形骨折,$L_5$ 横突撕脱骨折及骶骨外缘的撕脱骨折亦可在此位置观察到。

球管向头侧倾斜 45°,可很好显示闭孔、骶孔、$L_5$ 横突等骨性结构。

**(三)入口位**

患者仰卧位,X 线球管从头侧指向骨盆部并与垂直线成 40°角。为了充分了解入口位,认识 $S_1$ 前方的骶骨岬(即隆起)非常重要。在真正的入口位,X 线束与 $S_2$、$S_3$ 的骶骨体前方在同一条线上。在此条线上 $S_2$、$S_3$ 的前侧皮质重叠,在骶骨体的前方形成一条单独的线,此线在骶骨岬后方几毫米代表骶髂螺钉的最前限。

入口位显示骨盆的前后移位优于其他投射位置。近来研究表明,后骨盆环的最大移位总是出现在入口位中。外侧挤压型损伤造成的髂骨翼内旋,前后挤压造成的髂骨翼外旋以及剪式损伤都可以在入口位中显示。同时入口位对判断骶骨压缩骨折或骶骨翼骨折也有帮助。沿着骶骨翼交叉线细致观察并与对侧比较,可发现骶骨的挤压伤及坐骨棘撕脱骨折。

球管向足侧倾斜 45°,可很好显示骶髂关节、坐骨棘耻骨支耻骨联合等骨性结构。

**(四)骨盆骨折的 CT 检查**

CT 可增加诊断价值。例如 CT 诊断后侧骨间韧带结构非常准确,这对于判断骨盆是否稳定非常有意义。CT 对判断旋转畸形和半骨盆的平移也很重要。例如骶骨分离、骶孔骨折及 $L_5$~$S_1$ 区域损伤等只有在轴位 CT 上才能发现。骶髂关节前后皆分离的损伤可通过平片证实,但对于开书型骨折骶髂关节前方损伤而后方完整的情况,只能通过 CT 来诊断。CT 检查亦可诊断伴随的髋臼骨折,如耻骨支骨折可影响髋臼下面的完整性。最后,CT 检查对于识别骶骨翼骨折及嵌插骨折也有非常重要的意义。

### 四、骨盆骨折的治疗

对多发创伤患者的总体评估的详细讨论不在本节的讨论范围之内。由于多发创伤合并骨盆骨折患者的病死率大约为 $10\%$~$25\%$,故而对之的治疗对于骨科医生来说具有很大挑战性的说法是不为过的。

由此,对多发创伤患者制订治疗计划必要性的强调从来不会有过度的时候。患者从损伤初始直到骨折固定的治疗必须始终在适当的监护病房中进行。系统治疗的计划的执行应在复苏抢救的同时而不是序列进行。

在基本内容里涉及气道、出血和中枢神经系统的问题应优先得到处理。迅速的复苏抢救应同时针对保持气道通畅和纠正休克。在骨盆创伤中，休克会因后腹膜动静脉出血而难以纠正。

基本复苏处理之后的进一步处理包括对气道、出血、中枢神经系统、消化系统、内分泌系统以及骨折的进一步检查。

（一）急救

由于后腹膜出血和骨盆后出血是骨盆创伤的主要并发症，我们将把讨论重点放在这个问题上。

伴发此并发症的患者需要大量液体输注。休克的早期处理应包括抗休克充气衣（PSAG）。PSAG 的优点大于缺点，唯一较显著的缺点是无法进行腹部操作。充气衣不能立即放气。在逐步放气的同时应仔细监测血压。收缩压下降＞10mmHg 以上是进一步放气的禁忌证。其他重要指示包括充气时先充腿部后充腹部而放气时顺序相反。

骨折固定属急诊复苏期处理范畴之内。越来越多的证据表明应用简单的前方外固定架即可实现其他介入性疗法很少达到的减少骨盆后静脉出血及骨质出血的作用。因此应早期进行骨盆骨折的固定。目前有一种可在急诊室应用的，不论是否进行骨盆直接固定的骨盆钳。希望此器械能通过使骨盆恢复正常容积从而发挥骨性骨盆的压塞效应以帮助停止静脉出血来减低病死率。对于骨盆骨折早期固定的详细方法将在下面讨论。

Tile 发现对此类患者的治疗方法中骨盆血管栓塞的价值很小。在他的创伤中心只限于出血主要来源于诸如闭孔动脉或臀上动脉等小口径动脉的患者应用此方法。此方法对于那些存在髂内血管系统中主要血管大量出血的血流动力学不稳定的患者无甚价值，因为血管栓塞并不能控制此种类型的出血并且患者可能在施行过程中死亡。同样，它对静脉性及骨性出血亦无价值。

当患者在应用上述措施如输液，抗休克充气衣和早期骨盆骨折固定后休克得以很好的控制，但当输液量减少时又重新回到休克状态时应考虑小口径动脉出血的可能。在这种情况下，当患者达到血流动力学稳定后将患者转移至血管中心进行动脉造影，若发现小口径动脉存在破裂则用栓塞材料栓塞。

直接手术方法控制出血一般很少应用并且常不成功。手术的主要适应证是开放骨盆骨折合并主要血管损伤而导致低血容量休克的极危重患者。

开放骨盆骨折的病死率很高，但是开放骨盆骨折的类型，是后侧还是外侧对于预后的判断十分重要。由此开放骨盆骨折并不能如此笼统地放在一起讨论。必须看到一些骨盆骨折实际上相当于创伤性半骨盆切除，并且在极少数情况下完成此半骨盆切除可能挽救生命。

若患者处于重度休克状态（即血压低于 60mmHg 并对输液无反应），我们必须采取紧急措施以节省时间。若排除了胸腔、腹腔出血则应怀疑后腹膜出血。腹腔镜探查及镜下主动脉结扎可为进行正确方法的止血和血管修复争取时间。

## (二)临时固定

临时固定只用于潜在增加骨盆容积的骨折,即宽开书型损伤或不稳定型骨盆骨折。对于占骨盆骨折总数 60% 的 LC 型损伤则很少需要临时固定。

可在急诊室应用骨盆钳(Ganz 钳)以解决无法立即应用外固定架的问题。否则必须急诊应用前方外固定架以获取临时固定。应用前方外固定架可减少骨盆容积从而减少了静脉性和骨性出血。另一个优点是显著缓解疼痛并能使患者处于直立位而保持良好的肺部通气。鉴于这些患者的一般状况极差,简单的外固定架构型即足够经皮在每侧髂骨内置入 2 根互相成 45°的外固定针,1 根置于髂前上棘另 1 根置于髂结节内,在前方以直角四边形构型连接。

生物力学研究表明应用简单构型外固定架即可对开书型骨折提供可靠的稳定性。但是对于不稳定型骨盆骨折,若要使患者能够行走则不论应用多么复杂的外固定架也不能完全地固定骨盆环。复杂的外固定架需要对髂前下棘做过多的解剖显露,而这与急诊期处理原则相抵触。它们在生物力学上有一些优点,但不足以抵消由于手术操作而带来的风险而不值一用。

## (三)最终固定

对肌肉骨骼损伤的最终固定依靠对骨折构型的准确诊断。对于稳定的和无移位或微小移位的骨盆骨折,不论骨折类型如何只需对症治疗。此型损伤患者可短期内恢复行走功能,骨盆骨折的影响可以忽略。但有移位的骨盆骨折则需要仔细检查和考虑,如下述。

1.稳定型骨折

(1)开书型(前后挤压型)骨折。

Ⅰ型:开书型骨折Ⅰ型中耻骨联合增宽<2.5cm 时不需特殊治疗。一般此型损伤患者无后方破坏并且骶棘韧带保持完整。因此这种情况与怀孕时耻骨联合所发生的变化相似。在诸如卧床休息等对症治疗后骨折常能彻底愈合并且极少残留任何症状。

Ⅱ型:当耻骨联合增宽>2.5cm 时,医生面临以下几种选择。

外固定:如上文所述我们推荐应用简单的前方外固定架固定骨盆。保持外固定针 6~8 周;然后松开外固定架摄骨盆应力相以判断耻骨联合是否愈合及其稳定性。若已完全愈合则在此阶段去除外固定针。若未愈合则再应用外固定架固定 4 周。若不合并垂向移位则患者可很快恢复行走。

可通过在侧卧位或仰卧位时令双下肢充分内旋以达到复位。

内固定:若患者合并内脏损伤而需进行经正中旁或 Pfannenstiel 切口(耻骨上腹部横形半月状切口)行手术时,应用 4.5mm 钢板即可维持稳定性。这一步骤需在结束腹部手术后关腹之前进行。在这种情况下,应用被推荐用于在不稳定骨折中固定耻骨联合的双钢板并非必须,因为开书型损伤存在与生俱来的稳定性。

髋人字石膏或骨盆吊带:开书型损伤患者亦可通过应用双腿内旋状态下的髋人字石膏或骨盆吊带来治疗。这 2 种方法较适用于儿童及青少年,Tile 主张应用外固定架作为最终治疗方法来治疗此型骨折。

(2)外侧挤压型骨折(LC 型骨折):外侧挤压型骨折一般较为稳定,故一般不需手术切开固定,而只应用于需要纠正复位不佳或纠正下肢不等长的情况。由于此型损伤常导致后方结构的压缩以及一个相对稳定的骨盆,只有在患者的临床情况允许的情况下才能进行去压缩和复位。这会因患者的年龄,总体情况,半骨盆旋转的程度以及下肢长度变化的多少的不同而各不相同。对于年轻患者,下肢长度不等>2.5cm 可作为外侧挤压型损伤复位的适应证。这尤其适用于桶柄状损伤。但是我们必须再次强调大部分外侧挤压型损伤可通过单纯卧床治疗而不需任何外固定或内固定治疗。

如果由于上述原因而需要复位,则可通过用手或借助置入半骨盆内的外固定针使半骨盆外旋来完成。通过安装在连接杆上的把手施与外旋外力,可使桶柄状骨折通过向外侧和后方的去旋转而使后方结构去压缩,从而使骨折得以复位。在一些情况下无法获得满意复位,医生必须决定是否需要选择切开复位这个唯一可选择的手段。

如果在外固定针的帮助下获得复位,则应该在复位后应用一个简单的直方形前方外固定架来维持半骨盆的外旋位置。

内固定方法极少用于治疗外侧挤压型损伤,但在骨折突入会阴部(尤其见于女性)的非典型类型的情况下除外。在此特殊情况下,应用一个小的 Pfannenstiel 切口即可实现上耻骨支的去旋转,并能通过应用带螺纹针而达到充分的固定。在稳定型损伤中此针可于 6 周后拔除。

注意:外侧挤压型和垂向剪式不稳定损伤是应用骨盆吊带的禁忌证,因为它会导致进一步的骨折移位。

2.不稳定型骨折

应用简单的前方外固定架作为治疗不稳定剪式骨折的最终固定方法是不够的,因为这会在试图使患者行走时导致再次移位。因此有 2 种选择摆在医生面前:一是附加股骨髁上牵引;二是内固定。

(1)骨牵引加外固定:单纯的不稳定型剪式损伤可通过应用前方外固定架固定骨盆并附加股骨髁上牵引的方法而得到安全而充分的治疗。通过临床回顾调查发现,对患者特别是那些存在骶骨骨折,骶髂关节骨折脱位或髂骨骨折的患者应用此方法治疗得到了满意的长期随访结果。即使发生骨折再移位也是很微小并常无临床意义。由于对后方骨盆结构采用内固定的治疗方法会导致很多并发症,所以对于骨科医生处理骨盆创伤特别是单纯骨盆创伤应用此方法要比设计错误的切开复位手术方法安全得多。

牵引必须维持 8~12 周并应用前后位平片和入口相以及必要时的 CT 扫描来监测患者骨折情况。过去主要的问题是过早的活动,这类患者需要更长时间的卧床以获得坚固的骨性愈合。

(2)切开复位内固定:实际上在 1980 年以前没有对骨盆骨折尤其是后方骶髂结构应用内固定方面的报道,并且除了零星的个例报道外几乎没有有关这方面的论著。曾有应用钢板和钢丝固定前耻骨联合的报道,但对后方结构的处理方面的报道几乎没有。过去的十几年中骨盆骨折切开复位内固定的方法风行一时,因此我们必须检查其是否合理。从自然病史来看占病例总数 60%~65% 的稳定型骨折几乎没有应用内固定治疗的适应证。对于不稳定型骨折,很多患者可通过外固定和牵引的方法得到安全而充分的治疗。

由此可见,骨盆后方内固定的方法不应如此频繁应用,而只在显示出明显适应证的病例中应用。从另一角度看,骨盆骨折多为高能量损伤,除四肢多发伤外往往合并内脏损伤。在急诊病情不稳定的情况下很难完成内固定手术,而病情稳定后因时间过长或腹部造瘘管的污染又很难实施二期手术。因此,骨盆骨折的内固定的前提是必须具备高素质、高水平的急救队伍。

骨盆骨折内固定治疗的优点有:①解剖复位与坚固固定可维持良好的骨盆环稳定性,从而使多发创伤患者的无痛护理更容易进行;②现代内固定技术(尤其是加压技术)应用于骨盆大面积松质骨面上可帮助防止畸形愈合和不愈合。

骨盆骨折内固定治疗的缺点包括:①压塞作用丧失和大出血可能。骨盆创伤常伤及臀上动脉(其也可能在手术探查时再次损伤),但由于动脉内血凝块形成而未被发现。由于此类患者需大量输血,因此术后第5天至第10天时会出现凝血机制缺陷。术中探查骨折时若再次伤及此动脉,到时会导致大出血。②急性创伤期采用后侧切口常导致不能接受的皮肤坏死高发生率。尽管未采取后侧切口,亦在很多严重的垂向剪式不稳定损伤患者中发现皮肤坏死。由于手术中将臀大肌由其附着点上剥离,从而破坏了皮肤下方筋膜等营养皮肤的组织。尽管采取精细的手术操作,供给患者充足的营养以及术前抗生素应用,皮肤坏死的发生率仍很高。③神经损伤:固定骶髂关节的螺钉可能误入骶孔造成神经损伤。因此后方跨越骶髂关节的螺钉的置入一定要十分精确以防止此类并发症的出现。

1)前方内固定适应证:

a.耻骨联合分离:如果一个合并耻骨联合损伤的患者先由普外,泌尿科或创伤科医生进行了腹腔镜手术或膀胱探查术,此时应用钢板固定已复位的耻骨联合将大大简化处理过程。对于稳定型的开书型骨折,在耻骨联合上方平面应用短2孔或4孔钢板固定即可获得稳定。如果耻骨联合损伤是不稳定骨盆骨折的一个组成部分,应用双钢板固定以避免垂向与矢状面上移位的方法是可取的。当其与外固定架固定结合则可保持骨折的稳定性。但是在有粪便污染或有耻骨联合上管(suprapubic tube)置入的情况下不宜应用钢板固定,此时采取外固定。

b.会阴区的有移位骨折:对于在外侧挤压型损伤的非典型类型中那些上耻骨支旋转经耻骨联合进入会阴区的损伤,经一个局限的Pfannenstiel切口进入将骨折块去旋转复位并用带螺纹固定针固定骨折直至骨折愈合。也可采用长3.5mm系列螺钉从耻骨结节逆行向前柱方向固定,但操作要在透视下进行,以免螺钉进入关节。

c.合并前柱的髋臼骨折:如果合并髋臼前柱骨折或横形骨折合并耻骨联合破坏,骶髂关节脱位或髂骨骨折,则可采取髂腹股沟入路以固定骨折的各个组成部分。

2)后方骨折内固定适应证:

a.后骶髂结构复位不良:有时对后方骶髂结构(尤其是单纯骶髂关节脱位的病例)的闭合复位不能达到满意而常会导致后期慢性骶髂关节疼痛。但是其中有些病例是由于骨折特点而无法闭合复位,因此需要切开复位。

b.多发创伤:现代外科治疗要求对多发创伤患者的护理在直立体位进行以便改善肺部通气。如果骨盆骨折的不稳定性使之无法满足此要求,切开复位可作为创伤后处理的辅助治疗手段。由于应用前方外固定架固定骨盆可以在最初的几天满足直立体位护理的要求,此适应证应为相对性而并非绝对性。

c.开放的后方骨盆骨折:对于那些后骶髂结构破坏并且后方皮肤由内向外撕裂的少见损伤类型,适用于其他开放性骨折的处理方法亦在此适用。对于已存在开放伤口的损伤,医生应选择时机按本节后面所描述的方法固定后方结构。有时根据情况可开放伤口等待二期闭合。

但是如果伤口位于会阴区,则是所有类型内固定的禁忌证。必须仔细检查直肠和阴道有无皮肤裂伤以排除潜在的开放骨盆骨折。涉及会阴区的开放骨盆骨折是非常危险的损伤并且病死率很高。开放骨盆骨折的治疗应包括彻底仔细的清创以及开放伤口换药。骨折应首先应用外固定架固定。实施结肠造瘘、膀胱造口以进行肠道、膀胱分流亦是基本的治疗方法。

d.骨盆骨折合并后柱的髋臼骨折:切开复位固定骨盆后方结构及髋臼对于一部分骨盆骨折合并横形或后方髋臼骨折的病例来说是适应证。这要求谨慎的决定和周密的术前计划。只有在骨盆骨折复位后才能将髋臼骨折解剖复位。

e.手术时机:一般来讲应等待患者的一般情况改善后,即伤后第 5 天与第 7 天之间予行骨盆切开复位。在这个初始阶段应用外固定架来维持骨盆的相对稳定性。例外的情况是已经进行了腹腔镜或膀胱探查术而显露了耻骨联合;此时应进行一期内固定。另外,在骨盆骨折合并股动脉损伤需要进行修补的少见病例,骨科医生应与血管科医生协作仔细商讨切口的选择使之能在修补血管的同时亦能进行前方耻骨支的固定。正如上文所提及的,后方的开放骨盆骨折可能是切开复位内固定的一个不常见的适应证。

f.抗生素应用:对这些手术患者因手术较大常规术前预防性应用抗生素是必要的。一般在术前静脉注射头孢菌素并持续 48 小时或根据需要持续更长时间。

(3)内固定物的应用:

1)钢板:由于普通钢板很难被预弯成满足骨折固定所需的各个方向上的形态,我们推荐 3.5mm 和 4.5mm 的重建钢板进行骨盆骨折固定。这种钢板可在 2 个平面上塑型并且是最常用的。一般对大多数女性和体格较小的男性应用 3.5mm 钢板而对体格较大的男性应用 4.5mm钢板。对于前柱骨折可应用预定形重建钢板。

2)螺钉:与 2 种型号的标准拉力螺钉(4.0mm 和 6.5mm)一样,3.5mm 和 6.5mm 全螺纹松质骨螺钉亦是骨盆骨折固定系统的基本组成部分。骨折固定过程中还需要超过 120mm 的特长螺钉。

3)器械:手术中最困难的部分就是骨盆骨折块的复位,因此需要特殊的骨盆固定钳。这些包括骨折复位巾钳和作用于两螺钉间的骨折复位巾钳。还有一些其他特殊类型的骨盆复位巾钳,可弯曲电钻和丝攻以及万向螺丝刀在骨盆骨折切开复位内固定手术中也是必需的。这些器械扩大了操作范围,尤其方便了对肥胖患者的耻骨联合作前方固定时的操作。需要强调的是如果没有骨盆骨折内固定的特殊器械,手术必须慎重。

(4)前方骨盆固定:

1)耻骨联合固定:手术入路:如果已进行了经正中线或旁正中线切口的腹部手术,则可简单地通过此切口对耻骨联合进行固定。如果在进行耻骨联合固定手术之前未进行其他手术,采用横形的 Pfannenstiel 切口可得到良好的显露。在急诊病例中腹直肌常被撕脱而很容易分离。医生必须保持在骨骼平面上进行操作以避免损伤膀胱及输尿管。

复位:急诊病例的耻骨联合复位常较容易。应显露闭孔内侧面而后将复位钳插入闭孔内以达到解剖复位。夹紧复位钳时要小心避免将膀胱或输尿管卡在耻骨联合间。

内固定:对于稳定的开书型骨折,在耻骨联合上方平面应用两孔或四孔 3.5mm 或 4.5mm 的重建钢板即可得到良好的稳定性。对此类型损伤不需应用外固定架。

对于耻骨联合损伤合并不稳定型的骨盆损伤我们推荐应用双钢板固定技术。通常用4.5mm的2孔钢板置于耻骨联合上方平面,在靠近耻骨联合两侧用2个6.5mm松质骨螺钉固定耻骨联合。为防止垂向移位的发生,常在耻骨联合前方应用钢板(在女性应用3.5mm重建钢板,在男性应用4.5mm重建钢板)以及相应的螺钉固定会增强稳定性。保持这个前方的张力带,当夹紧复位钳时外旋半骨盆可使原先应用的前方外固定架对后方结构产生加压作用。由此可获得良好的稳定性并使患者能够采取直立体位。

2)耻骨支骨折:尽管存在技术上的可行性,我们不提倡对耻骨支骨折的直接固定。如果骨折位于外侧,固定此骨折常需采用双侧髂腹股沟入路进行分离显露。假如耻骨支骨折合并了后方骨盆损伤我们认为采用后侧入路更为恰当,固定此部位骨折的水平要比前方固定的水平高。因此在这种情况下我们很少进行耻骨支骨折的固定。

(5)后方骨盆固定:后骶髂结构可通过经骶髂关节前方或后方的入路得以显露。目前选择哪种入路仍存在很多争论,但以下几项原则可供参考。第一,采取后方切口的患者在创伤后阶段并发症的发生率很高。在处理的患者中尤其是挤压伤的患者,伤口皮肤坏死的发生率是不能接受的。后方部位的皮肤常处于易损状态下,即使未行手术也可因为下方臀大肌筋膜的撕脱而导致皮肤坏死。因此目前有对骶髂结构进行前方固定的趋势。从前方应用钢板固定可以维持骨盆的稳定性。目前这一更为生理性的入路被越来越多的医生所采用。

因此推荐对于骶髂关节脱位和其他一些骨折脱位采用前侧入路进行内固定,对于一些髂骨骨折和骶骨压缩采用后侧入路进行固定。

(6)前方固定骶髂关节:手术入路:由髂嵴后部至髂前上棘上方作一长切口。显露髂嵴后沿骨膜向后剥离髂肌以显露包括骶骨翼在内的骶髂关节。若要进行进一步的显露,可将切口沿髋关节手术的髂股切口或Smith-Peterson切口扩展。为保护坐骨神经必须清晰地显露坐骨大切迹。

$L_5$神经根由$L_5$和$S_1$之间的椎间孔内穿出并跨越$L_5\sim S_1$间盘到达骶骨翼,与由$S_1$椎间孔穿出的$S_1$神经根汇合。手术过程中易伤及这些神经,因此在应用复位巾钳或骶骨部分所用钢板超过两孔时要特别小心。

由于此部位十分靠近神经因此该手术方法不适于骶骨骨折,而只用于治疗骶髂关节脱位或髂骨骨折。复位可能十分困难,可在纵轴方向上牵引以及用复位巾钳夹住髂前上棘而将髂骨拉向前方的帮助下进行。应在坐骨大切迹处由前方检查复位情况。

应用2孔或3孔4.5mm钢板及6.5mm全螺纹松质骨螺钉固定即可获得良好的稳定性。轻度的钢板过度塑形会对复位有帮助,因为外侧螺钉的紧张有使髂骨向前复位的趋势。在耻骨联合未做内固定时可应用直方形外固定架作为后方结构固定的辅助。关闭伤口并作引流。

如果患者较年轻且骨折固定的稳定性良好,则可采取直立体位但在骨折愈合之前避免负重,大约需6周时间。

(7)后方固定骶髂关节:如前所述,骶髂关节的后侧入路较为安全和直观但易出现诸如伤口皮肤坏死及神经损伤等并发症,因此在操作时应十分小心。其指征包括未复位的骶骨压缩,骶髂关节脱位和骨折脱位。鉴于目前对采用骶髂关节前侧还是后侧入路并无明确的适应证,医生可根据个人喜好做出选择。

手术入路:在髂后上棘外侧跨越臀大肌肌腹作纵向切口。医生在选择切口时应避开骨骼的皮下边缘,尤其是在这个区域。经切口显露髂后上棘及髂嵴区。臀大肌常存在撕脱,沿骨膜下剥离之显露臀上切迹。必须保护经此切迹穿出的坐骨神经。在不稳定型骨折中应用此切口时可用手指经此切迹探查骶骨前部。只有通过此方法才能证实是否获得解剖复位。C形臂机的作用非常重要,尤其对使用跨骶髂关节螺钉时和避免螺钉误入骶孔方面帮助很大。

(8)髂骨骨折:髂骨后部骨折或骶髂关节的骨折脱位适于应用切开复位一期内固定的标准手术操作,即在骨折块间使用拉力螺钉固定后再应用作为中和钢板的 4.5mm 或 3.5mm 的重建钢板固定骨折。通常应用 2 块钢板固定以防止发生移位。

(9)骶髂关节脱位:应用螺钉作跨越骶髂关节的固定可获得可靠的固定。螺钉可单独使用亦可经过充当垫片作用的小钢板使用(尤其适用于老年患者)。应用螺钉固定骨折的操作必须十分精细,否则因误入脊髓腔或 $S_1$ 孔而损伤马尾神经的情况十分常见。此方法应在 C 形臂机 2 平面成像的辅助下进行。

上方的螺钉应置入骶骨翼内并进入 $S_1$ 椎体内。先用 1 根 2mm 克氏针暂时固定并在 C 形臂机下检查复位情况。当需要做跨越骶髂关节的固定时应使用 6.5mm 松质骨拉力螺钉固定。

对于骶髂关节脱位,螺钉长度 40~45mm 即足够。但对于骶骨骨折或骶骨骨折不愈合来说,螺钉长度必须足以跨越骨折线并进入 $S_1$ 椎体。在这种情况下必须应用 60~70mm 的长螺钉,因此螺钉的位置变得至关重要。术者必须将手指跨越髂棘顶部并置于骶骨翼上作为指导,电钻和导针的方向、位置必须在 C 形臂机透视下得以明确。

第 2 枚螺钉在 C 形臂机指导下应在 $S_1$ 孔远端置入。为避免损伤孔内的神经结构,尽管因骨质较薄而致操作极为困难,最后这枚螺钉仍需置于 $S_1$ 孔远端。此孔可通过 C 形臂机下显影或可因后方结构破坏和解剖显露而能直接观察到。常用的方法是近端 2 枚螺钉远端 1 枚螺钉。

(10)骶骨压缩骶骨棒固定:对于急性骶骨压缩需要经后侧入路行切开复位时,应用骶骨棒可获得既安全又充分的固定。由于固定物并不穿越骶骨而不会导致神经结构的损伤。应用 2 根骶骨棒固定后方结构可维持良好的稳定性。附加应用前方外固定架会使固定更充分。

切口的选择如上文所述在髂后上棘的外侧。显露一侧后嵴后在其上钻滑动孔,将带螺纹的骶骨棒穿入直至抵到对侧髂后上棘。利用骶骨棒的尖端插入后嵴直至透过髂嵴外板。安装好垫圈和螺帽后将骶骨棒尾部齐螺帽切断。在远端置入第 2 根骶骨棒。此方法的绝对禁忌证是髂后上棘区域存在骨折。若不存在此损伤,则通过固定可对骶骨压缩产生加压作用而无损伤神经结构的危险。对于需要治疗的骶骨压缩我们推荐应用此方法。

双侧骶髂关节损伤:对于双侧骶髂关节损伤不能应用骶骨棒固定,除非用螺钉固定至少一侧骶髂关节以防止后方移位的发生。

**(四)术后处理与康复**

术后处理完全依骨质情况和骨折固定情况而定。假如骨质良好并且骨折固定稳定,在双拐帮助下行走是可能的。但是从大多数病例来看,术后一定时期的牵引是明智的并且能防止晚期骨折移位的发生。

骨折不愈合与畸形愈合骨盆骨折不愈合并不罕见,发生率约为 3%,因此对这一难题运用上述方法来处理可能是有效的。医生在治疗骨折不愈合之前尤其是那些骨折复位不良的患者,应熟悉上述所有方法。处理这些复杂的问题需要因人而异,而且应认真制订术前方案。纠正垂向移位可能需要行后方髂骨截骨术。若所需矫正的畸形很大(超过 2.5cm),可分步进行。第一步治疗包括清理不愈合的骨折端及前方或后方的矫正性截骨。而后予患者重量为 14～18kg 的股骨髁上牵引。在患者清醒的状态下运用放射学方法监测矫正进程。在清醒状态下亦检查有无坐骨神经的问题。在第一次手术后的 2～3 周行第二次手术固定骨盆。

Matta 采用一次手术三阶段方法治疗骨折畸形愈合。首先仰卧位松解骨盆前环的耻骨联合,然后俯卧位使骶髂关节复位固定之,再使患者仰卧位固定耻骨联合,达到较好的效果。

骨盆骨折是一种病死率很高的严重损伤。其早期处理按多发创伤的处理原则进行。此损伤的并发症很多,包括大出血,空腔脏器破裂尤其是膀胱、输尿管和小肠,以及会阴区的开放伤口。在损伤处理的过程中不应抛开肌肉骨骼系统损伤的处理,而应与其他损伤的处理同时进行。创伤科或骨科医生应认真制订包括骨盆骨折固定在内的早期治疗计划。了解骨盆骨折的各种类型是做出合理决定的基础。

骨折外固定在不稳定骨盆骨折时作为临时固定方法是挽救生命的手段。应迅速而简单地运用之。外固定亦可作为稳定型开书型骨折(前后方向挤压)和外侧挤压损伤中需要通过外旋复位的骨折类型的最终固定方法,并可与股骨髁上牵引或切开复位内固定联合应用。

由于大多数骨盆骨折应用简单牵引的方法即可得到良好的结果,所以内固定的作用并不十分明确。但是的确存在经前侧或后侧入路对前方的耻骨联合及后方的骶髂关节结构应用内固定的适应证。对于骶髂关节脱位和髂骨骨折可采用前侧入路显露骶髂关节,而对髂骨骨折和其他一些骶髂关节的骨折脱位采用后侧入路。应用两根位于后方的骶骨棒固定骶骨骨折,在前方应用钢板固定治疗骶髂关节脱位,应用拉力螺钉和钢板固定的标准操作技术固定髂骨骨折。

最重要的是合并这些骨折的患者多为非常严重的多发创伤患者,并且骨折情况极为复杂。因此不应教条地处理问题而应因人而异。

# 第十二节　髋臼骨折

## 一、髋臼解剖特点

髋臼包含在髋骨之中,髋骨是由髂骨、坐骨和耻骨 3 块骨组成,这 3 块骨在 14 岁以前由 Y 形软骨相连,16～18 岁以后,Y 形软骨愈合,3 块骨合成为一体,称为髋骨。

髋臼为一半球形深窝,占球面的 170°～175°。正常站立情况下,髋臼向前、向下、向外倾斜。将整个髋臼球面分为 5 份,髂骨约占顶部的 2/5,坐骨占后方及下方的 2/5,耻骨占前方的 1/5。髋臼并非整个覆以关节软骨,其关节面呈半月状,因其后部和顶部承受应力最大,所以,此处的关节软骨也相应宽而厚。半月软骨面在髋臼切迹处中断,此处附以髋臼横韧带。髋臼的底凹陷,和髋臼切迹相连续,无关节软骨覆盖,称为髋臼窝,其内被股骨头圆韧带所占据。

### (一)髋臼的柱

从外观上看,髋臼好似位于一个弓形之中,这个弓形包括两个臂,前方称为前柱,后方称为后柱。为了更好地理解髋臼骨折的病理解剖,就必须建立并理解这种解剖结构。前柱和后柱形成一个倒置的 Y 形结构,通过"坐骨支柱"和骶髂关节相连,两个柱之间形成的夹角约为60°。前柱高,从髂嵴的顶点到耻骨联合;后柱低,其上方和前柱的后部相连。

后柱:后柱也称为髂骨坐骨柱,它的上部由部分髂骨组成,下部由坐骨组成。后柱比较厚实,可为内固定提供较坚实的骨质;它的横断面为三角形。后柱有三个面,分别为内侧面、后面及前外侧面。

前柱:前柱又称为髂骨耻骨柱,它从髂嵴的前方一直到耻骨联合,形成一个向前、向内凹的弓形结构,它的两端由腹股沟韧带连接。前柱从上到下可分为 3 个节段:髂骨部分、髋臼部分和耻骨部分。

### (二)髋骨的内部结构及骨小梁系统

髋骨的内部结构和从股骨头到脊柱的应力传导之间有密切联系。1967 年,Campanacci 通过放射学研究,区分出了髋骨内的 3 组主要骨小梁系统,即:骶骨－髋臼、骶骨－坐骨和骶骨－耻骨。后柱包含髋臼后下方的骶骨－髋臼及骶骨－坐骨骨小梁,而前柱包含髋臼前方的骶骨－髋臼及骶骨－耻骨骨小梁以及髂骨－髋臼骨小梁。

### (三)髋臼的血液供应

髋臼周围有广泛的肌肉附着,它们提供着丰富的血液供应。另外,在髋骨的内外均有大量的血管分支围绕着髋臼走行。尽管髋臼的血供很丰富,但手术中仍要避免骨膜下剥离,以减少缺血性骨坏死的发生。

### (四)髋臼骨折的损伤机制

髋臼骨折是暴力作用于股骨头和髋臼之间而产生的结果。暴力通常有 4 个来源:膝部(屈膝状态)、足部(伸膝状态)、大转子以及骨盆后方。根据受伤一瞬间暴力的来源、作用方向以及股骨头和髋臼之间的位置不同,而产生不同类型的髋臼骨折。

## 二、髋臼骨折的分型

髋臼骨折比较复杂,骨折类型繁多,所以进行分型很困难。目前被广泛采用的分型系统是Letournel－Judet 分型和 AO 分型,有时也采用 Marvin Tile 分型。以下主要介绍Letournel－Judet 分型。

这一分型系统一直被广泛地接受和应用,此分型系统主要是从解剖结构的改变来分,根据髋臼前后柱和前后壁的不同骨折组合,将它们分为 2 大类,10 个类型的骨折。

### (一)单一骨折

涉及一个柱或一个壁的骨折,或一个单一骨折线的骨折(横断骨折)。共有 5 个单一的骨折类型:

#### 1.后壁骨折

髋臼的后关节面 1 块或多块骨折,但整个后柱未断裂。后壁骨折块的大小、部位及粉碎程度可能各不相同,常常还伴有压缩骨折。

**2.后柱骨折**

后柱骨折发生率低。后柱骨折线最高从坐骨大切迹角处开始,向下,经髋臼后壁,纵穿髋臼窝底,最后达耻坐骨支。

**3.前壁骨折**

骨折线通常从髂前下棘的下缘开始,穿经髋臼窝底,达闭孔上缘的耻骨上支。前壁骨折的发生率最低。

**4.前柱骨折**

根据骨折线所波及的范围可分为最低骨折,低位骨折,中间骨折和高位骨折。

**5.横断骨折**

一个横形的骨折线将髋骨分为上、下2部分,也就是说横形骨折线将前后柱各自分为上下两部分,但在上下两部分中,前后柱之间保持完整而并未分离。Letournel将横断骨折进一步分为高位横断骨折,中位横断骨折以及低位横断骨折。

**(二)复合骨折**

至少由以上2个单一骨折组合起来的骨折称为复合骨折,共包括5个类型。

**1.T形骨折**

T形骨折是在横断骨折的基础上,由一个垂直骨折线将横断骨折的远折端再分为两部分,这一垂直骨折线有时不是处于髋臼的中心,而是偏向前柱或后柱。

**2.后柱伴后壁骨折**

在后壁骨折的基础上伴有后柱骨折,此种复合骨折中,后柱骨折通常移位不大。

**3.横断伴后壁骨折**

在横断骨折的基础上伴有一块或几块后壁骨折,横断伴后壁骨折也很常见,在所有复合骨折中,仅次于双柱骨折。

**4.前方伴后方半横形骨折**

此种复合骨折是指在前壁骨折和(或)前柱骨折的基础上伴有一个横断的后柱骨折。

**5.双柱骨折**

两个柱完全分离,骨折涉及所有的髋臼关节面,它的最大特点是没有任何髋臼顶和主骨相连。双柱骨折的发生率很高。

### 三、临床表现

髋臼骨折是高能量损伤,常常合并多发损伤,所以,临床上要仔细询问病史,全面物理检查,以防漏诊,尤其是对那些同一肢体多发损伤的患者。如对于伴有或不伴有后脱位的髋臼后部骨折,一定要除外是否同时存在有后交叉韧带损伤、股骨远端、胫骨近端或髌骨骨折,以及血管神经情况等。对于车祸及高处跌落伤,一定要注意全身情况的检查。

**(一)创伤性休克**

髋臼骨折常常合并全身多发创伤,颅脑损伤、胸腹腔脏器损伤以及肢体的骨折等均会造成创伤性休克。如果有休克存在,则应积极抢救,配合有关科室进行相应治疗,只有当休克被纠正,患者的一般情况好转时,再考虑髋臼骨折的治疗。

### (二)髋关节后脱位

大多数后脱位都伴有典型的髋关节后脱位体征,即屈髋、内旋畸形,在X线片上,它们大多为后壁骨折或横断伴后壁骨折。对于髋臼骨折伴有后脱位的患者,首先要闭合复位,复位后,患者平卧,患肢外展外旋位,如不稳定,可穿"丁"鞋或暂时皮牵引。如果闭合复位失败,则需急诊切开复位,并同时对髋臼骨折进行复位和固定。

### (三)髋关节中心性脱位

中心性脱位不像后脱位那样有典型的体征,不过通常伴有患肢轻度外旋,而短缩不明显。比较显著的体征是大转子处的皮肤凹陷,髂前上棘较对侧向外、向下移位。中心性脱位多发生在双柱骨折,T形骨折及横断骨折中。中心性脱位术前无须特殊处理。

### (四)后腹膜血肿

髋臼骨折或骨盆骨折后,由于腹膜后组织松弛,所以,骨折端及其周围组织的出血便向这些松弛的组织内扩散,从而形成后腹膜血肿,严重时会导致出血综合征。后腹膜血肿继续发展会导致麻痹性肠梗阻或亚急性肠梗阻,这时要下胃肠减压管以及其他外科措施来治疗,往往对髋臼骨折的手术会造成延误。

由于血肿造成的刺激会引起腹肌紧张,临床上和腹腔脏器损伤不容易区分,常常因判断不清而剖腹探查,但大多数是阴性发现。采用腹部B超和CT以及有经验的外科医生检查,一般会明确诊断。切记不要盲目剖腹探查。

### (五)合并损伤

#### 1.股骨头损伤

Letournel和Judet报告,髋臼骨折合并股骨头骨折的发生率为1.9%(18/940);而合并股骨头局部凹陷骨折为2.12%;股骨头软骨磨损为2.66%。另外,髋关节脱位会对股骨头的血运造成损害;骨折发生的瞬间,巨大的撞击力也会对股骨头造成分子水平的损伤。

#### 2.术前坐骨神经损伤

髋臼骨折造成的坐骨神经损伤比较常见,术前合并有坐骨神经损伤约为12.2%左右。而合并髋关节后脱位的坐骨神经损伤发生率上升为18.3%。

对于坐骨神经损伤,术前一定要仔细检查,详细记录,可将损伤分为完全坐骨神经损伤,腓总神经损伤,胫神经损伤;并进一步区分是完全性或不全性等。根据这些记录可决定术中的操作方法。

#### 3.血管损伤

髋臼骨折很少造成大的血管损伤,吴新宝等报告1例双柱骨折合并髂外动脉损伤,经人造血管移植而恢复良好。最容易受损伤的血管是臀上动静脉,它从盆腔经坐骨大切迹上缘穿出,所以高位的后柱骨折会伤及此血管束,臀上动脉几乎是外展肌的唯一血供来源,所以,臀上动脉损伤或结扎会造成臀外展肌萎缩。

#### 4.关节内骨块嵌卡

关节内骨折块通过X线片不容易发现,但在CT扫描片上可以很清楚地看到。

#### 5.髋部皮肤软组织损伤

当暴力直接作用于大转子处或骨盆后方时,可能会造成局部皮肤擦伤或剥脱,进一步引起皮下血肿和积液形成。1891 年 Morel－Lavalle 首次提出大转子处的这种损伤,所以,现在的书籍和文章上都将这种损伤称为 Morel－Lavalle 损伤。如果有这种损伤存在,则应立即加压包扎或严格消毒下抽出积液并加压包扎。待局部情况好转后,再考虑手术,如果不处理而直接手术,则有造成感染的危险。

对于一个髋臼骨折,如果决定要做手术,则术前禁忌在膝关节以上部位做骨牵引,尤其禁止在大转子处做骨牵引,除非决定行保守治疗。

6.尿道损伤

髋臼前方的骨折会造成膀胱和尿道损伤。如果是膀胱或尿道破裂,则应急诊手术,并同时行髋臼骨折的复位和固定。常见的是尿道挫伤,经保守治疗便可恢复。

7.骨盆其他部位的损伤

髋臼骨折常伴有骨盆环其他部位的损伤,如骶髂关节脱位,骶骨骨折,尺骨联合分离等,这些部位的损伤可和髋臼骨折同时治疗。

8.全身其他部位骨折

当合并其他部位的骨折时,需要强调的是同侧肢体的骨折。因为髋臼骨折手术要求同侧下肢术中整个在手术台上,且还要进行屈髋、屈膝及牵引动作,所以,如果合并同侧肢体骨折,原则应该尽快处理,以利于髋臼手术的进行。

## 四、治疗方法

对于一个髋臼骨折,在治疗以前,需要对患者的个人情况和骨折的特点进行详细的评估,这些评估包括以下内容:①骨折的特点:首先对患侧肢体总体状况进行判断,包括是否合并其他骨折、皮肤软组织情况、血管神经情况等,再根据前后位及 2 个斜位的 X 线片,CT 扫描片以及三维 CT 影像资料,仔细判断骨折的形态和类型。②患者的一般情况:包括患者的年龄、身体状况、是否合并有全身其他部位的损伤以及骨质情况等。③医疗提供情况:现有医疗人员及设备和器械能否完成这种骨折的治疗。结合以上的具体评估,再做出是保守治疗还是手术治疗的决定。

### (一)非手术治疗

适应证:有以下因素存在可考虑进行保守治疗。

(1)有医疗禁忌证者:如年老、体弱及合并有全身系统性疾病的患者,手术可能会给患者带来巨大的风险,对于这些患者,则考虑保守治疗。

(2)局部感染:由于骨牵引针或其他原因造成手术切口范围有感染存在者,则应采取保守治疗。

(3)伴有骨质疏松症的患者:关于骨质疏松症,目前还没有明确的测量标准,大多数情况下需要综合判断。因为髋臼骨折术中复位时的牵拉力很大,所以,骨质疏松的患者很难用复位器械进行把持复位,而且内固定也难以获得牢靠固定。

(4)无移位或移位<2mm 的髋臼骨折。

(5)低位的前柱骨折或低位的横断骨折。

(6)粉碎的双柱骨折经闭合处理而恢复髋臼完整性者,可采取保守治疗。

非手术治疗的方法是:患者取平卧位,最好置于屈髋屈膝位,以使患者感到舒服。通常采用股骨髁上或胫骨结节骨牵引,牵引重量不可太大,以使股骨头和髋臼不发生分离为宜。持续牵引5～7天后,每天可小心被动活动髋关节数次。牵引时间为6～8周,去牵引后,不负重练习关节功能;8～12周后开始逐渐负重行走。

保守治疗的目的是防止骨折移位进一步增加。所以,想通过保守治疗使原始骨折移位程度得到改善的想法是不现实的。因此在决定采取保守治疗前,就应对最后的结果有所预料,这一点也应向患者交代清楚。

### (二)手术治疗

1.手术适应证

任何有移位的髋臼骨折在伤后3周以内均可手术治疗,但需除外以下条件:①有明确的手术禁忌证;②有明确的髂骨骨质疏松症;③低位的前柱骨折或低位的横断骨折;④粉碎的双柱骨折经闭合处理而恢复髋臼完整性者。

手术治疗的目的:同所有关节内骨折的治疗原则一样,做到解剖复位,牢固固定,早期进行关节功能锻炼。

2.手术时机

髋臼骨折后,由于骨折端和周围组织容易出血,暴露相对较困难,所以最好是在病情稳定、出血停止后进行手术,最佳手术时机一般认为在伤后4～7天,但是有以下几种情况时,建议急诊手术:①难复性的股骨头脱位;②复位后难以维持(不稳定)的髋脱位;③髋关节后脱位同时伴有股骨头骨折。

有以下合并损伤时,建议急诊先行合并损伤手术,4～7天后再进行髋臼骨折的手术。①合并同侧股骨颈骨折,先急诊行股骨颈骨折闭合复位,空心钉内固定术;②合并同侧股骨干、膝关节、胫腓骨、踝关节骨折,急诊先处理这些骨折,并作到牢固固定,以利于髋臼骨折手术时对同侧肢体的活动不受影响。

3.术前准备

(1)患肢准备:术前合并有同侧下肢骨折,如果会影响髋臼骨折手术操作,则应急诊先处理这些骨折,以便为髋臼骨折手术做好准备;合并股骨头后脱位者,伤后应立即闭合复位,如果闭合复位失败,则是急诊手术的适应证;如果决定手术,患肢最好不行骨牵引。

(2)皮肤准备:和所有骨科手术一样,术前常规进行皮肤的清洁准备。但如采用髂腹股沟入路,则术前应提前1～2天刮除会阴部阴毛,反复清洗干净。对于术前合并有Morel－Lavalle损伤者,一定要及时处理,确保手术安全进行。

对于急诊已行开腹手术,而髋臼骨折又需经前路进行时,应积极促使腹部切口良好愈合,为髋臼手术能及时安全开展创造条件。如腹部需置放引流,则应尽可能远离髋臼手术入路区。

(3)肠道准备:髋臼骨折手术应常规进行清洁灌肠,术前留置导尿。

(4)仔细研究放射学资料:髋臼骨折手术前,一定要仔细阅读X线片和CT片,包括4张常规X线片及CT扫描片,如果有条件作三维CT会对术前计划有更多的帮助。

(5)器械及内固定物的准备:根据术前放射学研究结果,将术中可能使用的器械和内固定物列出清单,检查是否准备齐全并严格消毒。原则上,手术器械和内固定物应有充足的准备,以防术中出现意想不到的变化。

(6)术前应用抗生素:手术前1天预防性给抗生素,如果术前有 Morel－Lavalle 损伤或有骨牵引针道局部感染,应更早使用抗生素。

(7)预防异位骨化:异位骨化的病因不清,难以治疗,所以只能采取预防措施,一般使用吲哚美辛类药物以减少异位骨化的发生或严重程度。通常用于 Kocher－Langenbeck 入路和扩展的髂骨股骨入路,手术前1天开始给药。

4.手术入路

没有一个理想的手术入路适应所有的髋臼骨折。由于髋臼的解剖特点,使其不同部位的暴露需要不同的入路,如果手术入路选择不当,则可能无法对骨折进行复位和固定。手术前要全面仔细地分析患者的 X 线片、CT 片及可能有的三维 CT 扫描片,并在此基础上做出正确的分型。如果有条件,最好在1块髋骨上将所有的骨折线画出。通过这些全面的分析并结合主刀医生对手术入路的掌握情况,最后再做出恰当的入路选择。

一般来说,骨折类型是选择入路的基础:①后壁骨折、后柱骨折及后柱伴后壁骨折,一定是选择后方的 Kocher－Langenbeck 入路。②前壁骨折、前柱骨折及前方伴后方半横形骨折,需要选择前方的髂腹股沟入路。③对于横断骨折,大部分可选用 Kocher－Langenbeck 入路,如果前方骨折线高且移位大时,可选髂腹股沟入路。④对于横断伴后壁骨折,大部分可选用 Kocher－Langenbeck 入路,如果前方骨折线高且移位大时,可选前后联合入路。⑤对于 T 形骨折和双柱骨折则进行具体分析,每一种入路都可能被选择,大部分 T 形骨折可经 Kocher－Langenbeck 入路完成,大部分双柱骨折可经髂腹股沟入路完成。⑥某些双柱骨折也可以采用髂窝入路结合 Stoppa 入路完成。

5.复位及固定

复位和固定是髋臼骨折手术中最复杂、最困难的环节。由于髋臼部位的解剖结构独特,所以在复位的概念、方法上也不同,不但需要专用的骨盆髋臼复位器械和内固定物,还要有熟练的助手相配合。

(1)专用器械及内固定物:髋臼骨折手术需要有专用的骨盆髋臼骨折器械,尤其是复杂髋臼骨折,这些器械是根据髋骨的特点而设计的。

(2)复位技术:髋臼骨折的复位没有固定的原则,每一具体的骨折类型所采取的方法各不相同。但是,应像所有其他部位的骨折复位一样,一定要保护和骨块相连的软组织,尽可能减少对骨膜的剥离。

术中首先将所有的骨折都暴露,仔细清理骨折端肉芽组织,判断清楚各个骨折线之间的关系,有无压缩骨折,有无关节内游离骨块等。

在对所有骨折完全了解后,便可开始进行复位。首先对那些容易复位且复位后对其他骨折的复位不会造成影响的骨折进行复位和固定,使一个复杂骨折逐渐简单化,但必须做到绝对解剖复位,如果第一步达不到解剖复位,则接下来的骨折就不会达到解剖复位,而且会一步比一步移位大。如果复位后不能进行最终的固定,则可先用克氏针或复位钳暂时固定,待所有骨折都复位后再整体固定。旋转移位的判断和纠正非常重要。

(3)固定技术:髋臼骨折的固定和其复位一样,也应一步一步地进行。最有效的内固定就是折块间拉力螺丝钉(lag screw)固定,通常用 3.5mm 系列皮质骨螺丝钉。无论有无拉力螺丝钉固定,最终都要用钢板进行固定(单一后壁骨折块,如果螺丝钉固定牢固,则可以不用钢板)。钢板选用 3.5mm 系列的骨盆重建钢板。当复位钳占据并影响了钢板置放的位置时,可用螺丝钉或克氏针暂时固定以替代复位钳,当完成钢板固定后再取出克氏针。钢板在置放前一定要仔细塑形,以适应髋骨的表面轮廓。骨折的解剖复位以及钢板的准确塑形,可使固定后骨折端的应力最小。在所有固定完成后,应各个方向活动髋关节,同时仔细辨听和感觉是否有异常声音或摩擦感,如有异常,则说明可能有螺丝钉进入关节内,需检查并重新固定。当然,如果术中有影像监控,则可安全地固定。但需要强调的是,术中影像监控应多角度查看,以确保螺丝钉未进入关节。

# 第十三节　踝关节骨折

踝关节骨折是临床常见损伤,约占全身骨折的 4.2%,居关节内骨折之首,多发生于 16～35 岁的青壮年。

踝关节骨折不仅有骨骼的损伤,且常合并有韧带损伤和关节脱位,因此本节在叙述骨折的同时,也讨论韧带损伤和关节脱位的处理。

## 一、临床表现

绝大多数踝关节骨折由扭转暴力所致。因外力作用的方向、大小和肢体受伤时所处的位置不同,可造成不同类型、不同程度的损伤。

踝关节骨折的症状主要是局部的疼痛、肿胀和不同程度的运动功能障碍。踝关节有不同程度的肿胀、皮下淤血和压痛。压痛尖锐的部位表明局部有损伤。若骨折有移位,踝部可有畸形,畸形的方向常可作为判断暴力作用方向的一个指标,如足内翻畸形,常是因内收暴力所致。内、外踝均为皮下骨,若跟部骨折有移位,可清楚地触及骨折断端,并可触及骨擦感。

X 线可明确诊断。根据骨折的类型、骨折移位的特点、距骨在踝穴中倾斜或侧移位的情况、以及骨折线的位置与胫距关节面的相应关系等。尚可分析出损伤的机制。

## 二、损伤机制与分型

踝关节损伤若采用保守疗法治疗,对治疗有指导价值的是 LAUGE－HANSEN 分类法,其对特殊的骨折类型及损伤机制作了详细的分类。根据受伤时足所处的位置、外力作用的方向以及不同的创伤病理改变而分为旋后－内收型、旋前－外展型、旋后－外旋型、旋前－外旋型和垂直压缩型,其中以旋后－外旋型最常见。该分类法强调踝关节骨折波及单踝、双踝或三踝是创伤病理的不同阶段。在重视骨折的同时必须也重视韧带的损伤,只有全面地认识损伤的发生与发展过程,方能正确评估损伤的严重程度,确定恰当的治疗方案。

### (一)旋后－内收型

足于受伤时处于旋后位,距骨在踝穴内强力内收,踝关节外侧组织受到牵拉而损伤,内踝受距骨的挤压而损伤。

所有的踝关节损伤,由于伤力的大小不同,致伤力量可在整个过程中停留于任何一点,因而可有不同程度的损伤形式。

1.第Ⅰ度

踝关节外侧韧带部分或完全断裂,或引起外踝骨折。

外侧韧带的损伤可能是部分的,只有前距腓韧带的撕裂,这是由于足跖屈强力内翻所致,在此位置上,外侧韧带的前束处于张力下。若内收伤力停止,这是唯一的损伤,常称为"踝扭伤"。若踝关节在90°位上强力内翻,踝关节外侧韧带的所有三束均同时被牵拉,可导致外侧韧带的完全断裂;若三束韧带的抗拉力大于外踝骨时,将造成外踝的骨折。该骨折表现为跟腓韧带附着处的外踝尖的撕脱骨片,或在踝关节水平位撕脱整个外踝。这种骨折的特征是横形骨折,在腓骨外侧皮质有明显的裂隙。而在旋前-外展损伤时,腓骨外侧皮质为碎裂状,两者形成鲜明对照。

2.第Ⅱ度

暴力继续,距骨将推挤内踝发生近乎垂直的骨折,骨折位于踝关节内侧间隙与水平间隙交界处,即在踝穴的内上角,常合并踝穴内上角关节软骨下骨质的损陷,或软骨面的损伤。

(二)旋前-外展型

足在旋前位,距骨在踝穴内被强力外展,踝关节内侧组织受到牵拉伤力,外踝受到挤压伤力。

1.第Ⅰ度

内侧牵拉伤力引起三角韧带断裂或较常见的内踝撕脱骨折。由于距骨的异常活动没有旋转因素,内踝的外展骨折在X线侧位上呈横形,骨折位于踝关节水平间隙以下。

2.第Ⅱ度

若暴力继续,将导致下胫腓韧带部分或完全损伤。撕裂下胫腓前韧带,造成下胫腓部分分离;也可表现为胫骨前结节撕脱骨折;也可将下胫腓前、后韧带及骨间韧带完全撕裂,而发生下胫腓完全分离。

有时也可因后韧带坚强未被撕裂,而发生后踝撕脱骨折。

3.第Ⅲ度

距骨继续外展,使外踝在胫距关节面上0.5~1cm外形成短斜形或碎裂骨折,小蝶形骨片位于外侧。

(三)旋后-外旋型

足处于旋后位,距骨受到外旋伤力或小腿内旋而距骨受到相对外旋的外力。距骨在踝穴内以内侧为轴向外后方旋转,冲击外踝向后外方移位,推开后踝的限制并牵拉内侧组织而损伤。

1.第Ⅰ度

足处于旋后位,距骨受外旋伤力而外旋,因内侧组织不在张力状态下,因此内侧组织不先损伤,而先撕裂下胫腓前韧带,或造成胫骨前结节撕脱骨折。

2.第Ⅱ度

伤力继续便产生外踝在下胫腓联合水平的冠状面斜形骨折,骨折线自胫距关节水平处向后上方延伸。

3.第Ⅲ度

暴力继续,距骨继续向后旋转至踝穴外,推开后踝的限制,造成后踝的骨折。此时后踝骨折块被完整的后韧带与外踝联在一起,向后外方移位。

4.第Ⅳ度

在前基础上,再进而发生三角韧带撕裂或内踝骨折,形成旋后—外旋损伤的三踝骨折—脱位。

(四)旋前—外旋型

足于受伤时处于旋前位,三角韧带处于张力状态,当距骨在踝穴内外旋时,紧张的内侧组织首先损伤而丧失稳定性,距骨以外侧为轴向前外侧旋转移位,撕裂下胫腓韧带与骨间韧带后,造成肋骨的螺旋骨折。

1.第Ⅰ度

内踝撕脱骨折或三角韧带断裂。由于这类损伤使距骨内侧向前旋转,内踝向前拉脱,结果是骨折线在矢状面上自前上斜向后下。

2.第Ⅱ度

内侧损伤后,距骨失去三角韧带的限制,在踝穴中向前摆动,故外旋时先撕脱下胫腓前韧带,继而撕裂骨间韧带,发生下胫腓不完全分离,或撕脱胫骨前结节。

3.第Ⅲ度

若暴力再进而扭转腓骨,造成高位腓骨螺旋形骨折,有的高达腓骨颈,最低的位置也在下胫腓联合上 2.5cm,骨折线自前上斜向后下。

4.第Ⅳ度

再严重时,可在Ⅲ度的基础上,撕裂下胫腓后韧带发生下胫腓完全分离,或下胫腓后韧带保持完整,而形成后踝的撕脱骨折,同样也发生下胫腓分离。

(五)垂直压缩型

足在不同的伸屈位置,遭受垂直压缩暴力所致。足在中立位时,遭受垂直压缩力,暴力沿肢体纵轴传导,距骨滑车将胫骨下关节面劈成碎片;当足处于背伸位时,将产生胫骨下关节面前缘的压缩骨折;当足处于跖屈位时,产生胫骨下关节面后缘的压缩骨折。

## 三、诊断

根据伤后踝部疼痛、肿胀、功能障碍等症状,以及局部压痛、皮下淤血、畸形和骨擦感等体征,结合 X 线片,可得到正确的诊断和分型。

若怀疑有韧带断裂时,有必要在应力下摄 X 线片,此时常需用麻醉。在内翻应力下拍摄双踝前后位片,如距骨倾斜超过健侧 5°~15°,提示前距腓韧带完全断裂,15°~30 提示外侧韧带前束和中束断裂,>30°提示外侧韧带的三个组成部分完全断裂。在外翻外旋应力下拍摄前后位 X 线片,若内踝与距骨间隙增宽超过 2~3mm,下胫腓间距>5mm,提示下胫腓韧带全部断裂;若下胫腓间距<5mm,但>3mm,且对侧下胫腓间隙<3mm,提示下胫腓韧带不全断裂。

对于踝关节损伤,一般来说患者所描述的足扭转的方向是不可靠的,踝关节损伤发生的太快,不能正确地被患者所认识。所以分析其受伤机制时应以 X 线片为主,部分病例可结合体格检查。

在分析 X 线片时主要根据以下诸点。

(1)骨折类型的生物力学机制:对长骨来说,若弯矩起主要作用则致横形、横斜形或蝶形骨折,若扭矩起主要作用则致螺旋形或长斜形骨折。此点在分析腓骨受伤机制类型时尤为重要。另外,由于外踝的轴线和腓骨干的轴线向外成 15°夹角,因此在外翻力作用下导致的腓骨骨折亦可呈由内下略向外上的短斜形。韧带牵拉力导致的骨折线方向和拉力方向接近垂直。压迫力导致的骨折线方向和骨内剪应力方向一致。

(2)骨折移位的特点和距骨在踝穴中倾斜或侧移位的情况。

(3)骨折线的位置与胫距关节面的相应关系:一般来说,牵拉损伤其骨折线低于胫距关节面,挤压损伤则略高于胫距关节面。对腓骨来说,腓骨骨折水平越高,下胫腓韧带损伤越严重,踝穴不稳定的危险性也越大。

(4)损伤的严重程度。下列各点有助于诊断和辨认 LAUGE-HANSEN 分型。

1)注意腓骨骨折的类型及位置的高低若为长斜形或螺旋形骨折,是由外旋伤力所致,见于旋后-外旋型损伤与旋前-外旋型损伤。但前者骨折位置较低,从胫距关节水平处向后上方延伸;而后者位置较高,至少在下胫腓韧带联合上方 2.5cm 处。骨折为横形,且低于胫距关节面,外侧皮质裂开、开口,为旋后-内收型损伤所致。骨折为短斜形或外侧皮质碎裂的蝶形骨折,骨折线水平在下胫腓韧带联合上 0.5~1cm 处,则为旋前-外展型损伤所致。

2)注意内踝骨折的类型及位置的高低:内踝骨折线水平,且低于胫距关节面,是因三角韧带受牵拉所致。若骨折线自踝穴的内上角发生垂直或斜形骨折,是由旋后-内收损伤所致。

3)注意是否有下胫腓分离:下胫腓分离最多见于旋前-外旋损伤,少数见于旋前-外展损伤,而旋后-外旋损伤一般不伴有下胫腓分离。

4)各型损伤中以旋后-外旋损伤最为常见。

## 四、治疗

复位的标准(PILIPS 提出):①踝关节内侧间隙不超过距骨顶与胫骨下端关节面间距 2mm。②内踝向任何方向移位不超过 2mm。③腓骨骨折远端向外侧移位<2mm,向后侧移位<5mm。④侧位 X 线片显示胫骨后踝骨折块小于胫骨下关节面的 25%,或虽>25%,但移位<2mm。

近年来,许多学者研究证实外踝是维持踝关节稳定的重要因素。外踝骨折后的短缩和外侧移位,踝穴势必增宽,使距骨在踝穴内失去稳定而发生外移或倾斜。但距骨向外移位 1mm,胫骨与距骨接触将减少 40%,接触面减少后每单位负重面积所承受的压力加倍,将导致踝关节的创伤性关节炎。所以我们认为,踝关节骨折应力求解剖复位,最低标准应是:完全纠正外踝的短缩与外移,以及下胫腓分离,而在其他方面不低于 PHILLIPS 的标准。

整复的时机:踝关节骨折移位者,因合并距骨的脱位,故应立即整复。即使是肿胀严重或局部有张力性水泡也不应拖延整复时间,否则患者疼痛难忍,更重要的是,肿胀很难在短期内消退,待肿胀消退后,骨折因纤维组织形成已很难通过手法整复而达到良好的复位。踝关节的骨折-脱位即使肿胀严重,手法复位也不太困难,骨折及脱位复位后,肿胀在 2~3D 内迅速消退,若有残余移位,此时可再次整复。

关于踝关节骨折的治疗方法,目前大致有手法复位外固定闭合复位内固定和手术切开复位内固定三大类。

手法复位外固定具有方法简便、安全经济的优点,若使用得当,大多数病例可获得满意的疗效;其缺点是稳定性差,尤其是严重不稳定的踝关节骨折,易发生再移位。

手术切开复位并坚强内固定,由于是在直视下解剖组织进行骨折复位,故解剖复位率高,坚强的内固定又可早期活动关节,防止关节僵直,因而有明显的优越性;该疗法的缺点是需解剖组织,使软组织的稳定结构受到破坏而影响关节功能,以及感染的威胁等,此外对于局部肿胀严重及伴有皮肤挫伤、张力性水泡等病例,显然不宜立即切开复位,等到皮肤条件好转后再手术,则贻误了骨折治疗的最佳时机。

闭合复位内固定则综合了上述二者的优点,具有操作简便、固定牢靠、组织创伤小、感染率低等优点,为治疗不稳定性踝关节骨折的有效方法。

(一)手法复位外固定

治疗踝关节损伤时有一个很重要的原则,就是按暴力作用相反的方向进行复位和固定。所以不同类型的损伤有不同的复位与固定方法。

1.旋后—内收损伤

(1)Ⅰ度损伤:踝关节外侧韧带断裂或外踝骨折。

如果是外侧韧带的部分断裂,可用胶布外翻位固定。固定时间2~3周。去除固定后加强踝关节功能锻炼,并在行走时将鞋底外侧垫高0.5cm,以保持患足处于轻度外翻位。

韧带完全断裂者应用石膏固定。应将足固定在90°并轻度外翻位,并保持石膏固定4~6周。若将韧带完全断裂误认为单纯扭伤而处理不当,将引起踝关节复发性脱位,而使关节不稳定。韧带完全断裂者拆除石膏后,应重视愈合韧带组织本身功能的再锻炼,摇板锻炼对增加踝关节稳定有重要的意义。

对外踝骨折采用石膏或夹板固定均可取得良好的疗效。不论何种固定,均应将患足固定于轻度外翻位,6周后去除固定,逐步负重。

(2)Ⅱ度损伤:双踝内收骨折。

1)手法复位:患者仰卧,由一助手用肘部套在腘窝下,另一助手一手握足跟,一手持足尖,将足保持在90°位,两人先顺畸形方向牵引,而后调整至中立位。待重叠畸形纠正后,术者双拇指推内踝骨折块向外,余双手四指扳外踝骨折近端向内,下助手同时在保持牵引下将患足外翻,以纠正骨折移位。

2)石膏或夹板固定:若采用石膏固定,可用膝以下石膏管型,注意内、外踝及足跟部用衬垫保护。在石膏未定型前,术者用一手的手掌(不是手指)在足跟的内侧施加轻度压力,而另一手加抗力于外踝骨折的近端,将患足塑形于轻度外翻位。根据骨折愈合的情况,6~10周拆除石膏固定。注意各期功能锻炼。

若采用小夹板外固定,其长度应上至小腿的中上1/3处,下端前侧2块应下达踝关节平面,内、外、后3块应超过足底4cm左右。注意压垫的位置,应将足固定于轻度外翻位。功能锻炼同石膏固定。

2.旋前—外展损伤

(1)Ⅰ度损伤:内踝撕脱骨折或三角韧带断裂。

内踝的无移位骨折及三角韧带断裂者,可用膝以下石膏或超踝夹板内翻位固定6周。后两周,可带石膏负重锻炼。

若内踝骨折有分离者,可用手法复位,复位后固定同上。

(2)Ⅱ度损伤:内踝骨折伴下胫腓韧带部分或完全损伤。

将患足内翻,整复内踝,并用双手掌对抗叩挤两踝,以纠正下胫腓分离。复位后用膝以下石膏管型固定,注意将双踝及足跟处用衬垫保护。在石膏未定型前,术者用双手掌在双踝处加压塑形,以防止下胫腓分离,同时下助手推挤足跟外侧,以使石膏塑形成轻度内翻位。术后注意抬高患肢,注意各期功能锻炼。一般需固定6~8周。也可使用超踝夹板固定。

(3)Ⅲ度损伤:第Ⅰ度加以外踝骨折。

1)手法复位:助手将足置于90°位轻柔牵引,不可使用强力,以防软组织嵌入内踝骨折间隙影响复位及愈合。待重叠畸形矫正后,术者用双拇指推外踝骨折远端向内,双手四指扳胫骨远端向外,助手同时将患足内翻,以纠正骨折移位。若伴有下胫腓分离,术者用双手掌扣挤双踝来纠正。

2)石膏或夹板固定:若采用石膏固定,可用膝以下石膏管型,注意内、外踝及足跟部用衬垫保护。若不伴有下胫腓分离,术者重点将患足塑形于轻度内翻位;若伴有下胫腓分离,术者重点用双手掌在双踝内外侧加压塑形,下助手配合在足跟外侧加压,将患足塑形于轻度内翻位。

若采用夹板固定,应使用超踝夹板,根据骨折的移位情况及是否伴有下胫腓分离而正确使用压垫。固定后,应将患肢抬高,注意各期功能锻炼,及时更换松弛失效的固定。一般需固定8~10周。

3.旋后—外旋损伤

(1)Ⅱ度损伤:下胫腓前韧带损伤伴外踝骨折。

该骨折一般移位很少,若外踝轻度移位,助手可将患足内旋15°左右,术者推挤向后外侧移位的外踝而复位。复位后,采用超膝石膏管型将足内旋15°位固定6周。

(2)Ⅳ度损伤:三踝骨折。

1)手法复位:助手在行对抗牵引时,不可用强力牵引,以防过度牵引后软组织嵌入内踝断端之间而影响整复及愈合。骨折重叠畸形矫正后,在下助手将足内旋的同时,术者用双拇指推挤外踝骨折的远端向前、向内,余四指扳胫骨远端向后、向外,如此可纠正距骨的脱位及外踝的移位。触摸腓骨下端骨折平整后,下助手将足置于背伸90°位,推挤内踝向上,以纠正内踝的分离。手法成功的关键是术者推挤复位的同时,下助手将足有力地内旋。企图将足内翻来纠正距骨与外踝向外后侧的旋转移位是错误的,根据距下关节功能机制:距下关节活动的平均轴心角度是在水平位上42°,在矢状面上向内侧16°,所以距下关节成为一个扭矩变换器,跟骨在内翻时引起距骨外旋,将重复受伤过程,加大损伤,使移位增大。

若后踝的骨折块大于肠骨下关节面1/3时,常合并距骨的向后上方脱位。在整复时,术者一手将足跟向下向前推,一手掌置于胫骨远端前方向后压,即可轻易地纠正后踝移位及距骨的向后脱位。绝不可在跖底足前部加力,使踝关节背伸来纠正后踝骨折,否则因杠杆作用会使移位加重。

2)固定:凡不稳定的踝关节外旋类骨折,均应在内旋位固定才能有效地防止骨折再移位,而小夹板难以使患足得到确实的内旋固定,故不宜使用夹板,而应采用长腿石膏超膝关节固定。

整复后,因内、外踝均为皮下骨,放可通过触摸而判断骨折复位的情况,若复位良好,即用石膏固定。石膏固定应超膝关节,并使膝关节屈曲15°~20°,方能控制外旋伤力。石膏固定应有良好的塑形,将患足固定于背伸90°、内旋15°~20°位上。如后踝骨折块大于胫骨下关节面1/3时,在足后跟及胫骨下端前侧用棉垫作衬垫,在石膏未定型前,术者一手掌按胫骨远端前方向后,另一手掌推足跟向前,用中等力度加压塑形,可有效地防止后踝的再移位。

复位固定后,患肢抬高,鼓励患者加强足趾活动及小腿肌肉等长收缩功能锻炼,同时辅以活血化瘀药物口服,在3~5D内应用20%甘露醇250~500mL静脉滴注。肿胀消除后及时更换石膏。视其年龄、骨折移位程度及软组织损伤程度,6~10周拆除石膏。6周后如骨折尚未牢固愈合,可用行走石膏下地负重锻炼。拆除石膏后,用弹力袜控制废用性水肿,直至肢体的肌力与血循环恢复,如此可有效地减轻关节僵直的程度。

4.旋前—外旋损伤

(1)Ⅰ度及Ⅱ度损伤:内踝骨折及内踝骨折伴下胫腓前韧带、骨间韧带断裂。

骨折一般无显著移位,若有移位,将足内旋、内翻下整复移位之内踝。复位后,用石膏将足背伸90°及内旋15°~20°,并轻度内翻位固定。

(2)Ⅰ度损伤:Ⅱ度损伤加腓骨骨折(下胫腓部分分离)。

其手法复位比较容易,将足置于内翻内旋位整复是复位的关键,术者应扣挤双踝以纠正下胫腓的部分分离。应用膝以上的石膏管型固定,塑形时足应有轻度内翻和确实的内旋,内、外踝两侧方应加压塑形。

5.垂直压缩损伤

若骨折粉碎程度严重,可采用跟骨牵引,在牵引下整复骨折移位,并配合使用夹板固定。在固定期间早期进行踝关节的轻微活动,以起"模造"作用。4周后更换为石膏固定,直至伤后10~12周方可负重。

**(二)闭合穿针内固定**

1.适应证

(1)距骨原始移位>1cm者。因关节损伤严重,稳定性差,易发生再移位。对此类损伤,手法复位后,经皮穿针内固定可提高固定的效果。

(2)旋前—外旋损伤Ⅳ度。因腓骨高位骨折,下胫腓完全分离,稳定性极差,石膏固定效果不佳。在手法复位后,宜使用穿针内固定。

(3)内踝骨折有软组织嵌入,阻碍骨折复位和愈合时。采用克氏针撬拨,将嵌入的内侧韧带或骨膜等软组织拨出,并用克氏针经皮穿针内固定。

(4)下胫腓分离合并胫骨前结节撕脱骨折者,骨折块卡于下胫腓间隙,影响下胫腓分离的复位。对此类损伤可用克氏针撬拨骨折块,使"卡壳"缓解,手法复位后,用克氏针内固定。

2.闭合穿针内固定类型

(1)内踝骨折撬拨复位穿针内固定:若骨折线较宽,复位困难,或复而返回者,考虑有软组织嵌夹于骨折线之间,复位时可用克氏针将嵌夹于骨折间的软组织拨出。局部消毒麻醉后,用直径为 2mm 的克氏针,从内踝前方或后方,经皮插入骨折间隙由深向浅撬拨,将嵌入的内侧韧带或骨膜等软组织拨出。

对内踝骨折复位后不稳定者,采用经皮穿针内固定。取一枚直径 2mm 的克氏针自内踝尖处穿入皮下,触及骨质后,用骨钻向外、上方缓缓钻入,直至穿透胫骨外侧骨皮质。再于上一进针点前 0.5～1.0cm 处(视骨折块大小而定),用骨钻穿入另一枚克氏针交叉固定。针尾剪短折弯,埋入皮下或留于皮外。

(2)外踝骨折穿针内固定:局部消毒麻醉后,术者维持复位,一助手取 1 枚直径为 2.5mm 的克氏针自外踝尖纵行向上经皮穿入,使克氏针进入近折端 4～5cm 为止。若骨折不稳定,可行交叉固定。在固定时应考虑外踝与腓骨干之间有 10°～15° 的外翻角,以防此角变小,踝穴变窄,影响踝关节背伸功能。

(3)下胫腓分离的撬拨复位与穿针固定:下胫腓分离合并胫骨前结节撕脱骨折者,骨折块卡于下胫腓间隙,影响下胫腓分离的复位,此时可用一枚直径为 2～2.5mm 的克氏针从下胫腓联合上方经皮穿入,向后下方插入下胫腓联合间隙,向前搂拔,将骨折块撬向前侧,使"卡壳"缓解,再用手法扣挤下胫腓联合而复位。若复位后不稳定,可用一枚克氏针从外踝斜向内上穿透胫骨内侧皮质固定。

(4)后踝骨折的穿针固定:后踝骨折块超过关节面 1/4 者,可自跟腱两侧交叉穿入 2 枚直径为 2.5mm 的克氏针,注意勿损伤胫后血管神经。进针方向与小腿纵轴垂直,深度达胫骨前侧骨皮质。

若为双踝骨折,复位后固定的顺序是先内踝后外踝。因为内踝在足背伸内翻位下易于复位固定,外踝在未固定前可与距骨一起适应、满足内踝的复位体位。

若为三踝骨折,复位后固定的顺序是先后踝,再内踝。因为先固定内外踝,由于内外踝的骨性相夹,后踝难以解剖复位。

本疗法的优点如下。

1)固定可靠:内外踝均为交叉克氏针固定,不仅防止了骨折的侧方移位,而且可以防止骨折端间的旋转移位,从而将其牢固地固定起来。

2)骨折愈合快:本疗法复位准确,固定可靠,又不破坏骨折处血运,从而保证了骨折的顺利愈合。

3)功能恢复好:可靠的固定及顺利愈合使患肢早期功能锻炼成为可能,从而促进了其功能恢复。

4)感染率低:不切开皮肤及周围软组织,故感染率低。

# 第三篇　妇产科疾病的护理

# 第六章 女性生殖系统炎症的护理

## 第一节 外阴部炎症

### 一、非特异性外阴炎

非特异性外阴炎(non−specific vulvitis)是由物理、化学因素而非病原体所致的外阴皮肤或黏膜的炎症。

**(一)病因**

外阴暴露于外,与尿道、肛门、阴道邻近,若不注意皮肤清洁,月经血、产后恶露、阴道分泌物、尿液、粪便等刺激均可引起外阴不同程度的炎症。其次为糖尿病患者的糖尿刺激、粪瘘患者的粪便刺激、尿瘘患者尿液长期浸渍等。此外,穿紧身化纤内裤、月经垫通透性差、外阴局部潮湿等均可引起外阴部炎症。

**(二)临床表现**

外阴皮肤黏膜瘙痒、疼痛、红肿、灼热感,于性交、活动、排尿、排便时加重。检查见外阴局部充血、肿胀、糜烂,常有抓痕,严重者形成溃疡或湿疹。慢性炎症者,外阴局部皮肤增厚、粗糙、皲裂等,甚至苔藓样变。

**(三)处理原则**

保持局部清洁、干燥,包括局部治疗和病因治疗。局部治疗应用抗生素;病因治疗,若发现糖尿病则积极治疗糖尿病;若有尿瘘、粪瘘,应及时行修补术。

**(四)护理要点**

1.治疗指导

非特异性外阴炎患者的局部治疗可用 0.1％聚维酮碘液或 1∶5000 高锰酸钾液坐浴,每日 1～2 次,每次 15～30 分钟,5～10 次为一个疗程。护士应教会患者坐浴的方法,包括浴液的配制、温度、坐浴的时间及注意事项。注意提醒患者浴液浓度不宜过浓,以免灼伤皮肤。坐浴时要使会阴部浸没于溶液中,月经期停止坐浴。坐浴后,局部涂抗生素软膏或紫草油。也可用中药水煎熏洗外阴部,每日 1～2 次。急性期患者还可选用微波或红外线进行局部物理治疗。

2.健康教育

指导护理对象注意保持外阴的清洁、干燥,穿纯棉内裤并经常更换,做好经期、孕期、分娩期及产褥期卫生。勿饮酒,少食辛辣食物。外阴部严禁搔抓,勿用刺激性药物或肥皂擦洗。外阴溃破者要预防继发感染,使用柔软无菌会阴垫,减少摩擦和感染的机会。

### 二、前庭大腺炎

病原体侵入前庭大腺引起的炎症,称为前庭大腺炎(Bartholinitis)。前庭大腺位于两侧大阴唇后 1/3 深部,其直径为 0.5～1.0cm,出口管长 1.5～2.0cm,腺管开口于处女膜与小阴唇之间。外阴部受污染时,易发生炎症。育龄妇女多见,幼女及绝经后期妇女少见。

（一）病因

主要病原体为葡萄球菌、链球菌、大肠埃希菌、肠球菌等,随着性传播疾病发病率的增加,淋病奈瑟菌及沙眼衣原体已成为常见病原体。急性炎症发作时,病原体首先侵犯腺管,导致前庭大腺导管炎,腺管开口往往因肿胀或渗出物凝聚而阻塞,脓液不能外流、积存而形成脓肿,称为前庭大腺脓肿(abscess of Bartholin gland)。

（二）临床表现

炎症多发生于一侧。初起时局部肿胀、疼痛灼烧感,行走不便,有时致大小便困难。部分患者出现发热等全身症状。检查见局部皮肤红肿、发热、压痛明显,患侧前庭大腺开口处有时可见白色脓点。当脓肿形成时,疼痛加剧,脓肿直径可达 3～6cm,局部可触及波动感。当脓肿内压力增大时,表面皮肤发红、变薄,脓肿可自行破溃,若破孔大,可自行引流,炎症较快消退而痊愈;若破孔小,引流不畅,则炎症持续不消退,并可反复急性发作。发热患者可有腹股沟淋巴结不同程度增大。

（三）处理原则

根据病原体选择敏感的抗生素控制急性炎症;脓肿/囊肿形成后可切开引流并作造口术。

（四）护理要点

(1)急性期患者应卧床休息,保持局部清洁;由前庭大腺开口处取分泌物进行细菌培养和药敏试验,按医嘱给予抗生素及止痛剂。也可选用蒲公英、紫花地丁、金银花、连翘等局部热敷或坐浴。

(2)脓肿或囊肿切开术后,局部放置引流条引流,引流条需每日更换。外阴用消毒液常规擦洗,伤口愈合后,可改用坐浴。

### 三、前庭大腺囊肿

前庭大腺囊肿(Bartholin cyst)系因前庭大腺腺管开口部阻塞、分泌物积聚于腺腔而形成。前庭大腺囊肿可继发感染,形成脓肿并反复发作。

（一）病因

引起前庭大腺管阻塞的原因有:

(1)前庭大腺脓肿消退后,腺管口粘连闭塞,腺管阻塞,分泌物不能排出,脓液吸收后由黏液分泌物所代替。

(2)先天性腺管狭窄或腺腔内黏液浓稠分泌物排出不畅,导致囊肿形成。

(3)前庭大腺管损伤,如分娩时会阴与阴道裂伤后瘢痕阻塞腺管口,或会阴后一侧切开术损伤腺管。

（二）临床表现

前庭大腺囊肿多由小逐渐增大,囊肿多为单侧,也可为双侧。若囊肿小且无感染,患者可无自觉症状,往往于妇科检查时被发现;若囊肿大,可有外阴坠胀感或性交不适。检查见囊肿多呈椭圆形,大小不等,位于外阴部后下方,可向大阴唇外侧突起。

（三）处理原则

行前庭大腺囊肿造口术,造口术方法简单、损伤小,术后还能保留腺体功能。还可采用

$CO_2$激光或微波行囊肿造口术。

**(四)护理要点**

同前庭大腺炎患者的护理。

# 第二节 阴道炎症

## 一、滴虫阴道炎

滴虫阴道炎(trichomonal vaginitis)是由阴道毛滴虫引起的阴道炎,是常见的性传播疾病。

### (一)病因

滴虫呈梨形,体积约为多核白细胞的 2～3 倍,其顶端有 4 根鞭毛,体侧有波动膜,后端尖并有轴柱凸出,无色透明如水滴。鞭毛随波动膜的波动而活动。其适宜在温度 25～40℃、pH 为 5.2～6.6 的潮湿环境中生长,在 pH 5.0 以下或 7.5 以上的环境中则不生长。滴虫能在3～5℃生存 21 日,在 46℃生存 20～60 分钟,在半干燥环境中生存约 10 小时;在普通肥皂水中也能生存 45～120 分钟。月经前、后阴道 pH 发生变化,月经后接近中性,故隐藏在腺体及阴道皱襞中的滴虫于月经前、后常得以繁殖,引起炎症的发作。

另外,妊娠期、产后等阴道环境也发生改变,适于滴虫生长繁殖。滴虫能消耗或吞噬阴道上皮细胞内的糖原,也可吞噬乳杆菌,阻碍乳酸生成,使阴道 pH 升高而有利于繁殖。滴虫阴道炎患者的阴道 pH 一般在 5.0～6.5,多数＞6.0。滴虫不仅寄生于阴道,还常侵入尿道或尿道旁腺,甚至膀胱、肾盂以及男性的包皮皱褶、尿道或前列腺中。滴虫能消耗氧,使阴道成为厌氧环境,利于厌氧菌繁殖,约 60％患者合并有细菌性阴道病。

### (二)传播方式

**1.经性交直接传播**

经性交直接传播是主要的传播方式。由于男性感染滴虫后常无症状,易成为感染源。

**2.间接传播**

经公共浴池、浴盆、浴巾、游泳池、坐式便器、衣物等间接传播,还可通过污染的器械及敷料传播。

### (三)临床表现

潜伏期 4～28 日,25％～50％的患者感染初期无症状,主要症状是阴道分泌物增多及外阴瘙痒,间或有灼热、疼痛、性交痛等。典型分泌物是稀薄脓性、黄绿色,泡沫状伴有臭味。分泌物呈脓性是因分泌物中含有白细胞,若合并其他感染则呈黄绿色;泡沫状、有臭味是因滴虫无氧酵解糖类,产生腐臭气体。瘙痒部位主要为阴道口及外阴。若合并尿道口感染,可有尿频、尿痛,有时可见血尿。

阴道毛滴虫能吞噬精子,影响精子在阴道内存活,可致不孕。妇科检查可见患者阴道黏膜充血,严重者有散在出血斑点,甚至宫颈有出血斑点,形成"草莓样"宫颈,后穹隆有多量白带,呈泡沫状灰黄色、黄白色稀薄液体或黄绿色脓性分泌物。少数患者阴道内有滴虫存在而无炎症反应,阴道黏膜无异常,称为带虫者。

### (四)处理原则

全身用药,主要治疗药物是甲硝唑和替硝唑。初次治疗可选择甲硝唑 2g,单次口服;或替硝唑 2g,单次口服。甲硝唑的治愈率为 90%~95%,替硝唑治愈率为 86%~100%。替代方案:甲硝唑 400mg,每日 2 次,连服 7 日。

### (五)护理要点

#### 1.指导患者自我护理

注意个人卫生,保持外阴部的清洁、干燥。勤换内裤,内裤、坐浴及洗涤用物应煮沸消毒 5~10 分钟以消灭病原体,避免交叉和重复感染的机会。尽量避免搔抓外阴部以免皮肤破损。治疗期间禁止性生活。

#### 2.指导患者配合检查

告知患者取分泌物前 24~48 小时避免性交、阴道灌洗或局部用药。分泌物取出后应及时送检并注意保暖,否则滴虫活动力减弱,造成辨认困难。

#### 3.告知全身用药注意事项

甲硝唑口服后偶见胃肠道反应,如食欲减退、恶心、呕吐。此外,偶见头痛、皮疹、白细胞减少等,一旦发现应报告医师并停药。由于药物可抑制乙醇在体内氧化而产生有毒的中间代谢产物,因此,甲硝唑用药期间及停药 24 小时内、替硝唑用药期间及停药 72 小时内禁止饮酒。

甲硝唑能通过乳汁排泄,用药期间及用药后 12~24 小时内不宜哺乳;替硝唑服药后 3 日内不宜哺乳。

#### 4.要求性伴侣同时治疗

滴虫阴道炎主要由性行为传播,性伴侣应同时进行治疗,治愈前避免无保护性交。

#### 5.随访及治疗失败者的处理

对症状持续存在或症状复发的患者进行随访及病原体检测。滴虫阴道炎患者再感染率高,患有滴虫性阴道炎的性活跃女性应在最初感染 3 个月后重新进行筛查。对初次治疗失败且排除再次感染者,按医嘱增加甲硝唑疗程及剂量仍有效。可重复应用甲硝唑 400mg,每日 2 次,连服 7 日;若再次治疗仍失败,给予甲硝唑 2g,每日 1 次,连服 5 日,同时进行耐药性监测。

#### 6.说明妊娠期治疗的注意事项

滴虫阴道炎可致胎膜早破、早产及低出生体重儿,治疗可采用甲硝唑 2g 顿服,或甲硝唑 400mg,每日 2 次,连服 7 日。治疗有症状的滴虫阴道炎孕妇可以减轻症状,减少传播,防止新生儿呼吸道和生殖道感染。但是目前关于甲硝唑治疗是否能够改善滴虫阴道炎的产科并发症及是否增加胎儿致畸率尚无统一结论,因此应用甲硝唑时,最好取得孕妇及其家属的知情同意。

## 二、外阴阴道假丝酵母菌病

外阴阴道假丝酵母菌病(vulvovaginal candidiasis,VVC)是由假丝酵母菌引起的外阴阴道炎症,曾称为外阴阴道念珠菌病,发生率高,国外资料显示,约 75% 妇女一生中至少患过 1 次外阴阴道假丝酵母菌病,其中 40%~45% 妇女经历过 2 次或以上的发病。

**(一)病因**

80%～90%的病原体为白假丝酵母菌,10%～20%为非白假丝酵母菌(光滑假丝酵母菌、近平滑假丝酵母菌、热带假丝酵母菌等)引起。酸性环境适宜假丝酵母菌生长,假丝酵母菌感染的患者阴道 pH 多在 4.0～4.7,通常<4.5。假丝酵母菌对热的抵抗力不强,加热至 60℃后 1 小时即可死亡,但对于干燥、日光、紫外线及化学制剂等抵抗力较强。

白假丝酵母菌是有酵母相和菌丝相的双相菌。酵母相为芽生孢子,在无症状寄居和传播中起作用;菌丝相为芽生孢子伸长成假菌丝,侵袭组织能力强。白假丝酵母菌为条件致病菌,10%～20%非孕妇女及 30%～40%孕妇阴道中有此菌寄生,但数量极少,且呈酵母相,并不引起症状。只有在全身及阴道局部免疫能力下降、假丝酵母菌大量繁殖并转变为菌丝相才出现症状。常见发病诱因有如下。

1.长期应用抗生素,抑制了乳杆菌生长,有利于假丝酵母菌繁殖。

2.妊娠时机体免疫力下降,雌激素水平高,阴道组织内糖原增加,酸度增高,有利于假丝酵母菌生长。

3.糖尿病患者机体免疫力下降,阴道内糖原增加,适合假丝酵母菌繁殖。

4.大量应用免疫抑制剂,如类固醇皮质激素或免疫缺陷综合征,使机体的抵抗力降低。

5.其他诱因有胃肠道假丝酵母菌、应用含高剂量雌激素的避孕药、穿紧身化纤内裤和肥胖等,后者可使会阴局部的温度及湿度增加,易于假丝酵母菌繁殖。

**(二)传播方式**

**1.内源性感染**

为主要感染途径,假丝酵母菌除作为条件致病菌寄生于阴道外,还可寄生于人的口腔、肠道,当局部环境条件适合时易发病,这 3 个部位的假丝酵母菌可互相传染。

**2.性交传染**

部分患者可通过性交直接传染。

**3.间接传染**

少数患者是接触感染的衣物而间接传染。

**(三)临床表现**

主要为外阴瘙痒、灼痛、性交痛以及尿痛,部分患者阴道分泌物增多。尿痛特点是排尿时尿液刺激水肿的外阴及前庭导致疼痛。阴道分泌物由脱落上皮细胞和菌丝体、酵母菌和假丝菌组成,其特征是白色稠厚呈凝乳或豆腐渣样。妇科检查可见外阴红斑、水肿,常伴有皮肤抓痕,严重者可见皮肤皲裂、表皮脱落。阴道黏膜红肿,小阴唇内侧及阴道黏膜附有白色块状物,擦除后露出红肿黏膜面,急性期还可见到糜烂及浅表溃疡。

10%～20%的妇女表现为复杂性 VVC。一年内有症状并经真菌学证实的 VVC 发作 4 次或以上,称为复发性外阴阴道假丝酵母菌病(recurrent vulvovaginal candidiasis,RVVC),发生率约为 59%。其中 VVC 的临床表现按 VVC 评分标准划分(2012 年中华医学会妇产科分会感染协作组修订),评分≥7 分为重度 VVC,而<7 分为轻、中度 VVC。

**(四)处理原则**

消除诱因,包括积极治疗糖尿病,及时停用广谱抗生素、雌激素及类固醇皮质激素。根据患者具体情况选择局部或全身应用抗真菌药物。单纯性 VVC 主要以局部短疗程抗真菌药物为主,复杂性 VVC 患者可采用强化治疗及巩固治疗。严重 VVC 者,外阴局部可应用低浓度糖皮质激素软膏或唑类霜剂。

**(五)护理要点**

**1.健康指导**

与患者讨论发病的因素及治疗原则,积极配合治疗方案;培养健康的卫生习惯,保持局部清洁;避免交叉感染。勤换内裤,用过的内裤、盆及毛巾均用开水烫洗。

**2.用药护理**

要向患者说明用药的目的与方法,取得配合,按医嘱完成正规疗程。指导患者正确用药。需要阴道用药的患者应洗手后戴手套,用示指将药沿阴道后壁推进达阴道深部,为保证药物局部作用时间,宜在晚上睡前放置。为提高用药效果,可用 2‰～4‰ 碳酸氢钠液坐浴或阴道冲洗后用药。对 RVVC 患者,治疗期间应定期复查监测疗效及药物副作用,一旦发现副作用,立即停药。妊娠期合并感染者以局部治疗为主,以 7 日疗法效果为佳。禁止口服唑类药物。

(1)单纯性 VVC 主要以局部短疗程抗真菌药物为主,唑类药物的疗效高于制霉菌素。可选用下列药物之一放于阴道内。

1)咪康唑栓剂,每晚 1 粒(200mg),连用 7 日;或每晚 1 粒(400mg),连用 3 日;或 1 粒(1200mg),单次用药。

2)克霉唑栓剂,每晚 1 粒(100mg),塞入阴道深部,连用 7 日;或 1 粒(500mg),单次用药。

3)制霉菌素栓剂,每晚 1 粒(10 万 U),连用 14 日。复杂性 VVC 患者局部用药可采用强化治疗;严重 VVC 者,外阴局部可应用低浓度糖皮质激素软膏或唑类霜剂。

单纯性 VVC 患者若不能耐受局部用药、未婚妇女及不愿采用局部用药者,可选用口服药物。常用药物是氟康唑 150mg,顿服。严重 VVC 患者,若选择口服氟康唑 150mg,则 72 小时后加服 1 次。

(2)RVVC 的抗真菌治疗分为强化治疗及巩固治疗。根据真菌培养和药物敏感试验选择药物。在强化治疗达到真菌学阴性后,给予巩固治疗至半年。强化治疗若为阴道局部治疗,可选咪康唑栓剂,每晚 1 粒(400mg),连用 6 日;若为全身用药,可口服氟康唑 150mg,第 4 日、第 7 日各加服 1 次。巩固治疗方案:目前国内外尚无成熟方案,若为每月规律发学者,可于发作前预防用药 1 次,连续 6 个月。

**3.性伴侣治疗**

约 15% 男性与女性患者接触后患有龟头炎,对有症状男性应进行假丝酵母菌检查及治疗,预防女性重复感染。

**4.随访**

若症状持续存在或诊断后 2 个月内复发者,需再次复诊。对 RVVC 患者,在治疗结束后 7～14 日、1 个月、3 个月和 6 个月各随访 1 次,后两次随访时,建议进行真菌培养。

## 三、萎缩性阴道炎

萎缩性阴道炎(atrophic vaginitis)常见于自然绝经或人工绝经后妇女,也可见于产后闭经或药物假绝经治疗的妇女。

**(一)病因**

绝经后妇女因卵巢功能衰退,雌激素水平降低,阴道壁萎缩,黏膜变薄,上皮细胞内糖原含量减少,阴道内 pH 增高,多为 5.0～7.0,嗜酸性的乳杆菌不再为优势菌,局部抵抗力降低,其他致病菌过度繁殖或外源性致病菌容易入侵而引起炎症。

**(二)临床表现**

主要症状为外阴灼热不适、瘙痒及阴道分泌物增多。阴道分泌物稀薄,呈淡黄色,感染严重者呈血样脓性白带。由于阴道黏膜萎缩,可伴有性交痛。妇科检查可见阴道呈萎缩性改变,上皮皱襞消失、萎缩、菲薄。阴道黏膜充血,常伴有散在小出血点或点状出血斑,有时见浅表溃疡。溃疡面可与对侧粘连,严重时造成阴道狭窄甚至闭锁,若炎症分泌物引流不畅,可形成阴道积脓或宫腔积脓。

**(三)处理原则**

治疗原则为应用抗生素抑制细菌生长;补充雌激素增强阴道抵抗力。

**(四)护理要点**

1.加强健康教育

注意保持会阴部清洁,勤换内裤,出现症状应及时到医院就诊。

2.用药护理

使患者理解用药的目的、方法与注意事项,主动配合治疗过程。阴道局部应用抗生素,如诺氟沙星 100mg,放入阴道深部,每日 1 次,7～10 日为 1 个疗程。也可选用中药,如保妇康栓等。对于阴道局部干涩明显者,可应用润滑剂。通常在阴道冲洗后进行阴道局部用药。患者可采用 1%乳酸或 0.5%醋酸冲洗阴道,1 次/日,以增加阴道酸度,抑制细菌生长繁殖。本人用药有困难者,指导其家属协助用药或由医务人员帮助使用。

雌激素制剂可局部给药,可用雌三醇软膏局部涂抹,每日 1～2 次,14 日为 1 个疗程;或选用兼有广谱抗菌作用及局部雌激素样作用的制剂,如氯喹那多普罗雌烯阴道片。也可全身用药,对于同时需要性激素替代治疗的患者,可口服替勃龙,2.5mg,每日 1 次。乳腺癌或子宫内膜癌患者要慎用雌激素。

## 四、细菌性阴道病

细菌性阴道病(bacterial vaginosis,BV)是阴道内正常菌群失调引起的一种混合感染,但临床及病理特征无炎症改变。

**(一)病因**

正常阴道微生物群中以乳杆菌为优势菌,乳杆菌不但能够维持阴道的酸性环境,还能产生 $H_2O_2$、细菌素等抗微生物因子,可抑制致病菌微生物的生长;同时,通过竞争排斥机制阻止致病微生物黏附于阴道上皮细胞,维持阴道微生态平衡。频繁性交、多个性伴侣或阴道灌洗等情况下,乳杆菌减少,导致其他微生物大量繁殖,主要有加德纳菌、厌氧菌(动弯杆菌、普雷沃菌、紫单胞菌、类杆菌、消化链球菌等)以及人型支原体,其中以厌氧菌居多,这些微生物的数量可增加 100～1000 倍。

随着这些微生物的繁殖,其代谢产物使阴道分泌物的生化成分发生相应改变,pH 升高,胺类物质(尸胺、腐胺、三甲胺)、有机酸以及一些酶类(黏多糖酶、唾液酸酶、IgA 蛋白酶等)增加。胺类物质可使阴道分泌物增多并有臭味。酶和有机酸可破坏宿主的防御机制,如溶解宫颈黏液,使致病微生物更易进入上生殖道,引起炎症。

### (二)临床表现

多发生在性活跃期妇女。10％～40％患者无临床症状。有症状者表现为阴道分泌物增多,伴有鱼腥臭味,性交后加重,可出现轻度外阴瘙痒或烧灼感。检查可见阴道分泌物呈灰白色,均匀一致,稀薄,常黏附于阴道壁,但黏度很低,容易将分泌物从阴道壁拭去,阴道黏膜无充血的炎症表现。

细菌性阴道病还可引起子宫内膜炎、盆腔炎、子宫切除术后阴道断端感染,妊娠期细菌性阴道病可导致绒毛膜炎、胎膜早破、早产。

### (三)处理原则

有症状者均需治疗,无症状者除早产高风险孕妇外,一般不需治疗。治疗选用抗厌氧菌药物,主要药物有甲硝唑和克林霉素。局部用药与口服药物疗效相似,治愈率80％左右。

### (四)护理要点

#### 1.指导患者自我护理

注意个人卫生,保持外阴部清洁、干燥,尽量避免搔抓外阴部致皮肤破损。勤换内裤,出现症状应及时诊断并治疗。

#### 2.用药护理

向患者说明药物治疗的目的、方法,指导患者正确用药。口服药物首选甲硝唑400mg,每日2次,口服,共7日。

替代方案:替硝唑2g,口服,每日1次,连服3日;或替硝唑1g,口服,每日1次,连服5日;或克林霉素300mg,每日2次,连服7日。阴道局部用药,如甲硝唑栓剂200mg,每晚1次,连用7日;或2％克林霉素软膏阴道涂布,每次5g,每晚1次,连用7日。任何有症状的细菌性阴道病孕妇及无症状早产高风险孕妇均需筛查及治疗。用药为甲硝唑或克林霉素,剂量及用药时间同非孕妇女。

#### 3.随访指导

治疗后无症状者不需常规随访。对妊娠合并BV需要随访治疗效果。细菌性阴道病复发较常见,对症状持续或症状重复出现者,应告知患者复诊,接受治疗。

# 第三节　子宫颈炎症

子宫颈炎症(cervicitis)是妇科常见的疾病之一,包括宫颈阴道部炎症及宫颈管黏膜炎症。临床上多见的是急性子宫颈管黏膜炎,若急性子宫颈管黏膜炎未经及时诊治或病原体持续存在,可导致慢性子宫颈炎症。

## 一、急性子宫颈炎

急性子宫颈炎(acute cervicitis),又称急性宫颈炎,是指以宫颈管黏膜柱状上皮感染为主,局部充血、水肿,上皮变性、坏死,黏膜、黏膜下组织、腺体周围见大量中性粒细胞浸润,腺腔中可有脓性分泌物。急性子宫颈炎可由多种病原体引起,也可由物理因素、化学因素刺激或机械性子宫颈损伤、子宫颈异物伴发感染所致。

### (一)病因

正常情况下,宫颈具有多种防御功能,是阻止病原菌进入上生殖道的重要防线。但因宫颈容易受性交、分娩、流产或手术操作的损伤;同时,宫颈管单层柱状上皮抗感染能力较差,容易发生感染。因宫颈阴道部鳞状上皮与阴道鳞状上皮相延续,阴道炎症可引起宫颈阴道部炎症。

急性子宫颈炎的病原体包括性传播疾病病原体和内源性病原体。性传播疾病病原体,如沙眼衣原体、淋病奈瑟菌.主要见于性传播疾病的高危人群。沙眼衣原体及淋病奈瑟均可感染子宫颈管柱状上皮,沿黏膜面扩散引起浅层感染,病变以子宫颈管明显。除子宫颈管柱状上皮外,淋病奈瑟菌还常侵袭尿道移行上皮、尿道旁腺及前庭大腺。内源性病原体主要包括需氧菌和厌氧菌,部分子宫颈炎的病原体是引起细菌性阴道病的病原体。也有部分患者的病原体不清楚。

### (二)临床表现

大部分患者无症状,有症状者主要表现为阴道分泌物增多,呈黏液脓性,阴道分泌物刺激可引起外阴瘙痒及灼热感。此外,可出现经间期出血、性交后出血等症状。若合并尿路感染,可出现尿急、尿频、尿痛等症状。

妇科检查可见宫颈充血、水肿、黏膜外翻,有黏液脓性分泌物附着,甚至从宫颈管流出,子宫颈管黏膜质脆,容易诱发出血。若为淋病奈瑟菌感染,因尿道旁腺、前庭大腺受累,可见尿道口、阴道口黏膜充血、水肿以及多量脓性分泌物。

### (三)处理原则

主要为抗生素药物治疗。对有性传播疾病高危因素的患者,即使未获得病原体检测结果,也可立即给予经验性抗生素治疗;有病原体检测结果者,则选择针对病原体的抗生素。

### (四)护理要点

1.一般护理

加强会阴部护理,保持外阴清洁、干燥,减少局部摩擦。

2.抗生素用药指导

指导患者按医嘱及时、足量、规范的应用抗生素。

(1)对于有性传播疾病高危因素的患者(年龄<25岁,有多个性伴或新性伴,并且为无保护性交),未获得病原体检测结果前,针对沙眼衣原体,可给予阿奇霉素 1g,单次口服;或多西环素 100mg,每日 2 次,连服 7 日。

(2)对于获得病原体者,选择针对病原体的抗生素。

1)单纯急性淋病奈瑟菌性子宫颈炎患者,常用药物有第三代头孢菌素,如头孢曲松钠250mg,单次肌内注射;或头孢噻肟钠 1g,单次肌内注射;对不能接受头孢菌素者,可选择氨基糖苷类抗生素中的大观霉素 4g,单次肌内注射。

2)沙眼衣原体感染所致子宫颈炎患者,治疗药物主要有四环素类,如多西环素 100mg,每日 2 次,连服 7 日;红霉素类,如阿奇霉素 1g,单次顿服。

3）由于淋病奈瑟菌感染常伴有衣原体感染,因此,淋菌性子宫颈炎治疗时除选用抗淋病奈瑟菌药物外,同时应用抗衣原体感染药物。

4）合并细菌性阴道病的患者,应同时治疗细菌性阴道病,否则将导致子宫颈炎持续存在。

**3.性伴侣的处理**

告知病原体为沙眼衣原体及淋病奈瑟菌的子宫颈炎患者,其性伴侣应进行相应的检查及治疗。

**4.随访症状持续存在者**

应告知治疗后症状持续存在者随诊。对持续性宫颈炎症患者,协同医生对其进行全面评估,分析原因,调整治疗方案。包括了解有无再次感染性传播疾病,性伴侣是否已进行治疗,阴道菌群失调是否持续存在等。

## 二、慢性子宫颈炎

慢性子宫颈炎症(chronic cervicitis),又称慢性宫颈炎,指子宫颈间质内有大量淋巴细胞、浆细胞等慢性炎细胞浸润,可伴有子宫颈腺上皮及间质的增生和鳞状上皮化生。慢性子宫颈炎症可由急性子宫颈炎症迁延而来,也可为病原体持续感染所致,病原体与急性子宫颈炎相似。

### (一)病理

**1.慢性子宫颈管黏膜炎**

宫颈管黏膜皱襞较多,柱状上皮抵抗力弱,感染后容易形成持续性子宫颈黏膜炎,表现为子宫颈管黏液及脓性分泌物,反复发作。

**2.子宫颈息肉**

宫颈管黏膜增生形成的局部突起病灶,称为宫颈息肉。息肉可为一个或多个不等,色红,呈舌型,质软而脆,可有蒂,蒂宽窄不一,根部可附在子宫颈外口,也可在子宫颈管内。光镜下见息肉表面被覆高柱状上皮,间质水肿、血管丰富以及慢性炎性细胞浸润。子宫颈息肉极少恶变,但切除的子宫颈息肉应送病理组织学检查,以与子宫的恶性肿瘤鉴别。

**3.子宫颈肥大**

宫颈比正常大。慢性炎症的长期刺激可导致子宫颈腺体及间质增生。此外,子宫颈深部的腺囊肿也可使子宫颈呈不同程度肥大,质地变硬。

### (二)临床表现

慢性子宫颈炎多无症状,少数患者可有阴道分泌物增多,呈淡黄色或脓性,偶有分泌物刺激引起外阴瘙痒或不适,或有性交后出血,月经间期出血。妇科检查可见子宫颈呈糜烂样改变,或有黄色分泌物覆盖子宫颈口或从子宫颈口流出,也可表现为子宫颈息肉或子宫颈肥大。

子宫颈糜烂样改变是一个临床征象,可由生理性原因引起,即子宫颈的生理性柱状上皮异位,多见于青春期、生育年龄妇女雌激素分泌旺盛者、口服避孕药或妊娠期。由于雌激素的作用,鳞柱交界部外移,子宫颈局部呈糜烂样改变。也可为病理性改变,除慢性子宫颈炎外,子宫颈上皮内瘤变、甚至早期子宫颈癌也可呈现子宫颈糜烂性改变。因此,对于子宫颈糜烂样改变者需进行子宫颈细胞学检查和(或)HPV检测,必要时行阴道镜及活组织检查,以除外子宫颈上皮内瘤变或子宫颈癌。

**(三)处理原则**

先筛查,除外子宫颈上皮内瘤变和子宫颈癌;后针对不同病变采取不同的治疗方法。对宫颈糜烂样改变者,若为无症状的生理性柱状上皮异位,则无须处理。对宫颈糜烂样改变伴有分泌物增多、乳头状增生或接触性出血者,可给予局部物理治疗,包括激光、冷冻、微波等方法,也可给予中药保妇康治疗或其作为物理治疗前后的辅助治疗。

**(四)护理要点**

**1.一般护理**

加强会阴部护理,保持外阴清洁、干燥,减少局部摩擦。

**2.物理治疗注意事项**

临床常用的物理治疗方法有激光治疗,冷冻治疗、红外线凝结疗法及微波疗法等。其原理都是将宫颈糜烂面的单层柱状上皮破坏,结痂脱落后新的鳞状上皮覆盖创面,为期3～4周,病变较深者,需6～8周,宫颈恢复光滑外观。接受物理治疗的患者应注意如下。

(1)治疗前应常规行宫颈癌筛查。

(2)有急性生殖器炎症者列为禁忌。

(3)治疗时间选择在月经干净后3～7日内进行。

(4)物理治疗后应每日清洗外阴2次,保持外阴清洁,在创面尚未愈合期间(4～8周)禁盆浴、性交和阴道冲洗。

(5)患者治疗后均有阴道分泌物增多,在宫颈创面痂皮脱落前,阴道有大量黄水流出,在术后1～2周脱痂时可有少量血水或少许流血,若出血量多,需急诊处理,局部用止血粉或压迫止血,必要时加用抗生素。

(6)一般于两次月经干净后3～7日复查,了解创面愈合情况,同时注意观察有无宫颈管狭窄。未痊愈者可择期再作第二次治疗。

**3.采取预防措施**

(1)积极治疗急性宫颈炎。

(2)定期做妇科检查,发现急性宫颈炎症者及时治疗并达到痊愈。

(3)提高助产技术,避免分娩时或器械损伤宫颈。

(4)产后发现宫颈裂伤应及时正确缝合。

# 第四节　盆腔炎性疾病

盆腔炎性疾病(pelvic inflammatory disease,PID)是指女性上生殖道的一组感染性疾病,主要包括子宫内膜炎(endometritis)、输卵管炎(salpingitis)、输卵管卵巢脓肿(tubo-ovarian abscess,TOA)、盆腔腹膜炎(peritonitis)。炎症可局限于一个部位,也可同时累及几个部位,最常见的是输卵管炎及输卵管卵巢炎,单纯的子宫内膜炎或卵巢炎较少见。

盆腔炎性疾病多发生在性活跃期、有月经的妇女,初潮前、绝经后或无性生活者很少发生盆腔炎性疾病,若发生盆腔炎性疾病,也往往是由邻近器官炎症扩散所致。若盆腔炎性疾病被延误诊断或未能得到有效治疗,有可能导致上生殖道感染后遗症(不孕、输卵管妊娠、慢性腹痛、炎症反复发作等),称为盆腔炎性疾病后遗症(sequelae of PID),从而影响妇女的生殖健康,且增加家庭与社会的经济负担。

## 一、病因

女性生殖系统有较完整的自然防御功能,但当机体免疫力下降、内分泌发生变化及病原体侵入时,即可导致炎症的发生。据美国资料显示,盆腔炎性疾病的高发年龄为 15～25 岁。年轻妇女、不良性行为、下生殖道感染、宫腔内操作、不注意性卫生保健、邻近器官炎症等是发生盆腔炎性疾病的高危因素。年轻妇女容易发生盆腔炎性疾病可能与频繁性活动、宫颈柱状上皮生理性异位、宫颈黏液机械防御功能较差有关。

此外,不注意性卫生保健,如使用不洁的月经垫、经期性交或不恰当阴道冲洗者均可引起病原体侵入而导致炎症。

引起盆腔炎症性疾病的病原体有:①内源性病原体,来自寄居于阴道内的菌群,包括需氧菌(金黄色葡萄球菌、溶血性链球菌等)和厌氧菌(脆弱类杆菌、消化球菌等)。需氧菌或厌氧菌可以单独引起感染,但以需氧菌及厌氧菌混合感染多见。②外源性病原体,主要是性传播疾病的病原体,如淋病奈瑟菌、沙眼衣原体、支原体等。外源性和内源性病原体可单独存在,但通常为混合感染,可能是外源性的衣原体或淋病奈瑟菌感染造成输卵管损伤后,容易继发内源性的需氧菌或厌氧菌感染。

病原体可经生殖道黏膜上行蔓延,如刮宫术,输卵管通液术、子宫输卵管造影术,宫腔镜检查等,由于手术消毒不严格或手术所致生殖道黏膜损伤等,可导致下生殖道内源性菌群的病原体上行感染。病原体也可经外阴、阴道.宫颈及宫体创伤处的淋巴管经淋巴系统蔓延;或病原体先侵入人体的其他系统再经血液循环传播(结核),或因腹腔内其他脏器感染后直接蔓延到内生殖器,如阑尾炎、腹膜炎等蔓延至盆腔,导致炎症发作,病原体以大肠埃希菌为主。

盆腔炎性疾病所致的盆腔广泛粘连、输卵管损伤、输卵管防御能力下降,容易造成再次感染,导致急性发作。

## 二、病理

### (一)急性子宫内膜炎及子宫肌炎

子宫内膜充血、水肿,有炎性渗出物,严重者内膜坏死、脱落形成溃疡。镜下见大量白细胞浸润,炎症向深部侵入形成子宫肌炎。

### (二)急性输卵管炎、输卵管积脓、输卵管卵巢脓肿

急性输卵管炎症因病原体传播途径不同而有不同的病变特点。

1.炎症经子宫内膜向上蔓延者,首先引起输卵管黏膜炎,严重者引起输卵管黏膜粘连,导致输卵管管腔及伞端闭锁,若有脓液积聚于管腔内,则形成输卵管积脓。淋病奈瑟菌及大肠埃希菌、类杆菌及普雷沃菌除直接引起输卵管上皮损伤外,其细胞壁脂多糖等内毒素引起输卵管纤毛大量脱落,导致输卵管运输功能减退、丧失。衣原体感染后引起交叉免疫反应可损伤输卵管,导致严重输卵管黏膜结构及功能破坏,并引起盆腔广泛粘连。

2.病原菌经过宫颈的淋巴扩散,首先侵及浆膜层发生输卵管周围炎,然后累及肌层,而输

卵管黏膜层可不受累或受累极轻,病变以输卵管间质炎为主,其管腔常可因肌壁增厚受压变窄,但仍能保持通畅。轻者输卵管仅有轻度充血、肿胀、略增粗,严重者输卵管明显增粗、弯曲、与周围组织粘连。

卵巢很少单独发炎,常与发炎的输卵管伞端粘连而发生卵巢周围炎,称为输卵管卵巢炎,又称附件炎。炎症可通过卵巢排卵的破孔侵入卵巢实质形成卵巢脓肿,脓肿壁与输卵管积脓粘连并穿通,形成输卵管卵巢脓肿。输卵管卵巢脓肿多位于子宫后方或子宫、阔韧带后叶及肠管间粘连处,可破入直肠或阴道,若破入腹腔则引起弥散性腹膜炎。

### (三)急性盆腔腹膜炎

盆腔内器官发生严重感染时往往蔓延到盆腔腹膜,发炎的腹膜充血、水肿,并有少量含纤维素的渗出液,形成盆腔脏器粘连。当有大量脓性渗出液积聚于粘连的间隙内,可形成散在小脓肿,多见积聚于直肠子宫陷凹处形成盆腔脓肿,脓肿前面为子宫,后方为直肠,顶部为粘连的肠管及大网膜,脓肿可破入直肠而使症状突然减轻,也可破入腹腔引起弥散性腹膜炎。

### (四)急性盆腔结缔组织炎

病原体经淋巴管进入盆腔结缔组织而引起结缔组织充血、水肿及中性粒细胞浸润,以宫旁结缔组织炎最常见。若形成盆腔腹膜外脓肿,可自发破入直肠或阴道。

### (五)败血症及脓毒血症

当病原体毒性强、数量多、患者抵抗力降低时常发生败血症。发生盆腔炎性疾病后,若身体其他部位发现多处炎症病灶或脓肿者,应考虑有脓毒血症存在,但需要经血培养证实。

### (六)肝周围炎(Fitz-Hugh-Curtis综合征)

是指肝包膜炎症而无肝实质损害的肝周围炎,淋病奈瑟菌及衣原体感染均可引起。由于肝包膜水肿,吸气时患者的右上腹疼痛。肝包膜上有脓性或纤维渗出物,早期在肝包膜与前腹壁腹膜之间形成松软粘连,晚期形成琴弦样粘连。5%～10%输卵管炎患者可出现肝周围炎,临床表现为继下腹痛后出现右上腹痛,或下腹疼痛与右上腹疼痛同时出现。

### (七)盆腔炎性疾病后遗症

是指盆腔炎性疾病未得到及时正确的治疗,可能会发生的一系列后遗症。主要病理改变为组织破坏、广泛粘连、增生及瘢痕形成,导致输卵管阻塞、输卵管增粗、输卵管卵巢肿块、输卵管积水或输卵管卵巢囊肿,盆腔结缔组织炎的遗留改变表现为主韧带、骶韧带增生、变厚,若病变广泛,可使子宫固定。

## 三、临床表现

### (一)盆腔炎性疾病

因炎症轻重及范围大小不同,症状与体征表现也不尽相同。轻者无症状或症状轻微。常见症状为下腹痛、阴道分泌物增多。腹痛为持续性、活动或性交后加重。重者可有寒战、高热、头痛、食欲缺乏等。月经期发病者可出现经量增多、经期延长。腹膜炎者出现消化系统症状,如恶心、呕吐、腹胀、腹泻等。若有脓肿形成,可有下腹包块及局部压迫刺激症状。包块位于子宫前方可出现排尿困难、尿频等膀胱刺激症状,若引起膀胱肌炎还可有尿痛等;包块位于子宫后方可有直肠压迫或刺激症状,如腹泻、里急后重感和排便困难;若包块在腹膜外,可破溃入直肠或阴道,流出脓性液体。患者若有输卵管炎的症状及体征并同时伴有右上腹疼痛者,应怀疑有肝周围炎。

轻者检查无明显异常发现，或妇科检查仅发现宫颈举痛或宫体压痛或附件区压痛等。重者，患者呈急性病容，体温升高，心率加快，下腹部有压痛、反跳痛及肌紧张，叩诊鼓音明显，肠鸣音减弱或消失。

盆腔检查：阴道充血，可见大量脓性臭味分泌物从宫颈口外流；穹隆有明显触痛，宫颈充血、水肿，举痛明显；宫体增大，有压痛，活动受限；子宫两侧压痛明显。若为单纯输卵管炎，可触及增粗的输卵管，压痛明显；若为输卵管积脓或输卵管卵巢脓肿，可触及包块且压痛明显，活动受限或粘连固定；宫旁结缔组织炎时可扪及宫旁一侧或两侧片状增厚，或两侧宫骶韧带高度水肿、增粗，压痛明显；若有盆腔脓肿形成且位置较低时，可扪及后穹隆或侧穹隆有肿块且有波动感。三合诊常能协助进一步了解盆腔情况。

### (二)盆腔炎性疾病后遗症

患者有时出现低热、乏力等，临床多表现为不孕、异位妊娠、慢性盆腔痛或盆腔炎性疾病反复发作等症状。根据病变涉及部位，妇科检查可呈现不同特点：通常发现子宫大小正常或稍大、常呈后位、活动受限或粘连固定、触痛；宫旁组织增厚，骶韧带增粗，触痛；或在附件区可触及条索状物、囊性或质韧包块、活动受限，有触痛。如果子宫被固定或封闭于周围瘢痕化组织中，则呈"冰冻骨盆"状态。

## 四、处理原则

主要为及时、足量及个体化的抗生素治疗，必要时手术治疗。抗生素应用原则是经验性、广谱、及时及个体化；给药途径的选择依据药物及疾病的严重程度。对于盆腔炎性疾病后遗症者，多采用综合性治疗方案控制炎症，缓解症状，增加受孕机会，包括中西药治疗、物理治疗、手术治疗等，同时注意增强机体抵抗力。

## 五、护理要点

### (一)健康教育

做好经期、孕期及产褥期的卫生宣教；指导性生活卫生，减少性传播疾病，经期禁止性交。对淋病及沙眼衣原体感染的高危妇女进行筛查和治疗，可减少盆腔炎性疾病发生率。若有盆腔炎性疾病者，需及时接受正规治疗，防止发生盆腔炎性疾病后遗症。

### (二)对症护理

病情严重者或经门诊治疗无效者应住院治疗，并提供相应的护理如下。

1.卧床休息，给予半卧位，有利于脓液积聚于子宫直肠陷凹，使炎症局限。

2.给予高热量、高蛋白、高维生素饮食，并遵医嘱纠正电解质紊乱和酸碱失衡。

3.高热时采用物理降温，若有腹胀，应遵医嘱行胃肠减压。

4.减少不必要的盆腔检查，以避免炎症扩散。

### (三)执行医嘱

通常根据病原体的特点及时选择高效的抗生素，诊断48小时内及时用药将明显降低 PID 后遗症的发生。应配合医生选择给药途径如下。

1.若患者一般状况好，症状轻，能耐受口服抗生素，并有随访条件，可给予口服或肌内注射抗生素。常用药物有头孢曲松钠、多西环素、氧氟沙星等。

2.若患者一般状况差,病情重,不能耐受口服抗生素,或门诊治疗无效等,可给予静脉给药。常用药物有头孢西丁钠、多西环素等。

使患者了解及时、足量抗生素治疗的重要性在于清除病原体,改善症状及体征,减少后遗症。经恰当的抗生素积极治疗,绝大多数盆腔炎性疾病患者能彻底治愈,使其建立信心,主动配合。护士应经常巡视患者,保证药液在体内的有效浓度,并观察患者的用药反应。对于药物治疗无效、脓肿持续存在或脓肿破裂者,需要手术切除病灶,根据患者情况选择经腹手术或腹腔镜手术。需要手术治疗者,为其提供相应的护理措施。

### (四)心理护理

关心患者的疾苦,耐心倾听患者的诉说,提供患者表达不适的机会,尽可能满足患者的需求,解除患者思想顾虑,增强对治疗的信心。和患者及其家属共同探讨适合于个人的治疗方案,取得家人的理解和帮助,减轻患者的心理压力。

### (五)防治 PID 后遗症

为预防 PID 后遗症的发生,应该注意如下。

1.严格掌握手术指征,严格遵循无菌操作规程,为患者提供高质量的围手术期护理。

2.及时诊断并积极正确治疗 PID。

3.注意性生活卫生,减少性传播疾病。对于被确诊为 PID 后遗症的患者,要使其了解中、西医结合的综合性治疗方案可缓解症状,以减轻患者的焦虑情绪。

综合治疗包括:

(1)物理疗法:能促进盆腔局部血液循环,改善组织营养状态,提高新陈代谢,有利于炎症吸收和消退,常用的有激光、短波、超短波、微波、离子透入等。

(2)中药治疗:结合患者特点,通过清热利湿、活血化瘀或温经散寒、行气活血,达到治疗目的。

(3)西药治疗:针对病原菌选择有效抗生素控制炎症,还可采用透明质酸酶等使炎症吸收。

(4)不孕妇女可选择辅助生育技术达到受孕目的。

### (六)指导随访

对于接受抗生素治疗的患者,应在 72 小时内随诊,以确定疗效,包括评估有无临床情况的改善,如体温下降,腹部压痛、反跳痛减轻,宫颈举痛、子宫压痛、附件区压痛减轻。若此期间症状无改善,则需进一步检查,重新进行评估,必要时行腹腔镜或手术探查。对沙眼衣原体及淋病奈瑟菌感染者,可在治疗后 4～6 周复查病原体。

# 第五节　性传播疾病

性传播疾病(sexually transmitted diseases,STD)是指主要通过性接触、类似性行为及间接接触传播的一组传染病。性传播疾病涉及 8 类病原体引起的 20 余种疾病类型。

病原体包括细菌、病毒、螺旋体、衣原体、支原体、真菌、原虫及寄生虫 8 类。目前我国重点监测的性传播疾病有 8 种,包括梅毒、淋病、艾滋病、尖锐湿疣、软下疳、性病性淋巴肉芽肿、生殖器疱疹和非淋菌性尿道炎。

其中,梅毒、淋病、艾滋病列为乙类传染病。初发部位除生殖器外,也可在口唇、舌、扁桃体及肛门等处。传播方式包括以下 6 种。

(1)性行为传播:性交是 STD 主要传播方式,占 95％以上。由于性行为的多样化,如口与生殖器接触、肛交、触摸、接吻等,增加了 STD 传播的机会。

(2)间接接触传播:接触污染的衣物、共用浴具,可感染滴虫、假丝酵母菌病、股癣、疥疮等。

(3)医源性传播:使用污染的医疗器械,可使 STD 交叉感染,如梅毒、艾滋病、乙肝等可通过输血或血液制品、器官移植、人工授精等传播。

(4)职业性传播:由于防护措施不严,医务人员或防疫人员工作时可被污染的器械误伤而感染。

(5)母儿传播:感染性传播疾病的孕妇,若未能及时诊治,妊娠时可通过垂直传播(母婴传播)使胎儿感染,导致流产、早产、死胎、死产;或分娩经产道传播,乙肝、HIV 还可通过母乳传播,感染新生儿。

(6)其他媒介:不注意饮食卫生,食用污染的食物;环境卫生不良、昆虫叮咬等可也导致 STD 的传播。

STD 对人类危害极大,已成为当今世界严重的社会经济问题和公共卫生问题。

## 一、淋病

淋病(gonorrhea)是由淋病奈瑟菌(简称淋菌)引起的以泌尿生殖系统化脓性感染为主要表现的性传播疾病。近年其发病率居我国性传播性疾病首位。

### (一)病因

淋菌为革兰阴性双球菌,人是其唯一天然宿主,淋菌离开人体不易生存,一般消毒剂易将其杀灭。淋菌以侵袭生殖、泌尿系统黏膜的柱状上皮和移行上皮为特点,淋菌外膜有菌毛,黏附于宫颈管柱状上皮而被上皮细胞吞饮,传染性强。若急性淋病治疗不当,可迁延不愈或反复急性发作。

成人淋病绝大多数是通过性交直接接触传染,多为男性先感染淋菌后再传播给女性,少数患者通过接触染菌衣物、毛巾、床单、浴盆等物品及消毒不彻底的检查器械等感染。新生儿多在分娩通过软产道时接触污染的阴道分泌物传染。

### (二)临床表现

潜伏期短,通常 1～10 日,平均 3～5 日。50％～70％的患者感染淋病奈瑟菌后无症状,易被忽视或致他人感染。

感染初期病变局限于下生殖道、泌尿道,引起宫颈管黏膜炎、尿道炎、前庭大腺炎,称为女性无并发症淋病;随病情发展或未经及时治疗,可累及上生殖道,引起子宫内膜炎、输卵管炎、输卵管积脓、盆腔腹膜炎、TOA、盆腔脓肿等,导致淋菌性盆腔炎,称为女性有并发症淋病。按病理过程分为急性和慢性两种。

1.急性淋病

在感染淋病后 1～14 日出现尿频、尿急、尿痛等急性尿道炎的症状,白带增多呈黄色、脓性,外阴部红肿、有烧灼样痛,继而出现前庭大腺炎、急性宫颈炎的表现。如病程发展至上生殖道,可发生子宫内膜炎、急性输卵管炎及积脓、输卵管卵巢囊肿、盆腔脓肿、弥散性腹膜炎,甚至中毒性休克。患者表现为发热、寒战、恶心、呕吐、下腹两侧疼痛等。

2.慢性淋病

急性淋病未经治疗或治疗不彻底可逐渐转为慢性淋病。患者表现为慢性尿道炎、尿道旁腺炎、前庭大腺炎、慢性宫颈炎慢性输卵管炎、输卵管积水等。淋菌可长期潜伏在尿道旁腺、前庭大腺或宫颈黏膜腺体深处,引起反复急性发作。

(三)对妊娠、胎儿及新生儿的影响

妊娠期任何阶段感染淋菌对妊娠预后均有不良影响。妊娠早期,淋菌性宫颈管黏膜炎可致感染性流产与人工流产后感染;妊娠中晚期,淋菌性宫颈管黏膜炎使胎膜脆性增加,易发生绒毛膜羊膜炎、胎膜早破。

分娩后产妇抵抗力低,易发生淋病播散,引起子宫内膜炎、输卵管炎等产褥感染,严重者可致淋菌性盆腔炎。对胎儿的威胁则是早产和胎儿宫内感染,早产发病率约为17%,胎儿感染易发生胎儿宫内生长受限、胎儿窘迫,甚至导致死胎、死产。

约1/3新生儿通过未治疗产妇软产道分娩时感染淋菌,发生新生儿淋菌性结膜炎、肺炎,甚至出现淋菌败血症,使围生儿病死率明显增加。因为淋菌感染潜伏期为1～10日,所以新生儿淋菌结膜炎多在生后1～2周内发病,可见双眼睑肿胀,结膜发红,有脓性分泌物流出。

若未能及时治疗,结膜炎继续发展,引起淋菌眼眶蜂窝织炎,累及角膜可形成角膜溃疡、云翳,甚至发生角膜穿孔或发展成虹膜睫状体炎、全眼球炎,导致失明。

(四)处理原则

治疗应遵循及时、足量、规范用药的原则。由于耐青霉素菌株增多,目前首选药物以第三代头孢菌素为主。20%～40%淋病同时合并沙眼衣原体感染,可同时应用抗衣原体药物。妊娠期禁用喹诺酮类及四环素类药物,性伴侣应同时治疗。

(五)护理要点

1.急性淋病患者护理

嘱患者卧床休息,做好严密的床边隔离。将患者接触过的生活用品进行严格的消毒灭菌,污染的手需经消毒液浸泡消毒,防止交叉感染等。

2.用药护理

指导患者正确用药。例如,头孢曲松125mg,单次肌内注射;或头孢克肟400mg,单次口服;对不能耐受头孢菌素类药物者,可选用阿奇霉素2g,单次肌内注射。孕妇可首选头孢曲松钠加用阿奇霉素1g顿服或阿莫西林进行治疗。播散性淋病,头孢曲松1g肌内注射或静脉注射,24小时1次,症状改善24～48小时后改为头孢克肟400mg口服,每日2次,连用7天。

3.孕产妇护理

在淋病高发地区,孕妇应于首次产前检查时筛查淋菌,宫颈分泌物涂片检查的检出率低,核酸扩增试验敏感性及特异性高,我国规定核酸检测须在通过相关机构认定的实验室开展,此外,可做淋病奈瑟菌培养,以便及早确诊并得到彻底治疗。对孕产妇做好解释工作,妊娠期淋病不是剖宫产指征,减轻孕产妇及家属的焦虑。

4.新生儿护理

所有淋病产妇娩出的新生儿,应尽快使用 0.5％红霉素眼膏,预防淋菌性眼炎。若无红霉素眼膏,建议预防用头孢曲松钠 25～50mg/kg(总剂量不超过 125mg),单次肌内注射或静脉注射,预防新生儿淋病。

5.健康教育

治疗期间严禁性交。因为淋病患者有同时感染滴虫和梅毒的可能,所以同时监测阴道滴虫、梅毒血清反应。此外,教会患者自行消毒隔离的方法,患者的内裤、浴盆、毛巾应煮沸消毒 5～10 分钟,患者所接触的物品及器具用 1％苯酚溶液浸泡。

6.指导随访

指导患者随访,无并发症淋病治疗后无须随访,治疗后症状持续存在者,应行淋病奈瑟菌培养及药物敏感性试验。患者于治疗结束后 2 周内,在无性接触史情况下符合下列标准为治愈:

(1)临床症状和体征全部消失。

(2)治疗结束后 4～7 日取宫颈管分泌物作涂片及细菌培养,连续 3 次均为阴性,方能确定治愈。

7.心理护理

尊重患者,给予其关心、安慰,解除患者求医的顾虑。向患者强调急性期及时、彻底治疗的重要性和必要性,解释抗生素治疗的作用和效果,以防疾病转为慢性,帮助患者树立治愈的信心。

## 二、尖锐湿疣

尖锐湿疣(condyloma acuminate,CA)是由人乳头瘤病毒(HPV)感染生殖器官及附近表皮引起的鳞状上皮疣状增生病变。CA 是常见的性传播性疾病。发病率仅次于淋病,居第二位,常与多种性传播疾病同时存在。

### (一)病因

HPV 是环状双链 DNA 病毒,目前共发现 100 多个型别,其中 50 个型别与生殖道感染有关。约 90％的生殖道尖锐湿疣与低危型 HPV6 型和 11 型有关。初次性交时年龄小、多个性伴侣、免疫力低下、吸烟以及高性激素水平等是发病高危因素。温暖、潮湿的外阴皮肤易于 HPV 的生长。糖尿病患者和免疫功能低下或受抑制者,尖锐湿疣生长迅速,且不易控制。少部分患者的尖锐湿疣可自行消退,但机制不明。

HPV 主要的传播途径是经性交直接传播,患者性伴侣中约 60％发生 HPV 感染;不排除间接传播可能。孕妇感染 HPV 可传染给新生儿,但其传播途径是经胎盘感染、分娩过程中感染还是出生后感染尚无定论,一般认为胎儿通过患病母亲的软产道时吞咽含 HPV 的羊水、血或分泌物而感染。

### (二)临床表现

潜伏期 3 周～8 个月,平均 3 个月,患者以 20～29 岁年轻妇女居多。临床症状常不明显,部分患者有外阴瘙痒、烧灼痛或性交后疼痛不适。

典型体征是初起为微小散在或呈簇状增生的粉色或白色小乳头状疣,柔软,其上有细小的指样突起,或为小而尖的丘疹,质地稍硬。病灶逐渐增大、增多,互相融合成鸡冠状、桑葚状或菜花状,顶端可有角化或感染溃烂。病变多发生在外阴性交时易受损的部位,如阴唇后联合、小阴唇内侧、阴道前庭、尿道口等部位。

### (三)对妊娠、胎儿及新生儿的影响

妊娠期细胞免疫功能降低,甾体激素水平增高,会阴局部血液循环丰富,致使尖锐湿疣生长迅速,数目多、体积大,多区域,多形态,巨大尖锐湿疣可阻塞产道。此外,妊娠期尖锐湿疣组织脆弱,阴道分娩时容易导致大出血。产后部分尖锐湿疣可迅速缩小,甚至可能自然消退。

胎儿宫内感染极罕见,有报道个别胎儿出现畸胎或死胎。新生儿有患喉乳头瘤及眼结膜乳头瘤的可能。

### (四)处理原则

目前尚无根除 HPV 方法,治疗原则是去除外生疣体,改善症状和体征。妊娠 36 周前、病灶小、位于外阴者,可选用局部药物治疗,80%～90%三氯醋酸涂擦病灶局部,每周 1 次。若病灶大、有蒂,可行物理(如激光、微波、冷冻、电灼等)及手术治疗。妊娠期间禁用足叶草碱、咪喹莫特乳膏和干扰素。

配偶或性伴侣应同时治疗。妊娠近足月或足月、病灶局限于外阴者,仍可行冷冻或手术切除病灶,可经阴道分娩。若病灶广泛,易发生软产道裂伤引起大出血或巨大病灶堵塞软产道时,应行剖宫产术结束分娩。

### (五)护理要点

1.尊重患者

尊重患者的人格和隐私,以耐心、热情、诚恳的态度对待患者,了解并解除其思想顾虑、负担,使患者做到患病后及早到医院接受正规诊断和治疗。

2.患病孕妇护理

指导孕妇按医嘱正确用药。行物理或手术切除病灶的孕妇,术后要及时观察宫缩、胎心情况。疣体切除后每天用络合碘棉球擦洗阴道及外阴,擦洗时注意观察创面有无渗出、出血等。为行剖宫产术的孕妇提供相应的手术护理。

3.健康教育

保持外阴清洁卫生,杜绝混乱的性关系,强调预防为主的重要性。被污染的衣裤、生活用品要及时消毒。生殖器尖锐湿疣的患者不适合坐浴,以免上行感染。WHO 推荐性伴侣应进行尖锐湿疣的检查,强调配偶或性伴侣同时治疗,告知患者尖锐湿疣具有传染性,推荐使用避孕套阻断传播途径。

4.随访指导

尖锐湿疣患者的治愈标准是疣体消失,治愈率高,但有复发可能,患者需要遵循医嘱随访接受指导。对反复发作的顽固病例,应取活检排除恶变。

## 三、梅毒

梅毒(syphilis)是由苍白密螺旋体引起的慢性全身性的性传播疾病。病变范围广泛,临床表现复杂,危害极大。

## （一）病因

苍白密螺旋体在体外干燥条件下不易生存，一般消毒剂及肥皂水均可杀灭。但其耐寒力强，4℃存活3日，-78℃保存数年，仍具有传染性。95%的梅毒患者是通过性接触感染。未经治疗的患者在感染后1年内最具传染性。随病期延长，传染性逐渐减弱，病期超过4年者基本无传染性。

少数患者可因医源性途径、接吻哺乳、污染的衣裤、被褥、浴具等间接感染，个别患者可通过输入有传染性梅毒患者的血液而感染。患梅毒的孕妇即使病期超过4年，病原体仍可通过妊娠期胎盘感染给胎儿，引起先天梅毒，一般先天梅毒儿占死胎30%左右。若孕妇软产道有梅毒病灶，新生儿可通过软产道感染，但不属于先天梅毒。

## （二）临床表现

梅毒的潜伏期约2～4周。不同期别的梅毒患者临床表现不同。

1.一期梅毒主要表现为硬下疳及硬化性淋巴结炎。

2.二期梅毒主要表现为皮肤梅毒疹。

3.三期梅毒主要表现为永久性皮肤黏膜损害，愈后留有瘢痕。故早期主要表现为皮肤黏膜损害，晚期能侵犯心血管、神经系统等重要脏器，产生各种严重症状和体征，造成劳动力丧失甚至死亡。

## （三）对胎儿及婴幼儿的影响

患梅毒孕妇能通过胎盘将螺旋体传给胎儿，引起晚期流产、早产、死产或分娩先天梅毒儿。若胎儿幸存，娩出先天梅毒儿（也称胎传梅毒儿），病情较重。早期表现有皮肤大疱、皮疹、鼻炎及鼻塞、肝脾大、淋巴结肿大等；晚期先天梅毒多出现在2岁以后，表现为楔状齿，鞍鼻、间质性角膜炎、骨膜炎、神经性耳聋等，病死率及致残率均明显升高。

## （四）处理原则

以青霉素药物治疗为主，治疗原则是早期明确诊断，及时治疗，用药足量，疗程规范。对于妊娠合并梅毒者，一是要治疗孕妇梅毒，二是要预防和治疗先天梅毒。性伴侣应同时进行检查及治疗。

## （五）护理要点

### 1.孕妇护理

建议所有孕妇在初次产科检查时做梅毒血清学筛查，必要时在妊娠末期或分娩期重复检查，以明确诊断及时治疗。

目前，首选青霉素治疗，青霉素过敏者，首选脱敏和脱敏后青霉素治疗。对用药的孕妇提供相应护理，使患有梅毒的孕妇了解治疗方案，用药目的、原则及注意事项，取得配合。

青霉素用药前，应特别告知孕妇及家属青霉素可能出现妊娠期吉一海反应，表现为：发热、子宫收缩、胎动减少、胎心监护出现暂时性晚期胎心率减速等。所有已确诊为先天梅毒的新生儿均需要按医嘱接受治疗。在治疗过程中，争取患者主动配合，并严格按医嘱及时、足量、规范完成治疗方案。

### 2.健康教育

治疗期间禁止性生活，性伴侣应同时进行检查及治疗，治疗后接受随访。治愈标准为临床治愈及血清学治愈。各种损害消退及症状消失为临床治愈。抗梅毒治疗 2 年内,梅毒血清学试验由阳性转为阴性,脑脊液检查阴性,为血清学治愈。治疗后至少 2 年内不妊娠。

3.随访指导

经充分治疗后,应随访 2～3 年。第 1 年每 3 个月复查 1 次,以后每半年复查 1 次,包括临床及非密螺旋体抗原血清试验。

若在治疗后 6 个月内血清滴度未下降 4 倍,应视为治疗失败或再感染,除需重新加倍治疗剂量外,还应行脑脊液检查,观察有无神经梅毒。多数一期梅毒在 1 年内、二期梅毒在 2 年内血清学试验转阴。少数晚期梅毒血清非密螺旋体抗体滴度低水平持续 3 年以上,可判为血清固定。

4.心理护理

正确对待患者,尊重患者,帮助其建立治愈的信心和生活的勇气。

# 第七章 女性生殖内分泌疾病的护理

## 第一节 排卵障碍性异常子宫出血

正常月经的周期为 21～35 日,经期持续 2～8 日,平均失血量为 20～60mL。凡不符合上述标准的均属异常子宫出血(abnormal uterine bleeding,AUB)。引起 AUB 的病因很多,可由全身或生殖器官器质性病变所致,如血液系统疾病、黏膜下子宫肌瘤等,也可由生殖内分泌轴功能紊乱所致,后者也称为功能失调性子宫出血(dysfunctional uterine bleeding,DUB),还可由多种病因综合所致。本节主要叙述临床上最常见的排卵障碍性异常子宫出血。

排卵障碍性异常子宫出血包括稀发排卵、无排卵及黄体功能不足,主要由于下丘脑－垂体卵巢轴功能异常引起,常见于青春期、绝经过渡期,生育期也可因多囊卵巢综合征、肥胖、高催乳素血症、甲状腺疾病等引起。

本病常表现为不规律的月经,经量、经期长度、周期频率、规律性均可异常,有时会引起大出血和重度贫血。子宫内膜不规则脱落所致的经期延长是临床常见的病变,虽无明确的归类,但目前国内多认为其与黄体功能异常有关,故本节一并介绍。

### 一、病因

#### (一)无排卵性异常子宫出血

无排卵引起的异常子宫出血好发于青春期和绝经过渡期,但也可发生于生育期。

1.青春期

青春期女性月经初潮后平均需要 4 年左右的时间建立起稳定的月经周期调节机制。在这段时期内下丘脑－垂体卵巢轴激素间的反馈调节尚未成熟,大脑中枢对雌激素的正反馈作用存在缺陷,FSH 持续低水平,虽有卵泡生长,但不能发育为成熟卵泡,合成、分泌的雌激素量不能达到促使 LH 高峰(排卵必须)释放的阈值,而无排卵。

此外,青春期女性情绪多变,对外界环境的刺激常产生过度应激反应,这会对生殖内分泌调节系统产生影响,造成无排卵。

2.绝经过渡期

因卵巢功能下降,卵泡数量极少,卵巢内剩余卵泡对垂体促性腺激素的反应低下,卵泡发育受阻而不能排卵。

3.生育期

有时因内、外环境刺激,如劳累、应激、流产、手术和疾病等引起短暂的无排卵,也可因肥胖、多囊卵巢综合征、高催乳素血症等引起持续无排卵。

各种因素造成的无排卵,均导致子宫内膜受单一的雌激素刺激,无孕激素拮抗而到达或超过雌激素的内膜出血阈值,发生雌激素突破性出血(breakthrough bleeding)或撤退性出血

(withdrawal bleeding)。

雌激素突破性出血有两种类型：一种是低水平雌激素维持在阈值水平，可发生间断性少量出血，出血时间延长；另一种是高水平雌激素维持在有效浓度，雌激素超过阈值水平引起长时间闭经，内膜增厚但不牢固，容易发生急性突破性出血，血量汹涌。雌激素撤退性出血是在单一雌激素的刺激下子宫内膜持续增生，此时因一批卵泡退化闭锁，导致雌激素水平突然急剧下降，内膜失去激素支持而剥脱出血。

无排卵性异常子宫出血与子宫内膜出血的自限性机制缺陷有关，如子宫内膜组织脆性增加、子宫内膜脱落不全、血管结构与功能异常、凝血与纤溶异常、血管舒缩因子异常。

### (二)黄体功能异常

1.黄体功能不足

病因复杂，引起黄体功能不足的原因包括卵泡发育不良、LH 排卵高峰分泌不足、LH 排卵峰后低脉冲缺陷。

2.子宫内膜不规则脱落

由于下丘脑-垂体卵巢轴调节功能紊乱，或溶黄体机制失常，引起黄体萎缩不全，内膜持续受孕激素影响，以致不能如期完整脱落。

## 二、病理

### (一)无排卵性异常子宫出血

子宫内膜受雌激素持续作用而无孕激素拮抗，可发生不同程度的增生性改变，少数亦可呈萎缩性改变。

1.子宫内膜增生症

(1)单纯性增生：最常见，内膜呈弥散性增生，增生程度超过正常周期的增生晚期，发展为子宫内膜癌的概率约为 1%。

(2)复杂性增生：内膜增生呈息肉状，发展为子宫内膜癌的概率约为 3%。

(3)不典型增生：只涉及腺体增生，通常为局灶性，发展为子宫内膜癌的概率约为 23%。

2.增生期子宫内膜

与正常月经周期的增生期内膜形态一致，只是在月经周期后半期甚至月经期，仍表现为增生期形态。

3.萎缩性子宫内膜

子宫内膜菲薄。

### (二)黄体功能异常

1.黄体功能不足

子宫内膜形态一般表现为分泌期内膜，腺体分泌不良，间质水肿不明显或腺体与间质发育不同步，或在内膜各个部位显示分泌反应不均。内膜活检显示分泌反应较实际周期日至少落后 2 日。

2.子宫内膜不规则脱落

常表现为混合型子宫内膜，即残留的分泌期内膜与出血坏死组织及新增生的内膜混合共存。

### 三、临床表现

#### (一)无排卵性异常子宫出血

可有各种不同的临床表现。临床上最常见的症状有如下。

1.月经周期紊乱。

2.经期长短和经量多少不一,出血量少者仅为点滴出血,出血量多时间长者可能继发贫血,大量出血可导致休克。出血期间一般无腹痛或其他不适。

#### (二)黄体功能异常

1.黄体功能不足

月经周期缩短,表现为月经频发(周期<21日)。有时月经周期虽在正常范围内,但卵泡期延长、黄体期缩短(<11日),以致患者不易受孕或在妊娠早期流产。

2.子宫内膜不规则脱落

月经周期正常,经期延长,可达9~10日,出血量可多可少。

### 四、处理原则

#### (一)无排卵性异常子宫出血

无排卵性异常子宫出血的一线治疗是药物治疗。青春期以止血、调整周期为主,有生育要求需促排卵治疗;绝经过渡期以止血、调整周期、减少经量,防止子宫内膜病变为主。

#### (二)黄体功能异常

1.黄体功能不足

针对发生原因,调整性腺轴功能,促使卵泡发育和排卵,以利于正常黄体的形成。

2.子宫内膜不规则脱落

促进黄体功能,使黄体及时萎缩,内膜按时完整脱落。

### 五、护理评估

#### (一)健康史

询问患者年龄、月经史、婚育史、避孕措施、既往有无慢性疾病(如肝病、血液病、高血压、代谢性疾病等)。了解患者发病前有无精神紧张、情绪打击、过度劳累及环境改变等引起月经紊乱的诱发因素。回顾发病经过如发病时间、目前阴道流血情况、流血前有无停经史及诊治经历,包括所用激素名称,剂量和效果、诊刮的病理结果。询问有无贫血和感染征象。

#### (二)身心状况

观察患者的精神和营养状态,有无肥胖、贫血貌、出血点、紫癜、黄疸和其他病态。进行全身体格检查,了解淋巴结、甲状腺、乳房发育情况。妇科检查常无异常发现。随着病程延长并发感染或止血效果不佳引起大量出血,患者易产生焦虑和恐惧,影响身心健康和工作学习。绝经过渡期者常常担心疾病严重程度,疑有肿瘤而不安。黄体功能不足常可引起不孕,妊娠早期流产,患者常感焦虑。

#### (三)辅助检查

1.实验室检查

(1)凝血功能检查:排除凝血和出血功能障碍性疾病。可检查凝血酶原时间、部分促凝血酶原激酶时间、血小板计数、出凝血时间等。

(2)全血细胞计数:确定有无贫血及血小板减少。

(3)尿妊娠试验或血 hCG 检测:有性生活史者,应除外妊娠及妊娠相关疾病。

(4)血清激素测定:可在下次月经前 7 日测定血清孕酮水平,了解黄体功能,确定有无排卵,但因出血频繁,常难以选择测定孕酮的时间。可于早卵泡期测定血清 $E_2$、FSH、LH、T、PRL 及 TSH 等,以排除其他内分泌疾病。

(5)宫颈黏液结晶检查:经前检查出现宫颈黏液羊齿植物叶状结晶提示无排卵。

2.盆腔超声检查

了解子宫内膜厚度及回声,以明确有无宫腔占位病变及其他生殖道器质性病变。

3.其他检查

(1)基础体温测定(basal body temperature,BBT):是测定排卵的简易可行方法,该法不仅有助于判断有无排卵,还可了解黄体功能的情况。无排卵性异常子宫出血者 BBT 无上升改变而呈单相曲线,提示无排卵。黄体功能不足者 BBT 双相型,但高温相<11 日。子宫内膜不规则脱落者 BBT 呈双相型,但下降缓慢。

(2)诊断性刮宫(dilation & curettage,D&C):简称诊刮,其目的是止血和明确子宫内膜病理诊断。年龄>35 岁、药物治疗无效或存在子宫内膜癌高危因素的异常子宫出血患者,应行分段诊刮,以排除宫颈管病变。

不规则阴道流血或大量出血时,可随时刮宫。拟确定卵巢排卵功能或了解子宫内膜增生程度时,宜在经前期或月经来潮 6 小时内刮宫。子宫内膜不规则脱落者在月经第 5～6 日诊刮。无性生活史的患者,若激素治疗失败或疑有器质性病变,应经患者或其家属知情同意后行诊刮。刮宫要全面、特别注意两侧宫角部,并注意宫腔大小、形态、宫壁是否光滑,刮出物的性质和量。

(3)宫腔镜检查:直接观察子宫内膜情况,表面是否光滑,有无组织突起及充血。在宫腔镜直视下选择病变区如子宫内膜息肉、子宫黏膜下肌瘤、子宫内膜癌等进行活检,较盲取内膜的诊断价值高。

## 六、常见护理诊断/问题

### (一)疲乏

疲乏与子宫异常出血导致的贫血有关。

### (二)有感染的危险

感染与子宫不规则出血、出血量多导致贫血,机体抵抗力下降有关。

## 七、护理目标

(1)患者的异常阴道出血停止,疲乏的感觉减弱或消失。

(2)患者无感染发生。

## 八、护理措施

### (一)补充营养

患者机体抵抗力较低,应加强营养,改善全身情况,可补充铁剂、维生素 C 和蛋白质。成人体内大约每 100mL 血中含 50mg 铁,经量多者应额外补铁。行经期妇女每日约从食物中吸收铁 0.7～2.0mg,应向患者推荐含铁较多的食物如猪肝、豆角、蛋黄、胡萝卜、葡萄干等。按照患者的饮食习惯,为患者制订适合于个人的饮食计划,保证患者获得足够的营养。

**(二)诊疗配合**

1.无排卵性异常子宫出血

(1)止血:需根据出血量选择合适的制剂和使用方法。对少量出血患者,使用最低有效量激素,减少药物副作用。对大量出血患者,要求性激素治疗 8 小时内见效,24～48 小时内出血基本停止,若 96 小时以上仍不止血,应考虑有器质性病变存在的可能。

1)性激素:①雌孕激素联合用药:性激素联合用药的止血效果优于单一药物。采用孕激素占优势的口服避孕药,可以有效治疗青春期和生育期无排卵性异常子宫出血。日前使用第三代短效口服避孕药,如复方屈螺酮片、去氧孕烯炔雌醇片、复方孕二烯酮片或复方醋酸环丙孕酮片。②单纯雌激素:应用大剂量雌激素可促使子宫内膜迅速生长,短期内修复创面而止血,也称"子宫内膜修复法",适用于急性大量出血的患者。常用药物有:结合雌激素(片剂、针剂),戊酸雌二醇等,也可在 24～48 小时内开始服用口服避孕药。所有雌激素疗法在血红蛋白计数增加至 90g/L 以上后均必须加用孕激素撤退。对存在血液高凝状态或血栓性疾病史的患者,禁忌应用大剂量雌激素止血。③单纯孕激素:孕激素可使雌激素作用下持续增生的子宫内膜转化为分泌期,并有对抗雌激素作用。停药后子宫内膜脱落较完全,起到药物性刮宫作用,也称"子宫内膜脱落法"或"药物刮宫"。适用于体内已有一定雌激素水平、血红蛋白＞80g/L、生命体征稳定的患者。常用药物包括地屈孕酮、17α－羟孕酮衍生物(甲羟孕酮、甲地孕酮)、左炔诺孕酮和 19－去甲基睾酮衍生物(炔诺酮)等。

2)刮宫术:适用于急性大出血、存在子宫内膜癌高危因素、病程长的生育期患者和绝经过渡期患者。对无性生活史的青少年,不轻易做刮宫术,仅适用于大量出血且药物治疗无效,需立即止血或检查子宫内膜组织学者。

3)辅助治疗:①一般止血药:氨甲环酸、巴曲酶、酚磺乙胺、维生素 K 等;②雄激素:如丙酸睾酮等,具有对抗雌激素,减少盆腔充血和增强子宫平滑肌及子宫血管张力的作用,可减少子宫出血量,起协助止血作用;③矫正凝血功能:出血严重时可补充凝血因子,如纤维蛋白原、血小板、新鲜冻干血浆或新鲜血;④矫正贫血:对中重度贫血患者在上述治疗的同时给予铁剂和叶酸治疗,必要时输血;⑤预防或控制感染:出血时间长、贫血严重、机体抵抗力低下,或有合并感染的临床征象时应及时使用抗生素。

(2)调整月经周期:应用性激素止血后,必须调整月经周期。青春期及生育期无排卵性异常子宫出血的患者,需恢复正常的内分泌功能,以建立正常月经周期;绝经过渡期患者需控制出血及预防子宫内膜增生症的发生。

1)雌、孕激素序贯法:即人工周期。通过模拟自然月经周期中卵巢的内分泌变化,序贯应用雌、孕激素,使子宫内膜发生相应变化,引起周期性脱落。适用于青春期及生育期内源性雌激素水平较低者。从撤退性出血第 5 日开始,口服戊酸雌二醇或结合雌激素片,每晚 1 次,连服 21 日,服雌激素第 11～16 起加用孕激素,如醋酸甲羟孕酮或地屈孕酮,连用 10～14 日,连续 3 个周期为一疗程。若正常月经仍未建立,应重复上述序贯疗法。

2)雌、孕激素联合法:此法开始即用孕激素。孕激素可限制雌激素的促内膜生长作用,使撤退性出血逐步减少,雌激素则可预防治疗过程中孕激素突破性出血。常用口服避孕药,尤其适用于有避孕需求的生育期患者。一般自周期撤退性出血第 5 日起,每日 1 片,连服 21 日,1 周为药物撤退性出血间隔,连续 3 个周期为一个疗程。病情反复者酌情延至 6 个周期。有血栓性疾病、心脑血管疾病等高危因素及 40 岁以上吸烟的女性不宜使用口服避孕药。

3)孕激素法:适用于有内源性雌激素的青春期或组织学检查为子宫内膜增生期的患者。可于月经周期后半期(撤药性出血的第 16～25 日)口服孕激素,如地屈孕酮、微粒化孕酮、醋酸甲羟孕酮等,或肌内注射黄体酮,酌情应用 3～6 个周期。

4)宫内孕激素释放系统:放置含孕酮或左炔诺孕酮缓释系统的宫内节育器,每日释放左炔诺孕酮 20μg,能在宫腔内局部抑制子宫内膜生长,减少经量 80%～90%,甚至出现闭经,有效期 4～5 年,适用于已无生育要求的育龄期患者。

(3)手术治疗:对于药物治疗疗效不佳或不宜用药、无生育要求的患者,尤其是不易随访的年龄较大患者,应考虑子宫内膜切除术或子宫切除术等手术治疗。

2.黄体功能不足

(1)可口服氯米芬或采用人绝经后尿促性腺激素联合人绒毛膜促性腺激素(hMGhCG)疗法,促进卵泡发育和诱发排卵,促使正常黄体形成。

(2)肌内注射绒毛膜促性腺激素,可促进黄体形成,并提高孕酮的分泌,延长黄体期。

(3)选用天然黄体酮制剂,补充黄体分泌孕酮的不足。

(4)对于合并高催乳素血症者,可口服溴隐亭,降低催乳素水平,改善黄体功能。

3.子宫内膜不规则脱落

可口服甲羟孕酮、天然微粒化孕酮,或肌内注射黄体酮等孕激素,使黄体及时萎缩,内膜按时完整脱落,也可肌内注射绒毛膜促性腺激素,促进黄体功能。对于无生育要求者,可口服避孕药,调整周期。

**(三)遵医嘱使用性激素**

(1)按时、按量正确服用性激素,保持药物在血中的稳定水平,不得随意停服和漏服。

(2)药物减量必须按医嘱规定在血止后才能开始,每 3 日减量一次,每次减量不得超过原剂量的 1/3,直至维持量。

(3)维持量服用时间,通常按停药后发生撤退性出血的时间与患者上一次行经时间相应考虑。

(4)告知患者在治疗期间如出现不规则阴道流血应及时就诊。

**(四)维持正常血容量**

观察并记录患者的生命体征,嘱患者保留出血期间使用的会阴垫及内裤,以便更准确地估计出血量。出血量较多者,督促其卧床休息,避免过度疲劳和剧烈活动。贫血严重者,遵医嘱做好配血、输血、止血等措施,以维持患者正常血容量。

**(五)预防感染**

严密观察与感染有关的征象,如体温、子宫体压痛等,监测白细胞计数和分类,同时做好会阴部护理,保持局部清洁。如有感染征象,及时与医师联系并遵医嘱进行抗生素治疗。

**(六)加强心理护理**

鼓励患者表达内心感受,耐心倾听患者的诉说,了解患者的疑虑。向患者解释病情及提供相关信息,帮助患者澄清问题,解除思想顾虑,摆脱焦虑。可通过看电视、听广播、看书等方式分散患者的注意力。

### 九、护理评价

(1)患者异常阴道出血停止,疲乏的感觉减弱或消失。

(2)患者未发生感染,体温正常、血白细胞正常、血红蛋白正常。

# 第二节  闭经

闭经(amenorrhea)是常见的妇科症状,表现为无月经或月经停止。根据既往有无月经来潮,分为原发性闭经和继发性闭经两类。原发性闭经(primary amenorrhea)指年龄超过 14 岁,第二性征未发育;或年龄超过 16 岁,第二性征已发育,月经还未来潮。继发性闭经(secondary amenorrhea)指正常月经建立后,月经停止 6 个月,或按自身原有月经周期计算停止 3 个周期以上。闭经可分为生理性闭经和病理性闭经,青春期前、妊娠期、哺乳期及绝经后的无月经来潮属生理性闭经,本节不展开讨论。

### 一、病因

正常月经的建立和维持,有赖于下丘脑—垂体卵巢轴的神经内分泌调节,靶器官子宫内膜对性激素的周期性反应和下生殖道的通畅,其中任何一个环节发生障碍均可导致闭经。

#### (一)原发性闭经

较少见,多为遗传因素或先天性发育缺陷引起。约 30% 患者伴有生殖道异常,根据第二性征的发育情况,分为第二性征存在和第二性征缺乏两类。

1.第二性征存在的原发性闭经

(1)米勒管发育不全综合征(Mullerian agenesis syndrome,又称 Mayer－Rokitansky－Kuster－Hauser syndrome)。

(2)雄激素不敏感综合征(ANDROGEN INSENSITIRITY SYNDROME)。

(3)对抗性卵巢综合征(savage syndrome)。

(4)生殖道闭锁。

(5)真两性畸形。

2.第二性征缺乏的原发性闭经

(1)低促性腺激素性腺功能减退(hypogonadotropic hypogonadism),最常见为体质性青春发育延迟,其次为嗅觉缺失综合征(Kallmann's syndrome)。

(2)高促性腺激素性腺功能减退(hypergonadotropic hypogonadism):包括性腺先天性发育不全,如特纳综合征(Turner syndrome)、46,XX 单纯性腺发育不全(pure gonadal dysgenesis)、46,XY 单纯性腺发育不全(又称 Swyer 综合征)等;酶缺陷,如 XY 个体 17α—羟化酶缺失等,或因青春期前卵巢接受放疗、辐射,导致卵巢功能早衰等。

**(二)继发性闭经**

继发性闭经的发生率明显高于原发性闭经。按生殖轴病变和功能失调的部位分为下丘脑性闭经、垂体性闭经、卵巢性闭经、子宫性闭经以及其他内分泌功能异常引起的闭经。

1.下丘脑性闭经

最常见,指中枢神经系统及下丘脑各种功能和器质性疾病引起的闭经,以功能性原因为主。此类闭经的特点是下丘脑合成和分泌 GnRH 缺陷或下降导致垂体促性腺激素,即 FSH,特别是 LH 的分泌功能低下,故属低促性腺激素性闭经,治疗及时尚可逆。

(1)精神应激:突然或长期精神压抑、紧张、忧虑、环境改变、过度劳累、情感创伤、寒冷等,均可能引起神经内分泌障碍而导致闭经,其机制可能与应激状态下,下丘脑分泌的促肾上腺皮质激素释放激素和皮质素分泌增加,进而刺激内源性阿片肽和多巴胺分泌,抑制下丘脑分泌GnRH 和垂体分泌促性腺激素有关。

(2)体重下降和神经性厌食:中枢神经对体重急剧下降极敏感,若体重减轻 $10\%\sim15\%$,或体脂丢失 $30\%$ 时将出现闭经。当内在情感剧烈矛盾或为保持体型强迫节食时,易发生严重的神经性厌食。因过度节食,体重急剧下降,导致下丘脑多种神经激素分泌降低,引起垂体前叶多种促激素包括 LH、FSH、促肾上腺皮质激素等分泌下降。临床表现为厌食、极度消瘦、低促性腺激素性闭经、皮肤干燥、低体温、低血压、各种血细胞计数及血浆蛋白低下,重症可危及生命。

(3)运动性闭经:长期剧烈运动或芭蕾舞、现代舞等训练易致闭经,与患者的心理、应激反应程度及体脂下降有关。初潮的发生和月经的维持有赖于一定比例($17\%\sim22\%$)的机体脂肪,肌肉/脂肪比率增加或总体脂肪减少,均可使月经异常。运动剧增后,GnRH 释放受抑制,使 LH 释放受抑制,也可引起闭经。目前认为体内脂肪减少和营养不良引起瘦素水平下降,是生殖轴功能受抑制的机制之一。

(4)药物性闭经:长期应用甾体类避孕药,因药物抑制下丘脑 GnRH 的分泌,引起闭经。吩噻嗪衍生物(奋乃静、氯丙嗪)、利血平等,通过抑制下丘脑多巴胺,使垂体分泌催乳素增多,引起闭经。药物性闭经通常是可逆的,停药后 3~6 个月月经多能自然恢复。

(5)颅咽管瘤:瘤体增大可压迫下丘脑和垂体柄引起闭经、生殖器萎缩、肥胖、颅内压增高、视力障碍等症状,也称肥胖生殖无能营养不良症。

2.垂体性闭经

主要病变在垂体。腺垂体器质性病变或功能失调,均可影响促性腺激素分泌,继而影响卵巢功能引起闭经。常见有:垂体梗死如希恩综合征,垂体肿瘤如分泌催乳素的腺瘤以及空蝶鞍综合征。

3.卵巢性闭经

闭经的原因在卵巢。卵巢分泌的性激素水平低下,子宫内膜不发生周期性变化而导致闭经。常见于卵巢早衰、卵巢功能性肿瘤如卵巢支持间质细胞瘤、卵巢颗粒-卵泡膜细胞瘤,以及多囊卵巢综合征。

4.子宫性闭经

闭经原因在子宫。可因感染、创伤导致宫腔粘连引起闭经。月经调节功能正常,第二性征发育也正常,如 Asherman 综合征,也可因手术切除子宫或放疗破坏子宫内膜所致。

5.其他

内分泌功能异常,如甲状腺、肾上腺、胰腺等功能紊乱也可引起闭经。常见的疾病有甲状腺功能减退或亢进、肾上腺皮质功能亢进、肾上腺皮质肿瘤等。

## 二、治疗原则

明确病变环节及病因后,针对病因给予治疗,改善全身健康情况,进行心理治疗,给予相应激素治疗,达到治疗目的。

## 三、护理评估

### (一)健康史

详细询问月经史,包括初潮年龄、月经周期、经期、经量和闭经时间长短及伴随症状等。了解发病前有无导致闭经的诱因,如精神因素、环境改变、体重变化、有无剧烈运动以及各种疾病、用药情况等。已婚妇女需询问生育史及产后并发症史。原发性闭经应询问第二性征发育情况,了解生长发育史,有无先天缺陷或其他疾病及家族史。

### (二)身心状况

注意观察患者精神状态、营养、全身发育状况,测量身高、体重、智力情况、躯干和四肢的比例,检查五官生长特征及第二性征发育情况,有无多毛、溢乳等。妇科检查应注意内、外生殖器发育,有无先天缺陷、畸形等。闭经对患者的自我概念有较大影响,患者会担心闭经对自己的健康、性生活和生育能力有影响。病程过长及反复治疗效果不佳时会加重患者和家属的心理压力,表现为情绪低落,对治疗和护理丧失信心,这反过来又会加重闭经。

### (三)辅助检查

1.功能试验

(1)药物撤退试验:用于评估体内雌激素水平,以确定闭经程度。

1)孕激素试验:口服孕激素,如甲羟孕酮、地屈孕酮、微粒化黄体酮,或肌内注射黄体酮注射液。停药后出现撤退性出血(阳性反应),提示子宫内膜已受一定水平雌激素影响。停药后无撤退性出血(阴性反应),应进一步行雌孕激素序贯试验。

2)雌孕激素序贯试验:适用于孕激素试验阴性的闭经患者。服用足够量的雌激素,如戊酸雌二醇、17β-雌二醇或结合雌激素,连服 20～30 日后,加用孕激素,停药后发生撤退性出血为阳性,提示子宫内膜功能正常,可排除子宫性闭经,引起闭经的原因是患者体内雌激素水平低落,应进一步寻找原因。无撤退生出血为阴性,应重复一次试验,若仍无出血,提示子宫内膜有缺陷或被破坏,可诊断为子宫性闭经。

(2)垂体兴奋试验:又称 GnRH 刺激试验,了解垂体对 GnRH 的反应性。注射黄体生成素释放激素后 LH 值升高,说明垂体功能正常,病变在下丘脑。经多次重复试验,LH 值无升高或升高不显著,说明垂体功能减退,如希恩综合征。

2.血清激素测定

应停用雌孕激素药物至少两周后行 $E_2$、P、T、FSH、LH、PRL、TSH、胰岛素等激素测定,以协助诊断。

3.影像学检查

(1)盆腔超声检查:观察盆腔有无子宫,子宫形态、大小及内膜厚度,卵巢大小、形态、卵泡数目等。

(2)子宫输卵管造影:了解有无宫腔病变和宫腔粘连。

(3)CT或磁共振显像(MRI):用于盆腔及头部蝶鞍区检查,了解盆腔肿块和中枢神经系统病变性质,诊断卵巢肿瘤、下丘脑病变、垂体微腺瘤、空蝶鞍等。

(4)静脉肾盂造影:怀疑米勒管发育不全综合征时,用以确定有无肾脏畸形。

4.宫腔镜检查

能精确诊断宫腔粘连。

5.腹腔镜检查

可直视下观察卵巢形态、子宫大小。

6.染色体检查

对鉴别性腺发育不全的病因及指导临床处理有重要意义。

7.其他检查

如靶器官反应检查,包括基础体温测定、子宫内膜取样等。怀疑结核或血吸虫病,应行内膜培养。

## 四、常见护理诊断/问题

### (一)长期低自尊

长期低自尊与长期闭经,治疗效果不明显,月经不能正常来潮而出现自我否定等有关。

### (二)焦虑

焦虑与担心疾病对健康、性生活、生育的影响有关。

### (三)持续性悲伤

持续性悲伤与担心丧失女性形象有关。

## 五、护理目标

(1)患者能够接受闭经的事实,客观地评价自己。

(2)患者能够主动诉说病情及担心。

(3)患者能够主动、积极地配合诊治。

## 六、护理措施

### (一)减轻或消除诱发闭经的原因

应激或精神因素所致闭经,应进行耐心的心理治疗,消除精神紧张和焦虑。因体重下降引起闭经,应供给足够营养,保持标准体重。运动性闭经者应适当减少运动量。因肿瘤、多囊卵巢综合征等引起的闭经,应进行特异性治疗。

### (二)诊疗配合

1.激素治疗

(1)性激素补充治疗:可以维持女性心血管系统、骨骼及骨代谢、神经系统等的健康,也可以促进和维持第二性征和月经。主要治疗方法有如下。

1)雌激素补充治疗:适用于无子宫者。

2)雌、孕激素人工周期疗法:适用于有子宫者。

3)孕激素疗法:适用于体内有一定内源性雌激素水平者。

(2)促排卵:适用于有生育要求的患者。治疗方法包括如下。

1)对于 FSH 和 PRL 正常的闭经者,体内有一定内源性雌激素,可首选氯米芬作为促排卵药物。

2)对于低促性腺激素性闭经者及氯米芬促排卵失败者,在雌激素治疗促进生殖器发育,子宫内膜已获得对雌孕激素的反应后,可采用 hMG hCG 疗法促进卵泡发育及诱发排卵。对于 FSH 升高的患者,由于其卵巢功能衰竭,不建议采用促排卵治疗。

2.其他治疗

(1)溴隐亭:为多巴胺受体激动剂。通过与垂体多巴胺受体结合,直接抑制垂体 PRL 分泌,恢复排卵。

(2)肾上腺皮质激素:适用于先天性肾上腺皮质增生所致的闭经,一般用泼尼松或地塞米松。

(3)甲状腺素:如甲状腺片,适用于甲状腺功能减退引起的闭经。

(4)辅助生殖技术:适用于有生育要求,诱发排卵后未成功妊娠,合并输卵管问题的闭经者或男方因素不孕者。

(5)手术治疗:适用于生殖器畸形、Asherman 综合征、肿瘤等。

**(三)指导合理用药**

说明性激素的作用、不良反应、剂量,具体用药方法、用药时间等。嘱患者严格遵医嘱用药,不得擅自停服、漏服、不随意更改药量,并监测用药效果。

**(四)加强心理护理**

建立良好的护患关系,鼓励患者表达自己的感受,对治疗和预后等提出问题。向患者提供正确的诊疗信息,缓解患者的心理压力。鼓励患者与同伴、亲人交往,参与社会活动,减轻心理压力。

**七、护理评价**

(1)患者接受闭经的现实,主动、积极地配合诊治。

(2)患者表示了解病情,并能与病友交流病情和治疗感受。

# 第三节　痛经

痛经(dysmenorrhea)是妇科最常见的症状之一,是指月经期出现的子宫痉挛性疼痛,可伴下腹坠痛、腰酸或合并头痛、乏力、头晕、恶心等其他不适,严重者可影响生活和工作质量。痛经分为原发性和继发性两类,前者指生殖器官无器质性病变的痛经,后者指由盆腔器质性疾病如子宫内膜异位症、盆腔炎等引起的痛经。本节只叙述原发性痛经。

## 一、病因

原发性痛经的发生主要与月经时子宫内膜前列腺素（prostaglandin，PG）含量增高或失衡有关。痛经患者子宫内膜和月经血中 $PGF_{2\alpha}$ 和 $PGE_2$ 含量均较正常妇女明显升高，尤其是 $PGF_{2\alpha}$ 含量升高是造成痛经的主要原因。在月经周期中，分泌期子宫内膜前列腺素浓度较增生期子宫内膜高。分泌期晚期因孕激素水平的下降，子宫内膜启动溶解性酶促反应，激活环氧酶通路，释放前列腺素类物质。

$PGF_{2\alpha}$ 含量高可引起子宫平滑肌过强收缩，血管挛缩，造成子宫缺血、乏氧状态而出现痛经。增多的前列腺素进入血液循环，还可引起心血管和消化道等症状。血管升压素、内源性缩宫素以及 β－内啡肽等物质的增加也与原发性痛经有关。此外，原发性痛经还受精神、神经因素影响，疼痛的主观感受也与个体痛阈有关。无排卵的增生期子宫内膜因无黄体酮刺激，所含前列腺素浓度很低，通常不发生痛经。

## 二、临床表现

下腹部疼痛是主要症状。疼痛多自月经来潮后开始，最早出现在经前 12 小时，以行经第 1 日疼痛最剧烈。疼痛常呈痉挛性，通常位于下腹部耻骨上，可放射至腰骶部和大腿内侧，持续 2～3 日后缓解。可伴有恶心、呕吐、腹泻、头晕、乏力等症状，严重时面色发白、出冷汗。原发性痛经在青春期多见，常在初潮后 1～2 年内发病。

## 三、处理原则

避免精神刺激和过度疲劳，以对症治疗为主。

## 四、护理评估

### （一）健康史

了解患者的年龄、月经史与婚育史，询问诱发痛经的相关因素，疼痛与月经的关系，疼痛发生的时间、部位、性质及程度，是否服用止痛药、用药量及持续时间，疼痛时伴随的症状以及自觉最能缓解疼痛的方法。

### （二）身心状况

评估下腹痛严重程度及伴随症状，注意与其他原因造成的下腹部疼痛症状相鉴别。妇科检查无阳性体征。因反复疼痛，患者常常会感到焦虑。

### （三）辅助检查

为排除继发性痛经和其他原因造成的疼痛，可作盆腔超声检查、腹腔镜、宫腔镜检查、子宫输卵管造影，注意要排除子宫内膜异位、子宫腺肌症、黏膜下子宫肌瘤、宫腔粘连症等引起的痛经。

## 四、常见护理诊断/问题

### （一）急性疼痛

急性疼痛与月经期子宫收缩，子宫缺血缺氧有关。

### （二）焦虑

焦虑与反复痛经造成的精神紧张有关。

## 五、护理目标

（1）患者的疼痛症状缓解。

(2)患者月经来潮前及月经期无焦虑。

## 六、护理措施

### (一)加强保健

进行月经期保健的教育工作,注意经期清洁卫生,经期禁止性生活。足够的休息和睡眠、充分的营养摄入、规律而适度的锻炼、戒烟等均对缓解疼痛有一定的帮助。

### (二)重视精神心理护理

讲解有关痛经的生理知识,阐明痛经是月经期常见的生理表现,关心并理解患者的不适和焦虑心理。

### (三)缓解症状

腹部局部热敷和进食热的饮料如热汤或热茶,可缓解疼痛。增加患者的自我控制感,使身体放松,以解除痛经。疼痛不能忍受时可遵医嘱服药。若每一次经期习惯服用止痛剂,则应防止成瘾。

### (四)诊疗配合

#### 1.口服避孕药

有避孕要求的痛经妇女可使用口服避孕药,通过抑制排卵,抑制子宫内膜生长,降低前列腺素和加压素水平,缓解疼痛。

#### 2.前列腺素合成酶抑制剂

该类药物通过抑制前列腺素合成酶的活性,减少前列腺素产生,防止过强子宫收缩和痉挛,从而减轻或消除痛经。适用于不要求避孕或口服避孕药效果不佳的原发性痛经患者。常用药物有布洛芬、酮洛芬、甲氯芬那酸、双氯芬酸、甲芬那酸、萘普生等。

## 七、结果评价

(1)患者诉说疼痛减轻,并能说出减轻疼痛的措施。

(2)患者焦虑的行为或表现减少,舒适感增加。

# 第四节　经前期综合征

经前期综合征(premenstrual syndrome,PMS)是指月经前周期性发生的影响妇女日常生活和工作、涉及躯体、精神及行为的综合征。严重者影响学习、工作和生活质量,月经来潮后,症状自然消失。伴有严重情绪不稳定者称为经前焦虑障碍(premenstrual dysphoric disorder,PMDD)。

## 一、病因

病因尚无定论,可能与精神社会因素、卵巢激素失调和神经递质异常有关。

### (一)精神社会因素

经前期综合征患者对安慰剂治疗的反应率高达 $30\%\sim50\%$ ,部分患者精神症状突出,且情绪紧张时常加重原有症状,提示社会环境与患者精神心理因素间的相互作用,参与经前期综合征的发生。

### (二)卵巢激素失调

可能与黄体后期雌、孕激素撤退有关。临床补充雌孕激素合剂减少性激素周期性生理性改变,能有效缓解症状。

### (三)神经递质异常

经前期综合征患者在黄体后期循环中类阿片肽浓度异常降低,表现内源性类阿片肽撤退症状,影响精神、神经及行为方面的变化。其他还包括5-羟色胺活性改变等。

## 二、临床表现

多见于25~45岁妇女,症状出现于月经前1~2周,逐渐加重,月经来潮前2~3日最为严重,月经来潮后迅速减轻直至消失,周期性反复出现为其临床表现特点。主要症状有如下。

### (一)躯体症状

头痛、背痛、乳房胀痛、腹部胀满、便秘、肢体水肿、体重增加、运动协调功能减退。

### (二)精神症状

易怒、焦虑、抑郁、情绪不稳定、疲乏以及饮食、睡眠、性欲改变,而易怒是其主要症状。

### (三)行为改变

注意力不集中、工作效率低、记忆力减退、神经质、易激动等。

## 三、处理原则

以心理治疗、调整生活状态为主,药物治疗为辅。

## 四、护理评估

### (一)健康史

了解经前期综合征持续的时间,每次发病的影响,是否治疗及治疗效果,了解近期有无诱发因素,处理压力的方法等,也要注意了解患者生理、心理方面的疾病史,既往妇科、产科等病史。

### (二)身心状况

评估经前期综合征的症状,症状出现的时间与月经的关系,以及对日常工作,生活的影响。观察水肿的体征,测量体重,并与之前体重比较。妇科检查常无异常。评估时注意排除精神疾病。

### (三)辅助检查

可进行心脏及腹部超声检查等,排除心、肝、肾等疾病引起的水肿。开展精神疾病专科检查,以排除精神疾病。

## 五、常见护理诊断/问题

### (一)焦虑

焦虑与月经前周期性出现不适症状有关。

### (二)体液过多

体液过多与雌、孕激素失调有关。

## 六、护理目标

(1)患者在月经来潮前两周及月经期焦虑减轻或消除。

(2)患者能够列举预防水肿的方法。

## 七、护理措施

### (一)心理护理

给予心理安慰与疏导,使精神放松,症状重者可行认知行为心理治疗。指导应对压力的技巧,如腹式呼吸、生物反馈训练、渐进性肌肉松弛。

### (二)调整生活状态

摄入高糖类、低蛋白饮食,有水肿者限制摄入盐、糖、咖啡因、酒,多摄取富含维生素 E、维生素 $B_6$ 和微量元素镁的食物,如猪肉、牛奶、蛋黄和豆类食物等。鼓励有氧运动如舞蹈、慢跑、游泳等,可协助缓解神经紧张和焦虑。

### (三)指导用药

药物治疗以解除症状为主,如利尿、镇静、止痛等。

1.抗焦虑药如阿普唑仑,抗抑郁药如氟西汀,适用于有明显焦虑或抑郁症状者,但对躯体症状疗效不佳。

2.利尿剂如螺内酯,可拮抗醛固酮而利尿,减轻水潴留,对改善精神症状也有效,适用于月经前体重增加明显者。

3.维生素 $B_6$ 调节自主神经系统与下丘脑-垂体卵巢轴的关系,还可抑制催乳素的合成。

4.有避孕要求的妇女也可口服避孕药。

### (四)健康教育

向患者和家属讲解可能造成经前期综合征的原因和处理措施,指导患者记录月经周期及其症状,帮助患者获得家人的支持,增加自我控制的能力。

## 八、护理评价

(1)患者焦虑感减轻或消失,月经来潮前没有明显的不适。

(2)患者没有水肿的体征或水肿减轻。

# 第五节　绝经综合征

绝经(menopause)指卵巢功能停止所致永久性无月经状态。绝经的判断是回顾性的,停经后 12 个月随诊方可判定绝经。绝经综合征(menopausal syndrome,MPS)指妇女绝经前后出现性激素波动或减少所致的一系列躯体及精神心理症状。绝经分为自然绝经和人工绝经。

自然绝经指卵巢内卵泡生理性耗竭,或残余卵泡对促性腺激素失去反应,卵泡不再发育和分泌雌激素,导致绝经;人工绝经指手术切除双侧卵巢或放疗、化疗等损伤卵巢功能,人工绝经者更容易发生绝经综合征。绝经年龄与遗传、营养、地区、环境、吸烟等因素有关。

## 一、内分泌变化

绝经前后最明显的变化是卵巢功能衰退。随后表现为下丘脑-垂体功能退化。

**(一)雌激素**

卵巢功能衰退的最早征象是卵泡对 FSH 敏感性降低,FSH 水平升高。绝经过渡期早期雌激素水平波动很大,由于 FSH 升高对卵泡过度刺激引起 $E_2$ 分泌过多,甚至可高于正常卵泡期水平,因此整个绝经过渡期雌激素水平并非逐渐下降,只是在卵泡完全停止生长发育后,雌激素水平才迅速下降。

绝经后卵巢极少分泌雌激素,但妇女循环中仍有低水平雌激素,主要为来自肾上腺皮质和来自卵巢的睾酮和雄烯二酮经周围组织中芳香化酶转化的雌酮($E_1$)。因此,绝经后妇女循环中 $E_1$ 高于 $E_2$。

**(二)孕激素**

绝经过渡期卵巢尚有排卵功能,仍有孕激素分泌。但因卵泡期延长,黄体功能不良,导致孕激素分泌减少。绝经后极少量黄体酮可能来自肾上腺。

**(三)雄激素**

绝经后雄激素来源于卵巢间质细胞及肾上腺,总体雄激素水平下降。其中雄烯二酮主要来源于肾上腺,量约为绝经前的一半。卵巢主要产生睾酮,由于升高的 LH 对卵巢间质细胞的刺激增加,使睾酮水平较绝经前增高。

**(四)促性腺激素**

绝经过渡期 FSH 水平升高,呈波动型,LH 仍在正常范围,FSH/LH 仍 <1。绝经后雌激素水平降低,诱导下丘脑释放 GnRH 增加,刺激垂体释放更多的 FSH 和 LH,其中 FSH 升高较 LH 更显著,FSH/LH>1。

**(五)抑制素**

绝经后妇女血抑制素水平下降,较 $E_2$ 下降早且明显,可能成为反映卵巢功能衰退更敏感的指标。

卵泡闭锁导致雌激素和抑制素水平降低以及 FSH 水平升高,是绝经的主要信号。

## 二、临床表现

**(一)近期症状**

1.月经紊乱

月经紊乱是绝经过渡期最早出现的症状,大致分为以下三种类型。

(1)月经周期缩短、经量减少,最后绝经。

(2)月经周期不规则,周期和经期延长,经量增多,甚至大出血或出血淋漓不断,然后逐渐减少而停止。

(3)月经突然停止,较少见。

2.血管舒缩症状

主要表现为潮热,为血管舒缩功能不稳定所致,是雌激素低落的特征性症状,其特点是反复出现短暂的面部、颈部及胸部皮肤阵阵发红,伴有轰热,继之出汗,一般持续 1~3 分钟。症状轻者每日发作数次,严重者十余次或更多,夜间或应激状态易促发。该症状可持续 1~2 年,有时长达 5 年或更长。潮热严重时可影响妇女的工作、生活和睡眠,是需要性激素治疗的主要原因。

3.自主神经失调症状

常出现心悸、眩晕、头痛、失眠、耳鸣等症状。

4.精神神经症状

常表现为注意力不易集中,并且情绪波动大,如激动易怒、焦虑不安或情绪低落、抑郁、不能自我控制等,记忆力减退也较常见。

### (二)远期症状

1.泌尿生殖道症状

主要表现为泌尿生殖道萎缩症状,如阴道干燥、性交困难及反复阴道感染,子宫脱垂、膀胱或直肠膨出、压力性尿失禁,尿频、尿急、反复发生的尿路感染。

2.骨质疏松

绝经后妇女缺乏雌激素使骨质吸收增加,导致骨量快速丢失而出现骨质疏松。50岁以上妇女半数以上会发生绝经后骨质疏松,一般发生在绝经后5~10年内,最常发生在椎体。

3.阿尔茨海默病(Alzheimer's disease)

绝经后期妇女比老年男性患病风险高,可能与绝经后内源性雌激素水平降低有关。

4.心血管疾病

绝经后妇女糖、脂代谢异常增加,动脉硬化、冠心病的发病风险较绝经前明显增加,这可能与雌激素水平低落有关。

## 三、处理原则

缓解近期症状,早期发现,并有效预防骨质疏松症、动脉硬化等老年性疾病。

## 四、护理评估

### (一)健康史

了解绝经综合征症状持续时间、严重程度及治疗、疗效等信息;了解月经史、生育史;了解既往健康状况,排除肝病、高血压、糖尿病、冠心病、其他内分泌腺体器质性疾病以及精神疾病;了解既往有无切除子宫、卵巢的手术,有无接受盆腔放疗等;注意收集乳腺癌、子宫内膜癌、动静脉血栓、骨折及骨质疏松等病史和家族史。

### (二)身心状况

评估患者因卵巢功能减退及雌激素不足引起的相关症状。对患者进行全身体格检查,包括精神状态、心血管.呼吸、血液、生殖及泌尿等系统检查,排除明显的器质性病变。妇科检查可见内、外生殖器呈现不同程度的萎缩性改变,如外阴萎缩,大、小阴唇变薄;阴道萎缩,如合并感染,阴道分泌物增多,味臭;子宫颈及子宫萎缩变小等。工作、家庭、社会环境变化可以加重身体和心理负担,可能诱发和加重绝经综合征的症状。要注意评估近期出现的引起患者不愉快、忧虑、多疑、孤独的生活事件。需注意除外相关症状的器质性病变及精神疾病。

### (三)辅助检查

1.血清激素测定

(1)FSH 及 $E_2$ 测定:检查血清 FSH 及 $E_2$ 了解卵巢功能。绝经过渡期血清 FSH>10U/L,提示卵巢储备功能下降。闭经、FSH>40U/L 且 $E_2$<10~20$\mu$g/mL,提示卵巢功能衰竭。

(2)抑制素 B(inhibin B):血清抑制素 B≤45ng/L,是卵巢功能减退的最早标志,比 FSH

更敏感。

（3）抗缪勒管激素（anti—mullerian hormone，AMH）：抗缪勒管激素≤0.5～1.0ng/mL，预示卵巢储备功能下降。

2.超声检查

基础状态卵巢的窦状卵泡数减少、卵巢容积缩小，子宫内膜变薄。

## 五、常见护理诊断/问题

### （一）焦虑

焦虑与绝经过渡期内分泌改变，或个性特点、精神因素等有关。

### （二）知识缺乏

缺乏绝经期生理心理变化知识及应对技巧。

## 六、护理目标

（1）患者能够描述自己的焦虑心态和应对方法。

（2）患者能够正确描述绝经期生理心理变化。

## 七、护理措施

### （一）调整生活状态

帮助患者建立适应绝经过渡期生理、心理变化的新生活形态，使其安全渡过该阶段。帮助患者选择既有营养又符合饮食习惯的食物。多摄入奶制品，可补钙；多摄入豆制品，因为大豆中含有类雌激素物质。鼓励患者加强体育锻炼，保持一定运动量，如散步、打太极拳、骑自行车等，增强体质。鼓励患者增加社交和脑力活动，以促进正性心态。

### （二）诊疗配合

1.激素补充治疗（hormone replacement therapy，HRT）

HRT是针对绝经相关健康问题而采取的一种医疗措施，可有效缓解绝经相关症状，并会对骨骼、心血管和神经系统产生长期的保护作用。HRT应在有适应证、无禁忌证的前提下，在治疗的窗口期使用。

（1）适应证

1）绝经相关症状：月经紊乱、潮热出汗、睡眠障碍.疲倦、情绪障碍如易激动、烦躁、焦虑、紧张、情绪低落等。

2）泌尿生殖道萎缩相关问题：阴道干涩、疼痛、排尿困难、性交痛、反复发作的阴道炎、反复泌尿系统感染、夜尿多、尿频和尿急。

3）低骨量及骨质疏松症：有骨质疏松症的危险因素（如低骨量）及绝经后骨质疏松症。

（2）禁忌证：已知或可疑妊娠、原因不明的阴道流血、已知或可疑患有乳腺癌、已知或可疑患有性激素依赖性恶性肿瘤、最近6个月内患有活动性静脉或动脉血栓栓塞性疾病、严重肝肾功能障碍、血卟啉症、耳硬化症、脑膜瘤（禁用孕激素）。

（3）慎用情况：是指绝经期女性有HRT的适应证，同时又合并某些性激素影响性疾病，是否可以启动HRT，应当根据其具体病情来判定。慎用情况不是禁忌证，目前尚无充足的循证医学证据证实可用或禁用，在进一步观察和研究获得充足证据后，可能转化为HRT的非禁忌证或禁忌证。

慎用情况包括：子宫肌瘤、子宫内膜异位症、子宫内膜增生史、尚未控制的糖尿病及严重高血压，有血栓形成倾向、胆囊疾病、癫痫、偏头痛、哮喘、高催乳素血症、系统性红斑狼疮、乳腺良性疾病、乳腺癌家族史。

（4）制剂：主要药物为雌激素，可辅以孕激素。

1）雌激素制剂：原则上应选择天然制剂。常用雌激素有戊酸雌二醇、结合雌激素、17β－雌二醇、尼尔雌醇等。

2）组织选择性雌激素活性调节剂：如替勃龙，根据靶组织不同，其在体内的 3 种代谢物分别表现出雌激素、孕激素及弱雄激素活性。

3）孕激素制剂：近年来倾向于选用天然孕激素制剂，如微粒化黄体酮胶丸和黄体酮胶丸，或接近天然的孕激素，如地屈孕酮。

（5）用药途径及方案

1）口服：是 HRT 时最常规应用的给药途径，主要优点是血药浓度稳定，但对肝脏有一定损害，还可刺激产生肾素底物及凝血因子。用药方案有：①单用雌激素：适用于已切除子宫者。②雌、孕激素联合：适用于有完整子宫者，包括序贯用药和联合用药。两种用药方法又分周期性和连续性用药，前者每周期停用激素 5～7 日，有周期性出血，也称为预期计划性出血，适用于年龄较轻、绝经早期或愿意有月经样定期出血者；后者连续性用药，避免周期性出血，适用于年龄较大或不愿意有月经样出血的绝经后期妇女。③单用孕激素：适用于绝经过渡期出现无排卵性异常子宫出血者。

2）胃肠道外途径：能缓解潮热，防止骨质疏松，避免肝脏首过效应，对血脂影响较小。包括：①经阴道给药：常用药物有结合雌激素软膏、普罗雌烯阴道胶囊、普罗雌烯乳膏、氯喹那多普罗雌烯阴道片、雌三醇乳膏，治疗下泌尿生殖道局部低雌激素症状；②经皮肤给药：适用于尚未控制的糖尿病及严重的高血压、有血栓形成倾向、胆囊疾病、癫痫、偏头疼、哮喘、高催乳素血症者。包括雌二醇皮贴和雌二醇凝胶，主要药物为 17β－雌二醇。

（6）用药剂量与时间：HRT 需个体化用药，应在综合考虑绝经期具体症状、治疗目的和危险性的前提下，选择能达到治疗目的的最低有效剂量。在卵巢功能开始减退并出现相关绝经症状后即开始给予 HRT，可达到最大的治疗益处。至少每年进行 1 次个体化危险/受益评估，明确受益大于风险方可继续应用。停止雌激素治疗时，一般主张应缓慢减量或间歇用药，逐步停药，防止症状复发。

（7）副作用及危险性：应注意观察服用性激素的副作用。性激素补充治疗时可能引起子宫异常出血，多为突破性出血，必须高度重视，查明原因，必要时行诊刮，排除子宫内膜病变。

其他副作用包括：雌激素剂量过大可引起乳房胀、白带多、头痛、水肿、色素沉着等；孕激素的副作用包括抑郁、易怒、乳房痛和水肿，患者常不易耐受。长期 HRT 可增加患者子宫内膜癌、卵巢癌、乳腺癌、心血管疾病及血栓性疾病、糖尿病的发病风险。督促长期使用性激素者接受定期随访。开始 HRT 后，用药后 1 个月、3 个月、半年、1 年复诊，主要了解 HRT 的疗效和副作用，并根据情况调整用药。

长期 HRT 者每年应复诊 1 次，内容包括：

1）体格检查：如体重、身高、血压、乳腺及妇科检查等。

2)辅助检查:如盆腔 B 超、血糖、血脂及肝肾功能检查。每 3～5 年一次骨密度测定,可根据患者情况,酌情调整检查频率。

2.非激素类药物

(1)选择性 5—羟色胺再摄取抑制剂,如盐酸帕罗西汀,可有效改善血管舒缩症状及精神神经症状。

(2)阿仑膦酸钠、降钙素、雷洛昔芬等药物,可防治骨质疏松症。此外,也要适当摄入钙剂,与维生素 D 合用有利于钙的完全吸收。

(3)适量镇静药如艾司唑仑,有助于睡眠。

(4)谷维素,可调节自主神经功能。

**(三)心理护理**

与患者建立良好相互信任的关系,认真倾听,让患者表达自己的困惑和忧虑,帮助患者及其家属了解绝经过渡期的生理和心理变化,以减轻患者焦虑和恐惧的心理,并争取家人的理解和配合,护患双方共同努力,缓解患者的症状。

**(四)健康指导**

介绍绝经前后减轻症状的方法,以及预防绝经综合征的措施。如规律的运动可以促进血液循环,维持肌肉良好的张力,延缓老化的速度,还可以刺激骨细胞的活动,延缓骨质疏松症的发生;正确对待性生活等。设立"妇女围绝经期门诊",提供系统的绝经过渡期咨询、指导和知识教育。

## 八、护理评价

(1)患者认识到绝经是女性正常生理过程,能以乐观、积极的态度对待自己,参与社区活动。患者的焦虑感减轻或消失。

(2)患者了解激素补充治疗的利弊。

# 第八章　子宫内膜异位症和子宫腺肌病的护理

子宫内膜异位症(EM)和子宫腺肌病同为异位子宫内膜引起的疾病,临床上可并存,但发病机制及组织学不尽相同,临床表现亦有差异。

## 第一节　子宫内膜异位症

具有生长功能的子宫内膜组织(腺体和间质)出现在子宫腔被覆内膜及子宫体肌层以外的其他部位时称为子宫内膜异位症。该病临床表现多种多样,组织学上虽然是良性的,但却有增生、浸润、转移及复发等恶性行为,是妇科常见疾病之一,发病率为 10%～15%。近年来有明显增加趋势,育龄期是子宫内膜异位症的高发年龄。

### 一、发生部位

异位子宫内膜可以侵犯全身任何部位,但绝大多数位于盆腔内,其中宫骶韧带、子宫直肠陷凹及卵巢为最常见的被侵犯部位。其次为子宫浆膜、输卵管、乙状结肠、腹膜脏层,阴道直肠隔亦常见。异位内膜也可出现在身体的其他部位,如脐、膀胱、肾、输尿管、肺、胸膜、乳腺、淋巴管等。

### 二、发病机制

发病机制尚未完全明了,以子宫内膜种植学说及体腔上皮化生学说为主导理论,子宫内膜在宫腔外需经黏附、侵蚀、血管性形成过程得以种植、生长、发生病变,在位内膜的特质起决定性作用。

#### (一)子宫内膜种植学说

1921 年 Sampson 首先提出经期时子宫内膜腺上皮和间质细胞随经血逆流,经输卵管进入盆腔,种植于卵巢和邻近的盆腔腹膜,并在该处继续生长、蔓延,形成盆腔子宫内膜异位症。

#### (二)淋巴及静脉播散学说

不少学者在光镜检查时发现盆腔淋巴管、淋巴结和盆腔静脉中有子宫内膜组织,提出子宫内膜可通过淋巴和静脉向远处播散。临床上所见的远离盆腔的器官的子宫内膜异位症,可能就是内膜通过血行和淋巴播散的结果。

#### (三)体腔上皮化生学说

卵巢表面上皮、盆腔腹膜均是由胚胎期具有高度化生潜能的体腔上皮化生而来,Mayer 提出体腔上皮化生来的组织在接受持续卵巢激素或经血及慢性严重的反复刺激后,能被激活转化为子宫内膜样组织。

#### (四)遗传学说

本病具有家族聚集性,患者一级亲属的发病风险是无家族史者的 7 倍,单卵双胎孪生姐妹发病率高达 75%。

**(五)免疫调节学说**

越来越多的证据表明免疫调节异常在子宫内膜异位症的发生、发展各环节起重要作用。

## 三、病理类型

子宫内膜异位症的临床病理类型有腹膜型子宫内膜异位症、卵巢型子宫内膜异位症、阴道直肠隔型子宫内膜异位症、其他型子宫内膜异位症四种。

**(一)腹膜型或腹膜子宫内膜异位症**

指盆腔腹膜的各种子宫内膜异位种植,主要包括红色病变(早期病变)、棕色病变(典型病变)以及白色病变(陈旧病变)。又根据浸润的程度分为表浅型及深部浸润型,后者表现为直肠子宫陷凹的封闭。

**(二)卵巢型或卵巢子宫内膜异位症**

卵巢最易被异位内膜侵犯,异位内膜在卵巢内生长,反复周期性出血,形成单或多个囊肿,内含暗褐色,似巧克力样糊状陈旧血性液体,又称为卵巢巧克力囊肿。根据囊肿的大小、囊壁的粘连以及浸润程度分为Ⅰ型、Ⅱ型。

Ⅰ型巧克力囊肿直径多小于 3cm,巧克力囊肿壁多粘连,手术不易剥离。

Ⅱ型巧克力囊肿又分为 A、B、C 三种。ⅡA 卵巢巧克力囊肿壁无明显浸润,但合并生理性囊肿如黄体囊肿或滤泡囊肿,手术易剥离;ⅡB 巧克力囊肿壁有浸润,手术仍较易剥离;ⅡC 巧克力囊肿明显浸润或多房,手术不易剥离。

**(三)阴道直肠隔型或者阴道直肠隔子宫内膜异位症**

病灶位于宫骶韧带、直肠子宫凹和子宫后壁下段处于盆腔后部较低时,与经血中内膜碎屑接触多为内异症好发部位,随病情发展,子宫后壁与直肠前壁粘连,直肠子宫陷凹变浅甚至消失,严重病灶向阴道隔发展,在隔内形成包块向阴道后穹隆或直肠腔突出。在腹腔镜下阴道直肠隔无粘连或仅有轻度变形。故腹腔镜对其诊断意义有限。三合诊检查更明显。

**(四)其他部位的子宫内膜异位症**

包括肠道、泌尿道、肺、瘢痕子宫内膜异位症(腹壁切口及会阴切口)以及其他少见的子宫内膜异位症。

## 四、临床表现

子宫内膜异位症的临床表现多种多样,视病变部位不同出现不同症状,一般为周期性发病,约 1/4 患者无自觉症状。

**(一)症状**

1.下腹痛和痛经

继发性痛经、进行性加重是子宫内膜异位症的典型症状,其原因为异位病灶受卵巢激素影响而出现类似月经期变化。疼痛多位于下腹、腰骶及盆腔中部,有时可放射至会阴、肛门及大腿。疼痛严重程度与病灶大小不一定成正比,卵巢异位囊肿患者可能并无疼痛,而盆腔内小的散在病灶却可引起难以忍受的疼痛。也有腹痛时间与月经不同步者,少数患者长期下腹痛,形成慢性盆腔痛,至经期加剧。有 27%～40% 患者无痛经。

2.不孕

不孕率高达 40%。其原因可能是盆腔微环境改变影响精卵结合及运送、免疫功能异常导致抗子宫内膜抗体增加而破坏子宫内膜正常代谢及生理功能、卵巢功能异常导致排卵障碍和黄体形成不良等。中、重度患者可因卵巢、输卵管周围粘连而影响受精卵运输。

3.性交痛

多见于直肠子宫陷凹有异位病灶或因局部粘连使子宫后倾固定者。性交时碰撞或子宫收缩上提而引起疼痛,一般表现为深部性交痛,月经来潮前性交痛最明显。

4.其他特殊症状

盆腔外任何部位有异位内膜种植生长时均可在局部出现周期性,疼痛、出血和肿块,并出现相应症状。肠道子宫内膜异位症可出现腹痛、腹泻、便秘或周期性少量便血,严重者可因肿块压迫肠腔而出现肠梗阻症状;膀胱子宫内膜异位症常在经期出现尿痛和尿频,但多被疼痛症状掩盖而被忽略;异位病灶侵犯和(或)压迫输尿管时,引起输尿管狭窄、阻塞,出现腰痛和血尿,甚至形成肾盂积水和继发性肾萎缩;手术瘢痕异位症患者常在剖宫产或会阴侧切术后数月至数年出现周期性瘢痕处疼痛,在瘢痕深部扪及疼痛包块,随时间延长,包块逐渐增大,疼痛加剧。

除上述症状外,卵巢子宫内膜异位囊肿破裂时,囊内容物流入盆腹腔引起突发性剧烈腹痛,肛门坠胀。疼痛多发生于经前后或性交后,症状类似输卵管妊娠破裂,但无腹腔内出血。

## (二)体征

较大的卵巢异位囊肿在妇科检查时可扪及与子宫粘连的肿块。囊肿破裂时腹膜刺激征阳性。典型盆腔子宫内膜异位症双合诊时可发现子宫后倾固定,直肠子宫陷凹、宫骶韧带或阴道后穹隆或子宫后壁下方可扪及触痛性结节,一侧或双侧附件处触及囊实性包块,活动度差。病变累及直肠阴道间隙时可在阴道后穹隆触及,或直接看到局部隆起的小结节或紫蓝色斑点。

## 五、诊断

育龄女性有继发性痛经进行性加重、不孕或慢性盆腔痛,盆腔检查扪及与子宫相连的囊性包块或盆腔内有触痛结节,即可初步诊断为子宫内膜异位症。但临床上还需借助相关辅助检查。

### (一)影像学检查

阴道或腹部 B 超检查是鉴别卵巢异位囊肿和阴道直肠隔子宫内膜异位症的重要方法,可确定异位囊肿位置、大小和形状。囊肿呈圆形或椭圆形,与周围特别是与子宫粘连,囊壁厚而粗糙,囊内有细小的絮状光点。

### (二)血清 CA125 测定

中、重度子宫内膜异位症患者血清 CA125 值可能升高,但一般均为轻度升高,多低于100U/mL。但 CA125 的特异性和敏感性均局限,且与多种疾病有交叉阳性反应。

### (三)抗子宫内膜抗体

正常妇女血清中抗子宫内膜抗体多为阴性,子宫内膜异位症患者则 60% 以上呈阳性。患者血液中检测出该抗体,说明体内有异位内膜刺激及其体内免疫内环境改变。

### (四)腹腔镜检查

是目前诊断子宫内膜异位症的最佳方法,在腹腔镜下见到大体病理所述典型病灶或对可疑病变进行活检即可确诊。

### 六、处理原则

#### (一)治疗目的

减灭和消除病灶,减轻和消除疼痛,改善和促进生育,减少和避免复发。

#### (二)治疗方法

**1.药物治疗**

治疗目的是抑制卵巢功能,阻止子宫内膜异位症的生长,减少子宫内膜异位症病灶的活性以及减少粘连的形成。

**2.常用的药物治疗方案、作用机制以及不良反应**

(1)口服避孕药:可连续或周期用药,共 6 个月,达到抑制排卵作用,其不良反应较少,偶有消化道症状或肝功能损害。

(2)甲羟黄体酮(MPA):每天 20~30mg,分 2~3 次口服,连用 6 个月,甲羟黄体酮为合成高效孕激素,可引起异位内膜组织蜕膜样改变,最终导致萎缩,同时可负反馈抑制下丘脑—垂体—卵巢轴。但有突破性出血、乳房胀痛、体重增加、消化道症状以及肝功能异常等不良反应。

(3)达那唑:每天 400~600mg,分 2~3 次口服,共 6 个月。达那唑是一种雄激素甾体衍生物,可抑制月经中期黄体生成素(LH)从而抑制排卵,还可抑制参与类固醇合成的多种酶并增加血液中游离睾酮的水平。不良反应主要是男性化表现及肝功能损害。

(4)孕三烯酮:2.5mg,2~3 次/周,共 6 个月,主要作用机制为减少雌激素受体浓度、降低血中雌激素水平、降低性激素结合蛋白水平。其不良反应主要是抗雌激素及雄激素作用,有肝功能损害。

(5)GnRH-α:其作用机制为下调垂体功能,造成药物暂时性去势及体内低雌激素状态;依不同的制剂有皮下注射或肌内注射,每月 1 次,共 3~6 个月。其不良反应主要是低雌激素血症引起的更年期症状,如潮热、阴道干燥、性欲下降、失眠及抑郁症。长期应用(如超过 6 个月)则有增加骨质丢失的可能。

(6)GnRH-α+反向添加方案:不同组织对雌激素的敏感性不一样,将体内雌激素的水平维持在 30pg/mL,这样既不刺激异位内膜的生长,又不引起更年期症状及骨质丢失。

反向添加的方案有:①雌孕激素联合方案:每日结合雌激素(倍美力)0.3~0.625mg+甲羟黄体酮(MAP)2.5~5mg 或醋酸炔诺酮 5mg;②替勃龙(利维爱)疗法:每日替勃龙 1.25mg。

应用 GnRH-α 3 个月以上,必须应用反向添加方案,有人主张在第 2 个月时开始应用。

(7)左炔诺黄体酮宫内节育系统(曼月乐):该系统每天直接将 20$\mu$g 孕激素释放入宫腔,对卵巢激素无明显影响,疼痛缓解率达 85%~95%。左炔诺黄体酮宫内节育系统治疗子宫内膜异位症的机制:直接减少病灶中的 $E_2$ 受体,使 $E_2$ 的作用减弱导致异位内膜的萎缩;使子宫动脉阻力增加,减少子宫血流量;减少子宫内膜中 PGE 产生,缓减疼痛症状。

**3.手术治疗**

(1)保守性手术:保留患者的生育功能,手术尽量切除肉眼可见的病灶、剔除巧克力囊肿以及分离粘连。适合年龄较轻、病情较轻或者需要保留生育功能者。

(2)半保守手术:切除子宫,但保留卵巢。主要适合无生育要求、症状重或者复发经保守手术或药物治疗无效,但年龄较轻希望保留卵巢内分泌功能者。

（3）根治性手术：切除全子宫、双附件以及所有肉眼可见的病灶。适合年龄较大、无生育要求、症状重或者复发经保守手术或药物治疗无效者。

（4）辅助性手术：如宫骶韧带切除术（LUNA）以及骶前神经切除术（PSN），适合中线部位的疼痛。

除根治性手术外，术后需辅助药物治疗，减少病灶复发。

### 七、护理问题

痛经；紧张、焦虑；自尊紊乱。

#### （一）相关因素

痛经主要是由于月经期异位病灶也发生周期性出血刺激周围组织以及盆腔组织粘连所致。长期并进行性加重的痛经使患者每月月经前就产生紧张、焦虑情绪，害怕出现痛经的症状，难以忍受疼痛的折磨。由于子宫内膜异位症导致不孕，自身及家庭压力过大，出现自尊紊乱。

#### （二）主要表现

继发性进行性加重的痛经，可出现在经期任何时候，疼痛常位于下腹部、腰骶部，有的患者伴有明显的肛门坠胀。痛经严重程度与病灶大小不一定成正比，较大的卵巢巧克力囊肿可能并无痛经，而盆腔内小的异位病灶可引起严重痛经，需要止痛药才能缓解。痛经使患者产生紧张、焦虑，紧张焦虑情绪不放松使痛经更明显，形成恶性循环。

#### （三）护理措施

针对上述护理问题、主要表现及相关因素，制订相应护理措施：痛经剧烈者，在月经期卧床休息，适当用镇静、止痛药或解痉药，并对患者进行心理疏导，消除患者紧张焦虑情绪，配合医护治疗。

#### （四）健康指导

注意经期卫生，避免经期食用酸、冷、辣等刺激性食物。告知患者经期止痛只能治标，不能治本。痛经严重者以手术加药物治疗才能从根本上解除痛经的症状。合并不孕者更需尽早手术，才有妊娠希望，而一旦妊娠，对异位的内膜又有一定的抑制作用。

### 八、潜在并发症

术后子宫内膜异位症复发：采用保守手术及半保守手术，即使术后规律用药，仍有复发的可能。术后数年再出现痛经，检查发现卵巢巧克力囊肿或盆腔异位病灶，遇此情况，可行保守治疗，如B超定位下行卵巢巧克力囊肿穿刺，并配合药物治疗，以 GnRH-α 效果最佳。

### 九、护理处理

#### （一）一般护理

（1）与患者面对面谈心，倾听患者主诉，了解其心理活动后，从以下方面进行心理疏导。

第一，该病复发率高，病因不明，以进行性痛经为其主要症状。

第二，正常妇女不孕率为 15%，子宫内膜异位症患者不孕率为 40%，但术后妊娠率可高达 70%。

第三，告诉患者腹腔镜手术是目前治疗子宫内膜异位症最先进、科技含量最高的手术，它具备以下优点：为微创手术，不开腹，损伤小，恢复快，住院时间短，术后 6 小时即可下床活动、进食,但粘连广泛、病灶巨大者以行开腹手术为佳。使患者基本认识疾病性质和病因,解除忧虑,坚信治疗信心,配合治疗。

(2)在使用激素治疗期间,应向患者介绍服药方法、用药量、注意事项及可能出现的不良反应(如恶心、食欲缺乏、乏力、闭经或体重增加等),使其做好充分的心理准备。同时,说明该病只要坚持按医嘱用药或采取必要的手术可改善症状,鼓励患者树立信心,解除思想顾虑,积极配合治疗,提高疗效。

(3)注意观察患者病情,如出现急性腹痛,要注意是否为异位囊肿破裂征象,应及时通知医生,并做好剖腹探查手术的各项准备工作。

**(二)手术护理**

**1.术前护理**

术前评估患者的全身情况,针对患者的情况进行血常规、肝、肾功能以及出凝血时间测定,做好血型、交叉配血的准备,完善心电图、胸片等相关检查。通过科室专家及相关人员进行讨论,确定手术方案,了解术中、术后可能发生的各种问题。结合情况制订好护理计划和护理重点。术前1天常规行肠道阴道准备,必要时术前晚口服地西泮以助睡眠。术前晚8时禁食,晚10时禁水。

**2.术前心理护理**

部分患者表现出严重的紧张、焦虑、恐惧等心理。入院后主管护士同患者应经常交流,消除陌生感,认真倾听患者诉说内心感受,给患者分析手术的可能性、必要性。讲解手术方式以及成功的病例,打消患者疑虑,保持良好的心态,积极主动地配合治疗及护理。

**3.术后护理**

(1)全麻后的护理:患者术后常规禁食禁饮,去枕平卧6小时,保持呼吸通畅,予心电监护、低流量吸氧,监测生命体征直至平稳。次日开始雾化吸入,减少咽喉部不适。

(2)管道护理:导尿管及腹腔引流管固定稳当,保持通畅。准确记录腹腔引流液的量、颜色及性状。

(3)腹胀、腹痛护理:与手术切口和腹腔充气有关,术后伤口疼痛一般较轻,向患者讲解腹腔镜术时行 $CO_2$ 人工气腹,术后有可能造成腹胀及双肋部、肩部疼痛,持续1～2天可自行消失。术后鼓励患者尽早下床活动,以防止粘连和促进腹腔残留气体尽快通过腹膜和肠系膜吸收入血,个别不能耐受者可适当应用镇痛剂。

(4)腹部伤口护理:注意观察腹部小切口有否渗血、红肿、渗液等,隔日更换敷料一次,并适当用抗生素预防感染。

(5)营养不良的预防:术后第3天患者肛门已排气,予高能量、高蛋白的饮食,保证合理摄入蛋白质,保证正常的营养供给,进食蔬菜、水果补充维生素,保持大便通畅。

(6)其他护理:除腹部手术基本护理外,因术后患者有多少不等的阴道流血,故应会阴护理1次/天,保持外阴洁净。

**4.出院指导**

(1)专科指导:子宫内膜异位症易复发,除行根治性手术外,术后需要用药物治疗以减少复发。告知患者出院后坚持药物治疗,定期门诊复查。术后1个月内禁性生活,1个月后门诊复查。

(2)心理指导:劳逸结合,保持心情舒畅。因内分泌轴受环境和情绪影响,过度紧张易导致卵巢功能失调,出现无排卵或排卵后黄体期短而导致不孕。

(3)用药指导:患者术后需定时定量用促性腺激素释放激素激动剂或孕三烯酮(内美通)、短效避孕药等,以减少复发。

(4)孕前指导:经过一段时间用药后停药即可恢复排卵,患者适合受孕时,在排卵期同房(经前14天左右),同房后臀部抬高2小时,有利于受孕。

# 第二节 子宫腺肌病

子宫腺肌病是指子宫内膜腺体和间质存在于子宫肌层中,伴随周围肌层细胞的代偿性肥大和增生。该病多发生于40岁以上经产妇,约半数患者同时合并子宫肌瘤,约15%患者合并子宫内膜异位症。

## 一、病因

子宫腺肌病患者子宫肌层中的内膜病灶与宫腔面的子宫内膜有些直接相连,故一般认为多次妊娠和分娩时子宫壁创伤和慢性子宫内膜炎可能是导致此病的主要原因。此外,由于子宫内膜基底膜下缺乏黏膜下层,且子宫腺肌病常合并有子宫肌瘤和子宫内膜增生过长,故有学者认为基底层子宫内膜侵入肌层可能与高雌激素刺激有关。

## 二、病理

分为弥散型和局限型两种。弥散型常见,子宫多呈均匀性增大,一般不超过12周妊娠子宫大小。子宫内病灶一般为弥散性生长,但后壁更明显,故后壁常较前壁厚。病灶处子宫肌层明显增厚变硬,粗厚的肌纤维内常见黄褐色或蓝色小囊腔,腔内为咖啡色稀薄液体。局限型指异位子宫内膜在局部肌层中生长形成肿块,又称为子宫腺肌瘤,但它不同于肌瘤,无假包膜,与周围的肌层无明显分界,因而难以将其自肌层剔出。

## 三、临床表现

### (一)痛经

痛经是子宫腺肌病的主要症状。多为继发性痛经伴进行性加重,其程度较重,常需用止痛药物。随着病情发展,痛经可从经前1周左右即开始,或可延长至经后1~2周。少数患者疼痛时间在月经前后,仍呈周期性。

### (二)月经过多

使子宫内膜面积增大或子宫收缩不良等因素,导致约50%患者月经过多。

### (三)不孕

见于少数患者。

### (四)妇科检查

子宫均匀性增大,较硬,一般不超过12周大小。若为子宫腺肌瘤,也可表现为非对称性增大。若合并子宫内膜异位症,可出现相应体征。

### 四、诊断与鉴别诊断

1.根据症状和体征做出初步诊断,确诊取决于组织学检查。

2.辅助检查

(1)超声检查:子宫增大,肌层增厚,后壁更明显,致内膜线前移。和正常子宫肌层相比,病变部位常为等回声或稍强回声,有时其间可见点状低回声,病灶与周围无明显界限。

(2)CA125 测定:子宫腺肌病患者血 CA125 水平升高,阳性率达 80%。子宫腺肌病患者 CA125 水平和子宫大小呈正相关,子宫越大,CA125 水平越高。

(3)磁共振成像:是国内外公认诊断子宫腺肌病最可靠的非创伤性方法,但因价格昂贵,仅在依靠其他非创伤性诊断方法仍不能诊断而影响手术治疗的决策时才做。

### 五、治疗

#### (一)非手术治疗

(1)对年轻有生育要求或近绝经期者可试用达那唑、孕三烯酮或促性腺激素释放激素类似物或激动剂(GnRH－α)等,用药剂量及注意事项同子宫内膜异位症的治疗。有报道连续试用 GnRH－α 4 个月,子宫体积缩小 65%,患者闭经、腹痛消失。如有生育要求,停药后尽快受孕或实行辅助生育技术。

(2)使用左炔诺黄体酮宫内节育(曼月乐)可使月经量减少,痛经减轻,子宫缩小。

#### (二)手术治疗

1.子宫切除术

子宫切除术是主要的治疗方法,可以根治痛经和(或)月经过多,适用于年龄较大、无生育要求者。

2.子宫腺肌瘤剔除术

子宫腺肌瘤剔除术适用于年轻、要求保留生育功能的患者,术后用 GnRH－α 治疗 3～6 个月,可以明显地改善症状,增加妊娠机会。弥散性子宫腺肌病做病灶大部切除术后妊娠率较低,但仍有一定的治疗价值。

3.子宫内膜去除术

在宫腔镜下行子宫内膜去除术治疗子宫腺肌病。术后患者月经明显减少甚至闭经,痛经好转或消失,对伴有月经过多的轻度子宫腺肌病可试行。

4.介入治疗

近年来,有报道用动脉栓塞疗法(TAE)治疗子宫腺肌病。近期疗效显著,但动脉栓塞疗法治疗还有一些并发症尚未解决,远期疗效尚待观察,对日后生育功能的影响还不清楚。

### 六、护理问题

#### (一)疼痛

痛经由异位内膜经期出血和炎性刺激引起。

#### (二)焦虑

焦虑由不孕、害怕手术、担心疾病的预后引起。

### (三)经期延长、经量增多

增大子宫使内膜增大或子宫收缩不良等因素造成经期延长、经量增多。

## 七、护理处理

### (一)心理护理

向患者及家属讲解疾病的有关知识,指出子宫腺肌病是良性病变,预后良好,以手术治疗为主,药物治疗也有效,使患者消除顾虑,增强信心,配合治疗。

### (二)一般护理

避免月经期从事重体力劳动以及进食酸、冷、辣等刺激性食物。保持会阴部清洁,每天用温开水清洗会阴1~2次。使用放松术,如听音乐、看书、参加文娱活动,以转移、分散注意力。腰腹部酸痛严重时,进行腰腹部按摩,增加舒适感。月经来潮前用热水坐浴,热敷下腹部,每天2次。疼痛严重时,遵医嘱给止痛剂。避免在患者面前谈论家庭、小孩、夫妻关系,以免加重对患者的精神压力。鼓励家属给予患者生活上的关心、体贴与精神上的安慰,增强其战胜疾病的信心。向患者说明焦虑对身心健康可能产生的不良影响,也可以引起不孕。

### (三)手术护理

同子宫内膜异位症。

### (四)出院指导

手术后按妇科术后常规护理,做好出院指导,以巩固疗效。对行保守手术,有生育要求的妇女,术后应尽早受孕。尚未生育者鼓励她们在治疗一段时间后受孕。做好卫生指导,有针对性地对育龄妇女广泛开展子宫腺肌病知识宣教,使妇女们对该病有正确的认识,发现异常及时就诊检查,以免耽误治疗。

# 第九章　妊娠期并发症的护理

受孕和妊娠是极其复杂而又十分协调的生理过程。从受孕至胎儿及其附属物娩出的 40 周期间,各种内在因素与外界因素综合作用时常影响着母体和胎儿,若不利因素占优势,妊娠时则会出现一些并发症。

# 第一节　流产

## 一、定义

流产指妊娠在 28 周前终止,胎儿体重不足 1000g 者。流产分自然流产、人工流产。流产发生在 12 周以前为早期流产,12 周以后小于 28 周的流产为晚期流产。自然流产的发生率占全部妊娠的 10%～15% 左右,其中早期流产占 80% 以上。

## 二、流产的高危因素

### (一)胚胎因素

尤其是早期自然流产。有学者报道,染色体异常占 61.5%,以常染色体三体居第一位,约占全部异常的 52%,其中 16 三体约占全部流产的 1/3;其次为单体 X(45,X),占全部异常的 19%。还有调查结果表明,在妊娠 12 周内流产的染色体异常率占 60%,妊娠 24 周则降低到 7%,也就是说,流产时间发生越晚,染色体异常的频率越低。

### (二)母体因素

全身疾病,如急性病,高热;细菌毒素或病毒通过胎盘进入胎儿血液循环,使胎儿死亡而流产;慢性疾病如慢性胃炎或高血压,胎盘可能发生梗死而流产;生殖器疾病;内分泌功能失调;创伤;胎盘内分泌功能不足。

### (三)免疫功能异常

胚胎及胎儿属于同种异体移植物。母体对胚胎及胎儿的免疫耐受是胎儿在母体内得以生存的基础,若孕妇在妊娠期间对胎儿免疫耐受降低,易致流产。

### (四)环境因素

可发生流产的有害物质,有化学物质(如镉、铅、有机汞、DDT 及吸烟等)和物理因素(如放射性物质、高温、噪音等)。

### (五)强烈应激与不良习惯

如过度紧张、焦虑、恐惧、忧伤等精神创伤,吸烟、吸毒、过量咖啡等均可导致流产。

## 三、病理

流产多数为胚胎或胎儿先死,然后底蜕膜出血,造成绒毛自蜕膜层剥离出血,刺激子宫收缩(腹痛),导致阴道流血及妊娠产物排出。

排出时症状因妊娠的时期不同而有所不同。妊娠 8 周以前,胚胎多先死亡;妊娠产物易完全自宫壁剥落而排出,出血不多。8～12周,妊娠产物不易排出,影响宫缩,出血较多;因而早期流产先出血后腹痛,妊娠12周以后,胎盘形成,流产过程与足月分娩相似,先腹痛后排出胎儿、胎盘。

## 四、流产特殊情况

### (一)稽留流产

稽留流产指胚胎或胎儿在宫内已死亡尚未自然排出者。其临床特征是:子宫不再增大反而缩小,早孕反应消失;孕中期胎动可停止。妇科检查见子宫口未开,子宫小于停经月份,质不软。若是中期妊娠未闻及胎心。

### (二)习惯性流产

习惯性流产指连续自然流产≥3次者。近几年常用复发性流产,改为连续2次及2次以上的自然流产,每次流产多发生于同一妊娠月份,其临床经过与一般流产相同。

### (三)流产合并感染

流产过程中,阴道流血时间长,有组织残留于宫腔内,或非法堕胎有可能引起感染。

## 五、诊断

诊断根据病史及临床表现加上辅助检查,如常用的是妊娠试验、B超检查,即可确诊。

## 六、临床表现

流产的主要症状是阴道流血和腹痛。早期流产经常是阴道流血发生在腹痛之前;晚期流产先有阵发性子宫收缩,即阵发性腹痛,而阴道流血在腹痛之后。妇科检查子宫大小,子宫口是否扩张,胎膜是否破,依妊娠的月份及流产各阶段不同而异。

## 七、处理原则

### (一)先兆流产

卧床休息,禁性生活,必要时加用对胎儿刺激小的镇静剂。经治疗两周,症状不见缓解或反而加重者,表明胚胎发育异常,应停止治疗,让其流产。

### (二)难免流产

一旦确诊,应尽早使胚胎及胎盘组织完全排出。预防出血及感染。

### (三)不全流产

一经确诊,及时行吸宫术或钳刮术,清除宫内残留的组织;流血多伴休克者应同时输液、输血。出血时间较长者,应给予抗生素预防感染。

### (四)完全流产

不需特殊处理。

### (五)稽留流产

因胚胎组织有时机化,与子宫壁紧密粘连,刮宫困难;又因时间过久,可能发生凝血机制障碍,导致弥散性血管内凝血(DIC),造成严重出血,因此处理时需做好有关方面的检查和有关的准备工作。一次不能刮干净,可于5～7日后再作刮宫。

### (六)习惯性流产

主要是在孕前查找原因,对症处理。原因不明的妇女,当有怀孕征兆时,强调休息,禁性生活,补充维生素,可按黄体功能不足给予安胎,直至妊娠超过以往发生流产的月份或安胎用药至妊娠 10 周。

各种流产过程防治感染。若流产感染,原则上首先控制感染,待控制感染后若流血不多再行刮宫,清除残留组织以止血。若流血多,控制感染的同时用卵圆钳将宫腔残留组织夹出,出血减少,待感染控制后再行彻底刮宫。若合并感染性休克,应积极纠正休克。

## 八、护理问题

出血;腹痛。

### (一)相关因素

流产多数为胚胎或胎儿先死,然后底蜕膜出血,造成绒毛自蜕膜层剥离出血。但如果是流产的先兆出血不多,不一定是胚胎先死而是因精神心理、过度劳累或有外伤史、性交史、内分泌失平衡、免疫等。

### (二)主要表现

出血。流产阶段不同,出血量不同。先兆流产出血量少于月经量,甚至点滴出血。难免流产、不全流产出血量多于月经量,甚至大出血。其他表现,伴有不同程度的腹痛;出血时间长、多,贫血致面色苍白;个别感染并有发热。

### (三)护理措施

针对上述护理问题的主要表现及相关因素进行动态评估,制订相应护理措施。如休息不好给予较好的舒适环境,相对卧床休息;精神因素则调整心态,配合医护治疗;并针对流血、腹痛不同程度按照优生优育原则随时进行心理咨询和疏导。每天仔细观察生命体征及出血量、排出物,腹痛情况,如遇到问题随时与医生联系。

### (四)健康指导

如经安胎治疗成功,告之回家休息,注意营养、卫生、定期产检的时间、要求及注意事项。如此次属稽留流产或完全流产,指导回家继续休息、加强营养,适当加强锻炼身体增强自身免疫。另外,避免有毒有害物质的影响,避孕半年到一年,进行孕前咨询或检查。

## 九、潜在的并发症

### (一)出血性休克

晚期难免流产和不全流产大量出血,就诊或处理不及时均可发生出血性休克。有的患者出现面色苍白,血压下降甚至休克,脉搏增快,血红蛋白下降。遇此情况,根据评估情况输氧,交叉配血,输液输血;纠正休克同时,如有活动性出血,与医生配合做好准备清宫,并使用缩宫剂。预防感染,纠正贫血。

### (二)有感染的危险

感染与反复出血、宫腔内组织的残留、机体抵抗力下降有关。

### (三)预感性悲伤

预感性悲伤与即将失去胚胎或胎儿有关。

## 十、护理处理

1.先兆流产预后的判定:目的是筛查出那些注定要流产的病例,以及协助流产的完成。

(1)通过询问病史,早孕时的检查,妊娠试验,以及妇科检查,核实孕周。

(2)根据 B 超检查与检测。

（3）如经 1～2 周治疗无效或子宫大小与孕周不符者应进一步处理,绝不应长期盲目地保胎造成稽留流产。

2.如继续妊娠者进行动态评估,严密观察阴道流血、腹痛及排出物情况。结合患者的生活环境、工作性质和家庭关系等,制订护理计划;嘱孕妇心情要舒畅,加强营养,促进胎儿的发育。一定要向孕妇及家属讲明只有胚胎发育正常保胎才能奏效,否则会带来一系列危害。

3.妊娠不能继续,且已发展至难免或不全流产,配合医师,采取积极措施,做好终止妊娠的准备,协助医师完成手术过程,使妊娠物完全排出。

4.预防感染,医护人员操作时应做到无菌操作;指导患者养成良好的卫生习惯,注意会阴部清洁;护理人员严密观察患者的体温、血常规及阴道流血、分泌物的量、色、味;发现有感染的征象,应及时告诉医生,且按医嘱进行抗生素处理;一个月内禁止性交,流产一个月后患者来院检查。

5.提供健康指导,协助患者顺利度过悲伤期。多次向患者及家属解释,流产对胚胎来说是一种不幸的事,但对夫妻和人类来说是一种自然选择的机制。此次好好休息,加强营养,心情舒畅,接受必要的实验室检查,查明原因,是为了以后的怀孕。

如果此次原因很明确,下次怀孕必须引起注意,在孕前处理好后再怀孕,如子宫畸形者需在妊娠前行矫治手术,再如子宫颈内口松弛需行修补术,如已妊娠则可在妊娠 14～18 周行子宫内口环扎术等。

# 第二节　早产

## 一、定义
早产是指妊娠满 28 周至不满 37 周之间分娩者。

## 二、治疗原则
若胎儿存活,无胎儿窘迫、胎膜未破,通过休息和药物治疗控制宫缩,尽量维持至足月;若胎膜已破,早产已不可避免时,则应尽可能地预防新生儿并发症以提高早产儿的存活率。

## 三、护理评估
### (一)健康史
详细评估可致早产的高危因素,如既往流产、早产史或本次妊娠期有阴道出血,则发生早产的可能性大,应详细询问出血症状及接受治疗的情况。

### (二)身心状况
妊娠满 28 周至不满 37 周前出现明显的规律宫缩,每 10 分钟 1 次,伴有宫颈管缩短即为先兆早产;如出现 20 分钟≥4 次且每次持续≥30 秒的规律宫缩,并伴有宫颈管缩短 75%,宫颈管扩张 2cm 以上者即为早产临产。

### (三)相关检查
通过全身检查及产科检查,结合阴道分泌物的生化指标检测,核实孕周评估胎儿成熟度胎方位等；观察产程进展，确定早产的进程。

## 四、护理措施

### (一)预防早产

1.孕妇良好的身心状况可减少早产的发生，突然的精神创伤也可诱发早产，因此，应做好孕期保健工作，指导孕妇加强营养，保持平静的心情。

2.应避免诱发宫缩的活动，如抬举重物、性生活等。

3.高危孕妇必须多卧床休息，以左侧卧位为宜，以增加子宫血液循环，改善胎儿供氧，慎做肛查和阴道检查等。

4.积极治疗并发症，宫颈内口松弛者应于孕 14～16 周或更早些时间做子宫内口缝合术，防止早产的发生。

### (二)药物治疗的护理

常用的抑制宫缩的药物有硫酸镁、β肾上腺素受体激动剂、钙通道阻滞剂和前列腺素合成酶抑制剂。

先兆早产的主要治疗是抑制宫缩，与此同时，还要积极控制感染，治疗并发症和并发症。护理人员应明确药物的作用、用法，并能识别药物的副作用，以避免毒性作用的发生，同时应对患者做好相应的健康教育。

### (三)预防新生儿并发症的发生

1.在保胎过程中应每日行胎心监护，教会患者自数胎动，有异常时及时采取应对措施。

2.对妊娠 35 周前的早产者，在分娩前按医嘱给予孕妇糖皮质激，素如地塞米松等，可促胎肺成熟，明显降低新生儿呼吸窘迫综合征的发病率。

### (四)为分娩做准备

1.如早产已不可避免，应尽早决定合理的分娩方式，如臀位、横位，估计胎儿成熟度低，而产程又需较长时间者，可选择剖宫产结束分娩；经阴道分娩者，应考虑使用产钳和会阴切开术以缩短产程，从而减少分娩过程中对胎头的压迫。

2.同时充分做好早产儿保暖和复苏的准备，临产后慎用镇静剂，避免复苏新生儿时出现呼吸抑制的情况；产程中应给产妇吸氧；新生儿出生后立即结扎脐带，防止过多母血进入胎儿循环造成循环系统负荷过重的状况。

### (五)为孕妇提供心理支持

护士可安排时间与孕妇进行开放式的讨论，让患者了解早产的发生并非她的过错，有时甚至是无缘由的。也要避免为减轻孕妇的负疚感而给予过于乐观的保证。

由于早产是出乎预料的，孕妇多没有精神和物质准备，对产程中的孤独感、无助感尤为敏感，因此，丈夫、家人和护士在身旁提供支持较足月分娩更显重要，并能帮助孕妇重建自尊，以良好的心态承担早产儿母亲的角色。

# 第三节　过期妊娠

## 一、定义

平时月经周期规律,妊娠达到或超过 42 周(≥294 日)尚未分娩者,称为过期妊娠。

## 二、治疗原则

根据胎盘功能、胎儿大小、宫颈成熟度综合分析,选择恰当的分娩方式。

## 三、护理评估

### (一)健康史

详细询问病史,了解孕妇平时月经是否规律、末次月经时间、准确计算核实孕周。

### (二)身心状况

了解早孕反应出现时间、胎动出现时间、子宫大小等有助于推算孕周。了解孕妇心理状况。

### (三)相关检查

B超检查可观察胎动、胎儿肌张力、胎儿呼吸运动及羊水量;胎动次数 12 小时小于 10 次视为胎盘功能减退;胎儿电子监护仪监测估计胎儿安危;羊膜镜检查可观察到羊水颜色。

## 四、护理措施

1.加强孕期宣教:定期进行产前检查,使孕妇及家属认识过期妊娠的危害性。

2.心理护理:部分孕妇和家属认为"瓜熟蒂落",不愿接受人工终止妊娠的方法,有的则要求尽快结束分娩。护士应耐心解释,纠正她们错误观点,并告诉目前胎儿的真实情况和可能发生的情况,使其以良好的心态接受阴道分娩或剖宫产。

3.协助医生做好胎儿宫内安危监测及胎盘功能检测,鼓励孕妇进食,鼓励其积极休息,为分娩做好准备。如使用普拉睾酮促进宫颈成熟时或缩宫素引产者要做好用药观察并交代注意事项。

4.进入产程后,指导产妇尽量左侧卧位,并给予吸氧,做好连续胎心监测,发现胎儿窘迫,报告医生及时处理。

5.出现胎盘功能减退或胎儿宫内窘迫征象应行剖宫产尽快及时分娩,做好新生,儿的抢救准备工作。如果有羊水污染,必须在胎肩娩出前就要及时清理吸入呼吸道的黏稠羊水,胎儿娩出后立即吸出气管内容物,防止发生吸入性肺炎、减少胎粪吸入综合征的发生。

6.产后及时纠正新生儿脱水、酸中毒、低血糖等并发症。

7.出院指导:按产科一般出院指导从居家环境、卫生保健饮食、服药、心理、功能锻炼、新生儿等方面进行指导。

# 第四节 异位妊娠

异位妊娠是妇产科常见的急腹症之一,发病率约为 1%,若不及时诊断和积极抢救,重者出血性休克危及母体生命,轻者贫血、继发不孕等并发症。异位妊娠的发生率近年有上升的趋势,任何年龄可发生,但 40% 发生在 20~29 岁的妇女。10%~20% 发生第二次异位妊娠,而且有 4%~5% 出现在对侧输卵管。输卵管炎治疗、输卵管吻合术后更易发生。

## 一、定义

正常妊娠时,受精卵着床于子宫体腔内膜。当受精卵于子宫体腔以外着床称异位妊娠,习称宫外孕。异位妊娠包括输卵管妊娠、卵巢妊娠、腹腔妊娠、宫颈妊娠等,其中输卵管妊娠最常见,占异位妊娠的 95% 左右。

输卵管妊娠发生的部位以壶腹部最多见,约 78%,其次为峡部,约占 25%,伞部及间质较少见。

## 二、治疗原则

在积极纠正休克的基础上以手术为主,其次是药物治疗。

## 三、护理评估

### (一)健康史

仔细询问月经史,准确推断停经时间,此外还应询问有无妇科手术和盆腔炎症等与发病相关的高危因素。

### (二)身心状况

高度关注生命体征、宫外孕破裂出血可能导致休克、下腹疼痛情况及孕妇的情绪反应。

### (三)相关检查

腹部检查、盆腔检查、阴道后穹隆穿刺抽出不凝血、B 超检查及腹腔镜检查等均有助于确诊。

## 四、护理措施

### (一)接受手术治疗患者的护理

护士在严密观察患者生命体征的同时,配合医师积极纠正患者休克症状,做好术前准备。

1.术前准备

(1)向患者讲解腹腔镜检查的目的操作步骤及注意事项,使其了解检查的先进性和局限性,积极配合检查。

(2)术前 1 日晚肥皂水灌肠,腹部皮肤准备时注意清洁脐孔。

(3)术日晨禁食水。

2.术中配合

注意观察患者生命体征的变化,发现异常及时报告医师。若盆腔视野不清,可调整患者为头低臀高 15°体位。

3.术后护理

(1)拔除导尿管,嘱患者自主排尿。卧床休息半小时后即可下床活动,以尽快排除腹腔气体。向其说明出现肩痛及上腹不适等症状是因腹腔内残留气体刺激膈肌所致,会逐渐缓解或消失。

(2)患者术后当日即可进半流食,次日可摄入正常饮食。

(3)注意观察患者生命体征及穿刺口有无红肿、渗出。

(4)按医嘱给予抗生素。

(5)告知患者术后2周内禁止性交。

4.提供心理支持

护士手术前简洁明了地向患者及家属说明手术的必要性,并以亲切的态度和切实的行动赢得患者及家属的信任,保持周围环境安静有序,减少和消除患者的紧张、恐惧心理,协助患者接受手术治疗方案。术后,护士应帮助患者以正常的心态接受此次妊娠失败的现实,向她们讲述异位妊娠的有关知识,一方面可以减少因害怕再次发生异位妊娠而抵触妊娠的不良情绪,另一方面,也可以增加和提高患者的自我保健意识。

**(二)非手术治疗患者的护理**

对于接受非手术治疗方案的患者,护士应从以下几方面加强护理。

1.严密观察病情

尤其应注意阴道流血量与腹腔内出血量不成比例的情况,当阴道流血量不多时,不要误以为腹腔内出血量亦很少。护士应告诉患者病情发展的一些指征,如出血增多、腹痛加剧、肛门坠胀感明显等,以便当患者病情发展时,医患均能及时发现,并给予相关处理。

2.加强化学药物治疗的护理

化疗一般采用全身用药,也可采用局部用药。并注意观察患者的病情变化及药物毒副反应。

3.指导患者休息与饮食

患者应卧床休息,避免腹部压力增大,从而减少异位妊娠破裂的机会。生活护理应指导患者摄取足够的营养物质,尤其是富含铁蛋白的食物,如动物肝脏、鱼肉、豆类、绿叶蔬菜以及黑木耳等,以促进血红蛋白的增加,增强患者的抵抗力。

4.监测治疗效果

护士应协助正确留取血标本,以监测治疗效果。

**(三)出院指导**

输卵管妊娠的预后在于防止输卵管的损伤及感染,因此护士应做好妇女的健康指导工作,防止发生盆腔感染。教育患者保持良好的卫生习惯,勤洗浴、勤换衣、性伴侣稳定。发生盆腔炎后需立即彻底治疗,以免延误病情。另外,由于输卵管妊娠者中约有10%的再发生率和50%～60%的不孕率。因此,护士应告诫患者,下次妊娠时要及时就医,并且不要轻易终止妊娠。

# 第五节　妊娠期高血压

## 一、定义

妊娠期妇女由于全身小动脉痉挛,造成宫腔狭窄,周围阻力增大,内皮细胞损伤,通透性增加,体液和蛋白质渗漏,表现为血压升高、蛋白尿、水肿和血液浓缩等,是妊娠期特有的疾病。

## 二、治疗原则

镇静、解痉、降压、利尿,适时终止妊娠、预防子痫。

## 三、护理评估

### (一)健康史

详细询问本次妊娠有无高血压、蛋白尿、水肿、抽搐等征象,既往有无相关疾病,有无家族史。

### (二)身心状况

评估患者一般健康状况,重点注意有无头痛、视力改变、胸闷、恶心呕吐、上腹不适等自觉症状。多次测血压比较,留取 24 小时尿检查尿蛋白,水肿程度。如已发生子痫则应特别注意发作的状态、频率、持续及间隔时间、神志及有无自伤、外伤、窒息等。

### (三)相关检查

根据病情进行尿常规、血液检查及心电图等检查,眼底检查视网膜小动脉变化是反映妊娠期高血压疾病严重程度的重要参考指标。

## 四、护理措施

### (一)妊娠期高血压疾病的预防指导

#### 1.加强孕期教育

促使孕妇自觉于妊娠早期开始接受产前检查,并主动坚持定期检查,以便及时发现异常,及时得到治疗和指导。

#### 2.进行休息及饮食指导

孕妇应采取左侧卧位,保持心情愉快。指导孕妇合理饮食,减少过量脂肪和盐的摄入,增加蛋白质维生素以及富含铁、钙、锌的食物,对预防妊娠期高血压疾病有一定作用。

### (二)一般护理

#### 1.保证休息

保证充分的睡眠,每日休息不少于 10 小时。以左侧卧位为宜。

#### 2.调整饮食

轻度妊娠期高血压孕妇需摄入足够的蛋白质(100g/d 以上),蔬菜,补充维生素、铁和钙剂。食盐不必严格限制,因为长期低盐饮食可引起低钠血症,易发生产后血液循环衰竭,而且低盐饮食也会影响食欲,减少蛋白质的摄入,对母儿均不利。但全身水肿的孕妇应限制食盐入量。

#### 3.密切监护母儿状态

护士应询问孕妇是否出现头痛、视力改变、上腹不适等症状。每日测体重及血压,每日或隔日复查尿蛋白。定期检测血压、胎儿发育状况和胎盘功能。

**4.间断吸氧**

可增加血氧含量,改善全身主要脏器和胎盘的氧供。

**(三)用药护理**

硫酸镁为目前治疗子痫前期和子痫的首选解痉药物,护士应明确硫酸镁的用药方法、毒性反应以及注意事项。

**1.用药方法**

硫酸镁可采用肌内注射或静脉用药。

(1)肌内注射:25%硫酸镁溶液 20mL(5g),臀部深度肌内注射,每日 1~2 次。以缓解疼痛刺激,注射后用无菌棉球或创可贴覆盖针孔。

(2)静脉给药:25%硫酸镁溶液 20mL+5%葡萄糖溶液 200mL,静脉注射(1~2g/h),1 日 4 次。

**2.毒性反应**

通常主张硫酸镁的滴注速度以 1g/h 为宜,不超过 2g/h。每天用量 15~20g。硫酸镁过量会使呼吸及心肌收缩功能受到抑制甚至危及生命,中毒现象首先表现为膝反射减弱或消失。

**3.注意事项**

护士在用药前及用药过程中均应监测孕妇血压,同时还应监测以下指标。

(1)膝腱反射必须存在。

(2)呼吸不少于 16 次/分。

(3)尿量每 24 小时不少于 600mL,或每小时不少于 25mL。

**(四)子痫患者的护理**

1.协助医生控制抽搐。

2.专人护理,防止受伤。

3.减少刺激,以免诱发抽搐。

4.严密监护。

5.为终止妊娠做好准备。

**(五)妊娠期高血压孕妇的产时及产后护理**

1.若决定阴道分娩,需加强各产程护理。

2.开放静脉,测量血压。

3.继续硫酸镁治疗,加强用药护理。

**(六)健康指导**

对轻度妊娠期高血压疾病患者,应进行饮食指导并注意休息,以左侧卧位为主,加强胎儿监护,自数胎动,掌握自觉症状,加强产前检查,定期接受产前保护措施;对重度妊娠期高血压疾病患者,应使患者掌握识别不适症状及用药后的不适反应。还应掌握产后的自我护理方法,加强母乳喂养的指导。同时,注意家属的健康教育,使孕妇得到心理和生理的支持。

# 第六节　妊娠期肝内胆汁淤积

## 一、定义

妊娠期肝内胆汁淤积症是孕中晚期出现以皮肤瘙痒和黄疸为主要特征的特有并发症。

## 二、治疗原则

缓解症状、恢复肝功、减低血胆酸水平、注意胎儿宫内状况。

## 三、护理评估

### (一)健康史

询问既往孕产史,家族中母亲姐妹有无 ICP 史,有无服用硫唑嘌呤等减少胆小管转运胆汁的药物。

### (二)身心状况

评估孕妇瘙痒的发生时间、程度,有无失眠、疲劳、恶心、食欲减退,出现黄疸的时间,检查肝脏质地、有无压痛,有黄疸者羊水污染、新生儿窒息、围生期病死率均显著增加。孕妇由于不适出现烦躁、紧张的情绪表现。

### (三)相关检查

血清胆酸测定水平越高,病情越重,血清胆红素轻中度升高,病理检查肝小叶中央区胆红素轻度淤积,毛细胆管胆汁淤积及胆栓形成。

## 四、护理措施

1.适当卧床休息,取左侧卧位,以增加胎盘血灌注量。给予间断吸氧半小时,每天 3 次;补充高渗葡萄糖、维生素及能量,既保肝又可提高胎儿对缺氧的耐受性。

2.瘙痒时给予对症处理,衣服宽松、舒适,避免用刺激性肥皂沐浴。

3.ICP 对胎儿的危害较大,可致胎儿宫内窘迫、死胎、死产,因此必须密切注意胎动和胎心的变化,从 34 周开始每周做无应激实验(NST)。定期复查肝功能、血胆酸了解病情。

4.做好用药护理。常用的药物有腺苷蛋氨酸、熊去氧胆酸、地塞米松、苯巴比妥等,护士应熟悉药物的用法、作用和注意事项。

5.加强健康教育,以提高孕妇对该病的认识,密切配合治疗,安全度过孕期。

6.适时终止妊娠,以剖宫产为宜,以免宫缩加重胎儿缺氧。

7.由于 ICP 时胆酸排泄减少,脂溶性维生素吸收降低,孕妇易发生产后出血,产后需密切观察子宫收缩情况,按医嘱给予宫缩剂。

8.给予心理护理和心理支持。

# 第七节  妊娠剧吐

## 一、定义

少数孕妇早孕反应严重,频繁恶心呕吐,不能进食,以致发生体液失衡及新陈代谢障碍,甚至危及孕妇生命,称为妊娠剧吐。

## 二、治疗原则

纠正水电解质紊乱、止吐、补充营养。

## 三、护理评估

### (一)健康史

询问出现早孕反应的时间,进食情况,有无胃肠道疾病等。

### (二)身心状况

严重呕吐不仅可能会导致水电解质紊乱,引起代谢性酸中毒,孕妇体重减轻,皮肤干燥,尿量减少,血压降低;还可能引起维生素 K 和 B 族维生素缺乏而造成视力障碍、精神迟钝、出血倾向。孕妇精神高度紧张焦虑,生活环境及经济条件较差的孕妇易发生妊娠剧吐。

### (三)相关检查

测量尿量、尿比重、酮体,注意有无尿蛋白及尿管型;血液检查可了解水电解质及酸碱平衡情况及血液浓缩情况;必要时进行眼底检查及神经系统检查。

## 四、护理措施

### (一)心理护理

护理人员应全面了解患者的心理状态,充分调动患者的主动性,帮患者分析病情,使患者了解妊娠剧吐是一种常见的生理现象,经过治疗和护理是可以预防和治愈的,消除不必要的思想顾虑,克服妊娠剧吐带来的不适,树立妊娠的信心,提高心理舒适度。

### (二)呕吐的护理

1.呕吐时指导孕妇作深呼吸和吞咽动作即大口喘气,并暂时禁食。

2.呕吐后要及时漱口,清理呕吐物、保持被服整洁、注意口腔卫生。

3.遵医嘱使用止吐剂,如异丙嗪、胃复安、B 族维生素等。

### (三)静脉补液

静脉补充水、电解质、维生素等可以迅速调整脱水及补充各种营养物质,是治疗妊娠剧吐的主要手段,必要时补充氨基酸制剂、脂肪乳等。经常巡视输液情况。

### (四)饮食护理

呕吐停止后应适当进食,饮食以清淡、易消化为主,还应含丰富蛋白质和糖类,可少量多餐,对患者进行营养及胎儿发育指导,把进餐当成轻松愉快的享受而不是负担,使胎儿有足够的营养,顺利度过早孕反应期。

### (五)出院指导

1.少吃多餐,选择能被孕妇接受的食物,以流质为主,避免油腻、异味,吐后应继续再吃,若食后仍吐,多次进食补充,仍可保持身体营养的需要,同时避免过冷过热的食物。必要时饮口服补液盐。

2.卧床休息,环境安静,通风,减少在视线范围内引起不愉快的情景和异味。

3.另外要保持外阴的清洁,床铺的整洁。

4.关心、体贴孕妇,解除不必要的顾虑,孕妇保持心情愉快,避免急躁和情绪激动。

5.若呕吐导致体温上升,脉搏增快,眼眶凹陷,皮肤无弹性,精神异常等表现,应立即就医。

# 第八节　前置胎盘

## 一、定义

正常胎盘附着于子宫体部的后壁、前壁和侧壁。若胎盘附着于子宫下段,甚至胎盘下缘达到或覆盖宫颈内口处,其位置低于胎儿先露部,称为前置胎盘。

本病是妊娠晚期出血的主要原因之一,为妊娠期的严重并发症,如处理及护理不当,可危及母子的生命。发病率国内报道为 $0.24\% \sim 1.57\%$,国外为 $0.5\%$,经产妇尤其是多产妇,可高达 $5\%$。

## 二、治疗原则

抑制宫缩、止血、纠正贫血和预防感染。根据阴道流血量、有无休克、妊娠周数、产次胎位胎儿是否存活、是否临产及前置胎盘的类型等综合做出决定。

## 三、护理评估

### (一)健康史

除了解个人健康史外还应该了解既往孕产史,注意本次妊娠经过中,特别是孕 28 周后是否有前置胎盘的症状及医疗处理情况。

### (二)身心状况

患者的生命体征、一般情况出血量;孕妇及其家属的心理情绪。

### (三)相关检查

产科检查、超声波检查、阴道检查;产后检查胎盘和胎膜。

## 四、护理措施

### (一)保证休息,减少刺激

1.孕妇绝对卧床休息,以左侧卧位为佳。

2.禁止做阴道检查及肛查,如有必要,可在做好备血及手术准备的情况下,严格消毒行阴道检查。

### (二)提高胎儿血氧供应,预防感染

1.间断吸氧半小时,每天 3 次。

2.保持会阴清洁,用外用消毒液行会阴擦洗,每天 2 次;禁止性生活,遵医嘱使用广谱抗生素预防感染。

**（三）监测生命体征，及时发现病情变化**

密切监测胎心、胎动、宫缩和阴道流血情况，并评估出血量。发现异常及时报告医生并配合处理。备血，做好输血及急症手术的准备。

**（四）积极纠正贫血，使用药物抑制宫缩**

1.除口服硫酸亚铁、输血等措施外，还应加强饮食营养指导，建议孕妇多食高蛋白及含铁丰富的食物，如动物肝脏绿叶蔬菜以及豆类等。一方面有助于纠正贫血，另一方面还可以增强机体抵抗力，同时也促进胎儿发育。

2.期待治疗时，遵医嘱给予子宫收缩抑制剂至 36 周可适时终止妊娠，同时做好用药护理，观察宫缩抑制剂如硫酸镁、沙丁胺醇的作用及副作用。使用硫酸镁时，注意根据宫缩调整滴速，并密切观察有无中毒表现。如呼吸少于 16 次/分钟或尿量少于 600mL/天或膝反射消失，则提示硫酸镁中毒，应及时通知医师处理。

**（五）预防产后出血和感染**

1.胎儿娩出后，及早使用宫缩剂，以防产后大出血；新生儿严格按高危儿护理。

2.产妇回病房休息时严密观察产妇的生命体征及阴道流血情况，发现异常及时报告医生处理，以防止或减少产后出血。

3.及时更换会阴垫，保持会阴清洁、干燥。

**（六）健康教育**

指导围孕期妇女避免吸烟、酗酒等不良行为，避免多次刮宫、引产或宫内感染，防止多产，减少子宫损伤或子宫内膜炎。加强孕妇管理，强调适时必要的产前检查及正确的孕期指导，对妊娠期出血，无论多少均应就医，做到及时诊断，正确处理。

# 第九节　胎盘早剥

## 一、定义

妊娠 20 周后或分娩期，正常位置的胎盘在胎儿未娩出之前，部分或全部从子宫壁剥离称胎盘早剥，简称胎盘早剥。

胎盘早剥是妊娠晚期出血的又一重要原因之一，也是妊娠晚期的又一种严重并发症。往往起病急，病情发展快，若不及时诊断、处理，可危及母儿生命。国内报道的发生率是 4.6‰～21‰，国外的发生率为 1％～2％。

## 二、治疗原则

纠正休克、及时终止妊娠、防治并发症。

## 三、护理评估

**（一）健康史**

评估孕妇在妊娠晚期或临产时突然发生腹部剧痛，有急性贫血或休克现象应高度重视。还应结合以往妊娠期有无高血压疾病、慢性肾炎、仰卧位低血压综合征、胎盘早剥史及外伤史等,进行全面评估。

### (二)身心状况

除进行阴道流血的色、量评估外,应重点评估腹痛的程度、性质,孕妇的生命体征、一般情况,以及时正确地了解孕妇的身体状况。由于情况危急,孕妇和家属常常感到高度紧张和恐惧。

### (三)相关检查

产科检查可判定胎方位、胎心情况、宫高变化、腹部压痛范围和程度等;B超波检查可见胎盘后血肿,重型胎盘早剥时常伴胎心、胎动消失;实验室检查可了解产妇的贫血程度及凝血功能。

## 四、护理措施

### (一)纠正休克,改善患者一般情况

1.绝对卧床休息,以免活动加重胎盘剥离程度。

2.持续吸氧,备血、建立双输液通路,补充血容量,积极防治休克。

3.及时输入新鲜血不仅能补充血容量,还可补充凝血因子。

4.禁止灌肠,慎行阴道检查,必要时,必须在做好输血和剖宫产准备的条件下施行。

### (二)严密观察病情变化,及时发现并发症

1.严密观察有无皮下出血呕血、咯血、尿血、少尿或无尿等,一旦发现及时报告医生并配合处理。

2.注意宫缩、阴道流血、同时密切监测胎儿胎心、胎动状况。

3.胎盘早剥时,宫内出血会导致子宫底不断上升,应严密观察宫底的高度及子宫是否有压痛。

### (三)为终止妊娠做好准备

一旦确诊,应及时终止妊娠,减少并发症的发生,根据具体情况决定分娩方式。做好抢救及术前准备,一切抢救物品备床头。

### (四)预防产后出血

1.分娩前备血、分娩时开放静脉、分娩后及时用缩宫素并行子宫按摩,必要时做好切除子宫的准备。

2.产后注意阴道流血及子宫复旧情况,记录出血量,预防晚期产后出血的发生。

### (五)产褥期护理

1.加强营养、纠正贫血。

2.保持会阴清洁、更换消毒会阴垫,防止感染。

3.根据产妇身体情况给予母乳喂养指导。死产者及时给予退乳措施,可在产后24小时内尽早服用大量雌激素、束紧双乳、少进汤类,也可针刺足临泣、悬钟等穴位、水煎生麦芽当茶饮以帮助退乳。

# 第十节 多胎妊娠

## 一、定义

一次妊娠宫腔内同时有两个或两个以上的胎儿时称为多胎妊娠。

## 二、治疗原则

防止早产、正确助产、预防产后出血及感染。

## 三、护理评估

### (一)健康史

询问年龄、胎次,家族史是否有多胎史,是否使用促排卵药、本次妊娠产前检查情况。

### (二)身心状况

评估孕妇的早孕反应程度、食欲呼吸及水肿、静脉曲张程度及胎动情况等。多胎妊娠的妇女既有兴奋又有担心,因此还应评估孕妇的情绪。

### (三)相关检查

产前检查发现子宫比孕周大,孕晚期可触及多个肢体及胎头,听到两个以上的胎心,孕妇出现不能用水肿和肥胖解释的体重过快增长。多普勒胎心仪和B超可明确诊断。

## 四、护理措施

### (一)一般护理

1.增加产前检查的次数,每次监测宫高、腹围和体重。

2.注意多休息,尤其是妊娠最后2~3个月,要求卧床休息,防止跌倒意外。卧床时最好取左侧卧位,增加子宫、胎盘的血供,减少早产的机会。

3.加强营养,尤其是注意补充铁、钙、叶酸等,以满足妊娠的需要。

### (二)心理护理

帮助多胎妊娠的孕妇完成两次角色转变,接受成为两个或多个孩子母亲的事实。告知双胎妊娠虽属于高危妊娠,但孕妇不必过分担心母儿的安危,说明保持心情愉快,积极配合治疗的重要性。指导家属准备双份新生儿用物。

### (三)病情观察

多胎妊娠孕妇易伴发妊娠期高血压疾病、羊水过多、前置胎盘、贫血等并发症,因此,应加强病情观察,及时发现并处理。

### (四)症状护理

1.双胎妊娠的孕妇胃区受压致胃纳差、食欲减退,因此应鼓励孕妇少量多餐,满足孕妇需要,必要时给予饮食指导,如增加铁、叶酸、维生素的供给。

2.因双胎妊娠的孕妇腰背部疼痛症状较明显,应注意休息,可指导其做骨盆倾斜运动,局部热敷也可缓解症状。

3.采取措施预防静脉曲张的发生。

**(五)治疗配合**

1.严密观察产程和胎心率变化,如发现有宫缩乏力或产程延长,及时处理。按医嘱使用抗生素。

2.第一个胎儿娩出后,立即断脐,协助扶正第二个胎儿的胎位,以保持纵产式,通常在等待20分钟左右,第二个胎儿自然娩出。如等待15分钟仍无宫缩,则可协助人工破膜或遵医嘱静脉滴注催产素促进宫缩。产程过程中应严密观察,及时发现脐带脱垂或胎盘早剥等并发症。

3.为预防产后出血的发生,产程中开放静脉通道,做好输液输血准备;第二个胎儿娩出后应立即肌内注射或静脉滴注缩宫素,腹部放置沙袋,并以腹带紧裹腹部,防止腹压骤降引起休克。产后严密观察子宫收缩及阴道流血情况,发现异常及时配合处理。

4.多胎妊娠者如系早产,产后应加强对早产儿的观察和护理。

**(六)健康教育**

护士应指导孕妇注意休息,加强营养,注意阴道流血量和子宫复旧情况,及早识别产后出血、感染等异常情况。并指导产妇正确进行母乳喂养,选择有效的避孕措施。

# 第十一节　羊水过多

## 一、定义

凡在妊娠任何时期内羊水量超过 2000mL 者,称为羊水过多。

## 二、治疗原则

取决于胎儿有无畸形孕周及孕妇自觉症状的严重程度。

## 三、护理评估

**(一)健康史**

详细询问病史,了解孕妇年龄,有无妊娠并发症、有无先天畸形家族史及生育史。

**(二)身心状况**

测量孕妇腹围、宫高、体重,了解有无呼吸困难、腹痛、食欲缺乏等不适症状。了解孕妇心理。

**(三)相关检查**

B超是不可缺少的辅助检查方法,甲胎蛋白测定值增高,此外还应进行血型、血糖、胎儿染色体检查以了解有无并发症或先天性疾病。

## 四、护理措施

**(一)一般护理**

1.向孕妇及其家属介绍羊水过多的原因及注意事项,包括指导孕妇摄取低钠饮食,防止便秘。

2.减少增加腹压的活动以防止胎膜早破。

**（二）病情观察**

1.观察孕妇的生命体征,定期测量宫高、腹围和体重,判断病情进展,并及时发现并发症。

2.观察胎心、胎动及宫缩,及早发现胎儿宫内窘迫及早产的征象。

3.人工破膜时应密切观察胎心和宫缩,及时发现胎盘早剥和脐带脱垂的征象。

4.产后,应密切观察子宫收缩及阴道流血情况,防止产后出血。

**（三）配合治疗**

1.腹腔穿刺放羊水时应防止速度过快、量过多,一次放羊水量不超过 1500mL,放羊水后腹部放置沙袋或加腹带包扎以防止血压骤降发生休克。

2.腹腔穿刺放羊水注意无菌操作,防止发生感染,同时按医嘱给予抗感染药物。

**（四）随访及预防**

确诊的患者应定期随访,每 1～2 周 B 超监测羊水情况,每 2 周一次 NST。在多数情况下尚缺乏有效预防羊水过多的措施,但羊水过多又是一种相对常见的产科并发症,所以应该严密监测病程,尽可能及早明确病因,及时处理以减少不良妊娠结局。

# 第十二节　胎儿先天畸形及死胎

## 一、定义

胎儿先天畸形是胎儿在宫内发生的结构异常。妊娠 20 周后胎儿在子宫内死亡称为死胎。

## 二、治疗原则

一旦确诊为死胎、无脑儿、严重脊柱裂、脑积水和连体儿应尽早引产,保护产妇免受伤害。

## 三、护理评估

### （一）健康史

详细询问病史,了解孕妇年龄,有无妊娠并发症、有无先天畸形家族史及生育史。

### （二）身心状况

产前检查发现胎头异常、子宫大小与孕周不符或听不到胎心等。孕妇自责、内疚、羞愧、失落感等情绪反应较为明显。

### （三）相关检查

B 超多可确诊,甲胎蛋白测定值增高,此外还应进行尿 $E_3$ 值、胎儿染色体检查以了解有无并发症或先天性疾病。

## 四、护理措施

### （一）做好健康宣教,广泛开展优生优育宣传活动

对生活条件差、文化素质低的偏远山区或个人应重点辅导;早建卡、定期检查、注意孕期卫生及营养,及早发现妊娠并发症及禁忌证。

### （二）指导孕妇自我监测

产检时采用通俗易懂的语言教会产妇自我监测胎动,计数≥30 次/12 小时为正常,＜10

次/12 小时示胎儿缺氧,应立即到医院就诊。指导孕妇卧床休息,多采取左侧卧位,以改善子宫胎盘血液循环,同时还可以防止仰卧位低血压综合征。

### (三)引产的护理

1.向产妇讲解引产的必要性,向亲人讲解引产过程及需要患者配合事宜,使她们能以积极的心态面对死胎的现实。

2.观察引产用药的时间,药物作用时间及不良反应。

3.保证产妇安全的情况下尽量缩短产程,第三产程及早使用缩宫素预防产后出血。

4.正确处理死产儿,避免刺激产妇。

5.及时给予退乳措施,可在产后 24 小时内尽早服用大量雌激素、束紧双乳、少进汤类,也可针刺足临泣、悬钟等穴位、水煎生麦芽当茶饮以帮助退乳。

### (四)心理护理

对于胎死宫内的孕妇,引产前的心理护理至关重要,直接影响到生产过程的产力、产程,对预防滞产和产后出血具有积极的作用。护士应用安慰性语言疏导产妇,并从优生角度向孕妇耐心的讲解,使她们从心理上比较容易和愿意接受这种现实。关心体贴产妇、动作轻柔、态度和蔼,使产妇能感受到来自医护人员的关爱,从而在心理上得到一点补偿。死胎产妇比正常产妇更容易引起产后忧郁症,对于哭泣、紧张、焦虑的产妇,应说明不良情绪对身体健康可造成不良影响,鼓励产妇控制情绪、战胜自我。

### (五)出院指导

根据死胎产妇特有的心理、生理、社会特点,做好产后心理疏导,针对胎儿死亡原因提供相关优生优育知识,使产妇对下次妊娠充满信心;加强营养、劳逸结合,为下次妊娠打好基础;产后 42 天按时门诊随访;必要时抽血做染色体检查;做好避孕指导。

# 第十三节　胎膜早破

## 一、定义

胎膜早破是指在临产前胎膜自然破裂。

## 二、治疗原则

期待疗法终止妊娠。

## 三、护理评估

### (一)健康史

详细询问孕产史,进食营养状况、有无妊娠晚期性交、阴道炎症等。

### (二)身心状况

孕妇诉大量液体自阴道流出,肛诊将胎先露上推见阴道流液量增加,护士应评估阴道流液量、颜色及性质,注意孕妇心理焦虑、情绪不安变化。

### (三)相关检查

产科检查有无头盆不称,阴道液 pH≥6.5 提示胎膜早破,羊膜镜检查看不到前羊膜囊,B超显示羊水量减少。

## 四、护理措施

1.加强围生期宣教与指导,妊娠后期禁止性生活,避免腹压突然增加。积极预防治疗生殖道炎症和牙周炎。补充足量的钙、维生素、锌、铜等营养素。宫颈内口松弛者,于 14～16 周行宫颈环扎术并卧床休息。

2.妊娠 28～35 周、胎膜早破不伴感染者,尽量保胎至足月。胎头未固定者,绝对卧床休息并适当抬高床尾,防止脐带脱垂。

3.密切观察病情变化,测体温每天 3 次,观察胎心及产兆,注意羊水的颜色及性质。

4.注意个人卫生,保持会阴清洁,会阴擦洗每天 2 次。

5.不足 35 周者,无宫缩应卧床休息。遵医嘱给予抗生素预防宫腔感染,地塞米松、维生素K,促使胎儿肺成熟和预防颅内出血。胎心异常时,立即给予吸氧,左侧卧位,遵医嘱给药,以纠正胎儿宫内缺氧情况。

6.妊娠 35 周以上者,破膜后 24 小时未临产者,遵医嘱静脉滴注催产素促使临产或行剖宫产终止妊娠。做好新生儿复苏准备。

7.给予心理护理和心理支持。

# 第四篇　儿科疾病的护理

# 第十章　呼吸系统疾病患儿的护理

儿童呼吸道疾病,包括上、下呼吸道急慢性感染性疾病,呼吸道变态反应性疾病,胸膜疾病,呼吸道异物,呼吸系统先天畸形及肺部肿瘤等,其中以急性呼吸道感染最为常见。在住院患儿中,上、下呼吸道感染占60％以上,绝大多数为肺炎,而且仍是我国5岁以下儿童死亡的首要原因。

# 第一节　儿童呼吸系统解剖生理特点

儿童时期易患呼吸道疾病与其呼吸系统的解剖、生理、免疫特点密切相关。呼吸系统以环状软骨下缘为界,分为上、下呼吸道。

上呼吸道包括鼻、鼻窦、咽、咽鼓管、会厌及喉,下呼吸道包括气管、支气管、毛细支气管、呼吸性细支气管、肺泡管及肺泡。

## 一、解剖特点

### (一)上呼吸道

1.鼻

婴幼儿鼻腔相对短小,无鼻毛,后鼻道狭窄。鼻黏膜柔嫩、富于血管,感染时鼻黏膜充血肿胀使鼻腔更加狭窄,甚至堵塞,引起呼吸困难及吮吸困难。

黏膜下层缺乏海绵组织,随年龄增长逐渐发育,至青春发育期达高峰。因此婴儿很少发生鼻出血,6~7岁后鼻出血较为多见。

2.鼻窦

由于鼻窦黏膜与鼻腔黏膜相连续,鼻窦口相对大,患急性鼻炎时常累及鼻窦,易发生鼻窦炎,其中以上颌窦和筛窦最易感染。

3.鼻泪管和咽鼓管

婴幼儿鼻泪管短,开口接近内眦,且瓣膜发育不全,故鼻腔感染常易侵入眼结膜引起炎症。婴儿咽鼓管较宽,且直而短,呈水平位,故鼻咽炎时易致中耳炎。

4.咽部

咽部较狭窄且垂直。扁桃体包括腭扁桃体及咽扁桃体,腭扁桃体1岁末才逐渐增大,4~10岁发育达高峰,10~15岁时退化,故扁桃体炎常见于年长儿,婴儿则少见。咽扁桃体(腺样体)生后6个月已发育,位于鼻咽顶部与后壁交界处,严重的腺样体肥大是儿童阻塞性睡眠呼吸暂停综合征的重要原因。

5.喉

以环状软骨下缘为标志。喉部呈漏斗形,喉腔较窄,声门狭小,软骨柔软,黏膜柔嫩而富有血管及淋巴组织,故轻微炎症即可引起声音嘶哑和吸气性呼吸困难。

### (二)下呼吸道

**1.气管、支气管**

婴幼儿的气管、支气管较成人短且狭窄，黏膜柔嫩，血管丰富，软骨柔软，缺乏弹力组织，黏液腺分泌不足易致气道干燥，纤毛运动功能差，不能有效清除吸入的异物，易发生感染和呼吸道阻塞。由于右支气管为气管的直接延伸、粗短且走向垂直，故异物较易进入右侧支气管。

**2.肺**

肺泡数量少且面积小，弹力组织发育较差，血管丰富，间质发育旺盛，致肺含血量多而含气量少，易发生肺部感染。感染时易引起间质性炎症、肺气肿或肺不张等。

### (三)胸廓和纵隔

婴幼儿胸廓短小呈桶状，肋骨呈水平位，膈肌位置较高，胸腔小而肺脏相对较大；呼吸肌发育差，因此在呼吸时，肺的扩张受限，不能充分进行气体交换，故当肺部病变时，容易出现呼吸困难。儿童纵隔体积相对较大，周围组织松软，在胸腔积液或气胸时易发生纵隔移位。

## 二、生理特点

### (一)呼吸频率及节律

儿童年龄越小呼吸频率越快。小婴儿由于呼吸中枢发育尚未成熟，呼吸调节功能不完善，易出现呼吸节律不齐，尤以早产儿最为明显。

### (二)呼吸类型

婴幼儿呼吸肌发育不全，胸廓活动范围小，呼吸时膈肌上下移动明显而呈腹式呼吸。随年龄增长，呼吸肌渐发达，膈肌和腹腔脏器下降，肋骨由水平位变为斜位，逐渐转化为胸腹式呼吸。7岁以后逐渐接近成人。

### (三)呼吸功能

因儿童肺活量、潮气量、每分通气量和气体弥散量均较成人低，而气道阻力大于成人。因此，儿童各项呼吸功能的储备能力均较低，当患呼吸系统疾病时易发生呼吸功能不全。

## 三、免疫特点

儿童呼吸道的非特异性免疫功能和特异性免疫功能均较差，如新生儿、婴幼儿咳嗽反射及纤毛运动功能差，难以有效清除吸入的尘埃和异物颗粒。婴幼儿肺泡吞噬细胞功能不足，且SIgA、IgG，尤其是 IgG 亚类含量低微。此外，乳铁蛋白、溶菌酶、干扰素及补体等含量和活性不足，故婴幼儿时期易患呼吸道感染。

# 第二节 急性上呼吸道感染

急性上呼吸道感染（acute upper respiratory tract infection，AURI）简称上感，俗称"感冒"，系由各种病原引起的上呼吸道的急性感染，是儿科最为常见的疾病。一年四季均可发病，以冬春季及气温骤变时较多。该病主要侵犯鼻、鼻咽和咽部，根据感染部位的不同，可诊断为急性鼻炎、急性咽炎、急性扁桃体炎等。

## 一、病因

引起急性上呼吸道感染的病原体包括病毒、细菌、支原体、衣原体等。其中由病毒引起者占90％以上，主要包括鼻病毒（RV）、呼吸道合胞病毒（RSV）、流感病毒（IV）、副流感病毒（PIV）、腺病毒（ADV）、柯萨奇病毒、冠状病毒等。病毒感染后可继发细菌感染，最常见的细菌是溶血性链球菌，其次为肺炎链球菌、流感嗜血杆菌。肺炎支原体（mycoplasma pneumoniae）不仅可引起肺炎，也可引起上呼吸道感染。

婴幼儿时期由于呼吸道的解剖生理和免疫特点，易患呼吸道感染。若患有维生素D缺乏性佝偻病、营养不良、贫血、免疫功能低下等疾病，或生活环境不良、居室拥挤、通风不良、日照不足、空气污染、雾霾、被动吸烟、护理不当致冷暖失调等容易反复感染或使病程迁延。

## 二、治疗要点

### （一）一般治疗

休息、多饮水；注意呼吸道隔离；预防并发症的发生。

### （二）抗感染治疗

**1.抗病毒药物**

可应用利巴韦林（病毒唑，virazole），剂量为10～15mg/(kg·d)，静脉滴注，3～5日为一疗程。流感病毒感染，可用磷酸奥司他韦（仅可用于1岁及以上的患儿）口服。亦可选用银翘散、板蓝根冲剂、大青叶等中药治疗。合并结膜炎者，可用0.1％阿昔洛韦滴眼液滴眼。

**2.抗生素**

细菌性上呼吸道感染或病毒性上呼吸道感染继发细菌感染者可选用抗生素治疗，常选用青霉素类、头孢菌素类或大环内酯类抗生素。如为链球菌感染或既往有肾炎或风湿热病史者，应用青霉素或红霉素10～14天。大多数急性上呼吸道感染为病毒感染所致，抗生素非但无效，亦可引起机体菌群失调，造成病毒繁殖，故应避免滥用。

### （三）对症治疗

高热者给予物理降温，如温水擦浴、冰袋冷敷等；口服降温药物，如对乙酰氨基酚或布洛芬。高热惊厥者予以镇静、止惊处理。咽痛者可含服咽喉片。

## 三、护理评估

### （一）健康史

询问患儿发病前是否有受凉史，有无类似疾病接触史；评估患儿的身体素质及营养状况，是否有佝偻病、营养不良、先天性心脏病、贫血等病史。有无反复上呼吸道感染史。

### （二）身体状况

因患儿年龄、病原体、感染部位及机体抵抗力不同，临床表现轻重不一。

**1.一般类型急性上呼吸道感染**

（1）症状：①局部症状：鼻塞、流涕、喷嚏、咳嗽、咽部不适、咽痛等，多于3～4天自愈；②全身症状：畏寒、发热、烦躁不安、头痛、乏力及食欲减退等，可伴呕吐、腹泻、腹痛等消化道症状。腹痛多为脐周阵发性疼痛，无压痛，可能与发热所致肠痉挛所致；若腹痛症状持续存在可能与肠系膜淋巴结炎有关。

婴幼儿一般起病急，以全身症状为主，常有明显消化道症状，局部症状较轻。多有高热，部分患儿可出现高热惊厥。年长儿以局部症状为主,无全身症状或全身症状较轻。

(2)体征:可见咽部充血,扁桃体肿大,有时颌下、颈淋巴结肿大且有触痛。肺部听诊呼吸音一般正常。肠道病毒感染者可出现不同形态的皮疹。

**2.两种特殊类型的急性上呼吸道感染**

(1)疱疹性咽峡炎(herpangina):由柯萨奇 A 组病毒引起,好发于夏秋季。起病急骤,高热、咽痛、流涎、厌食、呕吐等。体检可见咽充血,在咽腭弓、软腭、悬雍垂等处可见数个直径2～4mm 的灰白色疱疹,周围有红晕,疱疹破溃后形成小溃疡,疱疹也可出现在口腔的其他部位。病程 1 周左右。

(2)咽—结合膜热(pharyngo—conjunctival fever):由腺病毒感染引起。好发于春夏季,散发或在集体儿童机构中发生小流行。以发热、咽炎、结膜炎为特征,有时伴消化道症状。体检可见咽充血及白色点块状分泌物,周边无红晕,易于剥离;一侧或双侧眼结膜炎;颈及耳后淋巴结肿大。病程 1～2 周。

**3.并发症**

病变若向邻近器官组织蔓延可引起中耳炎、鼻窦炎、咽后壁脓肿、扁桃体周围脓肿、颈淋巴结炎、喉炎、气管炎、支气管炎及肺炎等,以婴幼儿多见。年长儿感染 A 组 β 溶血性链球菌易引起急性肾小球肾炎、风湿热等。

### (三)辅助检查

**1.血常规**

病毒感染者外周白细胞计数正常或偏低,中性粒细胞减少,淋巴细胞计数相对增高。细菌感染者外周血白细胞和中性粒细胞增高。

**2.病毒分离和血清学检查**

病毒分离可明确病原。免疫荧光、免疫酶及分子生物学技术有助于病原的早期诊断。

**3.咽拭子培养**

在使用抗菌药物前行咽拭子培养可发现致病菌。

**4.其他**

C 反应蛋白(CRP)和降钙素原(PCT)有助于细菌感染的确定。

### (四)心理—社会状况

家长在患儿起病初期多不重视,当患儿出现严重表现后,因担心病情恶化而产生焦虑、抱怨等情绪;此外,应注意评估患儿及家长对病因、预防及护理知识的了解程度,了解当地流行病学情况;同时应做好社区及家庭生活环境的评估,了解当地有无空气污染或患儿有无被动吸烟的情况发生。

## 四、常见护理诊断/问题

### (一)体温过高

体温过高与上呼吸道炎症有关。

### (二)舒适的改变

舒适的改变与咽痛、鼻塞等有关。

**(三)潜在并发症**

高热惊厥、中耳炎等。

## 五、预期目标

1.患儿不适感减轻。

2.患儿体温维持正常。

## 六、护理措施

**(一)维持体温正常**

1.居室环境

每日定时通风,保证室内温湿度适宜、空气新鲜,注意避免对流风。

2.保证入量

鼓励患儿多饮水,给予富含维生素、易消化的清淡饮食,注意少量多餐。必要时静脉补充营养和水分。

3.密切监测体温变化

发热患儿每4小时测量体温一次并准确记录,如为超高热或有高热惊厥史者,每1～2小时测量一次;及时给予物理降温,如头部冷敷,腋下、腹股沟处置冰袋,温水擦浴,冷盐水灌肠等,或遵医嘱给予退热剂,防止高热惊厥的发生。及时更换汗湿的衣被并适度保暖。

4.遵医嘱

应用抗感染药物。

**(二)促进舒适**

1.注意休息

患儿应减少活动,高热者应卧床休息,勤换体位;各种治疗和护理操作集中进行。

2.保持呼吸道通畅

及时清理呼吸道分泌物。①鼻咽部护理:及时清除鼻腔及咽喉部分泌物,保持鼻孔周围清洁,用凡士林、液状石蜡等涂抹鼻翼部黏膜及鼻下皮肤,减轻分泌物刺激;②鼻塞严重者,于清除鼻腔分泌物后用0.5％麻黄碱液滴鼻,每次1～2滴,每天2～3次;如因鼻塞而妨碍吸吮,可在哺乳前10～15分钟滴鼻,使鼻腔通畅,保证吸吮;③预防并发症:嘱患儿及家长勿用力擤鼻,以免炎症经咽鼓管蔓延引起中耳炎。

3.保持口腔清洁

婴幼儿饭后喂少量温开水以清洗口腔,年长儿可用温盐水漱口,咽部不适时给予润喉含片或行雾化吸入。

**(三)密切观察病情变化**

注意体温变化,警惕高热惊厥的发生。备好急救物品和药品,如高热患儿出现烦躁不安等惊厥先兆,应立即通知医生,遵医嘱给予镇静剂并同时采取降温措施。注意患儿出现与疾病严重程度不相符的剧烈哭闹、抓耳等表现,应考虑并发中耳炎的可能。注意咳嗽的性质,皮肤有无皮疹及口腔黏膜变化,以便早期发现麻疹、猩红热、百日咳、流行性脑脊髓膜炎等急性传染病。注意观察咽部充血、水肿、化脓等情况,若疑有咽后壁脓肿时,应及时报告医生,防止脓肿破溃,脓液流入气管而引起窒息。

### （四）健康教育

指导家长学习预防上感的知识。居室环境经常通风，保持室内空气新鲜，避免室内吸烟；科学喂养，及时引入转换食物，保证营养均衡；加强体育锻炼，多进行户外活动，多晒太阳；呼吸道感染高发季节，避免到人群拥挤的公共场所。季节交替，气温骤变，注意及时增减衣物。积极防治佝偻病、营养不良、贫血等慢性疾病。

## 七、护理评价

经过治疗及护理，患儿不适感能否减轻；患儿是否能维持体温正常。

# 第三节　急性感染性喉炎

急性感染性喉炎（acute infectious laryngitis）为喉部黏膜急性弥散性炎症，以犬吠样咳嗽、声嘶、喉鸣、吸气性呼吸困难为临床特征。冬春季发病较多，常见于婴幼儿。

## 一、病因及发病机制

由病毒（副流感病毒、流感病毒等）或细菌（金黄色葡萄球菌、链球菌和肺炎链球菌等）感染引起，或并发于麻疹、流感、百日咳等急性传染病。由于儿童喉部解剖特点，炎症时易充血、水肿导致喉梗阻。

## 二、治疗要点

1.保持呼吸道通畅：可用糖皮质激素雾化吸入，消除黏膜水肿。痰液多者给予祛痰剂，必要时直接喉镜吸痰。

2.控制感染：选择敏感抗生素，常用青霉素、大环内酯类或头孢菌素类。

3.糖皮质激素治疗：一般可口服泼尼松，Ⅱ度以上喉梗阻者应静脉应用地塞米松或氢化可的松。

4.对症治疗：缺氧者予以吸氧，烦躁不安者可给予镇静剂，不宜使用氯丙嗪及吗啡，以免加重呼吸困难。

5.经上述处理仍有严重缺氧或有Ⅲ度以上喉梗阻者，应及时行气管切开术。

## 三、护理评估

### （一）健康史

询问患儿近期有无上呼吸道感染、传染病接触史、过敏史；有无受凉、劳累等诱因。

### （二）身体状况

起病急，症状重，可有发热、犬吠样咳嗽、声音嘶哑、吸气性喉鸣和三凹征。哭闹及烦躁常使喉鸣及气道梗阻加重，出现发绀、面色苍白、心率加快等缺氧症状。一般白天症状轻，夜间入睡后因喉部肌肉松弛，分泌物阻塞而症状加重。喉梗阻者若抢救不及时，可窒息死亡。体检咽部充血，喉镜检查可见喉部、声带有不同程度的充血、水肿。

按吸气性呼吸困难的轻重程度，将喉梗阻分为4度。

### 1.Ⅰ度

安静时无症状,仅于活动或哭闹后出现吸气性喉鸣和呼吸困难;听诊肺部呼吸音及心率均无改变。

### 2.Ⅱ度

安静时出现有喉鸣和吸气性呼吸困难;肺部听诊可闻及喉传导音或管状呼吸音,心率加快。

### 3.Ⅲ度

除上述喉梗阻症状外,患儿因缺氧而出现烦躁不安、口唇及指(趾)发绀,双眼圆睁,惊恐万状,头面部出汗;肺部呼吸音明显降低,心率快,心音低钝。

### 4.Ⅳ度

患儿呈衰竭状态,昏睡状态或昏迷,面色苍白发灰,由于呼吸无力,三凹征可不明显;肺部听诊呼吸音几乎消失,仅有气管传导音,心律不齐,心音低钝、弱。

### (三)心理-社会状况

评估患儿家长对急性喉炎相关知识的了解程度。家长有无因患儿出现声音嘶哑、吸气性呼吸困难等而表现出内疚、悔恨等心理。评估在患儿发生喉梗阻时,患儿及家长是否因担心呼吸困难危及生命而出现焦虑、恐惧情绪。

## 四、常见护理诊断/问题

### (一)低效性呼吸型态

与喉头水肿有关。

### (二)体温过高

体温过高与喉部感染有关。

### (三)恐惧

恐惧与呼吸困难和窒息有关。

### (四)知识缺乏

家长缺乏护理患儿的知识。

## 五、预期目标

1.患儿不适感减轻。

2.患儿体温维持正常。

3.患儿气道保持通畅;年长儿能顺利排痰,婴幼儿可有效咳嗽。

## 六、护理措施

### (一)维持有效呼吸

室内空气宜清新,注意通风,温湿度适宜,以减少对喉部的刺激,减轻呼吸困难。置患儿于舒适体位,保持安静,合理安排各项操作,减少对患儿刺激。予雾化吸入以迅速消除喉头水肿,恢复气道通畅。有缺氧症状者给予氧气吸入。遵医嘱给予抗生素、糖皮质激素及镇静剂。若出现急性喉梗阻症状,立即通知医生,给予喉头喷雾或雾化吸入糖皮质激素,必要时协助医生行气管切开术。

### (二)维持体温正常

保持安静,注意休息,尽量减少活动以减低氧的消耗。监测体温变化,高热时给予温水擦浴等物理降温,或遵医嘱用降温药物。补充水分和营养,给予流质或半流质易消化饮食。耐心喂养,避免呛咳。

### (三)心理护理

护士可通过暗示、诱导等方法使患儿情绪逐渐趋于稳定;允许家长陪护;病情稳定后,通过讲故事、做游戏等活动转移其注意力。

### (四)健康教育

护士应告知家长由于空气干燥,患儿夜间或睡眠中病情突然加重时,可使患儿立即吸入温暖、湿润的空气,减轻喉部水肿;建议家长在患儿喉炎急性发作缓解后,在室内使用加湿器。

## 七、护理评价

经过治疗及护理,患儿不适感能否缓解;患儿体温是否能维持正常;患儿能否保持气道通畅;年长儿是否能顺利排痰,婴幼儿能否有效咳嗽。

# 第四节　肺炎

肺炎(pneumonia)是指不同病原体或其他因素(如吸入羊水、油类或过敏反应等)所引起的肺部炎症。以发热、咳嗽、气促、呼吸困难和肺部固定湿啰音为主要临床表现,重症可累及循环、神经及消化等系统而出现相应的临床症状。肺炎是婴幼儿时期的常见病,四季均可发病,以冬春寒冷季节及气温骤变时多见。本病占我国住院儿童死亡原因的第一位,是我国儿童重点防治的"四病"之一。

## 一、分类

肺炎目前尚无统一的分类方法,常用分类方法如下。

### (一)病理分类

支气管肺炎、大叶性肺炎、间质性肺炎等。儿童以支气管肺炎最为多见。

### (二)病因分类

1.感染性肺炎

病毒性肺炎、细菌性肺炎、支原体肺炎、衣原体肺炎、原虫性肺炎、真菌性肺炎等。

2.非感染因素引起的肺炎

吸入性肺炎、坠积性肺炎等。

### (三)病程分类

1.急性肺炎

病程<1个月。

2.迁延性肺炎

病程在1～3个月。

3.慢性肺炎

病程＞3 个月。

**(四)病情分类**

1.轻症肺炎

主要为呼吸系统表现,其他系统仅轻微受累,无全身中毒症状。

2.重症肺炎

除呼吸系统严重受累外,其他系统亦受累,全身中毒症状明显。

**(五)按临床表现典型与否分类**

1.典型肺炎

肺炎链球菌、金黄色葡萄球菌、肺炎杆菌、流感嗜血杆菌、大肠埃希菌等引起的肺炎。

2.非典型肺炎

肺炎支原体、衣原体、军团菌、病毒等引起的肺炎。

**(六)肺炎发生的地点分类**

1.社区获得性肺炎(community acquired pneumonia,CAP)

指无明显免疫抑制的患儿在院外或入院 48 小时内发生的肺炎。

2.院内获得性肺炎(hospital acquired pneumonia,HAP)

指入院 48 小时后发生的感染性肺炎。

临床上如果病原体明确,则按病因分类,有助于指导治疗,否则按病理或其他方法分类。本节重点讨论支气管肺炎患儿的护理。

## 二、支气管肺炎患儿的护理

支气管肺炎(bronchopneumonia)是累及支气管壁和肺泡的炎症,为婴幼儿最常见的肺炎,2 岁以内儿童多发。

**(一)病因**

1.病原体

最常见为病毒或细菌感染,也可"混合感染"。肺炎的病原体与发病年龄、地域、发病季节等有关,发达国家儿童肺炎病原体以病毒为主,最常见的是呼吸道合胞病毒,其次为腺病毒、流感和副流感病毒等。发展中国家则以细菌感染为主,以肺炎链球菌较为多见,其次为葡萄球菌、链球菌等。近年来肺炎支原体、衣原体和流感嗜血杆菌肺炎有增多趋势。病原体常由呼吸道入侵,少数经血行入肺。

2.易感因素

婴幼儿由于其呼吸道解剖、生理和免疫功能特点易患支气管肺炎,人工喂养儿发病率高于母乳喂养儿。室内居住拥挤、通风不良、空气污浊,易发生肺炎。低出生体重儿、营养不良、维生素 D 缺乏性佝偻病、先天性心脏病、贫血、免疫缺陷等不仅使肺炎易感性增加,且病情重,往往迁延不愈。

**(二)病理生理**

病原体侵入肺部,引起支气管黏膜充血水肿、炎性细胞浸润,气管狭窄,甚至闭塞;肺泡壁充血、水肿,肺泡内充满炎性渗出物,上述病变影响通气和换气功能,引起缺氧和二氧化碳潴留,出现气促、呼吸困难、肺部固定湿啰音等一系列症状与体征;严重缺氧和二氧化碳潴留,加之病原体毒素和炎性代谢产物的吸收,加重全身组织器官缺氧及中毒症状,引起循环系统、消化系统、神经系统的病理改变,并使通气换气功能进一步恶化,加重酸碱失衡和水电解质紊乱,甚至引起呼吸衰竭。

**1.循环系统**

病原体和毒素侵袭心肌,引起中毒性心肌炎。缺氧和 $CO_2$ 潴留导致肺小动脉反射性收缩,肺循环压力增高,形成肺动脉高压,使右心负荷增加。肺动脉高压和中毒性心肌炎可诱发心力衰竭。重症患儿可出现微循环障碍、休克甚至弥散性血管内凝血(DIC)。

**2.神经系统**

缺氧和 $CO_2$ 潴留使脑血管扩张、血流减慢,血管壁通透性增加,致使颅内压增高。严重缺氧使脑细胞无氧代谢增加,酸性代谢产物堆积,致 ATP 生成减少和 $Na^+-K^+$ 离子泵功能障碍,引起脑细胞内钠、水潴留,形成弥散性脑水肿。病原体毒素作用亦可直接损害脑组织引起脑水肿。

**3.消化系统**

缺氧和病原体毒素可引起胃肠黏膜糜烂、出血、上皮细胞坏死脱落导致黏膜屏障功能破坏,使胃肠功能紊乱,出现厌食、呕吐、腹泻等症状。严重者可引起中毒性肠麻痹和消化道出血。

**4.酸碱平衡失调及电解质紊乱**

缺氧时无氧酵解致使酸性代谢产物增加,加之高热、进食少、脂肪分解等因素常引起代谢性酸中毒;同时,由于 $CO_2$ 潴留导致呼吸性酸中毒,因此重症肺炎患儿常出现混合性酸中毒。此外,缺氧和 $CO_2$ 潴留导致肾小动脉痉挛而引起水钠潴留,且缺氧致抗利尿激素(ADH)分泌增加,加之缺氧使细胞膜通透性改变、钠泵功能失调,$Na^+$ 向细胞内转移,引起低钠血症。

**(三)治疗要点**

采用综合治疗,原则为控制感染、改善通气功能、对症治疗和防治并发症。

**1.抗感染治疗**

(1)抗生素:明确为细菌感染或病毒感染继发细菌感染者应使用抗生素。①原则:敏感、组织浓度高、早期、足量、足疗程,重症肺炎宜经静脉、联合用药;②根据不同病原体选择抗生素:肺炎链球菌感染首选青霉素或阿莫西林;支原体或衣原体感染选用大环内酯类,如红霉素、阿奇霉素等;金黄色葡萄球菌感染首选苯唑西林钠,耐药者选用万古霉素;③疗程:一般用至体温正常后 5~7 日,症状和体征消失后 3 日停药。支原体肺炎至少用药 2~3 周,以免复发。葡萄球菌肺炎,疗程宜长,体温正常后 2~3 周方可停药,一般总疗程≥6 周。

(2)抗病毒:目前尚无理想的抗病毒药物,临床常用的有:①利巴韦林(病毒唑):肌内注射和静脉滴注,也可滴鼻、雾化吸入;②α-干扰素:雾化吸入或肌内注射,5~7 日为一疗程;③其他:聚肌胞、乳清液、双黄连、鱼腥草等。

**2.对症治疗**

(1)有缺氧表现者给予吸氧。

(2)止咳、祛痰、平喘,保持呼吸道通畅。

（3）高热者物理降温或口服对乙酰氨基酚等。

（4）烦躁不安者使用镇静剂。

（5）腹胀的治疗：伴有低钾血症者应及时补钾，肛管排气等。

3.重症肺炎的治疗

（1）肺炎合并心力衰竭：给予吸氧、镇静、强心、利尿、血管活性药物。

（2）肺炎合并中毒性脑病：给予镇静、止痉、降颅压、促进脑细胞恢复等药物。

（3）脓胸和脓气胸：及时进行胸腔穿刺和胸腔闭式引流。

（4）中毒型肠麻痹：应禁食和胃肠减压，可使用酚妥拉明。

（5）中毒症状明显、严重喘憋、脑水肿、感染性休克、呼吸衰竭者可短期应用糖皮质激素，如地塞米松，每日 2～3 次，每次 2～5mg，疗程 3～5 天。

4.其他

纠正水、电解质与酸碱平衡紊乱；输注血浆和静脉注射用人免疫球蛋白（IVIG）；恢复期可进行红外线照射等物理疗法，促进肺部炎症吸收；有佝偻病、贫血、营养不良等基础疾病者应积极治疗原发病，予以保护性隔离。

**（四）护理评估**

1.健康史

新生儿应询问出生史，是否有缺氧、羊水及胎粪吸入史。婴幼儿应了解病前有无麻疹、百日咳等呼吸道传染病接触史、预防接种史及既往有无反复呼吸道感染史。了解有无营养不良、佝偻病、先天性心脏病及免疫缺陷等病史。询问发病时间、起病急缓、病情轻重及病程长短等，仔细询问有无发热、咳嗽、喘息、气促、呼吸困难、惊厥、食欲减退等，询问咳嗽的性质、痰液颜色。

2.身体状况

多见于婴幼儿，多为急性起病，发病前数日多有上呼吸道感染史。

（1）轻症肺炎：仅表现为呼吸系统的症状和相应的肺部体征。主要表现为发热、咳嗽、气促和肺部出现中、细湿啰音。

1）发热：热型不定，多为不规则热，亦可为弛张热和稽留热，但新生儿、重度营养不良患儿可不发热甚至出现体温不升。

2）咳嗽：初期为刺激性干咳，较频繁，极期咳嗽反而减轻，恢复期咳嗽有痰，新生儿表现为呛奶、口吐白沫。

3）气促：呼吸可达 40～80 次/分，可有鼻翼扇动、三凹征、点头呼吸，口唇发绀。

4）肺部啰音：早期不明显，仅呼吸音粗糙和减低，以后可闻及较固定的中、细湿啰音，以背部两侧下方及脊柱两旁较多，深吸气末更为明显；肺部叩诊常正常，病灶融合时可出现实变体征。除上述表现外，患儿常有精神欠佳、食欲减退、烦躁不安、轻度腹泻或呕吐等全身症状。

（2）重症肺炎：除呼吸系统的症状加重外，尚出现全身中毒症状及循环、神经、消化系统的功能障碍。

1）循环系统：可出现心肌炎、心包炎、心力衰竭及微循环障碍。肺炎合并心力衰竭者表现为：①突然呼吸困难加重，呼吸频率加快＞60 次/分，不能用肺炎或其他并发症解释；②心率突然加快,婴儿>180 次/分,幼儿>160 次/分,不能用发热或呼吸困难解释;③突然极度烦躁不安,明显发绀,面色苍白或发灰,指(趾)甲微循环再充盈时间延长;④肝脏迅速增大;⑤心音低钝,出现奔马律,婴幼儿颈短、局部脂肪丰厚,颈静脉怒张往往不明显;⑥尿少或无尿,颜面、眼睑或双下肢水肿。

2)神经系统:轻者烦躁不安、精神萎靡;重者意识障碍、反复惊厥、前囟膨隆,可有脑膜刺激征、呼吸不规则,瞳孔对光反射迟钝或消失。

3)消化系统:轻者食欲减退、呕吐和腹泻;重症患儿可出现中毒性肠麻痹,表现为严重腹胀,膈肌升高,呼吸困难加重,肠鸣音消失;有消化道出血时,可呕吐咖啡渣样物,大便潜血试验阳性或柏油样便。

4)弥散性血管内凝血(DIC):可表现为血压下降、四肢凉、脉速而弱,皮肤黏膜及胃肠道出血。

(3)并发症:肺炎可引起脓胸、脓气胸、肺大泡等并发症,表现为在治疗过程中中毒症状持续存在,呼吸困难无明显改善或突然加重,体温持续不降或退而复升。多见于葡萄球菌肺炎和革兰阴性杆菌肺炎。

**3.辅助检查**

(1)外周血检查

1)白细胞检查:细菌性肺炎的白细胞计数升高,中性粒细胞增多,并有核左移现象,胞浆可见中毒颗粒。病毒性肺炎的白细胞计数大多正常或偏低,淋巴细胞增高或出现异型淋巴细胞。

2)C反应蛋白(CRP):细菌感染时,血清 CRP 值多上升,非细菌感染时上升不明显。

3)降钙素原(PCT):细菌感染时可升高,抗菌药物治疗有效后可见下降。

(2)病原学检查

1)病原体的培养与分离:①细菌培养:取血液、气管吸取物、肺泡灌洗液等进行细菌培养,可明确病原菌,同时进行药物敏感试验可指导治疗;②病毒分离和鉴定:取气管吸取物、肺泡灌洗液、鼻咽分泌物接种于敏感的细胞株,进行病毒分离以明确病毒类型,但需时长,常作为回顾性诊断。

2)快速病原学诊断技术:①检测抗原:常用方法有免疫荧光技术、免疫酶法或放射免疫法等;②检测抗体:经典的方法有免疫荧光实验(IFA)、酶联免疫吸附试验(ELISA);③病毒特异性基因检测:采用核酸分子杂交技术或聚合酶链反应(PCR)、逆转录 PCR(RT-PCR)等技术检测呼吸道分泌物中病毒基因片段。

3)冷凝集试验:可作为肺炎支原体感染的过筛试验。

(3)X线检查:早期肺纹理增粗,透光度减低,逐渐出现双肺下野中、内带大小不等的点状或小斑片状阴影,可融合成片。可伴有肺气肿或肺不张。并发脓胸、脓气胸时肋膈角变钝或可见液平面,并有纵隔、心脏移位。

**4.心理—社会状况**

评估患儿及家长对肺炎相关知识的了解程度、家庭环境、经济状况。了解病程中有无呼吸道患者接触史,有无近期社区、托幼机构呼吸道感染流行病史;了解患儿既往有无住院经历,是否因环境陌生、与家长分离等因素而产生的焦虑和恐惧心理。同时了解家长有无因患儿住院时间长、知识缺乏等而产生焦虑不安、抱怨等心理反应。

**(五)常见护理诊断/问题**

1. 气体交换受损

气体交换受损与肺部炎症致通气、换气功能障碍有关。

2. 清理呼吸道无效

清理呼吸道无效与呼吸道分泌物黏稠、无力排痰有关。

3. 体温过高

体温过高与肺部感染有关。

4. 营养失调

低于机体需要量与摄入不足、消耗增加有关。

5. 潜在并发症

心力衰竭、中毒性脑病、中毒性肠麻痹、脓胸、脓气胸等。

**(六)预期目标**

1. 患儿缺氧得到纠正,呼吸平稳。

2. 患儿能充分排出呼吸道分泌物,保持呼吸道通畅。

3. 患儿体温恢复和维持正常。

4. 患儿住院期间能得到充足的营养。

5. 患儿无并发症发生或发生时能够得到及时有效地处理。

6. 患儿能较好地表达自己的感受,保持安静,较少出现焦虑、恐惧。

**(七)护理措施**

1. 维持有效呼吸

(1)保持病室环境安静、舒适:定时通风(注意避免对流风),保持室内空气新鲜。室温维持在20℃左右,湿度60%左右。定期空气消毒,做好呼吸道隔离,避免交叉感染,不同病原引起的肺炎患儿应分病室收治。

(2)给氧有呼吸困难、烦躁、发绀者应尽早给氧,一般采用鼻导管给氧,氧流量为0.5~1L/min,氧浓度不超过40%,氧气应湿化,以免损伤呼吸道黏膜;缺氧明显者可用面罩给氧,氧流量为2~4L/min,氧浓度为50%~60%;有呼吸衰竭者,应用人工呼吸器或机械通气。新生儿尤其早产儿不宜持续吸入高浓度氧,以免引起肺发育不良及视网膜损伤。患儿吸氧过程中应经常巡视病房,保证鼻导管通畅,注意观察氧疗效果,如有异常及时处理。

(3)保证患儿休息:被褥要轻暖、内衣应宽松,宜半卧位,或床头抬高30°~40°,利于呼吸运动及呼吸道分泌物的排出;胸痛的患儿鼓励患侧卧位以减轻疼痛;各项护理操作应集中进行,减少刺激,避免哭闹。

(4)遵医嘱使用抗感染药物,并注意观察药物的疗效及不良反应。

2. 保持呼吸道通畅

(1)及时清除鼻腔内分泌物,保证足够的液体摄入量,预防呼吸道黏膜干燥。痰液黏稠者,可给予雾化吸入,稀释痰液,利于咳出;必要时吸痰,注意吸痰不宜在患儿进食后1小时内进行,吸痰压力<40.0kPa。

（2）定时翻身拍背,方法为五指并拢,稍向内合掌,呈空心状,由下向上、由外向内的轻拍背部;拍背的同时应指导和鼓励患儿有效咳嗽,促使呼吸道分泌物借助重力和震动排出,防止坠积性肺炎。拍背力量适度,时间为 10 分钟,以不引起患儿疼痛为宜。

（3）遵医嘱给予祛痰剂、平喘剂。

3.合理营养

宜给予高热量、高蛋白、高维生素、清淡易消化的流质或半流质饮食,少量多餐,避免过饱。喂哺时应耐心、细心,防止呛咳。重症不能进食者,给予静脉营养,严格控制输液量和滴速。鼓励患儿多饮水,保证液体摄入量。

4.密切观察病情变化,预防并发症

（1）若患儿突然出现烦躁不安、面色苍白、呼吸加快（＞60 次/分）、心率增快（＞160～180 次/分）、肝脏短期内迅速增大时,提示有肺炎合并心力衰竭的可能,应及时报告医生,立即给予吸氧、半卧位、减慢输液速度;遵医嘱给予强心、利尿剂。

（2）密切观察意识、瞳孔等变化,若出现惊厥、昏迷、呼吸不规则等,提示有脑水肿、中毒性脑病的可能,应立即报告医生,遵医嘱给予镇静、止痉、降颅压等治疗。

（3）患儿若出现严重腹胀、呕吐,肠鸣音减弱或消失,呕吐咖啡样物或便血等情况,提示有中毒性肠麻痹及胃肠道出血的可能,应禁食、胃肠减压。

（4）若患儿咳嗽和呼吸困难突然加重、胸痛、面色青紫,吸氧后不能缓解;体温持续不降或退而复升,应考虑并发脓胸或脓气胸,立即报告医生并配合医生进行胸腔穿刺和胸腔闭式引流等处理。

5.健康教育

向患儿家长讲解疾病的有关知识和防护知识。介绍患儿病情,解释治疗用药的作用和疗程,教会家长拍背协助排痰的方法。安抚患儿家长焦虑情绪,促使其协助配合治疗及护理。指导家长合理喂养,提倡母乳喂养;多进行户外活动,加强体格锻炼,增强体质;注意气候变化,及时增减衣服,避免着凉;按时预防接种。积极治疗佝偻病、营养不良、贫血等疾病,减少肺炎的发生。教会家长处理呼吸道感染的方法,使患儿在疾病早期能得到及时控制。

**（八）护理评价**

经过治疗及护理,患儿是否能维持正常的呼吸功能;能否有效咳嗽,呼吸道是否能保持通畅;体温是否能维持在 36.0～37.0℃;营养状况是否能保持良好,体重逐渐恢复正常;能否维持足够的心排出量,无其他并发症发生;是否在住院过程中得到有效的照顾,焦虑、恐惧情绪减轻。

# 第五节　支气管哮喘

支气管哮喘（bronchial asthma）简称哮喘,是儿童时期最常见的慢性呼吸道疾病。哮喘是由多种细胞（嗜酸性粒细胞、肥大细胞、T 淋巴细胞、中性粒细胞、气道上皮细胞等）和细胞组分共同参与的气道慢性炎症性疾病,具有气道高反应性特征,当接触物理、化学、生物等刺激因素时,通常出现广泛多变的可逆性气流受限,引起反复发作性喘息、咳嗽、气促、胸闷等症状,以夜间和(或)清晨为重,多数患儿可经治疗缓解或自行缓解。

# 一、病因

目前认为,哮喘病因与遗传和环境因素均有关,其相互关联,极其复杂。

## (一)遗传因素

该病具有明显的遗传倾向,特应质(atopy)与其形成关系密切。哮喘患儿及其家庭成员患过敏性疾病及其特应质者明显高于正常人群。目前认为哮喘是一种多基因遗传病,已发现许多与哮喘发病有关的基因,如 IgE、IL-4、IL-13、T 细胞抗原受体(TCR)等基因多态性。

## (二)环境因素

为哮喘诱发因素,主要包括:①食入、接触或吸入变应原(牛奶、鸡蛋、鱼、虾、尘螨、蟑螂、花粉、动物皮毛及排泄物、真菌、被动吸烟等),对气道持续刺激是引起气道慢性炎症的主要原因;②呼吸道感染:多见于病毒和支原体感染,尤其婴幼儿时期 RSV 感染是哮喘最重要的感染触发因素,且 RSV 感染使哮喘易感性增高;③药物:如吲哚美辛、阿司匹林等;④冷空气、运动、强烈情绪变化等也与儿童哮喘发生有一定关系。

# 二、发病机制

哮喘的发病机制极为复杂,目前尚未完全清楚,已知与免疫、神经、精神、内分泌因素和遗传学背景密切相关。主要为慢性气道炎症、气道高反应性及气流受阻。目前认为气道慢性炎症是哮喘发病的本质。神经、精神和内分泌因素及炎症所致气道上皮损伤后黏膜下神经末梢暴露,均可造成气道高反应性;而哮喘病理生理改变的核心是气流受阻,其原因与支气管痉挛、管壁炎症性肿胀、黏液栓形成及慢性炎症所致的气道重塑有关。

# 三、诊断

我国 2016 年《儿童支气管哮喘诊断与防治指南》提出了儿童哮喘、咳嗽变异性哮喘的最新诊断标准及临床分期的新方法。

## (一)儿童哮喘诊断标准

1.反复喘息、咳嗽、气促、胸闷,多与接触变应原、冷空气、物理、化学性刺激、呼吸道感染、运动以及过度通气(如大笑和哭闹)等有关,常在夜间和(或)清晨发作或加剧。

2.发作时双肺可闻及散在或弥散性、以呼气相为主的哮鸣音,呼气相延长。

3.上述症状和体征经抗哮喘治疗有效,或自行缓解。

4.除外其他疾病所引起的喘息、咳嗽、气促和胸闷。

5.临床表现不典型者(如无明显喘息或哮鸣音),应至少具备以下 1 项。

(1)证实存在可逆性气流受限:①支气管舒张试验阳性:吸入速效 $\beta_2$ 受体激动剂(如沙丁胺醇压力定量气雾剂)后 15 分钟,第一秒用力呼气量($FEV_1$)增加≥12%;②抗感染治疗后肺通气功能改善,给予吸入糖皮质激素和(或)白三烯药物治疗 4~8 周,$FEV_1$ 增加≥12%。

(2)支气管激发试验阳性。

(3)最大呼气峰流量(PEF)日间变异率(连续监测 2 周)≥13%。

### (二)咳嗽变异性哮喘的诊断标准

咳嗽变异性哮喘(CVA)是儿童慢性咳嗽的最常见原因之一,以咳嗽为唯一或主要表现,不伴有明显喘息。诊断依据:①咳嗽持续>4周,常在夜间和(或)清晨发作或加重,以干咳为主;②临床上无感染征象,或经较长时间抗生素治疗无效;③抗哮喘药物诊断性治疗有效;④排除其他原因引起的慢性咳嗽;⑤支气管激发试验阳性和(或)PEF每日变异率(连续监测1~2周)≥20%;⑥个人或一、二级亲属特应性疾病史,或变应原检测阳性。以上1~4项为诊断基本条件。

### (三)哮喘的分期

哮喘可分为三期:①急性发作期:是指突然发生喘息、咳嗽、气促、胸闷等症状,或原有症状急剧加重;②慢性持续期:是指近3个月内不同频度和(或)不同程度地出现过喘息、咳嗽、气促、胸闷等症状;③临床缓解期:系指经过治疗或未经治疗症状、体征消失,肺功能恢复到急性发作前水平,并维持3个月以上。

## 四、治疗要点

目前尚无法根治哮喘,但抑制气道炎症可控制临床症状。以去除诱因、控制发作为原则,根据病情轻重、病程阶段因人而异的选择治疗方案。

### (一)治疗目标

1.达到并维持症状的控制。

2.维持正常活动,包括运动能力。

3.使肺功能水平尽量接近正常。

4.预防哮喘急性发作。

5.避免因哮喘药物治疗导致的不良反应。

6.预防哮喘导致的死亡。

### (二)防治原则

全球支气管哮喘防治创议(GINA)2009年最新修订版强调,哮喘需要长期维持治疗,应根据哮喘的严重程度和控制水平采取相应的治疗,并进行适当的调整,即分级或升降级治疗。

### (三)药物治疗

哮喘治疗药物可分为控制药物和缓解药物两大类。

**1.控制药物**

通过抗感染作用达到控制哮喘的目的,需要每日用药并长期使用,主要包括吸入型糖皮质激素(ICS,如布地奈德等)和全身用糖皮质激素,白三烯调节剂、长效 $\beta_2$ 受体激动剂(LABA,如沙美特罗)、缓释茶碱及抗 IgE 抗体等。其中 ICS 是哮喘长期控制的首选药物,也是目前最有效的抗感染药物。

**2.缓解药物**

按需使用,用于快速解除支气管痉挛、缓解症状,常用药物有短效 $\beta_2$ 受体激动剂吸入制剂(目前最有效的缓解药物,是所有年龄儿童急性哮喘的首选治疗药物)、吸入抗胆碱能药物(如异丙托溴铵)、短效茶碱及短效口服 $\beta_2$ 受体激动剂等。

### (四)哮喘持续状态的处理

1.吸氧、补液、纠正酸碱平衡紊乱。

2.早期静脉给予糖皮质激素(如琥珀酸氢化可的松)。

3.应用支气管扩张剂:沙丁胺醇雾化吸入、氨茶碱静脉滴注,无效时给予沙丁胺醇静脉注射。

4.以上治疗无效时,静脉滴注异丙肾上腺素。

5.病情继续恶化者,及时给予辅助机械通气治疗。

### (五)中医药治疗

中医学认为对哮喘的治疗关键在于调理气机,根据辨证选方:如射干麻黄汤合小青龙汤加减;麻杏石甘汤加减;苏子降气汤合三子养亲汤加减等。此外,对脾肾阳虚、夏轻冬重的慢性哮喘患者,可采用冬病夏治的贴敷疗法,采取温补脾肾的治法,扶正固本,提高患儿的免疫能力,预防哮喘发作。

### (六)其他治疗

1.抗过敏

对具有明显特应性体质者可口服抗组胺药物,如西替利嗪、氯雷他定、酮替芬等。

2.变应原特异性免疫治疗(SIT)

SIT可以预防对其他变应原的致敏,皮下注射或舌下含服尘螨变应原提取物等。

## 五、护理评估

### (一)健康史

急性发作入院者需仔细询问本次哮喘发作的时间、次数、持续时间;咳嗽和咳痰情况;有无喘息、呼吸困难,是否被迫坐起或呈端坐呼吸;是否烦躁不安、大汗淋漓等。评估发病前有无变应原接触史或感染史。家中是否养宠物;家具和玩具的类型;运动后是否有呼吸短促及喘鸣现象。了解过去发作的情形与严重程度及既往用药情况。慢性门诊随访患儿主要评估用药情况,哮喘控制状况。既往是否有湿疹、过敏史及家族史。

### (二)身体状况

婴幼儿哮喘起病较缓慢,多为呼吸道感染后诱发的喘息;年长儿则多呈急性过程,大多在接触变应原后发作。患儿在发作间歇期可无任何症状和体征。发作前常有流泪、鼻痒、流涕、打喷嚏和刺激性干咳等症状。急性发作期典型表现为:咳嗽、喘息、气促和胸闷,伴呼气性呼吸困难和哮吼声,常在夜间和(或)清晨发作或加剧。严重者出现烦躁不安、强迫坐位或端坐呼吸、恐惧不安、大汗淋漓、面色青灰。体检可见桶状胸、三凹征,听诊过清音,两肺满布哮鸣音。

若哮喘发作经合理应用常规缓解药物治疗后仍不能在24小时内缓解者,称为哮喘持续状态(哮喘危重状态)。重症患儿呼吸困难加剧时,呼吸音明显减弱,哮鸣音亦消失,称"闭锁肺(silent lung)",是哮喘最危险的体征。

### (三)辅助检查

1.肺功能检查

主要用于5岁以上儿童,是确诊哮喘,亦是评估哮喘病情严重程度和控制水平的重要依据之一。主要检测第一秒用力呼气量($FEV_1$)、第一秒用力呼气量占用力肺活量比值($FEVV_1/$

FVC%)、最大呼气中期流速(MMEF)、呼气峰值流速(PEF),哮喘患儿以上指标均下降。

2.过敏状态检测

2016年《儿童支气管哮喘诊断与防治指南》指出:吸入变应原致敏是儿童发展为持续性哮喘的主要危险因素,儿童早期食物致敏可增加吸入变应原致敏的危险性。对于所有反复喘息怀疑哮喘的儿童,均推荐进行变应原皮肤点刺试验或血清以了解患儿的过敏状态,协助哮喘诊断。外周血嗜酸性粒细胞分类计数对过敏状态的评估有一定价值。

3.胸部 X 线检查

急性发作时双肺透亮度增加,呈过度充气状态;合并感染时,肺纹理增加及小片状阴影。通过 X 线检查还可排除肺结核、支气管异物等。

(四)心理-社会状况

了解患儿及家长对疾病相关知识的认识程度。患儿及家长有无因患儿反复哮喘而产生焦虑、抑郁或恐惧情绪。评估家长文化知识水平、家庭居住环境、经济状况;评估家庭功能及其对哮喘儿童的管理水平。

## 六、常见护理诊断/问题

### (一)低效性呼吸型态

低效性呼吸型态与支气管痉挛、气道阻力增加有关。

### (二)清理呼吸道无效

清理呼吸道无效与呼吸道分泌物多且黏稠有关。

### (三)潜在并发症

呼吸衰竭。

### (四)焦虑

焦虑与哮喘反复发作有关。

### (五)知识缺乏

缺乏哮喘相关的防护知识。

## 七、预期目标

1.维持气道通畅。

2.未发生呼吸性酸中毒。

3.患儿能够掌握哮喘治疗及护理的相关知识。

4.患儿能保持平静状态,焦虑得到缓解。

## 八、护理措施

处于慢性持续期或临床缓解期的哮喘儿童主要以促进患儿家庭功能正常,提高家庭管理水平为主。对急性发作期的哮喘儿童主要以改善通气、缓解症状为主。

### (一)维持有效呼吸

1.遵医嘱正确使用糖皮质激素和支气管扩张剂

吸入治疗是首选的药物治疗方法。使用吸入型药物时应注意:①根据患儿年龄选择合适的吸入装置,指导患儿正确掌握吸入技术,确保临床疗效;②使用时嘱家长或患儿充分摇匀药物,在按压喷药于咽喉部的同时深吸气,闭口屏气 10 秒钟,然后用鼻呼气,使药物吸入细小支气管而发挥最佳疗效;③吸入型糖皮质激素(ICS)的局部不良反应包括声音嘶哑、咽部不适及口腔念珠菌感染。嘱患儿吸药后清水漱口,或加用储雾罐、选用干粉吸入剂等方法来降低其发生率;④切忌盲目增加喷吸药物次数,如使用吸入型速效 $\beta_2$ 受体激动剂,通常一天内不应超过 3～4 次。过量使用,可引起心律失常,甚至猝死;⑤糖皮质激素宜在饭后服用,用药后应注意观察其疗效及不良反应。

2.吸氧

根据病情给予鼻导管或面罩吸氧,氧浓度以 40% 为宜,根据血气分析调整氧流量,使 $PaO_2$ 保持在 9.3～12.0kPa(70～90mmHg)。

3.保证休息

发作期应绝对卧床,取坐位或半卧位。教会并鼓励患儿做深而慢的呼吸运动。

**(二)保持呼吸道通畅**

1.保持病室空气清新,温湿度适宜,避免有害气体、花草、地毯、皮毛、烟及尘土飞扬等诱因。

2.评估患儿咳嗽情况、痰液性状和量,对咳痰困难、痰液黏稠者,可遵医嘱用祛痰药及雾化吸入。指导患儿进行有效咳嗽、协助叩背,促进痰液的排出。对痰液过多而无力咳出者应及时吸痰。

3.保证能量和水分供给:哮喘急性发作时,患儿常伴有脱水、痰液黏稠,形成痰栓阻塞小支气管而加重呼吸困难,应鼓励患儿多喝水,重症患儿应静脉补液,纠正水、电解质和酸碱平衡紊乱。

**(三)密切观察病情变化**

哮喘急性发作时应密切监测患儿的生命体征及呼吸型态的改变,同时给予患儿连续的心电监护,做好记录,防止并发症的发生。若出现呼吸困难加剧、呼气性呻吟、脉搏细速、血压下降,并伴有嗜睡、昏睡等意识障碍常提示呼吸衰竭的可能,应立即报告医生并协助医生进行抢救。若严重哮喘经有效支气管扩张剂治疗后持续 24 小时(或以上)仍不缓解者,应警惕有哮喘持续状态的可能。应做好抢救准备,遵医嘱用药,必要时行机械通气。

**(四)心理护理**

支气管哮喘是一种与心理因素密切相关的疾病。哮喘患儿往往有烦躁不安、焦虑、恐惧等表现。应保证病室安静、舒适、清洁,避免刺激,尽可能集中进行护理操作,以利于患儿休息。哮喘发作时,陪伴并安慰患儿使其保持安静,尽量满足患儿一些合理要求,缓解其紧张、恐惧心理。采取不同的方式与患儿及其家长进行交流、沟通,了解其心理状态,并根据个体情况提供相应的心理护理,消除患儿及家长的焦虑情绪。

**(五)健康教育**

虽然目前哮喘尚不能根治,但通过有效的哮喘防治教育与长期合理的管理,建立医-患-护之间的良好伙伴关系,是达到哮喘控制目标最基本的环节。需反复叮嘱随身携带支气管扩张剂,指导吸入技术及储雾罐的使用方法,教会家长和年长儿童紧急情况下的自救措施。

## 九、护理评价

经过治疗及护理,患儿能否改善通气、保持气道通畅;是否能够遵医嘱正确使用糖皮质激素和支气管扩张剂;患儿及家长能否说出诱发哮喘发作的常见过敏原。

# 第十一章　循环系统疾病患儿的护理

## 第一节　儿童循环系统解剖生理特点

儿童循环系统疾病主要是指心脏和与其相连的大血管的病变,其病理生理改变要追溯到心脏的胚胎发育,胎儿出生后的循环与胎儿期有所不同,在生理和解剖上会发生很大的变化。

### 一、心脏的胚胎发育

胚胎第 2 周开始形成原始心脏。原始心脏是一个纵直管道,由外表收缩环把它分为三部分,由前至后为心球、心室、心房。在遗传基因的作用下,心管逐渐扭曲生长,从上到下构成静脉窦(逐步发育成上、下腔静脉及冠状窦)、共同心房、共同心室、心球(以后形成心室的流出道)和动脉总干(以后分隔为肺动脉和主动脉)。

由于心室的扩展和伸张较快,心室渐向腹面突出,使静脉窦、动脉总干和心球都位于心脏的前端,心脏流入和流出孔道并列在一端,四组瓣膜环连在一起,组成纤维支架。从心管到四腔心,心脏的旋转是正常心脏结构生成的关键步骤。

心房和心室在胚胎第 4 周时是共腔的,其划分是先在房室交界处的背、腹面各长出一心内膜垫,然后两垫相接将心脏分为心房和心室。心房的左右之分起始于胚胎第 3 周末,先是心房腔的前背部向心内膜垫长出一镰状隔,即第一房间隔,其下缘向心内膜垫生长,暂时未闭合时形成第一房间孔,第一房间隔上部组织吸收形成第二房间孔,左右心房仍保持相通。至胚胎第5、6 周,第一房间隔右侧长出一镰状隔,即第二房间隔。此隔向心内膜延伸的过程中,其游离缘留下一个孔道,即卵圆孔,此孔与第一房间隔的第二房间孔上下相对,随着心脏的生长,两个房间隔逐渐黏合,第二房间隔将第二房间孔完全掩盖,而第一房间隔成为卵圆孔的帘膜,血流可由右侧推开帘膜流向左侧而不能反流。胚胎发育过程中,若心内膜垫未能与第一房间隔完全接合,第一孔没有关闭,就形成房间隔第一孔缺损(原发孔缺损);若第一房间隔上部吸收过多,或第二房间隔发育不良,就形成第二孔缺损(继发孔缺损)。临床上以后者多见。

心室间隔由下部分的室间隔肌部和上部分的室间隔膜部构成。胚胎发育过程中,若肌部发育不良,形成室间隔的低位缺损,临床较少见;若膜部发育不完善,则形成室间隔的高位缺损。胚胎第 8 周房室间隔完全长成,即成为四腔心脏。

原始心脏的出口是一根动脉总干,动脉总干以后被其分支处螺旋形向心室生长的纵隔分开,形成主动脉和肺动脉,主动脉向左、向后旋转与左心室相连,肺动脉向右、向前旋转与右心室相连。胚胎发育过程中,若该纵隔发育障碍、分隔不均或扭转不全,则可造成主动脉骑跨、肺动脉狭窄或大血管错位等畸形。

综上所述,心脏胚胎发育的关键时期是胚胎 2～8 周,在此期间如受到某些化学、物理和生物因素的不良影响,则易导致心血管发育畸形。

## 二、胎儿血液循环和出生后的改变

### (一)正常胎儿血液循环

胎儿时期的营养代谢和气体交换通过脐血管和胎盘与母体之间以弥散的方式进行。由胎盘来的动脉血经脐静脉进入胎儿体内,至肝脏下缘,约50%的血流入肝与门静脉血流汇合,另一部分经静脉导管如下腔静脉,与来自下半身的静脉混合,共同流入右心房。由于下腔静脉瓣的阻隔,使来自下腔静脉的混合血(以动脉血流为主)流入右心房,约1/3经卵圆孔流入左心房,再经左心室流入升主动脉,主要供应心脏、脑及上肢;其余流入右心室。从上腔静脉回流的血液来自上半身的静脉血,流入右心房后绝大部分流入右心室,来自下腔静脉的血一起进入肺动脉。由于胎儿肺脏处于压缩状态,故肺动脉的血只有少量流入肺脏,经肺静脉回到左心房,而约80%的血液经动脉导管与来自升主动脉的血液汇合后进入降主动脉(以静脉血为主),供应腹腔器官及下肢,同时经过脐动脉流回胎盘,换取营养及氧气。故胎儿期供应脑、心、肝及上肢的血氧含量远远较下半身为高。正常胎儿的循环过程如下。

### (二)出生后血液循环的改变

1.胎盘血液循环终止

胎儿娩出后脐血管被阻断,在血流停止后6~8周完全闭锁,形成韧带。

2.肺循环阻力下降

出生后呼吸建立,在肺脏开始进行气体交换。由于肺泡的扩张,肺小动脉管壁肌层逐渐退化,管壁变薄、扩张,肺循环压力降低。

3.卵圆孔闭合

肺循环阻力下降后从右心室流入肺内的血液增多,以至于流到左心房的血液增多,左心房压力随之增高。当左房压力超过右心房压力时,卵圆孔的瓣膜则发生功能上的关闭,到生后5~7个月,解剖上卵圆孔大多闭合,15%~20%的人仍保留卵圆孔,但无左向右分流。

4.动脉导管闭合

由于肺循环压力降低,体循环压力增高,使流经动脉导管内的血流逐渐减少,最后停止,动脉导管形成功能上的关闭。同时,由于自主呼吸使动脉血氧含量增高,使动脉导管壁平滑肌受到刺激后收缩,加上出生后体内前列腺素E浓度降低,使导管逐渐收缩、闭塞,最后血流停止,成为动脉韧带。80%婴儿生后3~4个月、95%婴儿1岁时形成解剖上的闭合。

### (三)正常儿童心脏、心率、血压的特点

1.心脏大小和位置

儿童心脏体积较成人相对大。随着年龄的增长,心脏重量与体重的比值下降,并且左、右心室增长不平衡。出生时两心室壁厚度几乎相等,随着体循环量的增长,左心室负荷明显增加,加之肺循环阻力在生后明显下降,左心室壁较右心室壁增厚更快。儿童心脏在胸腔的位置随年龄增长而发生变化。新生儿和小于2岁婴幼儿的心脏多呈横位,心尖冲动位于左侧第4肋间、锁骨中线外侧,心尖部主要为右心室;以后心脏逐渐由横位转为斜位,3~7岁心尖冲动已位于胸腔左侧第5肋间锁骨中线处,左心室形成心尖部;7岁以后心尖位置逐渐移到锁骨中线以内0.5~1cm。

2.心率

儿童心率较快,是由于儿童新陈代谢旺盛和交感神经兴奋性较高所致,随着年龄的增长,心率逐渐减慢而接近正常成人。进食、活动、哭闹和发热可使儿童心率发生变化,因此,测量心率和脉搏应在儿童安静或睡眠时进行。一般体温每升高1℃,心率增加10～15次/分。凡脉搏显著增快,并且在睡眠时也不减慢者,应怀疑有器质性心脏病。

3.血压

由于心搏出量较少,动脉壁的弹性较好和血管口径相对较大,故儿童血压偏低,但随着年龄的增长而逐渐升高。2岁以后收缩压可按公式计算,收缩压(mmHg)＝年龄×2＋80mmHg。收缩压的2/3为舒张压。收缩压高于此标准20mmHg为高血压,低于此标准20mmHg为低血压。正常情况下,下肢的血压比上肢约高20mmHg。

国内应用儿童高血压参考标准:

新生儿＞90/60mmHg。

婴幼儿＞100/60mmHg。

学龄前儿童＞110/70mmHg。

学龄儿童＞120/80mmHg。

13岁以上儿童＞140/90mmHg。

所有年龄儿童血压＞150/100mmHg为重症高血压。

# 第二节　先天性心脏病

先天性心脏病(congenital heart disease,CHD)简称先心病,是胎儿时期心脏血管发育异常导致的心血管畸形,是儿童最常见的心脏病。中国每年新增先天性心脏病患儿约有15万,它是除了早产以外1岁以内婴儿死亡的主要原因。先天性心脏病患儿症状轻重不一,轻者可无症状,重者可有乏力、活动后呼吸困难、发绀、昏厥等。

近年来随着科学技术的不断发展,先天性心脏病的介入治疗,如关闭动脉导管、房间隔缺损和室间隔缺损,应用球囊导管支架扩张狭窄的瓣膜及血管技术的发展为先天性心脏病的治疗开辟了崭新的途径。在心脏外科手术方面,深低温麻醉和体外循环下心脏直视手术的发展,以及术后监护技术的提高,先天性心脏病的诊治已取得跨越式发展。多数患儿获得根治,先心病的预后已大为改观。

## 一、病因

先天性心脏病的病因尚未完全明确,目前认为其发病主要受遗传和环境因素的影响,是其相互作用的结果。

### (一)遗传因素

主要由染色体异常、单基因突变、多基因病变引起。15％的先天性心脏病患儿中有单基因和染色体异常,如唐氏综合征常合并有心内膜垫缺损、房间隔缺损、室间隔缺损、动脉导管未闭;性染色体异常如特纳综合征常合并有主动脉狭窄。5%的先天性心脏病患儿出生于同一家族,其病种相同或相近。

### (二)环境因素

主要是怀孕早期宫内感染,如风疹、流行性腮腺炎、流行性感冒和柯萨奇病毒感染等,其他如孕妇缺乏叶酸、大剂量放射线接触、服用抗癌或抗癫痫等药物、患代谢紊乱性疾病(如糖尿病、高钙血症、苯丙酮尿症等)以及妊娠早期饮酒、吸食毒品、食用锂盐等均可能与发病有关。另外,氧气浓度也是影响先天性心脏病的一个因素,居住在高山等海拔高的地区,因氧气浓度低,易发生动脉导管未闭。

虽然引起先天性心脏病的病因尚未完全明确,但对孕妇加强保健工作很重要,同时可以在怀孕早、中期通过胎儿超声心动图及染色体、基因诊断等对先天性心脏病进行早期诊断和早期干预。

## 二、分类

先天性心脏病的种类很多,且可以两种或两种以上的畸形并存,根据左、右心腔及大血管间有无直接分流和临床有无青紫,可分为三大类。

### (一)左向右分流型(left-to-right shunt lesions)(潜伏青紫型)

在左、右心腔之间或主动脉与肺动脉之间存在异常通路。正常情况下,由于体循环压力高于肺循环,血液从左向右分流而不出现青紫。当屏气、剧烈哭闹或任何病理情况致肺动脉和右心室压力增高并超过左心压力时,则可使含氧低的血液自右向左分流而出现暂时性青紫,故此型又称潜伏青紫型。常见的有室间隔缺损、房间隔缺损和动脉导管未闭等。

### (二)右向左分流型(right-to-left shunt lesions)(青紫型)

为先天性心脏病中最严重的一组,某些畸形(如右心室流出道狭窄等)的存在,致右心压力增高并超过左心而使血液从右向左分流,或大动脉起源异常时,导致大量回心静脉血进入体循环,引起全身持续性青紫。常见的有法洛四联征、大动脉错位等。

### (三)无分流型(non-shunt lesions)(无青紫型)

在心脏左、右两侧或动、静脉之间没有异常分流或通路存在,故无青紫现象,只有在心力衰竭时才发生青紫,如主动脉缩窄、肺动脉狭窄等。

## 三、室间隔缺损

室间隔缺损(ventricular septal defect,VSD)是心脏胚胎发育异常形成的左、右心室间的异常通道,是儿童最常见的先天性心脏病,约占我国先天性心脏病的50%。约25%单独存在,其余合并其他畸形。本节只限于单纯性室间隔缺损的讲解。

### (一)分型

与外科手术切口结合,按缺损解剖位置不同,可分为两大类型和若干亚型,缺损可单独存在,也可多个并存。

1.膜周部缺损

最为常见,占60%~70%,位于主动脉下,由膜部向与其相接的三个区域(流入道、流出道或小梁肌部)延伸而成。

2.肌部缺损

占 20%～30%，又分为窦部肌肉缺损、漏斗膈肌肉缺损及肌部小梁部缺损。

### (二)病理生理

疾病早期由于左心室压力高于右心室压力，其分流为左向右分流，肺循环血流量增加。从肺动脉瓣(二尖瓣)血流量中减去主动脉瓣(三尖瓣)血流量即所谓的分流量。缺损小，心室水平左向右分流量少，血流动力学变化不大，可无症状；大型缺损，血液在两心室间自由交通，大量左向右分流量使肺循环血流量增加，产生容量性肺动脉高压，晚期可导致肺小动脉肌层及内膜改变，管腔壁变厚，管腔变窄，逐渐演变为不可逆的阻力性肺动脉高压。右心压力增加，左向右分流逆转为双向分流或右向左分流，患儿出现发绀、右心衰竭征象，如颈静脉怒张、周围组织水肿等，即艾森门格综合征。这一阶段的患儿已失去手术的机会，还容易引起感染性心内膜炎。

### (三)治疗要点

室间隔缺损有自然闭合的可能，中小型室缺可门诊随访至学龄前期，膜周部和肌部小梁部缺损有自然闭合可能，有反复呼吸道感染和充血性心力衰竭时进行抗感染、强心、利尿、扩血管等对症内科处理。大中型缺损和有难以控制的充血性心力衰竭者，肺动脉压力持续升高超过体循环压的 1/2 或肺循环/体循环量之比大于 2：1 时，或年长儿合并主动脉瓣脱垂或反流等应及时手术处理。

### (四)护理评估

1.健康史

详细询问病史，了解患儿出生情况、食欲情况及生长发育史，既往有无反复呼吸道感染史，家庭中有无先天性心脏病病史。

2.身体状况

(1)症状：多取决于缺损大小及肺循环的阻力。小型缺损多无临床症状，生长发育正常。缺损较大时，患儿多生长迟缓，体重不增，喂养困难，面色苍白，活动后乏力，气短，多汗，反复呼吸道感染及心力衰竭等。疾病晚期分流量大的室间隔缺损患儿可出现艾森门格综合征。室间隔缺损常见的并发症为感染性心内膜炎、支气管炎、支气管肺炎、充血性心力衰竭等。

(2)体征：症状明显患儿可表现为生长发育落后、胸廓畸形、心尖冲动增强并向左下移位、心界向左下扩大等。其听诊典型心脏杂音为胸骨左缘第 3、4 肋间有 4～5 级粗糙收缩期杂音，肺动脉第二心音显著亢进而心脏杂音较轻。

3.辅助检查

(1)胸部 X 线检查：小型室缺无明显改变，或肺动脉段延长或轻微突出，肺野轻度充血。中度以上缺损心影轻度至中度扩大，左右心室增大，以左室大为主，肺纹理增粗，肺动脉段凸出，主动脉弓影缩小。出现艾森曼格综合征时，心影可基本正常或轻度增大，肺动脉主枝增粗，肺外周血管影很少，形似枯萎的秃枝。

(2)心电图检查：小型室缺可正常或表现为轻度左心室肥大；中型室缺以左心室肥厚为主；大型室缺为双心室或右心室肥厚。

(3)超声心动图检查：为诊断先天性心血管畸形的主要手段。二维超声可从多个切面显示缺损的直接征象;彩色多普勒超声可显示分流束的起源、部位、数目、大小及方向;频谱多普勒超声可测量分流速度,估测肺动脉压,还可间接测量肺循环血流量($Qp$)和体循环血流量($Qs$),正常时 $Qp/Qs≈1$,此值增高$≥1.5$ 提示为中等量左向右分流,$≥2.0$ 为大量左向右分流。

(4)心导管检查:了解心脏及大血管不同部位的血氧含量和压力变化,明确有无分流及分流的部位。导管术示右心室的含氧浓度增高,表示左心室的动脉血流向右心室,而且肺动脉的压力增高。

4.心理－社会状况

了解患儿既往有无住院经历,家长对疾病的病因和治疗、居家护理知识的了解程度;患儿居住环境及家庭经济状况如何,患儿及家长是否有恐惧、焦虑等不良心理反应。

## 四、房间隔缺损

房间隔缺损(atrial septal defect,ASD)是由原始心房间隔发育、融合、吸收等异常所致。在胚胎发育过程中发育不良所致,是一种常见的先天性心脏病,占先天性心脏病总数的 5%～10%。女性多见,男女比例 1:2。儿童时期症状较轻,不少患者到成年后才被发现。

### (一)分型

根据缺损的病理解剖位置,可分为以下四个类型:

1.原发孔型房间隔缺损

也称部分性心内膜垫型房间隔缺损,约占 15%,缺损位于心内膜垫与房间隔交接处。

2.继发孔型房间隔缺损

最常见,约占 75%,也称中央型,缺损位于房间隔中心卵圆窝部位。

3.静脉窦型房间隔缺损

约占 5%,分上腔型和下腔型。

4.冠状静脉窦型房间隔缺损

约占 2%,缺损位于冠状静脉窦上端与左心房之间,致左心房血流经冠状静脉窦缺口分流入右心房。

### (二)病理生理

患儿出生后,左心房压力高于右心房,房间隔缺损时则出现左向右分流,左向右分流的大小取决于 ASD 缺损的大小、左右心房的压差及右心室舒张期顺应性。

随着年龄的增长,肺血管阻力及右心室压力下降,加之右心室壁较左心室壁薄,使得右心室充盈阻力也较左心室低,故分流量增加。分流造成右心房和右心室负荷过重导致右心房和右心室增大。疾病晚期,随着肺动脉压力的升高,当右心房压力大于左心房时,则出现右向左分流,出现青紫。

### (三)治疗要点

小型继发孔型房间隔缺损在 4 岁以内有 15% 的自然闭合率。鉴于成年后发生心力衰竭和肺动脉高压,宜在儿童时期进行修补。外科手术修补疗效确切,但创伤面大,恢复时间长,在排除其他合并畸形、严格掌握指征的情况下,房间隔缺损可通过导管介入封堵。年龄大于 2 岁,缺损边缘至上下腔静脉,冠状动脉窦右上肺静脉之间距离$≥5mm$,至房室瓣距离$≥7mm$,可选择介入治疗。

（四）护理评估

**1.健康史**

详细询问病史，了解患儿出生情况、食欲情况及生长发育史，既往有无反复呼吸道感染史，家庭中有无先天性心脏病病史。

**2.身体状况**

(1)症状：根据缺损大小而定。缺损小者可无症状。缺损大者可表现为活动后心悸、气短、疲劳、反复呼吸道感染和生长发育迟缓。肺动脉高压出现右向左分流者，表现出发绀，最常见于鼻尖、口唇、指（趾）甲床。部分患儿可出现支气管肺炎、肺水肿、充血性心力衰竭及亚急性细菌性心内膜炎等并发症。

(2)体征：患儿可表现为消瘦、体格发育落后，心前区隆起，心尖冲动弥散，心浊音界扩大。典型心脏杂音为：第一心音正常或分裂；胸骨左缘第2、3肋间产生收缩中期2～3级喷射性杂音。肺动脉瓣区第二心音增强或亢进，呈固定分裂。

**3.辅助检查**

(1)胸部X线检查：心影轻、中度增大，以右心房、右心室增大为主，肺动脉段凸出，肺野充血，主动脉影缩小，透视下可见"肺门舞蹈"征。

(2)心电图检查：典型病例可见心电轴右偏，右心房、右心室肥大，不完全性或完全性右束支传导阻滞，1/4病例可有P波轻微增高。

(3)超声心动图检查：右心房和右心室内径增大。二维超声心动图可见房间隔回声中断，并可显示缺损的位置和大小。多普勒彩色血流显像可观察到分流的位置、方向，并能估测分流的大小。

(4)磁共振：年龄较大的患儿剑突下超声透声窗受限，图像不够清晰。磁共振可以清晰地显示缺损位置、大小及肺静脉回流情况而确立诊断。

(5)心导管检查：一般不需要做心导管检查，当合并肺动脉高压、肺动脉瓣狭窄或肺静脉异常位引流时可行右心导管检查。右心导管检查时心导管可经缺损由右心房进入左心房，可发现右心房血氧含量高于上、下腔静脉平均血氧含量。合并肺静脉异位引流者应探查异位引流的肺静脉。

**4.心理—社会状况**

了解患儿既往有无住院经历，家长对疾病的病因和治疗方法、居家护理知识的了解程度；居住环境及经济状况如何，患儿及家属是否有恐惧、焦虑等不良心理反应。

## 五、动脉导管未闭

动脉导管未闭(patent ductus arteriosus,PDA)为儿童先天性心脏病常见类型之一，占先天性心脏病的10％。胎儿期动脉导管被动开放是血液循环的重要通道，出生后大约15小时即发生功能性关闭，80％在生后3个月解剖性关闭。到出生后1年，在解剖学上应完全关闭。若动脉导管异常持续开放导致的病理生理改变，即称动脉导管未闭。但在某些先天性心脏病中，未闭的动脉导管可作为患儿生存的必须血流通道，自然关闭和手术堵闭可致死亡。充血性心力衰竭、心内膜炎是常见的并发症。

（一）分型

根据未闭的动脉导管的大小、长短和形态，分为以下三型。

1.管型

导管长度多在 1cm 左右，直径粗细不等。

2.漏斗型

长度与管型相似，近主动脉端粗大，向肺动脉端逐渐变窄。

3.窗型

主动脉与肺动脉紧贴，直径往往较大，分流量大。

（二）病理生理

主要的病理生理学改变是通过导管的分流。分流量大小与导管的粗细和主、肺动脉之间的压差有关。由于主动脉压力高于肺动脉压力，主动脉血流持续分流入肺动脉，肺循环血量增加，左心负荷加重，左房、左室扩大，心室壁肥厚。长期大量分流，可使肺动脉收缩，压力增高，导致肺动脉高压。当肺动脉压力超过主动脉时，肺动脉血液流入主动脉，产生右向左分流，患儿表现出下半身青紫，左上肢轻度青紫，而右上肢正常，称为差异性发绀。

（三）治疗要点

1.任何年龄、不同大小的动脉导管均应及时行内科心导管封堵或外科导管结扎术。

2.对早产儿可应用吲哚美辛（消炎痛）等前列腺素合成酶抑制剂，诱导导管自然闭合。

3.采用介入疗法，可选择蘑菇伞（Amplatzer）等关闭动脉导管。但有些病例中，如完全性大血管转位、肺动脉闭锁、三尖瓣闭锁、严重的肺动脉狭窄中动脉导管为依赖性者，对维持患儿生命至关重要，此时应该应用前列腺素 $E_2$ 以维持动脉导管的开放。

（四）护理评估

1.健康史

详细询问病史，了解患儿出生情况、食欲情况生长发育史，既往有无反复呼吸道感染史，家庭中有无先天性心脏病病史。

2.身体状况

（1）症状：分流量小者，常无症状，仅在体检时发现心脏杂音。分流量大者，患儿表现为疲乏无力、多汗，易合并呼吸道感染出现咳嗽、气急等。偶尔因扩大的肺动脉压迫喉返神经而引起声嘶。患儿还可出现生长发育迟滞，晚期出现肺动脉高压者可有发绀或差异性青紫，甚至发展为艾森门格综合征。

动脉导管未闭常见并发症为感染性动脉炎、充血性心力衰竭、心内膜炎等。

（2）体征：患儿多消瘦、轻度胸廓畸形。心尖冲动增强并向左下移位，心浊音界向左下扩大。典型心脏杂音为胸骨左缘第 2 肋间偏外侧有响亮的连续性"机器样"杂音，向左上颈背部、左锁骨下传导。可伴有收缩期或连续性细震颤。当肺血管阻力增高时，杂音的舒张期成分可能减弱或消失。肺动脉瓣区第二音增强。分流量大者，因相对二尖瓣狭窄可在心尖部闻及较短的舒张期杂音。合并肺动脉高压或心力衰竭患儿，婴幼儿期因肺动脉压力较高时，往往只闻及收缩期杂音。

由于肺动脉分流使舒张压降低，收缩压多正常，动脉导管患儿脉压增大，大于 40mmHg

(5.3kPa),可表现为周围血管征,如脉压加大、水冲脉、毛细血管搏动、枪击音和杜氏征等。

3.辅助检查

(1)胸部 X 线检查:小分流量者,心血管影可正常。大分流量者,心胸比率增大,左心室增大,心尖向下扩张,左心房轻度增大。肺血增多,肺动脉段突出,肺门血管影增粗。肺动脉高压时,右心室有扩大肥厚征象。主动脉结正常或凸出。

(2)心电图检查:分流量大者,可有不同程度的左心室增大,偶有左心房肥大。显著肺动脉高压者,左、右心室肥厚,严重者甚至有右心室肥厚。

(3)超声心动图:对诊断极有帮助。可探查到未闭合的导管及收缩期和舒张期的连续湍流。

(4)心导管检查:可发现肺动脉血氧含量高于右心室。有时心导管可以通过未闭导管从肺动脉进入降主动脉。

(5)心血管造影:对复杂病例的诊断有重要价值。

4.心理—社会状况

了解患儿既往有无住院经历,家长对疾病的病因和治疗、居家护理知识的了解程度;患儿居住环境及家庭经济状况如何,患儿及家属是否有恐惧、焦虑等不良心理反应。

## 六、法洛四联征

法洛四联征(tetralogy of Fallot,TOF)是婴儿期最常见的一种青紫型先天性心脏病,约占先天性心脏病的12%。主要由四种畸形组成:①右心室流出道梗阻:以漏斗部狭窄多见,其次为漏斗部和动脉瓣合并狭窄,也可有单独动脉瓣狭窄;②室间隔缺损;③主动脉骑跨:主动脉根部骑跨在室间隔缺损上;④右心室肥厚。其中,右心室流出道狭窄是最主要的病理生理变化,它决定着病情严重程度及预后。

### (一)病理生理

基本畸形是由室间隔漏斗部前移所致。通常室间隔缺损较大。主动脉骑跨是继发的,因室间隔缺损位于主动脉瓣下所致。

由于右心室流出道狭窄,血液进入肺循环受阻,右心室代偿性肥厚,右心压力增高,当压力超过左心室时,血液从室间隔缺损处流出呈右向左分流,临床表现为青紫;骑跨的主动脉同时接收来自左心室和右心室的血液,来自右心室的静脉血被输送到全身各处,加重青紫程度。

### (二)治疗要点

1.内科治疗

及时治疗呼吸道感染,有效防治感染性心内膜炎,预防并发症的发生。

2.缺氧发作的处理

(1)立即置于膝胸位,轻症者可立即缓解。

(2)及时吸氧。

(3)给予静脉注射去氧肾上腺素,每次 0.05mg/kg,或心得安每次 0.1mg/kg。

(4)必要时给予吗啡 0.1～0.2mg/kg 皮下注射。

(5)为纠正代谢性酸中毒,可给予静脉注射 5%碳酸氢钠 1.5～5.0mL/kg。

(6)重者可缓慢静脉注射 β 受体阻滞剂普萘洛尔(心得安)。经上述处理仍不能控制发学者,可考虑急诊外科手术修补。

3.外科治疗

以根治手术治疗为主,手术年龄一般在 2～3 岁以上。对年龄过小的婴幼儿及重症患儿宜先行姑息手术,待年长后一般情况改善,再做根治术。

（三）护理评估

1.健康史

详细询问病史,了解患儿出生情况、食欲情况及生长发育史,既往有无反复呼吸道感染史,家庭中有无先天性心脏病史。

2.身体状况

（1）症状

1）发绀:青紫为主要表现,其发绀程度和出现的时间早晚与肺动脉狭窄程度有关,常见于唇、指（趾）甲床、球结合膜等。患儿啼哭、活动、情绪激动、天气寒冷刺激等,可出现气急及青紫加重,这是因为血氧含量下降,活动耐力差而导致。

2）蹲踞:法洛四联征患儿每于行走、游戏时,常主动下蹲片刻,即蹲踞。此时下肢屈曲,使静脉回心血量减少,可减轻心脏负荷,同时下肢动脉受压,体循环阻力增加,使右向左分流量减少,可以暂时缓解缺氧症状。

3）阵发性缺氧发作:患有法洛四联征的婴儿在吃奶或哭闹后可出现阵发性呼吸困难,严重者突然昏厥、抽搐。这是由于在肺动脉漏斗部狭窄的基础上,突然发生该处肌部痉挛,引起一时性肺动脉梗阻,使脑缺氧加重所致,即缺氧发作。年长儿常诉头痛、头昏。

4）杵状指（趾）:由于患儿长期缺氧,指、趾端毛细血管扩张增生,局部软组织和骨组织也增生肥大,出现杵状指（趾）。

5）血液黏稠:法洛四联征患儿因红细胞增加,血黏稠度高,血流变慢,易引起脑血栓形成,若为细菌性血栓,则易形成脑脓肿。

6）常见并发症:脑血栓、脑脓肿及亚急性细菌性骨膜炎。

（2）体征:体格发育落后,心前区可稍隆起。听诊:胸骨左缘第 2～4 肋间常听到Ⅱ～Ⅲ级吹风样或喷射性收缩杂音,其响度取决于肺动脉狭窄程度。漏斗部痉挛时,杂音暂时消失。肺动脉第二心音均减弱或消失。有时可闻及侧支循环的连续性杂音。

3.辅助检查

（1）实验室血液检查:周围血红细胞计数、血红蛋白浓度和血细胞比容增高;血小板降低;凝血酶原时间延长。

（2）胸部 X 线检查:典型者为"靴形心",由于右心室肥大使心尖圆钝上翘、漏斗部狭窄使肺动脉段凹陷所致。肺门血管影缩小,肺纹理减少。

（3）心电图检查:典型病例显示心电轴右偏,右心室肥大。也可见右心房肥大。

（4）超声心动图检查:二维超声心动图显示主动脉内径增宽并且向右移位。左心室内径缩小。右心室内径增大,流出道狭窄。彩色多普勒超声血流显像可见右心室将血液直接注入骑跨的主动脉内。

（5）心导管检查:导管容易从右心室进入主动脉,有时还能从右室进入左室。测量肺动脉和右心室之间的压力差,根据压力曲线可辨别肺动脉狭窄的类型。右向左分流的存在可通过股动脉血氧饱和度降低来证实。

(6)心血管造影:造影对制订手术方案有很大帮助。造影剂注入右心室,可见主动脉和肺动脉几乎同时显影。主动脉影增粗,位置偏前、稍偏右。还可显示肺动脉狭窄部位、程度和肺血管的情况。

4.心理—社会状况

了解患儿既往有无住院经历,家长对疾病的病因和治疗、护理知识及疾病预后的了解程度;患儿居住环境及家庭经济状况如何,家长及患儿是否有恐惧、焦虑等不良心理反应。

## 七、肺动脉瓣狭窄

肺动脉瓣狭窄(pulmonary stenosis,PS)是一种常见的先天性心脏病,约占先天性心脏病10%,约20%合并其他畸形。

### (一)分型

根据病变累积的部位不同,分为两种类型:

1.典型肺动脉狭窄

肺动脉瓣叶融合形成畸形,瓣叶结构完整,瓣环完整,肺动脉干呈狭窄后扩张。

2.发育不良型肺动脉瓣狭窄

肺动脉瓣叶不规则畸形,明显增厚或呈结节状,瓣环发育不良,肺动脉干不扩张或发育不良。

### (二)病理生理

肺动脉狭窄是由于妊娠中晚期瓣叶融合而致。由于瓣口狭窄,右心室向肺动脉射血受阻,导致右室后负荷增加,右心室肥厚。狭窄严重者,右室壁极度增厚可使心肌供血不足,发生右心衰竭。

### (三)治疗要点

球囊瓣膜成形术是大多患儿的首选治疗方案。如无该术适应证,则应接受外科瓣膜切开术。

### (四)护理评估

1.健康史

详细询问病史,了解患儿出生情况、食欲情况及生长发育史,既往有无反复呼吸道感染史,家庭中有无先天性心脏病病史。

2.身体状况

(1)症状:轻度肺动脉狭窄可无症状;中重度狭窄,日常体力劳动可引起呼吸困难、心悸、乏力,甚至昏厥、猝死。部分患儿出现胸痛及上腹痛,提示预后不良。狭窄严重者合并其他畸形,可有发绀,如法洛四联征。

(2)体征:心界向左、上扩大,胸骨左缘第2肋间可触及收缩期震颤。典型心脏杂音:胸骨左缘第2肋间有2～5级粗糙收缩期杂音,呈喷射性,向左锁骨下区传导,肺动脉瓣区第二心音减轻并分裂。

3.辅助检查

(1)胸部 X 线检查:重度狭窄时,心脏可轻度增大,若有心力衰竭,则右室和右房扩大,心脏明显增大。

(2)心电图检查:右房扩大,P 波高耸。还可见右心室肥大,电轴右偏。严重狭窄时,T 波倒置,ST 段压低。

(3)超声心动图检查:多普勒超声较可靠地评估肺动脉瓣狭窄的程度。

(4)心导管检查:右室压力明显增高,肺动脉压力明显降低,连续压力曲线显示明显的无过渡区的压力阶差。

(5)心血管造影:右室造影可见明显"射流征"。

4.心理一社会状况

了解患儿既往有无住院经历,家长对疾病的病因和治疗、居家护理知识的了解程度;患儿居住环境及家庭经济状况如何,患儿及家属是否有恐惧、焦虑等不良心理反应。

## 八、先天性心脏病患儿的护理

### (一)常见护理诊断/问题

1.活动无耐力

活动无耐力与体循环血量减少或血氧饱和度下降有关。

2.营养失调

低于机体需要量与喂养困难及体循环血量减少、组织缺氧有关。

3.有感染的危险

感染与肺血流量增多及心内缺损易致心内膜损伤有关。

4.潜在并发症

心力衰竭、感染性心内膜炎、脑血栓。

5.焦虑

焦虑与疾病的威胁和对手术担忧有关。

### (二)预期目标

1.患儿合理休息和活动,维持正常的血氧饱和度及体循环血量。

2.患儿及时得到正确的治疗方式和充足的营养,满足其生长发育的需要。

3.患儿住院期间不发生再次感染。

4.患儿不发生并发症或并发症能及时发现,及时处理。

5.患儿及家长能获得相关疾病知识及心理支持。

### (三)护理措施

1.合理休息,适当活动

安排好患儿的作息时间,保证良好的睡眠、休息。根据病情安排适量的活动,若患儿出现面色苍白、精神恍惚、发绀、眩晕、心悸等,要立即停止活动,卧床休息,抬高床头。护理操作相对集中,避免引起情绪激动和大哭大闹。病情严重的患儿应卧床休息。保持大便通畅,以免加重心脏负担。介入治疗患儿治疗当天术肢要制动,动脉穿刺患儿应卧床休息 24 小时以上,静脉穿刺患儿应至少卧床休息 12 小时,术后 3 天可进行适宜的床旁活动,术后 3 个月内应避免剧烈运动。

**2.合理营养**

注意营养搭配,供给高蛋白、高维生素、易消化的食物,保证营养需求;同时,尽量做到食物的色、香、味俱全,以增进患儿食欲、增强体质,提高对手术的耐受性。对喂养困难的儿童要耐心喂养,可少量多餐,避免呛咳和呼吸困难。患儿可先吸氧再进食,婴儿给予斜抱位间歇喂乳。心功能不全者有水钠潴留时,应根据病情,给予无盐饮食或低盐饮食。

**3.预防感染**

保证环境空气清新,温、湿度适宜。注意体温变化,穿着厚薄适中,按气温变化及时增减衣物,避免因受凉引起呼吸系统的感染。注意保护性隔离,病房应分室居住,不去公共场所,以免交叉感染。

做各种小手术时,如拔牙、摘除扁桃体等,应在术前给予足量抗生素预防感染,防止感染性心内膜炎的发生,一旦发生感染应积极治疗。做好预防接种。

**4.密切观察病情变化**

(1)预防心力衰竭的护理:协助患儿取半坐位,尽量使患儿安静。适当限制活动量并保持情绪稳定。严格控制输液速度和量。密切观察病情变化,若出现以下①呼吸困难突然加重,安静时呼吸达 60 次/分以上;②安静时心率增快,婴儿>180 次/分,幼儿>160 次/分,不能用发热或缺氧解释;③肝脏短时间内迅速增大;④心音明显低钝并出现奔马律等。以下情况,常提示发生了心力衰竭,应立即置患儿于半卧位,给予吸氧,及时与医生取得联系。

(2)预防脑血栓的护理:法洛四联征患儿血液黏稠度高,尤其在发热、出汗、吐泻时,随着体液量的减少,易加重血液浓缩而形成血栓,因此要保证液体摄入量,注意供给充足的液体,必要时可给予静脉输液,观察患儿的尿量。

(3)预防缺氧发作的护理:观察病情变化,尤其在缺氧发作的好发时间注意观察患儿有无呼吸困难、烦躁、发绀加重,甚至昏厥、抽搐等。一旦发生应将患儿置于膝胸屈曲位,此体位可增加体循环阻力,使右向左分流减少,同时给予吸氧,并与医生合作给予吗啡及普萘洛尔等进行抢救治疗。

**5.心理护理**

对患儿关心爱护、态度和蔼,建立良好的护患关系,消除患儿的紧张感。对家长和患儿解释病情和检查、治疗经过,取得他们理解和配合。减轻患儿家长的心理困扰,尤其是母亲的焦虑、抑郁、沮丧和挫折感。

**6.健康教育**

(1)日常护理指导:家长掌握先天性心脏病患儿的作息规律,建立合理的生活制度;指导家长及患儿勿到人多的公共场所,避免交叉感染;注意预防感冒;合理用药,预防其他并发症。调整心功能到最好状态,使患儿能安全到达手术年龄,安全度过手术关。

(2)定期复查:已经手术治疗的患儿定期复查心电图、超声心动图等相关检查;按时服药,到门诊适时调整药物剂量。

**(四)护理评价**

经过治疗及护理,患儿是否适当限制活动;住院期间是否发生再次感染和各种并发症,发生并发症后是否及时处理;患儿或家长是否获得相关疾病知识或及时的心理支持,是否配合选择合适的治疗方法。

# 第三节　病毒性心肌炎

病毒性心肌炎(viral myocarditis)是由各种感染或其他原因引起的心肌间质炎症细胞浸润和邻近的心肌细胞坏死,导致心功能障碍和其他系统损害的疾病。其病理特征为心肌细胞的坏死或变性,病变也可累及心包或心内膜。儿童期的发病率尚不确切。国外资料显示本病非常见病。

## 一、病因和病理生理

病因:

引起儿童心肌炎的病毒主要是肠道和呼吸道病毒,如柯萨奇病毒(B组和A组)、埃可病毒、腺病毒、脊髓灰质炎病毒、流感和副流感病毒、单纯疱疹病毒、腮腺炎病毒等。其他病毒,如轮状病毒是婴幼儿秋季腹泻的主要病原体,也可引起心肌的损伤。本病发病机制尚不完全清楚,一般认为与病毒及其毒素早期经血液循环直接侵犯心肌细胞有关,另外病毒感染后的变态反应和自身免疫也与发病有关。

## 二、治疗要点

本病为自限性疾病,目前尚无特效治疗。

### (一)休息

十分重要,可以减轻心脏负荷,急性期需卧床休息。

### (二)药物治疗

1.抗病毒治疗

对于仍处于病毒血症阶段的早期患儿,可选用抗病毒治疗,但疗效不确定。

2.改善心肌营养

(1)大剂量维生素C和能量合剂:维生素C有清除自由基的作用,可改善心肌代谢及促进心肌恢复,对心肌炎有一定疗效。能量合剂有加强心肌营养、改善心肌功能的作用。

(2)辅酶Q10:有保护心肌和清除自由基的作用。

(3)1,6二磷酸果糖(FDP):可改善心肌细胞代谢。

(4)中药:在常规治疗的基础上加用中药,如生脉饮、丹参或黄芪等。

### (三)皮质激素

有改善心肌功能、减轻心肌炎性反应和抗休克作用,一般病程早期和轻症者不用,多用于急重病例。

### (四)丙种球蛋白

大剂量丙种球蛋白通过免疫调节作用减轻心肌细胞损害。

**（五）控制心力衰竭**

常用的强心药有地高辛、毛花苷 C。重症患儿加用利尿剂时，尤应注意电解质平衡，以免引起心律失常。

**（六）其他治疗**

可根据病情联合应用利尿剂、洋地黄和血管活性药物，应特别注意用洋地黄饱和量应较常规剂量减少，并注意补充氯化钾，以避免洋地黄中毒。

## 三、护理评估

**（一）健康史**

评估患儿有无呼吸道或消化道感染病史；起病情况；用药情况；生长发育史；接种史等。

**（二）身体状况**

本病临床表现轻重不一。

1.轻症患儿可无自觉症状，仅表现为心电图的异常。

2.重者则会因暴发心源性休克、急性心力衰竭而在数小时或数天内死亡。

3.典型病例在起病前1～3周内多有前驱病毒感染史，如上呼吸道或肠道感染等。常伴有发热、周身不适、胸痛、咽痛、肌痛、腹泻和皮疹等症状；心肌受累时患儿常诉疲乏无力、气促、心悸和心前区不适或腹痛。会有烦躁不安、面色苍白、血压下降等体征。

体格检查发现心脏扩大、心搏异常，心尖区第一心音低钝或奔马律，心动过速，伴心包炎者还可听到心包摩擦音。

4.并发症：严重时会有心力衰竭及心源性休克体征。多数患儿预后良好，病死率不高。

**（三）辅助检查**

1.心电图检查

可见心律失常：包括各种期前收缩、室上性和室性心动过速、房颤和室颤、二度或三度房室传导阻滞。心肌受累明显时可见 ST 段下移和 T 波低平，但是心电图缺乏特异性，强调动态观察的重要性。

2.实验室检查

（1）血清心肌酶谱测定：病程早期血清肌酸激酶（CK）及其同工酶（CK－MB）、乳酸脱氢酶（LDH）及其同工酶（LDH1）、血清谷草转氨酶（SGOT）均增高。

（2）近年来通过随访发现，心肌肌钙蛋白（cTnI 或 cTnT）升高，具有高度的特异性，但敏感度不高。

3.超声心动图检查

可显示心房、心室的扩大，心室收缩功能受损程度，探查有无心包积液以及瓣膜功能。

4.病毒分离

咽拭子、粪便、血液、心包液或心肌中分离出病毒，对诊断具有辅助意义。

5.心肌活体组织检查

仍被认为是诊断的金标准，但由于取样部位的局限性及患儿的依从性不高，应用仍很有限。

**(四)心理－社会状况**

评估患儿及家长对该病的了解程度；患儿及家长对休息重要性的认识；患儿居住环境及社区医疗条件；家庭经济状况；患儿有无住院经历；家长对患儿的照顾能力；家长和患儿有无焦虑、恐惧等不良心理反应。

## 四、常见护理诊断/问题

**(一)活动无耐力**

活动无耐力与心肌收缩力下降，组织供氧不足有关。

**(二)潜在并发症**

心律失常、心力衰竭、心源性休克、药物中毒等。

**(三)焦虑**

焦虑与病程长、活动受限制和休学后落课有关。

## 五、预期目标

1.住院期间患儿乏力有所减轻，活动耐力逐渐增强。

2.住院期间患儿不出现并发症，或出现并发症时及早被发现并及时得到处理。

3.患儿及家长能说出疾病的病因及主要表现，了解限制活动的意义，积极配合治疗和护理。

## 六、护理措施

**(一)适当休息，减轻心脏负担**

急性期完全卧床至少8周；一般需3个月后，X线心影恢复正常，可轻微活动；恢复期至少半日卧床6个月；半年至一年后，可恢复全日学习；心脏增大者、心力衰竭者，需卧床半年以上至心脏缩小，待心力衰竭控制、心脏情况好转后再逐渐开始活动。

**(二)密切观察病情变化**

1.密切观察和记录患儿的心律，有明显心律失常者应连续心电监护，一旦发现多源性期前收缩、高度或完全性房室传导阻滞、频发室性期前收缩、心动过速、心动过缓等应立即报告医生，协助采取紧急处理措施。

2.密切观察和记录患儿的精神状态、心率和呼吸频率，有胸闷、心悸、气促时应立即休息，必要时可给予吸氧。烦躁不安者可遵医嘱给予镇静剂。发生心力衰竭时应置患儿于半卧位，尽量保持其安静，静脉给药时速度不宜过快。

3.密切观察和记录患儿面色、心率、呼吸、体温及血压的变化。心源性休克使用血管活性药物，要准确控制滴速，最好能使用输液泵，以避免血压过大的波动。

4.使用洋地黄时严格掌握剂量，注意观察有无心率过慢，有无新的心律失常，或恶心、呕吐等消化系统症状，如有上述症状应暂停用药并与医生联系处理，避免洋地黄中毒。

**(三)心理护理**

1.对患儿及家长介绍本病的病因、治疗过程和预后，减少患儿和家长的焦虑、恐惧心理。

2.理解患儿因病不舒适、环境陌生及治疗性痛苦而出现的哭闹，鼓励家长陪伴患儿，预防分离性焦虑。

3.尽量用患儿能够理解的语言解释治疗和创伤性操作，鼓励患儿表达自己的感受。

（四）健康教育

1.告知预防呼吸道感染、消化道感染的常识,疾病流行期间尽量避免去公共场所。

2.带抗心律失常药物出院的患儿,应让患儿和家长了解药物的名称、剂量、用药方法及其副作用。

3.指导患儿进食高蛋白、高维生素（尤其是维生素 C）及易消化的食物,忌食油炸食品,少量多餐。

4.教会家长测量脉率、节律,发现异常要及时复诊。

5.强调休息对心肌炎恢复的重要性,使其能自觉配合治疗和护理。

6.嘱其出院后定期到门诊复查,复查时间分别在出院后 1 个月、3 个月、6 个月及 1 年。

## 七、护理评价

经过治疗及护理,患儿的活动耐力是否得到提高;住院期间是否有并发症发生,出现并发症是否得到及时处理;患儿和家长是否理解疾病发生的病因,必要时是否适当限制活动;患儿和家长是否及时获得心理支持和疾病的相关知识。

# 第十二章　消化系统疾病患儿的护理

消化系统疾病是儿科常见疾病之一,此类疾病往往对营养物质的摄取、消化和吸收造成影响。由于儿童的消化功能尚不完善,极易发生消化功能紊乱、水电解质和酸碱平衡失调,从而造成慢性营养障碍甚至影响儿童的生长发育,同时也会造成儿童机体抵抗力下降而导致感染。因此,应全面评估消化系统疾病对消化系统功能以及儿童身心方面的影响。

## 第一节　儿童消化系统解剖生理特点

### 一、口腔

足月新生儿在出生时已具有较好的吸吮和吞咽功能;早产儿则较差。婴幼儿口腔黏膜薄嫩,血管丰富,唾液腺发育不完善,唾液分泌少,口腔黏膜干燥,因此容易受损和发生局部感染;3个月以下婴儿因唾液中淀粉酶含量低,故不宜喂淀粉类食物;3~4个月婴儿唾液分泌开始增加,5~6个月时明显增多,但由于口底浅,不能及时吞咽所分泌的全部唾液,常可发生生理性流涎。

### 二、食管

食管长度在新生儿为8~10cm,1岁时为12cm,5岁时为16cm,学龄儿童为20~25cm,成人为25~30cm。婴儿的食管呈漏斗状,黏膜薄嫩,腺体缺乏,弹力组织和肌层不发达,食管下端贲门括约肌发育不成熟,控制能力差,常发生胃食管反流,绝大多数在8至10个月时此症状消失。婴儿吸奶时常因吞咽过多空气,而易发生溢奶。

### 三、胃

胃容量新生儿为30~60mL,1~3个月时90~150mL,1岁时250~300mL,5岁时为700~850mL,成人约为2000mL。由于哺乳后不久幽门即开放,胃内容物逐渐流入十二指肠,故实际哺乳量常超过上述胃容量。胃排空时间因食物种类不同而异:一般水的排空时间为1.5~2小时;母乳2~3小时;牛乳3~4小时;早产儿胃排空慢,易发生胃潴留。

### 四、肠

儿童肠管相对比成人长,一般为身长的5~7倍。小肠黏膜肌层发育差,肠系膜柔软而长,升结肠与后壁固定差,易发生肠扭转和肠套叠。肠壁薄故通透性高,屏障功能差,肠内毒素、消化不全产物和过敏原等可经肠黏膜进入体内,引起全身感染和变态反应性疾病。由于儿童大脑皮层功能发育不完善,进食时常引起胃-结肠反射,产生便意,所以大便次数多于成人。

### 五、肝

年龄愈小,肝相对愈大。婴幼儿肝在右肋下可触及,6~7岁后则不易触及。婴儿肝血管丰富,肝细胞再生能力旺盛,但肝功能不成熟,解毒能力差,故在感染、缺氧、中毒等情况下易发生肝大和变性。婴儿期胆汁分泌较少,故对脂肪的消化和吸收较差。

### 六、胰腺

出生时胰液分泌量少,3～4 个月时随着胰腺的发育而增多,但 6 个月以内胰淀粉酶活性较低,2～3 岁后才接近成人。婴儿胰脂肪酶和胰蛋白酶的活性均较低,故对脂肪和蛋白质的消化和吸收不够完善,易发生消化不良。

### 七、肠道细菌

在母亲体内,胎儿的肠道是无菌的,生后数小时细菌即从空气、乳头、用具等经口、鼻、肛门入侵至肠道,主要分布在结肠和直肠。肠道菌群受食物成分影响,单纯母乳喂养儿以双歧杆菌占绝对优势;部分母乳喂养儿和人工喂养儿肠内的大肠埃希菌、嗜酸杆菌、双歧杆菌及肠球菌所占比例几乎相等。正常肠道菌群对侵入肠道的致病菌有一定的拮抗作用。婴幼儿肠道正常菌群脆弱,易受许多内外界因素影响而致菌群失调,导致消化功能紊乱。

### 八、健康儿童粪便

食物进入消化道至粪便排出时间因年龄及喂养方式而异:母乳喂养儿平均为 13 小时,人工喂养者平均为 15 小时,成人平均为 18～24 小时。

#### (一)母乳喂养儿粪便

粪便为黄色或金黄色,多为均匀糊状,偶有细小乳凝块,或较稀薄,绿色、不臭,呈酸性(pH 4.7～5.1)。每日排便 2～4 次,一般在添加换乳期食物后次数即减少。

#### (二)人工喂养儿粪便

粪便为淡黄色或灰黄色,较干稠,呈中性或碱性反应(pH 6～8),每日排便 1～2 次,易发生便秘。

#### (三)部分母乳喂养儿粪便

粪便与人工喂养儿粪便相似,但较软、黄。添加谷类、蛋、肉、蔬菜、水果等换乳期食物后,粪便性状逐渐接近成人,每日排便 1 次。

# 第二节　儿童体液平衡及液体疗法

### 一、儿童体液平衡的特点

体液是人体的重要组成部分,体液平衡是维持生命的重要条件。体液平衡包括维持水、电解质、酸碱度和渗透压的正常,主要依赖于神经系统、内分泌系统、肺、肾等器官的正常调节功能。儿童由于这些器官系统发育不成熟,易受疾病和外界环境的影响而致体液平衡失调。

#### (一)体液的总量及分布

体液包括细胞内液和细胞外液两大部分,细胞外液由血浆和间质液组成。年龄愈小,体液总量相对愈多,主要增加的是间质液,血浆和细胞内液的比例基本稳定,与成人相近。不同年龄的体液分布。

#### (二)体液的电解质组成

儿童体液的电解质与成人相似,唯有生后数日的新生儿血中钾、氯、磷及乳酸偏高,血钠、钙和碳酸氢盐含量偏低。但细胞内液与细胞外液的电解质组成差别显著,细胞内液以 $K^+$、$Ca^{2+}$、$Mg^{2+}$、$HPO_4^{2-}$ 和蛋白质为主;细胞外液以 $Na^+$、$Cl^-$ 和 $HCO_3^-$ 为主,其中 $Na^+$ 含量占该区阳离子总量的 90% 以上,对维持细胞外液的渗透压起主要作用,临床上常可通过测定血钠来估算血浆渗透压,即血浆渗透压(mmol/L)=(血钠+10)×2。

### (三)水的代谢

**1.需要量大**

年龄越小,需水量相对越多,人体每日的需水量和热量消耗成正比,儿童新陈代谢旺盛,需热量多,对水的需要量也相对较多。不同年龄儿童每日需水量。

**2.交换率快**

婴儿每日水的交换量为细胞外液的 1/2,而成人仅为 1/7,水的交换率为成人的 3～4 倍。由于婴儿对缺水的耐受力差,若不能及时满足其对水的需求,极易出现脱水。

**3.不显性失水多**

儿童体表面积相对较大,呼吸频率较快,所以不显性失水较多,约为成人的 2 倍。因此对缺水的耐受能力差,在病理情况如呕吐、腹泻时则容易出现脱水。

**4.体液平衡调节功能不成熟**

肾脏在维持机体水、电解质、酸碱平衡方面起重要作用。年龄越小,肾脏的浓缩、稀释功能、酸化尿液和保留碱基的能力越差,越容易发生水、电解质及酸碱平衡紊乱。

## 二、水、电解质和酸碱平衡紊乱

### (一)脱水

脱水(dehydration)是指机体水分摄入不足和(或)丢失过多,导致体液总量尤其是细胞外液量的减少,并伴有钠、钾和其他电解质的丢失。

**1.脱水程度**

指患病后的累积体液损失量。不同性质脱水的临床表现不尽相同,等渗性脱水的临床表现及分度。

**2.脱水性质**

根据脱水时与电解质丢失比例不同,使体液渗透压发生不同的改变,将脱水分为等渗性、低渗性和高渗性脱水三种类型。临床以等渗性脱水最常见,其次为低渗性脱水,高渗性脱水少见。

(1)等渗性脱水(isotonic dehydration):水和电解质成比例丢失,血清钠浓度 130～150mmol/L,血浆渗透压正常。主要是循环血量和间质液减少,细胞内液量无明显变化,细胞内外无渗透压变化,临床表现为一般脱水症状。呕吐、腹泻所致的脱水属于此类。

(2)低渗性脱水(hypotonic dehydration):电解质丢失比例大于水的丢失,血清钠浓度<130mmol/L,血浆渗透压低于正常。由于细胞外液渗透压低于正常,水从细胞外进入细胞内,细胞外液进一步减少,所以在失水量相同的情况下,其脱水症状较其他两种脱水严重。初期无口渴症状,除一般脱水体征如皮肤弹性降低、眼窝和前囟凹陷外,因循环血容量明显减少,多有四肢厥冷、皮肤发花、血压下降、尿量减少等休克症状;低钠严重者可发生脑水肿,出现嗜睡、惊厥和昏迷等。多见于营养不良伴慢性腹泻、腹泻时补充非电解质溶液过多。

（3）高渗性脱水（hypertonic dehydration）：水丢失比例大于电解质的丢失，血清钠浓度＞150mmol/L，血浆渗透压高于正常。由于细胞外液渗透压高于正常，水从细胞内进入细胞外，使细胞内液减少，所以在失水量相同的情况下，其脱水症状较其他两种脱水轻。因细胞内缺水，表现为剧烈口渴、高热、烦躁不安、肌张力增高等，甚至发生惊厥。严重高渗性脱水可致神经细胞脱水、脑血管破裂出血等，引起脑部损伤。多见于腹泻伴高热，不显性失水增多而补水不足（如发热、呼吸增快、光疗或红外线辐射保暖等），口服或静脉输入含钠过多液体。

**（二）低钾血症**

低钾血症（hypokalemia）是指血清钾低于 3.5mmol/L 时称为低钾血症（正常血清钾浓度为 3.5～5.5mmol/L）。

1.病因

低钾血症在临床上较为多见，由于钾的摄入不足、排出过多，钾在细胞内外异常分布引起。长期禁食或进食量小，消化道丢失，如呕吐、腹泻，长期应用脱水、利尿剂等，碱中毒、胰岛素治疗时钾向细胞内转移等，均可使血钾过低。

2.临床表现

（1）神经、肌肉兴奋性降低：如精神萎靡、反应低下、全身无力、腱反射减弱或消失、腹胀、肠鸣音减弱或消失。

（2）心脏损害：如心率增快、心肌收缩无力、心音低钝、血压降低、心脏扩大、心律失常等，心电图显示 ST 段下降、T 波低平、双向或倒置、出现 U 波等。

（3）肾脏损害：多尿、夜尿、口渴、多饮等。

3.治疗要点

积极治疗原发病，控制钾的进一步丢失。轻症多食入含钾丰富的食物，必要时口服氯化钾，每日 3～4mmol/kg（220～300mg/kg）；重症患儿需静脉补钾，每日剂量为 4～6mmol/kg（300～450mg/kg）。浓度≤40mmol/L（0.3g/dL），静脉补钾时间不少于 8 小时。原则为见尿补钾，一般补钾需持续 4～6 天，能经口进食时，应将静脉补钾改为口服补钾。

**（三）代谢性酸中毒**

代谢性酸中毒（metabolic acidosis）是儿童最常见的酸碱平衡紊乱，主要是由于细胞外液中 $H^+$ 增加或 $HCO_3^-$ 丢失所致。

1.病因

（1）碱性物质大量丢失如呕吐、腹泻。

（2）摄入热量不足引起体内脂肪分解增加，产生大量酮体。

（3）血容量减少，血液浓缩，血流缓慢，使组织灌注不良、缺氧和乳酸堆积。

（4）肾血流量不足，尿量减少，引起酸性代谢产物堆积体内等。

（5）酸性物质如氯化钙、氯化镁等摄入过多。

2.临床表现

根据 $HCO_3^-$ 测定结果不同，将酸中毒分为轻度（18～13mmol/L）、中度（13～9mmol/L）及重度（＜9mmol/L）。轻度酸中毒症状、体征不明显；中度酸中毒即可出现精神萎靡、嗜睡或烦躁不安，呼吸深长，口唇呈樱桃红色等典型症状；重度酸中毒症状、体征进一步加重，表现为恶心呕吐,呼气有酮味,心率加快,昏睡或昏迷。新生儿及小婴儿因呼吸代偿功能差,常表现为面色苍白、拒食、精神萎靡等,而呼吸改变并不典型。

3.治疗要点

主要治疗原发病。中、重度酸中毒或经补液后仍有酸中毒症状者,应补充碱性药物。一般主张 pH<7.3 时使用碱性药物,首选 5%碳酸氢钠,临床应用时一般应加 5%或 10%葡萄糖液稀释 3.5 倍成等张液体(1.4%碳酸氢钠),在抢救重度酸中毒时可不稀释而直接静脉注射,但不宜过多使用。所需 5%碳酸氢钠的量(ml)=(-BE)×0.5×体重(kg),或(22-HCO$_3$$^-$)×体重(kg),一般先给予计算量的 1/2,复查血气后调整剂量。如病情危重先给予 5%碳酸氢钠5mL/kg,可提高 HCO$_3$$^-$ 4.5mmol/L。纠正酸中毒后,钾离子进入细胞内而使血清钾降低,游离钙也减少,故应注意补充。

## 三、液体疗法

### (一)常用溶液

1.非电解质溶液

5%葡萄糖溶液和 10%葡萄糖溶液。因葡萄糖输入体内被氧化成水和二氧化碳,供给机体水分和能量,不维持渗透压,属于无张力溶液。

2.电解质溶液

主要用于补充损失的液体、电解质和纠正酸碱平衡紊乱。

(1)生理盐水(0.9%氯化钠):为等渗液,含 Na$^+$和 Cl$^-$均为 154mmol/L,Na$^+$接近于血浆浓度(142mmol/L),而 Cl$^-$比血浆浓度(103mmol/L)高,故输入过多可使血氯过高,有造成高氯性酸中毒的危险。因此,临床常以 2 份生理盐水和 1 份 1.4%碳酸氢钠混合,使其钠与氯之比为 3:2,与血浆中钠氯之比相近。

(2)碱性溶液:用于纠正酸中毒。①碳酸氢钠溶液:1.4%碳酸氢钠为等渗液;5%碳酸氢钠为高渗液,可用 5%或 10%葡萄糖稀释 3.5 倍即为等渗液。在抢救重度酸中毒时,可不稀释而直接静脉注射,但不宜多用;②乳酸钠溶液:需在有氧条件下,经肝脏代谢产生 HCO$_3$$^-$ 而起作用,显效缓慢,因此在肝功能不全、缺氧、休克、新生儿期以及乳酸潴留性酸中毒时,不宜使用。1.87%乳酸钠为等渗液;11.2%乳酸钠为高渗液,稀释 6 倍即为等渗液。

(3)氯化钾溶液:用于纠正低钾血症,常用 10%氯化钾溶液,静脉滴注时需稀释成 0.2%~0.3%浓度,不可直接静脉推注,以免发生心肌抑制而导致死亡。

3.混合溶液

临床应用液体疗法时,常将几种溶液按一定比例配成不同的混合液,以满足患儿不同病情时液体疗法的需要。以下是常用混合液的组成和配制。

4.口服补液盐(oral rehydration salts,ORS)

是由世界卫生组织推荐用以治疗急性腹泻合并脱水的一种口服溶液,适用于轻、中度脱水的患儿。2002 年 WHO 推荐的新配方是:氯化钠 2.6g、枸橼酸钠 2.9g、氯化钾 1.5g、葡萄糖 13.5g,加水至 1000mL 制成,总渗透压为 245mmol/L,总钾浓度为 0.15%。

### (二)液体疗法

液体疗法具体方案的制订要根据病情、体格检查及实验室资料综合分析确定,输液前要确

定补液的量、性质、速度,输液中遵循"先快后慢、先浓后淡(指电解质浓度)、先盐后糖、见尿补钾、见惊补钙"的原则,以保证液体疗法的顺利实施。第一天补液总量包括累积损失量、继续损失量和生理需要量三部分。

1.累积损失量

补充自发病以来水、电解质的损失量。

(1)补液量及种类:根据脱水程度及性质补充。轻度脱水 30～50mL/kg,中度脱水 50～100mL/kg,重度脱水 100～120mL/kg。通常低渗性脱水补 2/3 张含钠液,等渗性脱水补 1/2 张含钠液,高渗性脱水补 1/5～1/3 张含钠液。如临床判断脱水性质有困难,可先按等渗性脱水处理,待检验出来再行调整。

(2)补液速度取决于脱水程度:累积损失量常在 8～12 小时内完成,但对伴有循环不良和休克的重度脱水患儿,应迅速输入 2:1 等渗含钠液,按 20mL/kg 于 30～60 分钟快速静脉输入,总量不超过 300mL。其余累积损失量在 8～12 小时内完成,约每小时 8～10mL/kg。低渗性脱水输液速度可稍快,高渗性脱水为防止发生脑细胞水肿,输液速度应适当减慢,严重酸中毒需补给碱性溶液。在循环改善出现排尿后应及时补钾。

2.继续损失量

指进行液体治疗过程中,因呕吐、腹泻等继续丢失的液体量。补液量及种类:应按"丢多少补多少""随时丢随时补"的原则进行补充。腹泻患儿可根据大便的次数、性质及脱水纠正情况等估计需补充的液体量,按每日 10～40mL/kg 计算,常用 1/3～1/2 张含钠液。

3.生理需要量

指补充基础代谢所需的量,每日为 60～80mL/kg。这部分液体应尽量口服补充,口服有困难者,补给 1/4～1/5 张液体。继续损失量和生理需要量在累积损失量液体滴注完成后的12～16 小时均匀输入,每小时需滴注约 5mL/kg。按以上三部分液体量合计,24 小时需要的液体总量为:轻度脱水 90～120mL/kg,中度脱水 120～150mL/kg,重度脱水 150～180mL/kg。婴幼儿给予计算量 2/3,学龄前及学龄儿童给予 3/4。

### (三)补液护理

1.补液前的准备阶段

应全面了解患儿的病史、病情、补液目的及其临床意义;应以高度责任心、迅速认真地做好补液的各项准备工作。向家长解释补液目的,以取得配合;同时也要做好年长患儿的解释和鼓励工作,以消除其恐惧心理,不合作患儿加以适当约束或给予镇静剂。

2.输液过程中的注意事项

(1)按医嘱要求全面安排 24 小时的液体总量,并遵循"补液原则"分期分批输入。

(2)严格掌握输液速度,明确每小时输入量,计算出每分钟输液滴数,防止输液速度过快或过缓。有条件者最好使用输液泵,以便更精确地控制输液速度。

(3)密切观察病情变化:①观察生命体征及一般情况,警惕心力衰竭和肺水肿的发生;②注意有无输液反应,若发现应及时与医师联系,并寻找病因和采取措施;③观察静脉点滴是否通畅,有无堵塞、肿胀及漏出血管外等;④观察脱水是否改善及尿量情况,比较输液前后的变化,判断输液效果;⑤观察酸中度表现,注意酸中毒纠正后,有无出现低钙惊厥。补充碱性液体时勿漏出血管外,以免引起局部组织坏死;⑥观察低血钾表现,并按照"见尿补钾"的原则,严格掌握补钾的浓度和速度,绝不可直接静脉推注。

(4)记录 24 小时出入量:液体入量包括口服液体量、静脉输液量和食物中含水量。液体出量包括尿量、呕吐和大便丢失的水量、不显性失水量。婴幼儿大小便不易收集,可用"称尿布法"计算液体排出量。

# 第三节 先天性巨结肠

先天性巨结肠(acongenitalmegacolon)又称为先天性无神经节细胞症(aganglionosis),是儿童常见的先天性肠道畸形,它是由于直肠或结肠远端的肠管持续痉挛,粪便淤滞在近端结肠,使该肠管肥厚、扩张。该病发病率为 1/2000～1/5000,男女比例为(3～4)∶1,有遗传倾向。

## 一、病因

本病的病因和发病机制尚未完全明确,目前公认为是一种多基因遗传和环境因素共同作用的结果。

## 二、病理生理

本病的基本病理变化是局部肠壁肌间和黏膜下的神经丛缺乏神经节细胞,使病变肠段失去推进式正常蠕动,经常处于痉挛状态,形成功能性肠梗阻,粪便通过困难,痉挛肠管的近端由于长期粪便淤积逐渐扩张、肥厚而形成巨结肠。实际上巨结肠的主要病变是在痉挛肠段,约90%病例无神经节细胞肠段位于直肠和乙状结肠远端,个别病例波及全结肠、末端回肠或仅在直肠末端。新生儿期常因病变段肠管痉挛而出现全部结肠甚至小肠极度扩张,反复出现完全性肠梗阻的症状,年龄越大结肠扩张越明显、越趋局限。

## 三、治疗要点

### (一)保守治疗

适用于痉挛肠段短、便秘症状轻者,包括定时用等渗盐水洗肠、扩肛、使用甘油栓或缓泻药等,并可用针灸或中药治疗,避免粪便在结肠内淤积。

### (二)手术治疗

若保守治疗无效应手术治疗,包括结肠造瘘术和根治术。

## 四、护理评估

### (一)健康史

详细询问患儿的出生史、喂养史、母亲的妊娠史以及家族史;患儿的发病情况如有无腹胀、呕吐、营养不良、发育延迟等。

### (二)身体状况

1.胎粪排出延迟、顽固性便秘和腹胀

患儿生后 24～48 小时内多无胎便或仅有少量胎便排出,生后 2～3 天出现腹胀、拒食、呕吐等急性低位性肠梗阻表现,以后逐渐出现顽固性便秘。患儿数日甚至1～2周以上排便一次,腹胀明显,可见肠型和蠕动波,肠鸣音增强,膈肌上抬可致呼吸困难。

2.呕吐、营养不良、发育迟缓

由于功能性肠梗阻,可出现呕吐,量不多,呕吐物含少量胆汁,严重者可见粪液。由于腹胀、呕吐、便秘使患儿食欲下降,影响营养吸收致营养不良、发育迟缓。

3.并发症

患儿常并发小肠结肠炎、肠穿孔及继发感染。

### (三)辅助检查

1.X线

腹部立位X线片多显示低位结肠梗阻。钡剂灌肠检查可显示痉挛段及其上方的扩张肠管,排钡功能差。

2.活体组织检查

取直肠黏膜或直肠壁肌层组织检查,多提示无神经节细胞。

3.肌电图检查

可见低矮波形,频率低,不规则,峰波消失。

### (四)心理－社会状况

评估患儿家长对疾病的心理反应和应对能力、对知识的理解能力;患儿家长是否得到和疾病、治疗护理等相关的健康指导。

## 五、常见护理诊断/问题

### (一)便秘

便秘与远端肠段痉挛、低位性肠梗阻有关。

### (二)营养失调

低于机体需要量与便秘、腹胀引起食欲减退有关。

### (三)生长发育迟缓

生长发育迟缓与腹胀、呕吐、便秘使患儿食欲减退,影响营养物质吸收有关。

### (四)知识缺乏

家长缺乏疾病治疗及护理的相关知识。

## 六、预期目标

1.患儿腹胀、便秘等逐渐减轻或消失。

2.家长能对患儿进行合理喂养,体重逐渐恢复。

3.生长发育各项指标逐渐达到正常。

4.家长能掌握先天性巨结肠的治疗及护理等知识。

## 七、护理措施

### (一)术前护理

1.清洁肠道、解除便秘

口服缓泻剂、润滑剂,帮助排便;使用开塞露、扩肛等刺激括约肌,诱发排便;部分患儿需用生理盐水进行清洁灌肠,每日1次,肛管插入深度要超过狭窄段肠管,忌用清水灌肠,以免发生水中毒。

2.改善营养

对存在营养不良、低蛋白血症者应加强支持疗法。

3.观察病情

特别注意有无小肠结肠炎的征象,如高热、腹泻、排出奇臭粪液,伴腹胀、脱水、电解质紊乱等,并做好术前准备。

4.做好术前准备

清洁肠道;术前 2 天按医嘱口服抗生素,检查脏器功能并作相应处理。

**(二)术后护理**

1.常规护理

禁食至肠蠕动功能恢复;胃肠减压防止腹胀;记尿量;更换伤口敷料以防感染;按医嘱应用抗生素。

2.观察病情

观察体温、大便情况,如体温升高、大便次数增多,肛门处有脓液流出,直肠指检可扪及吻合口裂隙,表示盆腔感染;如术后仍有腹胀,并且无排气、排便,可能与病变肠段切除不彻底,或吻合口狭窄有关,均应及时报告医师进行处理。

**(三)健康教育**

1.术前向家长说明选择治疗方法的目的,消除其心理负担,争取对治疗和护理的支持与配合。

2.指导家长术后 2 周左右开始每天扩肛 1 次,坚持 3～6 个月,同时训练排便习惯,以改善排便功能,如不能奏效,应进一步检查和处理。

3.定期随诊,确定是否有吻合口狭窄。

## 八、护理评价

经过治疗及护理,患儿腹胀、便秘是否逐渐减轻或消失;家长是否能对患儿进行合理喂养,体重是否逐渐恢复;生长发育各项指标是否逐渐达到正常;家长是否掌握先天性巨结肠的治疗及护理等知识。

# 参考文献

[1]秦燕辉,等.常见疾病临床护理实践[M].天津:天津科学技术出版社,2020.

[2]魏丽萍.实用内科护理实践[M].哈尔滨:黑龙江科学技术出版社,2020.

[3]敖琴英,等.现代临床护理技术与应用[M].北京:科学技术文献出版社,2020.

[4]邹文妹.新编护理学基础与临床[M].昆明:云南科学技术出版社,2020.

[5]姜紫曦,等.全科医学护理常规[M].北京:中国纺织出版社有限公司,2020.

[6]杨炳萍.实用临床常见病护理学[M].天津:天津科学技术出版社,2020.

[7]吴修峰,等.现代外科疾病诊疗与护理[M].沈阳:沈阳出版社,2020.

[8]刘永华,姜琳琳,谈菊萍.基础护理技术[M].武汉:华中科技大学出版社,2020.

[9]杨虹秀.呼吸内科常见病护理[M].长春:吉林科学技术出版社,2019.

[10]陈文静,等.临床实用护理常规[M].北京:中国科学技术出版社,2018.

[11]张红,等.精编护理学基础与临床实践[M].长春:吉林大学出版社,2022.

[12]路凤娟,等.常见疾病临床护理实训[M].北京:科学技术文献出版社,2021.

[13]李德琴,胡蘅芬.妇产科护理[M].北京:人民卫生出版社,2021.

[14]徐健,等.医学护理常规与实践[M].长春:吉林科学技术出版社,2021.

[15]程金凤,等.实用临床妇产及儿科疾病诊疗与护理[M].天津:天津科学技术出版社,2021.

[16]王雪霞.实用护理基础与实践[M].哈尔滨:黑龙江科学技术出版社,2021.